13 magische Heilpflanzen

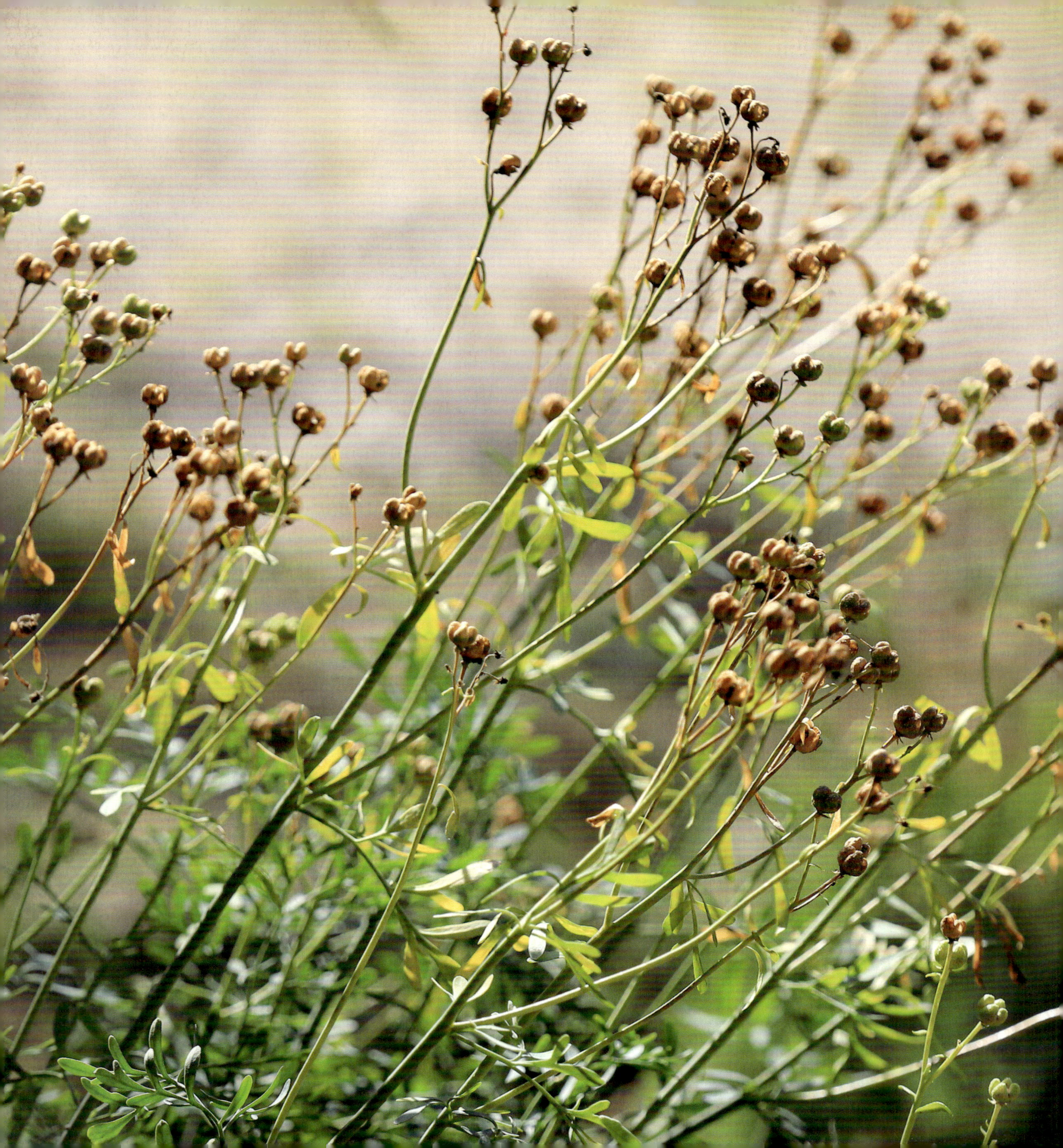

RUDI BEISER

13 magische Heilpflanzen

DIE PFLANZENSEELE ERKENNEN, HEILKRÄFTE NUTZEN

KOSMOS

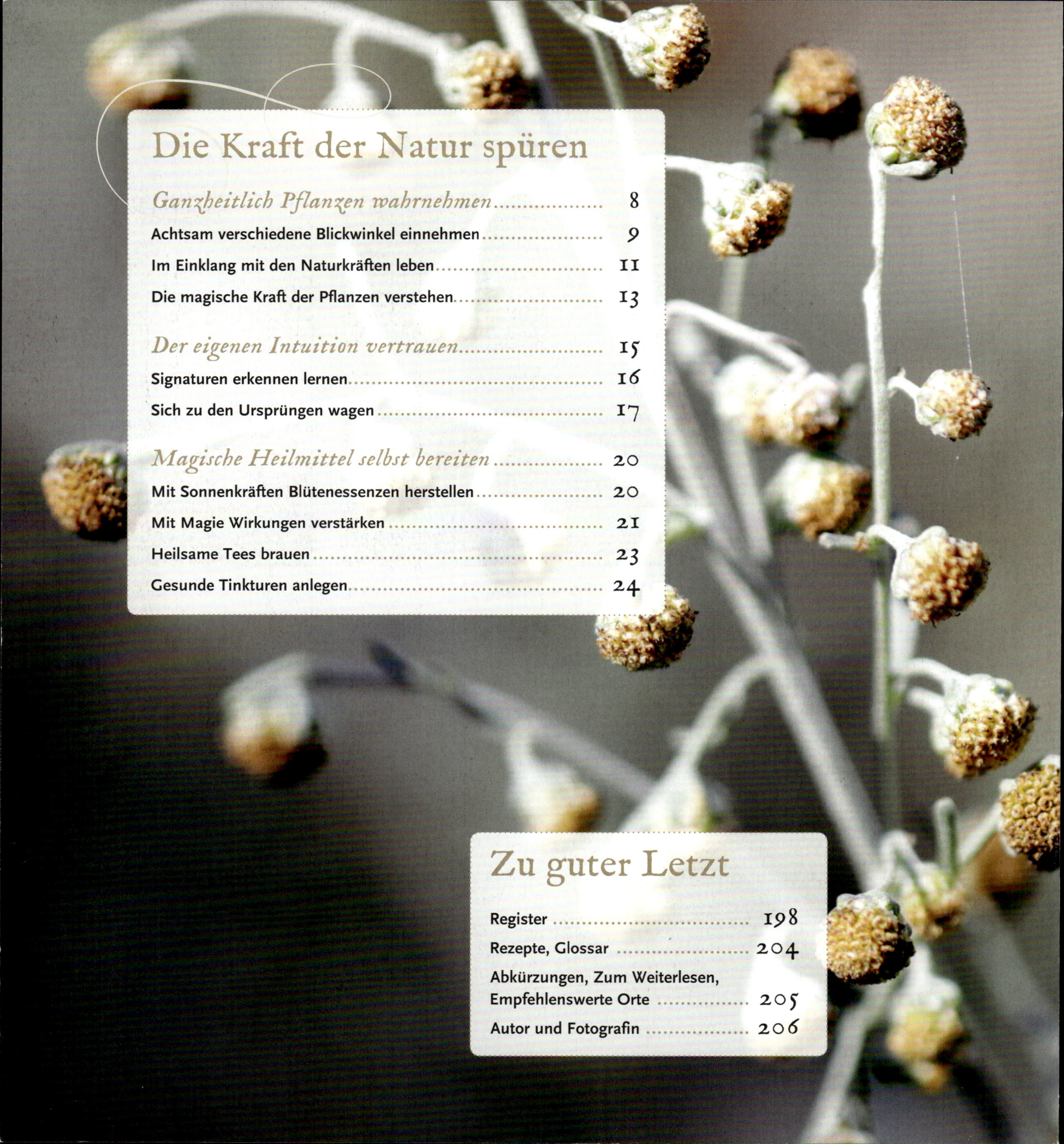

Die Kraft der Natur spüren

Zu guter Letzt

13 magische Pflanzen mit allen Sinnen erleben

Botanik: die Wahrnehmung schulen
Garten und Küche: Nähe und Verbindung aufbauen
Brauchtum: von den Alten lernen
Heilkunde: Pflanzenkräfte zeitgemäß nutzen
Intuition: den persönlichen Zugang pflegen

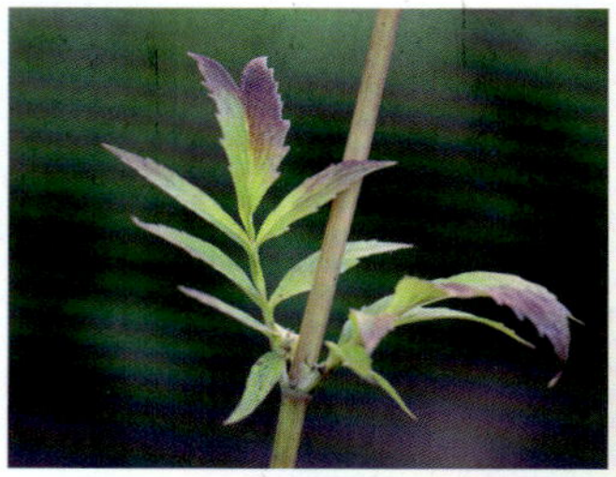

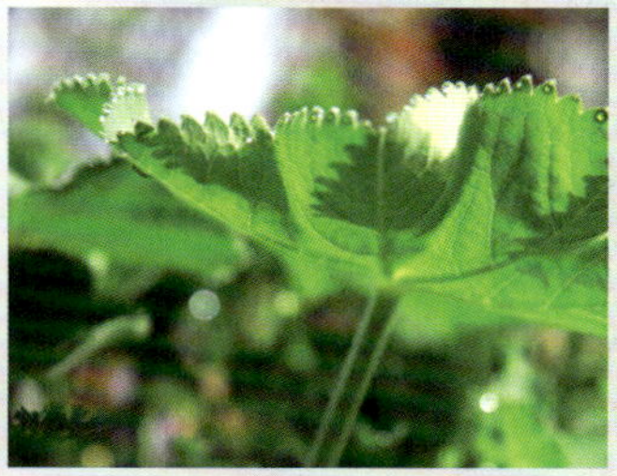

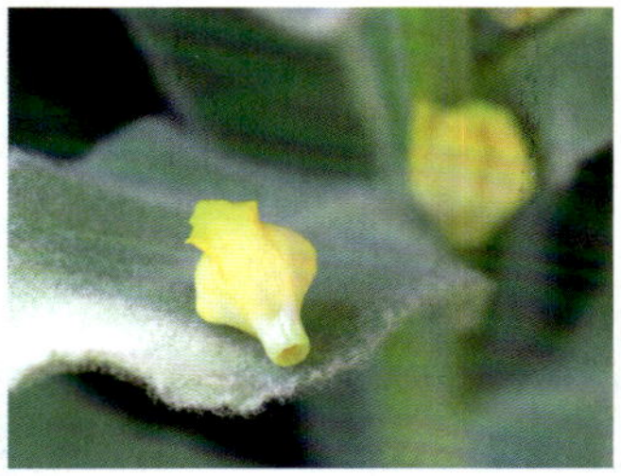

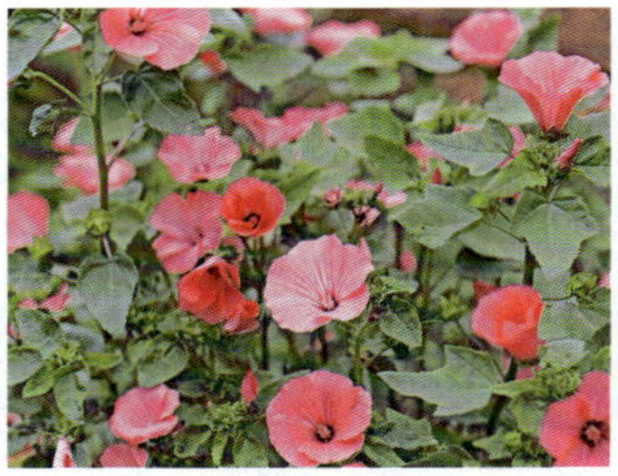

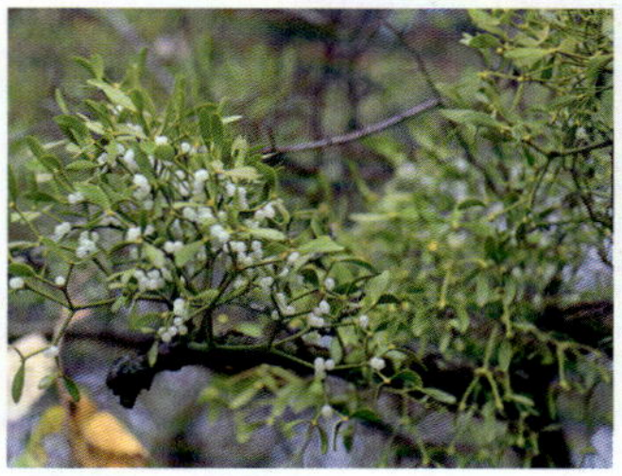

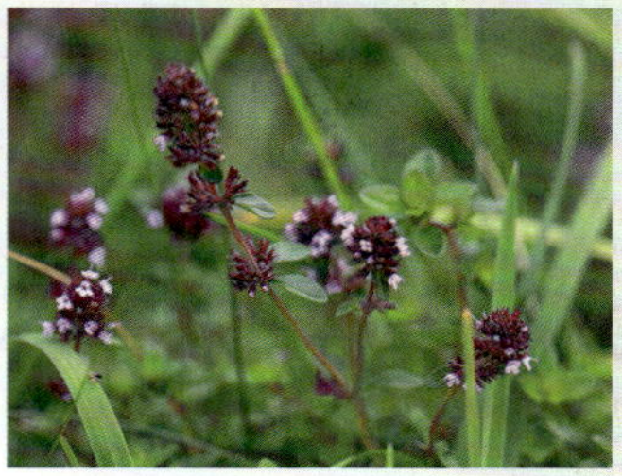

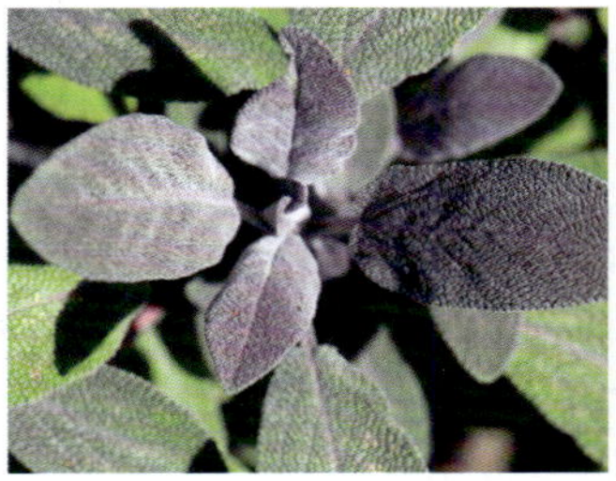

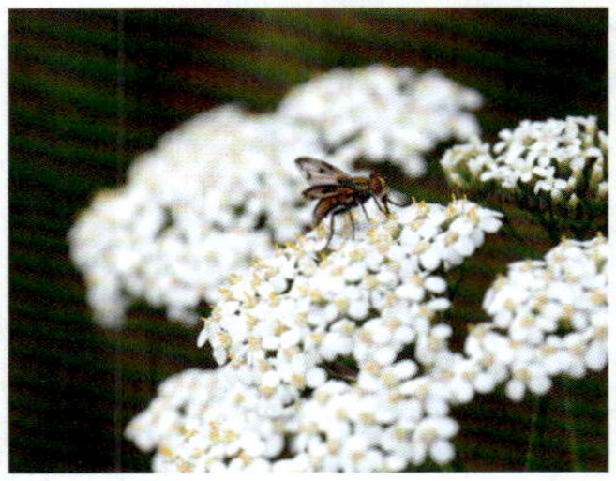

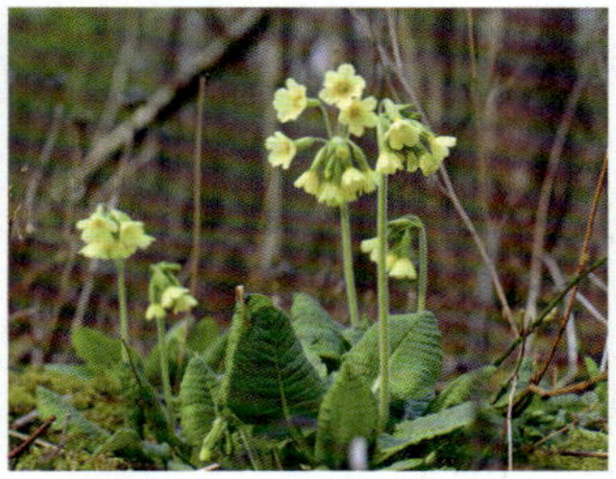

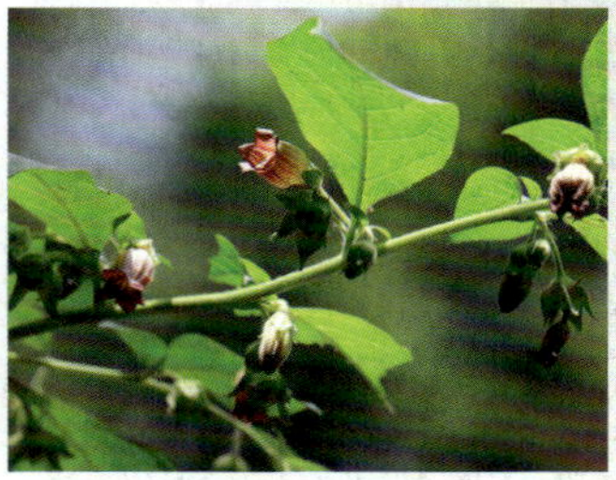

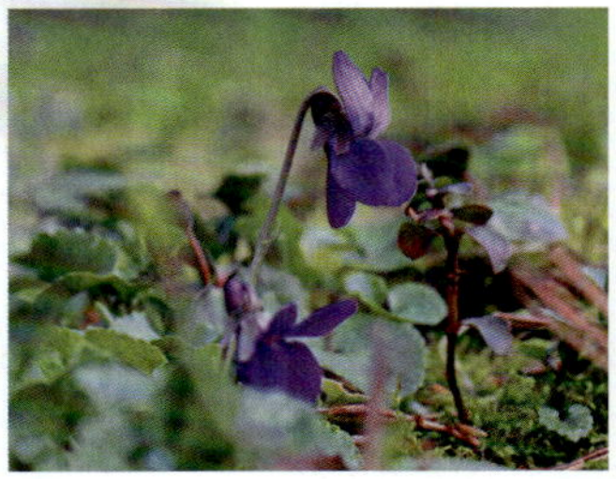

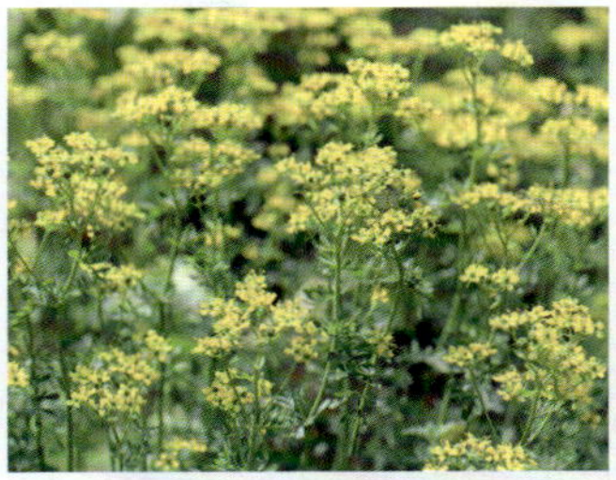

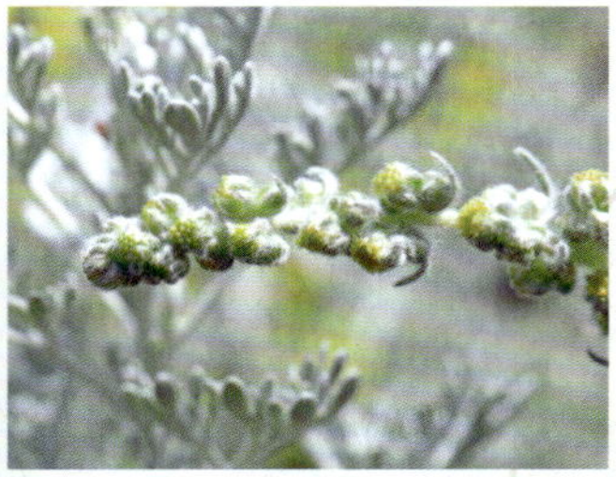

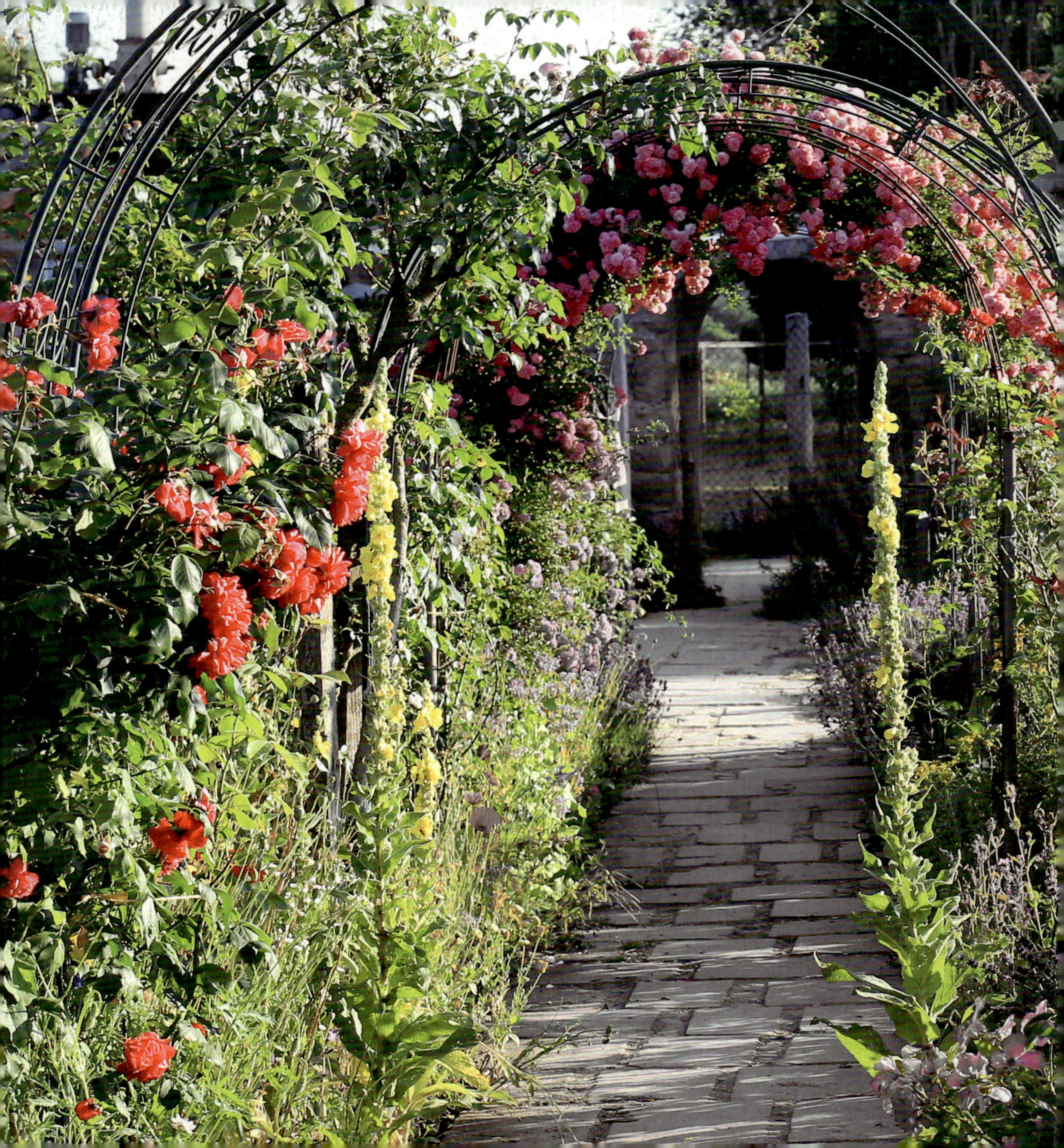

Die Kraft der Natur spüren

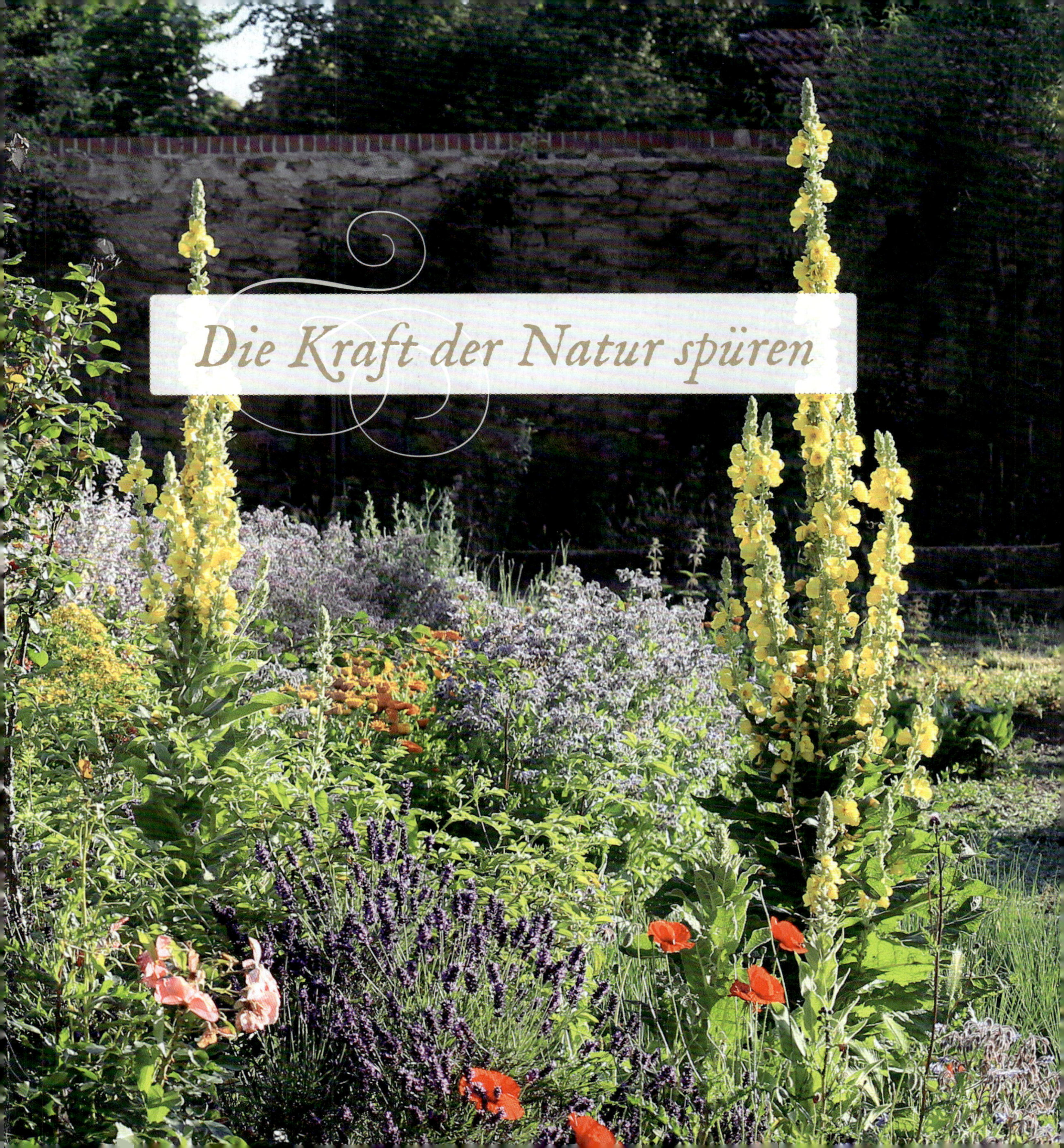

Ganzheitlich Pflanzen wahrnehmen

Wenn wir Pflanzen ganzheitlich betrachten wollen, bewegen wir uns in gewisser Weise auf den Spuren der Kräuterkundigen früherer Zeiten. Gerade in der von Intuitionen geprägten Erfahrungswelt der alten Heiler und Schamanen, die einen vollkommen anderen Zugang zur Pflanzenwelt hatten als wir Heutige, liegt sehr häufig der Schlüssel zu einem tieferen Verständnis. Um das Wesen von Pflanzen zu entschlüsseln, ist es sehr hilfreich, neben den heute üblichen botanischen und naturwissenschaftlichen Betrachtungsweisen auch eine innere Wahrnehmung für die in ihnen schlummernden Kräfte zu entwickeln sowie Sagen und Mythen zu lauschen. Auch eine ganz „profane" Annäherung als Gärtner und Koch trägt dazu bei.

Ziel ist es, unsere starken Heilpflanzen wirklich umfassend kennenzulernen, also beispielsweise den Charakter und die Persönlichkeit von Salbei, Tollkirsche oder Wermut immer mehr zu erschließen. Das daraus hervorgehende Wissen kann uns für Heilzwecke, eigens entwickelte Rituale und religiöse Kulte äußerst nützlich sein. Wir setzen dabei alle unsere Sinne ein – die äußeren wie die inneren. Auf dieser Grundlage möchte ich Sie auf eine magische Reise durch die Welt von 13 ausgewählten Heilpflanzen mitnehmen.

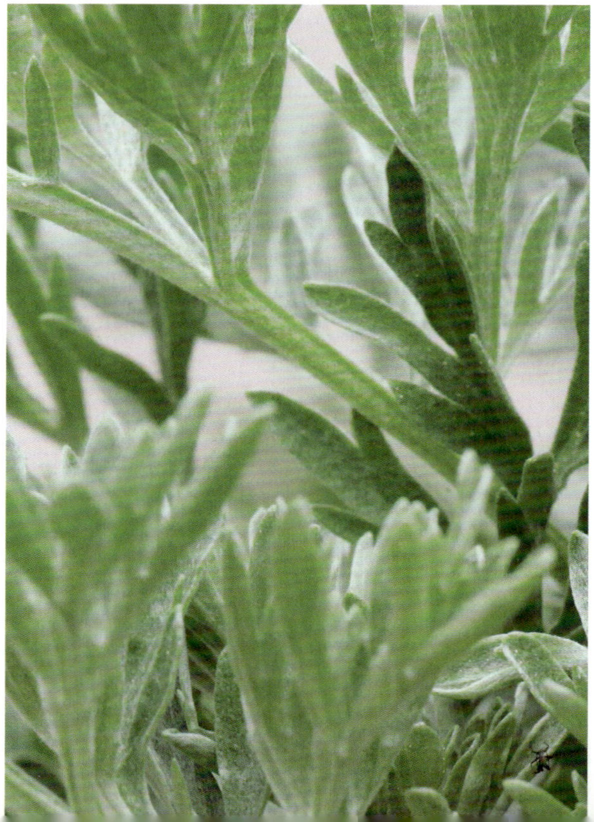

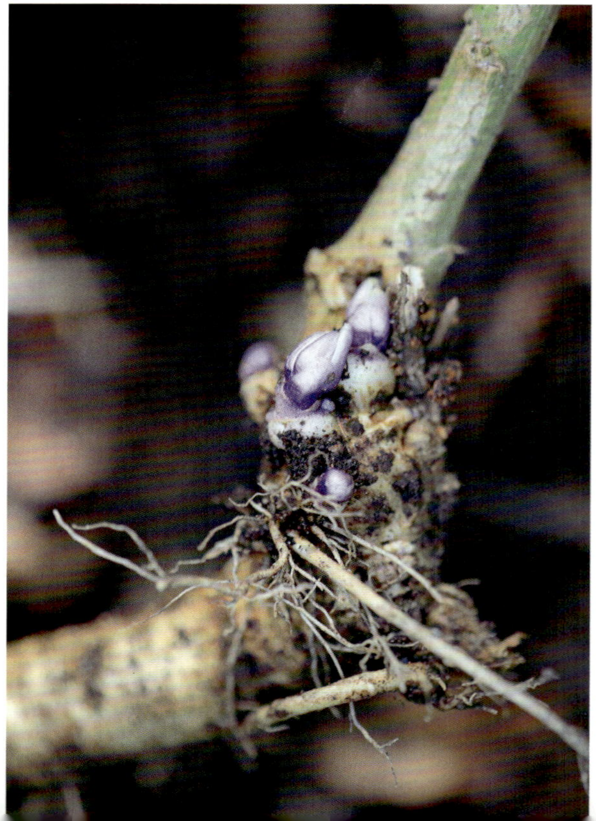

➤ *Die Schönheit unserer heimischen Pflanzen enthüllt sich oftmals erst beim genauen Hinschauen. Kennen Sie die seidige Behaarung der Wermutblätter oder die lilafarbenen Triebknospen der herbstlichen Tollkirsche?*

Achtsam verschiedene Blickwinkel einnehmen

Bei jeder Schilderung der 13 Heilpflanzen stelle ich ein persönliches Erlebnis voran. Damit kommt bereits der individuelle Bezug zum Ausdruck, den jeder von uns ganz natürlich zu der ein oder anderen Art einnimmt. Im Abschnitt *„Botanik – genau hingeschaut“* beschreibe ich die Pflanzen aus der Sichtweise eines naturwissenschaftlich geschulten Botanikers. Das hilft, einen feinen Blick auf die einzelnen Pflanzenarten aufzubauen und zu schärfen. Es geht um Äußerlichkeiten. Wie sehen Stängel, Blätter und Blüten aus? Ist der Stängel rund oder vierkantig, behaart oder nackt? Wie ist Form und Beschaffenheit der Blätter, ist ihr Blattrand glatt oder gezähnt? Wie viele Kronblätter besitzt die Blüte und wie viele Staubfäden? Sehe ich etwas von den Wurzeln? Wie tief reichen sie in den Boden oder in das Umfeld? Für die botanische Sichtweise ist es sinnvoll, wenn Sie sich eine Lupe und ein gutes Bestimmungsbuch zulegen. Sie werden bald ganz viele Feinheiten und Besonderheiten entdecken und merken, dass Pflanzen wirklich ganz unverwechselbare Persönlichkeiten sind. Außerdem werden Sie einen Blick dafür entwickeln, welche Strategien sie einsetzen, um sich fortzupflanzen oder gegen Schädlinge zur Wehr zu setzten. Sie lernen außerdem die Insekten kennen, die sich auf die jeweilige Pflanze spezialisiert haben: sei es, um sie anzuknabbern oder um sie zu bestäuben – oder einfach als beliebte Orte zum Ausruhen.

Weitere Zugänge sind die Themenfelder *Garten, Ernte und Küche*. Die gärtnerische Pflege von Heilpflanzen ist deshalb so lehrreich, weil wir die Pflanzen bei uns im Garten oder auf dem Balkon oftmals viel einfacher und genauer kennenlernen können als am natürlichen Standort. Wir können sie von der Keimung in der Saatschale bis zur Samenbildung genauestens beobachten, das ganze Jahr über jedes Entwicklungsstadium, von den ersten Keimblättern bis zum Verwelken der Pflanze, verfolgen. Viele Hinweise rund um den geeigneten Standort, die richtige Düngung, Pflege und Vermehrung sowie häufig auftauchende Krankheiten und Schädlinge sollen eine Hilfestellung sein, damit Sie Freude an „Ihren“ Pflanzen haben – ebenso wie die Tipps für das Ernten zum richtigen Zeitpunkt und das schonende Trocknen. Mit diesen Hinweisen können Sie die Heilqualität der Kräuter optimal nutzen.

Eigens ausprobierte, schmackhafte Rezepte dürfen natürlich nicht fehlen. Die kulinarische Perspektive, das Riechen, Schmecken und Arbeiten mit dem Pflanzengut vermitteln ganz eigene Eindrücke. Unseren Vorfahren nutzten die meisten Nahrungspflanzen gleichzeitig auch als Heilpflanzen. Sie ernährten sich in viel höherem Maß von gesunder wilder Kost als das heute üblich ist. Doch gibt es mittlerweile einen großen Trend, wieder rauszugehen und im Wald oder auf der Wiese – und natürlich auch im Garten – wilde Pflanzen für den eigenen Gebrauch zu sammeln.

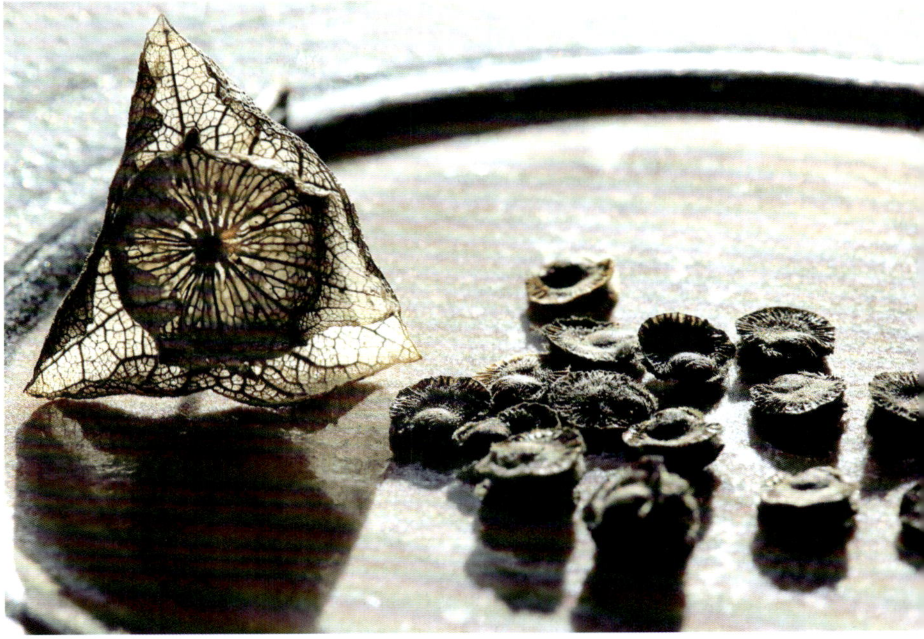

▲ *Kleine Wunderwerke, um den Winter zu überstehen: die kreisförmigen Samen der Stockrose*

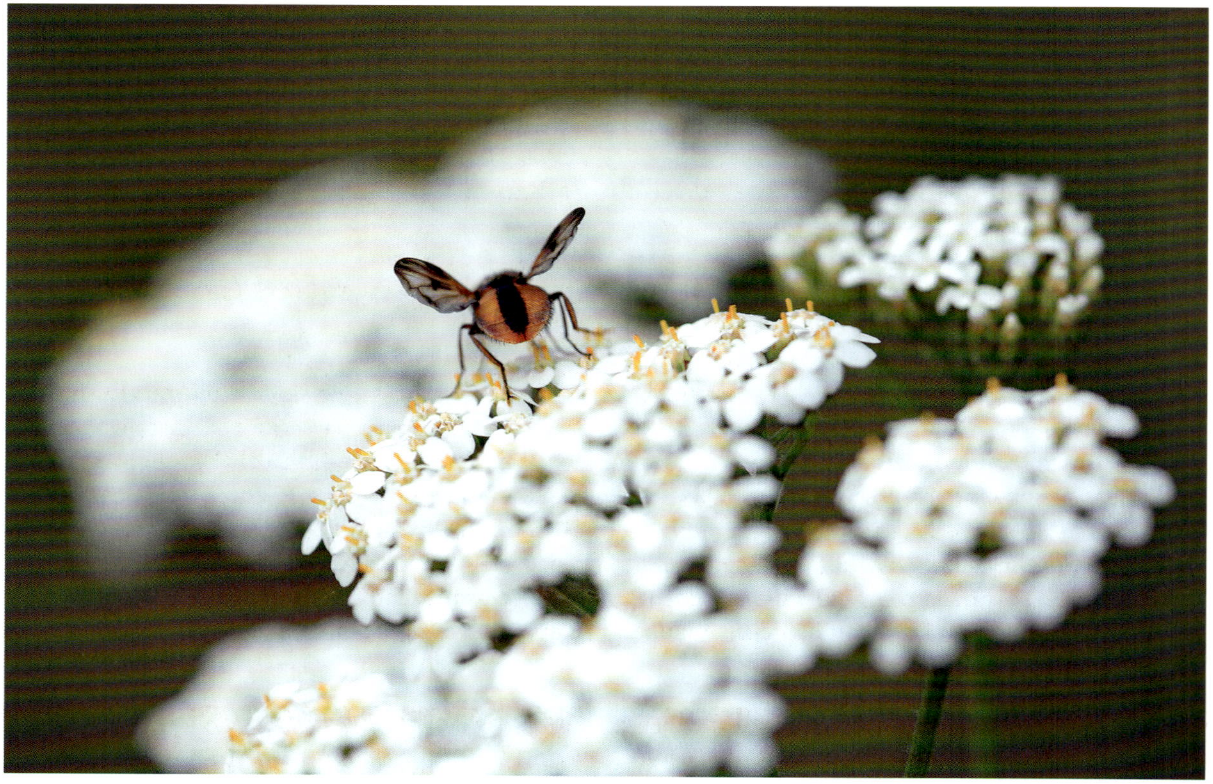

➤ *In inniger Verbindung: Blüten und Insekten*

Die Rubrik *Brauchtum* beleuchtet die Erfahrungen der Alten. Da uns einige sehr spannende antike und mittelalterliche Kräuterwerke zur Verfügung stehen, gibt es zu jeder Pflanze unglaublich viel zu erzählen: zu alten Riten ebenso wie zu Zauberei oder Magie. Auch die zahlreichen volkstümlichen Namen geben uns vielfältige Hinweise auf den früheren Gebrauch der Heilpflanzen und ihre kulturelle Bedeutung. Magische Zauberrituale, altes Kräuterbrauchtum oder Heilrezepte aus Antike und Mittelalter sind eine wertvolle Fundgrube. Bei der Auswahl der Heilpflanzen standen nicht möglichst kuriose Geschichten Pate, sondern das Bestreben, das Tun und die Haltung unserer Vorfahren verständlich zu machen. Wenn wir ihre Herangehensweise besser verstehen, können wir dem Wesen der Pflanzen näherkommen.

Im Abschnitt *Heilkunde* führe ich die Sicht der modernen Phytotherapie mit der Erfahrungs- und Volksheilkunde zusammen: Inhaltsstoffe und pharmakologische Wirkungen gehören zur heutigen Sichtweise dazu. Wissenschaftlich orientierte Heilkundige stützen sich dabei auf die sogenannte „Kommission E“. Sachverständige haben von 1978 bis 1995 das naturwissenschaftliche Erkenntnismaterial von 378 Heilpflanzen bezüglich Wirksamkeit und Unbedenklichkeit überprüft. 208 Pflanzen bekamen eine Positivmonographie: Ihre Wirkung konnte anhand der vorliegenden Studien nachgewiesen werden. Das bedeutet aber keineswegs, dass alle anderen volksheilkundlich eingesetzten Heilpflanzen unwirksam wären. Für diese gibt es allerdings keine ausreichenden Studien gemäß naturwissenschaftlich definierter Kriterien.

Wir dürfen nicht vergessen, dass die Volksheilkunde auf Jahrtausende alten Erfahrungen und erprobten Rezepturen sowie Anwendungen fußt, was bei der modernen Präparate-Medizin nicht der Fall ist. Dennoch gilt stets: Wenn Sie selbst heilkundlich und medizinisch mit Pflanzen arbeiten, seien Sie sich Ihrer Verantwortung bewusst. Die von mir vorgestellten Rezepte verlangen zumindest Grundkenntnisse über die Pflanzenwelt. Ziehen Sie bei Bedarf oder Unsicherheit einen Heilpraktiker, Arzt oder Kräuterkenner hinzu. Die Verantwortung für Ihr eigenes Tun tragen Sie schließlich immer selbst.

Zum Abschluss eines jeden Pflanzenporträts möchte ich Ihnen eine Anregung geben, selbst vollkommen frei und unbedarft auf die jeweilige Pflanze zuzugehen: *Ihre Intuition zählt* ... Richten Sie dabei Ihren Blick vor allem auf die feinstofflichen Schwingungen. Welche Botschaft hält eine Pflanze für Sie bereit? Was lösen die Blütenfarbe und Düfte seelisch in Ihnen aus? Welche Bilder oder Stimmungen kommen auf? Nehmen Sie sich für diesen Zugang immer ausreichend Zeit. Mit Ruhe, Muße und Achtsamkeit spricht irgendwann jede Pflanze zu Ihnen ...

Im Einklang mit den Naturkräften leben

Wenn mit Ritualen und Beschwörungen Kräfte auf Pflanzen übertragen oder in ihnen „geweckt" werden, die sie aus naturwissenschaftlicher Sicht nicht besitzen, können wir von Pflanzenmagie reden. Die moderne westliche Medizin grenzt sich zur magischen Medizin seit eh und je ganz klar ab. Die christlich-römische Kirche versucht das auf ihre Weise ebenfalls, bereits seit vielen Jahrhunderten.

◄ Feuerschlagen – ein uralter Ritus: Die Blätter der Königskerze eignen sich hervorragend als Zunder.

▼ Drogen bedeutet getrocknete Heilkräuter. Sie waren die Medizin in den alten Apotheken – Offizin genannt.

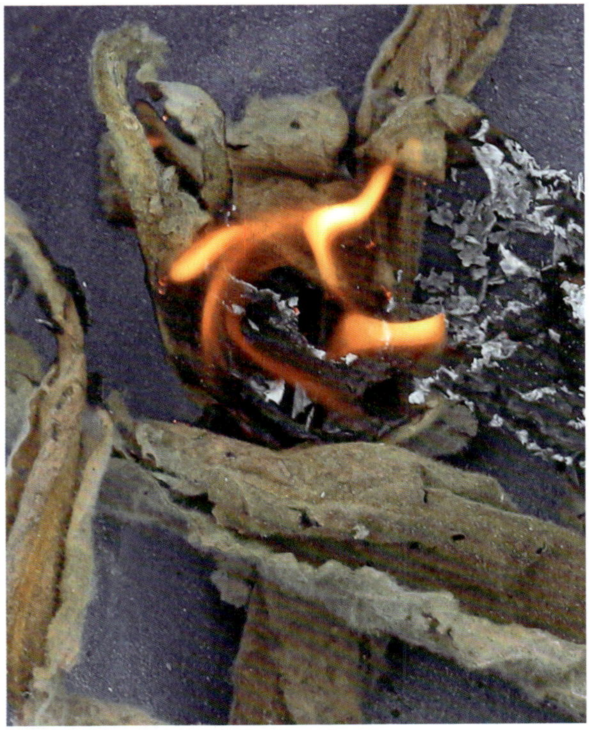

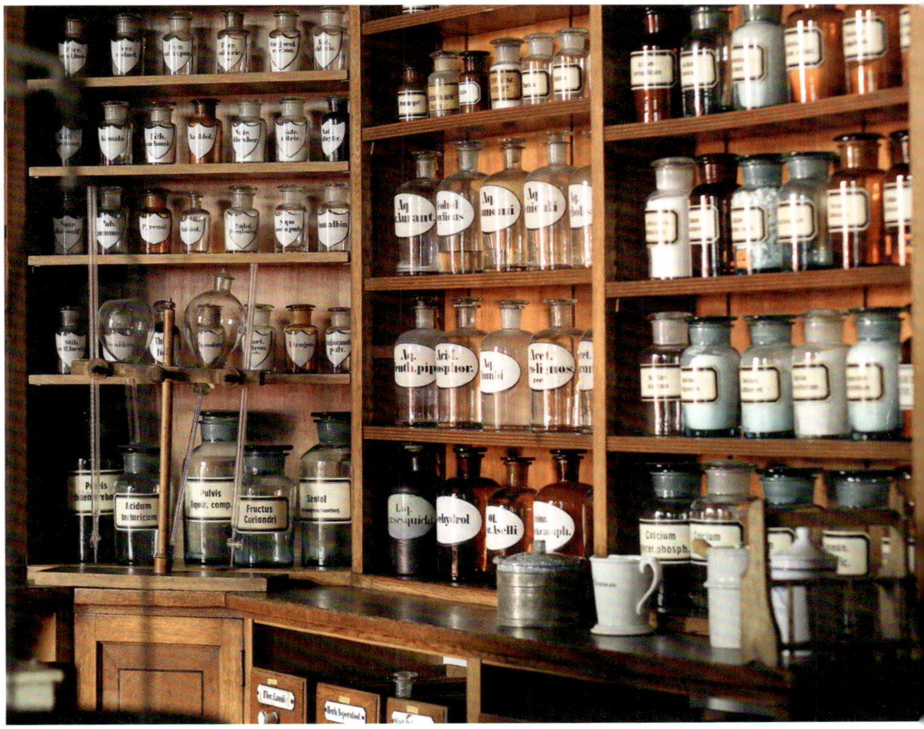

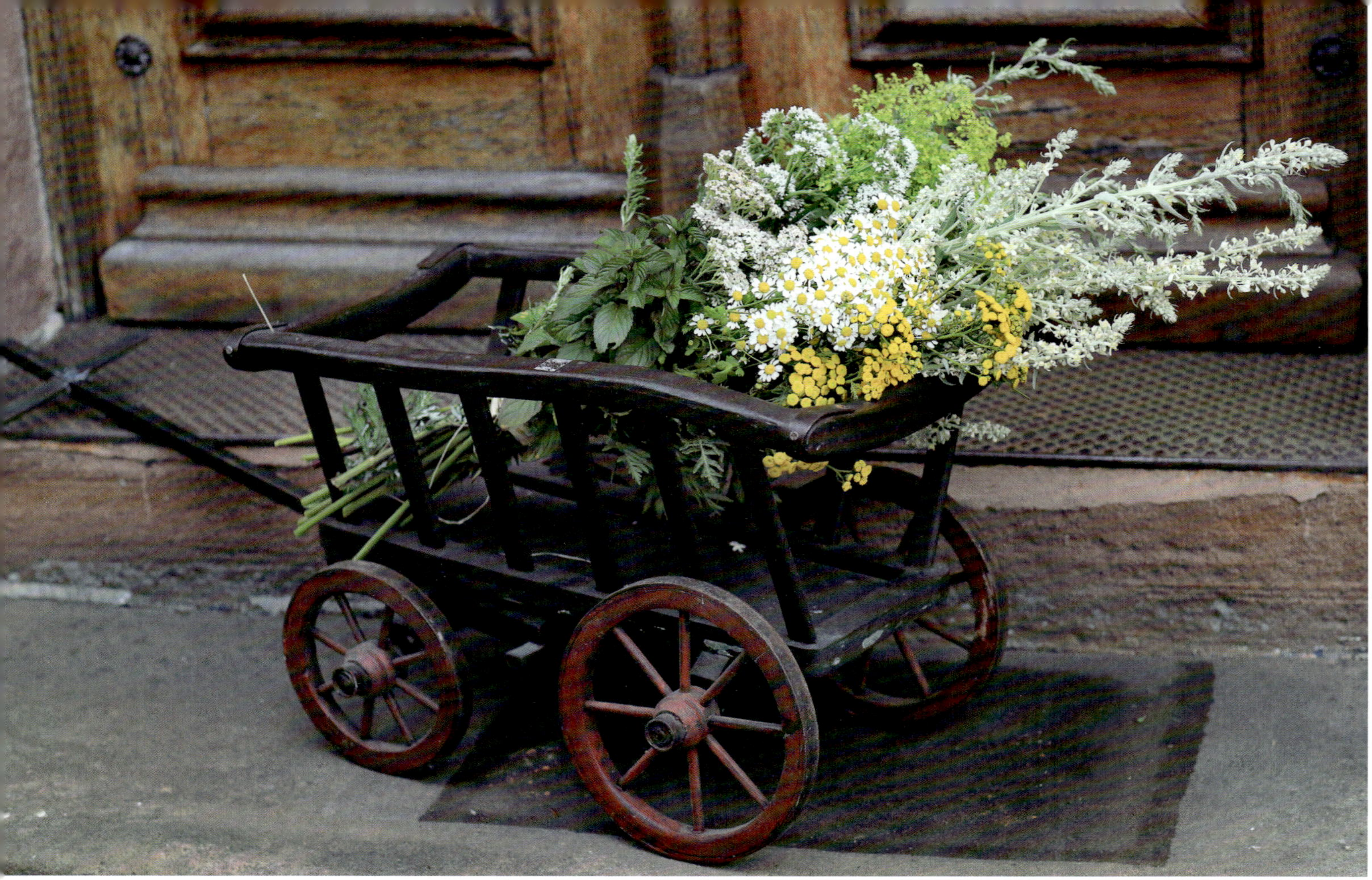

▲ *Der Kräuterbüschel oder Kräuterbuschen erhält seine magische Wirkung bei der Kräuterweihe an Mariä Himmelfahrt.*

Naturmagische Handlungen bezeichneten die Kirchenvertreter als „Aberglauben“. Da jedoch die einfachen Menschen des Volkes am uralten magischen Weltbild festhielten, kamen sie nicht umhin, sich mit dieser Naturmagie auseinanderzusetzen – indem sie sie in die eigenen kirchlichen Zeremonien aufnahmen. Flurprozessionen oder das Binden des Kräuterbüschels an Mariä Himmelfahrt sind Beispiele dafür. Als Aberglaube und Magie galt, was sich außerhalb des christlich-römischen Dogmas bewegte. Wenn dagegen durch das Berühren von Reliquien Wunderheilungen möglich waren, war das kein Aberglaube. Die heiligen Bäume der Germanen, die ebenso Heilkräfte durch Berührung freisetzen konnten, wurden auf Bestreben der römischen Kirchenlenker gefällt. Ein anderes Beispiel: Das von Maria gesegnete Kräuterbüschel konnte auf magische Weise vor Gewitter und Unheil schützen – mit den Kraftpflanzen des Gewittergottes Donar oder Thor in gleicher Weise umzugehen, wurde dagegen von den Vertretern der römischen Staatskirche als verabscheuungswürdige Magie abgewertet und verboten.

Was geschah also im Lauf der Zeit? In der mittelalterlichen Volksmagie wurden die alten vorchristlichen Rituale über Jahrhunderte hinweg in fast unveränderter Form weitergepflegt, lediglich Namen und Bilder wandelten sich. Das Besingen und Beschwören der Heilpflanzen beim Ernten und Ausgraben veränderte sich zu Gebeten. Manche Menschen verspritzten dabei auch Weihwasser. Im germanischen Siedlungsgebiet übernahmen Maria, Jesus und die Heiligen mehr und mehr die Betreuung der heilsamen Pflanzenwelt. Freya,

Holla, Wodan und Donar wurden abgelöst – „ihre“ Pflanzen wurden, versehen mit anderen Namen und Legenden, an die „neue Götterwelt“ gebunden. Wesentlich dabei war immer: Die Anbindung zum Göttlichen blieb erhalten.

Die mit Maria oder Jesus verbundenen Pflanzen waren für gläubige Christen ebenso heilkräftig wie zuvor für die in einer Naturreligion lebenden Menschen: Mit unserem heute vorherrschenden kühlen Verstand können sich wahrscheinlich die wenigsten in die Stimmung eines mittelalterlichen Christen versetzen, für den die Schlüsselblume ohne jeglichen Zweifel aus Petri Schlüssel zum Himmelreich entstand. Die Schafgarbe stillte verlässlich Blutfluss, war sie doch eng mit Jesus verknüpft, der so viel Blut am Kreuz vergossen hatte. Die Mariendistel oder das Lungenkraut besaßen ebenso ganz besondere Kräfte, die sich sogar in den hellen Verfärbungen der Blätter zeigten – bedingt durch die Wirkung der geheiligten Muttermilch Marias. Die innige und selbstverständliche Bindung an das Heilige verstärkte die Heilkräfte der Pflanzen.

Magie und Glaube hängen eng zusammen und haben mit unsichtbaren Kräften zu tun – die bei richtiger Anwendung und Anbindung an lichtvolle göttliche Wesenheiten heilsam wirken. Das vereint die magisch-archaische mit der christlichen Sichtweise. Dieses Erfahrungswissen zu ignorieren, ändert daran nichts. Anhänger einer rein naturwissenschaftlichen Medizin versuchen das zwar oftmals, müssen das Phänomen als solches aber dennoch zur Kenntnis nehmen. Sie reden dann immer wieder gerne – eigentlich vollkommen unwissenschaftlich – vom Placebo-Effekt ...

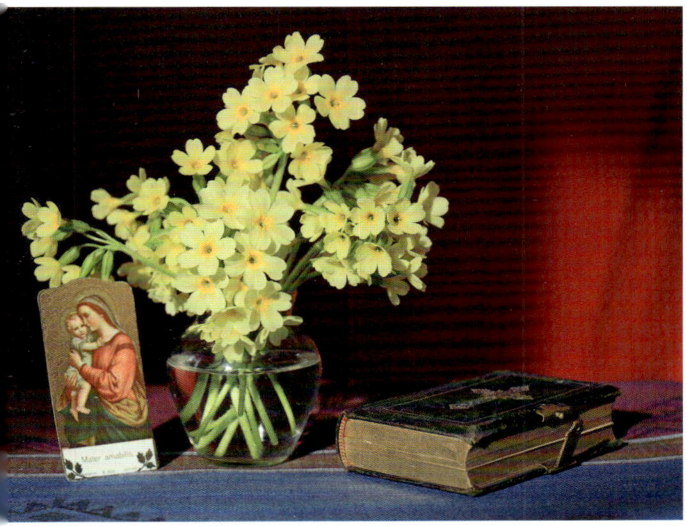

◄ *Die germanische Göttin Freya reichte die Schlüsselblume, den Schlüssel in die geistige Welt, im Mittelalter an die Gottesmutter Maria weiter.*

Die magische Kraft der Pflanzen verstehen

Der Umgang mit Pflanzenmagie hat seine Wurzeln und Ursprünge in der Alt- und Jungsteinzeit. Die Steinzeit entspricht einem Zeitraum von 99 Prozent der Menschheitsgeschichte: etwa 2,5 Millionen Jahren. Die Lebenshaltung zeichnete sich durch drei wesentliche Merkmale aus: weibliche Heilmagie, Animismus und Schamanismus.

Die *magische Pflanzenheilkunde* war eine Kulturleistung der Frauen. Sie entwickelte sich im Sinne der Arbeitsteilung der Sammler- und Jägergesellschaft. Die Männer waren für die Jagd verantwortlich, die Frauen sammelten die Nahrungs- und Heilpflanzen und versorgten die Kranken am Lagerplatz. Das Kräuterwissen muss bei einem solchen Leben in der Natur unglaublich groß gewesen sein. Es wurde von Generation zu Generation mündlich weitergereicht. Auch die Formen der magischen Religion und die soziale Struktur waren in dieser Urzeit weiblich geprägt. Im Mittelpunkt stand die lebensspendende Große Mutter, die Erdgöttin. Heilmagie war immer an den religiösen Kultus gekoppelt, was sich im Deutschen im gemeinsamen Wortstamm von *heilen* und *heilig* bis heute spiegelt. Der Pflanzen- und Fruchtbarkeitszauber unterstand in vielen Kulturen zahlreichen weiblichen Gottheiten – bis schließlich die Gottesmutter Maria die „Schirmherrin“ über die Pflanzenkräfte wurde.

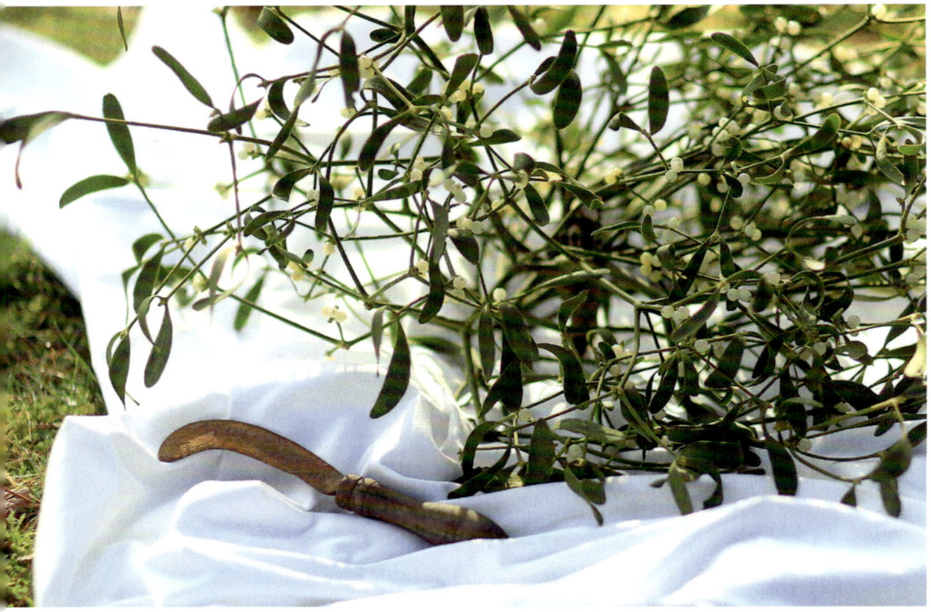

▲ *In der keltischen Kultur war die gesamte Natur beseelt. Das Schneiden der heiligen Mistel unterlag einem strengen Ritual.*

Der Begriff *Animismus* weist darauf hin, dass der steinzeitliche Mensch vollkommen im Rhythmus der Natur lebte. *Anima* bedeutet *Seele*. Für ihn war die gesamte Natur beseelt: In Pflanzen, Bäumen, Bergen, Felsen, Wasser und Erde lebten Geistwesen, die dem Göttlich-Geistigen nahe standen. Manche von ihnen konnten den Menschen helfen und Kraft spenden. Dafür brauchte es einen besonderen Umgang. Aus diesem Hintergrund stammen beispielsweise archaische Opferkulte oder Beschwörungsriten mit Singen. „Spezialisten" wie schamanische Heilerinnen und auch Heiler nahmen ganz selbstverständlich die Hilfe der Naturkräfte und der darin lebenden Geistwesen, der Götter, Feen, Elfen, Pflanzengeister oder Ahnengeister in Anspruch. Mithilfe von angeborener Naturhellsichtigkeit und lebenslang geschulter Intuition entschieden sie sich – je nach eigener Fähigkeit, Situation und Thema – für bestimmte magische Rituale oder Heilpflanzen.

Bis in den mittelalterlichen „Aberglauben" hinein war es für die Kräuterleute selbstverständlich, Pflanzen anzusprechen, zu beschwören, zu verehren oder gar mit Namen zu benennen. Es war üblich, mit Frau Holler (Holunder), Frau Fichte oder Frau Kranewitt (Wacholder) zu sprechen, sie bei Krankheiten oder Liebesfragen um Hilfe zu bitten und ihnen aus Dankbarkeit zu opfern. Das alles setzt voraus, dass die Pflanze beseelt oder mit der göttlich-geistigen Welt verbunden ist.

Die ursprüngliche Heilkunde war also eine *magisch-schamanische*. Die Heilerin oder der Heiler verrichteten – in der Regel in Trance – ihre Arbeit in einer anderen Wirklichkeit: mithilfe von Hilfsgeistern wie auch im Kampf gegen schädigende Geister. Sie konnten Krankheitsdämonen wegblasen, aussaugen oder wegsingen. Der magische Umgang mit den Heilpflanzen begann bereits beim Sammeln der Kräuter oder Ausgraben der Wurzeln. Astrologische oder jahreszeitliche Konstellationen spielten bis in den jeweiligen Tag hinein eine richtungsweisende Rolle. So war der Freitag, der Göttin Freya oder Venus geweiht, ein wichtiger Tag, um Kräuter für Liebes- und Fruchtbarkeitszauber zu sammeln, und zwar in der morgendlichen Dämmerung kurz vor Sonnenaufgang. Außerdem waren die uralten heiligen Zahlen Drei, Sieben und Neun dabei im Sinn der Zahlenmagie wesentliche Elemente – ebenso wie die 13.

Die Kräuter dienten nicht nur als Medizin, sondern auch als Räucherwerk oder als Amulett, auf das die Krankheit übertragen wurde. Auch auf andere Pflanzen, Bäche oder ins Feuer bannten und „entsorgten" die Schamanen die Krankheitsgeister, beispielsweise auf kraftvolle Bäume, an die sie mit Schnüren verknotet, abgestreift oder mit dem Körper abgerieben wurden. Ein passender Beschwörungsspruch war etwa: „Guten Abend, liebe alte Weide, ich bringe dir meine Zahnschmerzen heute, und wünsche, dass sie bei dir bestehen und bei mir vergehen!" Durch den Glauben an die Kraft der Magie stand den Menschen „abergläubischer" Kulturen ein nicht zu unterschätzendes Potenzial heilender Kraft zur Verfügung.

Der eigenen Intuition vertrauen

Innerhalb eines magischen Weltbildes geht es bei der Heilung um zwei wesentliche Aspekte: Zum einen verstärken *Rituale* Kraftwirkungen, zum anderen ermöglicht die Schulung der *intuitiven Wahrnehmung* einen immer klareren Zugang zur seelischen Ebene einer Pflanze. Ein gutes Beispiel für einen ganzheitlichen Blick, der neben Pflanzenwirkstoffen auch die magisch-übersinnliche Ebene miteinbezieht, ist die Visionärin und Mystikerin Hildegard von Bingen. Bei der Königskerze beschreibt sie die Wirkung bei Heiserkeit und Bronchitis. Gleichzeitig weist sie darauf hin, dass sie das schwache und traurige Herz stärke und fröhlich mache, was sicherlich nicht auf Saponine und Schleime zurückzuführen ist. Diese Indikation ist das Ergebnis einer „inneren Schau".

Die Schamanen der Urzeit besaßen im Vergleich zu der im Mittelalter lebenden Hildegard sicherlich noch weit sensiblere Fühler für die Schwingungen aus der Pflanzenwelt. Da sie so eng mit der Natur verbunden waren, waren ihr Instinkt, Spürsinn und ihre Intuition wesentlich stärker ausgeprägt. Intuitiv, durch eine Art Eingebung oder innere Schau, konnten sie ganz unmittelbar heilkräftige, essbare und giftige Pflanzen unterscheiden. Diese Fähigkeiten gingen mit der Sesshaftigkeit nach und nach verloren. Die zunehmende „Zivilisierung" entfremdete uns von der Natur.

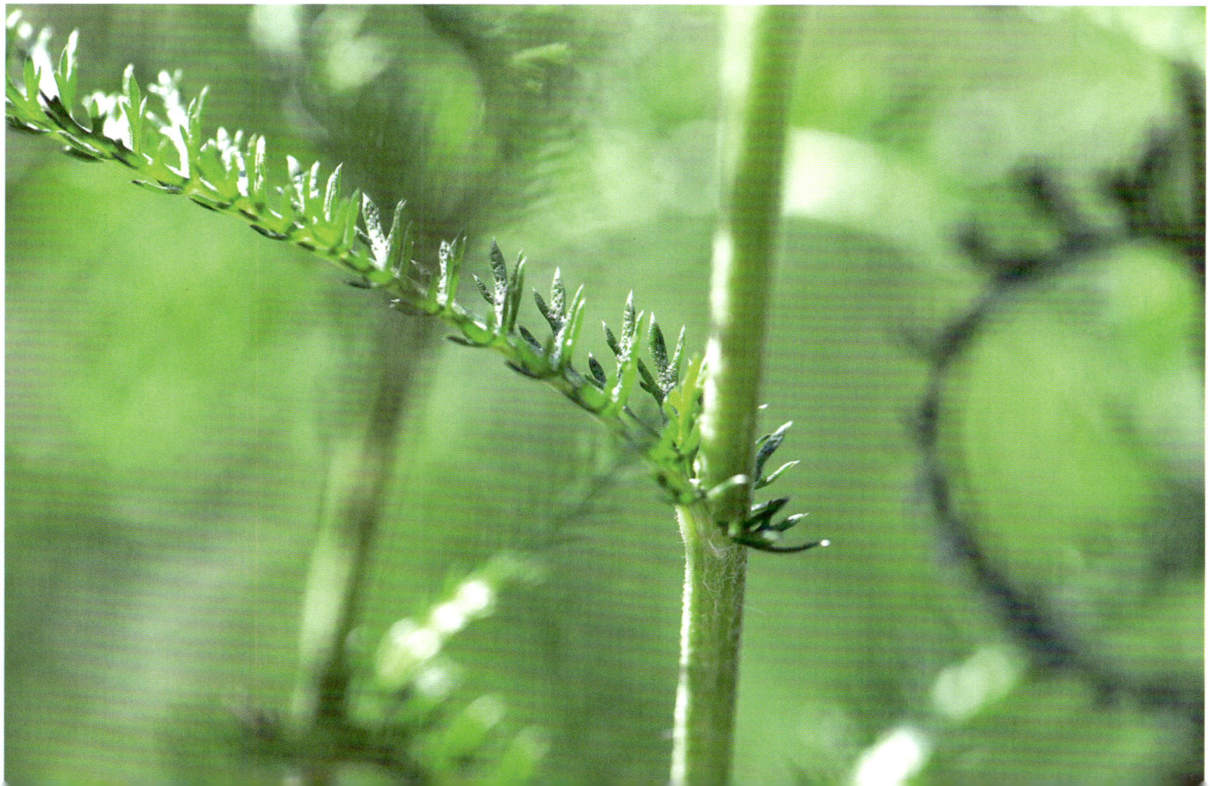

◄ Die feinstoffliche Ebene der Pflanzen lässt sich nicht mit physikalischen oder chemischen Methoden messen. Das Ätherische der Pflanzenwelt erfassen wir seelisch.

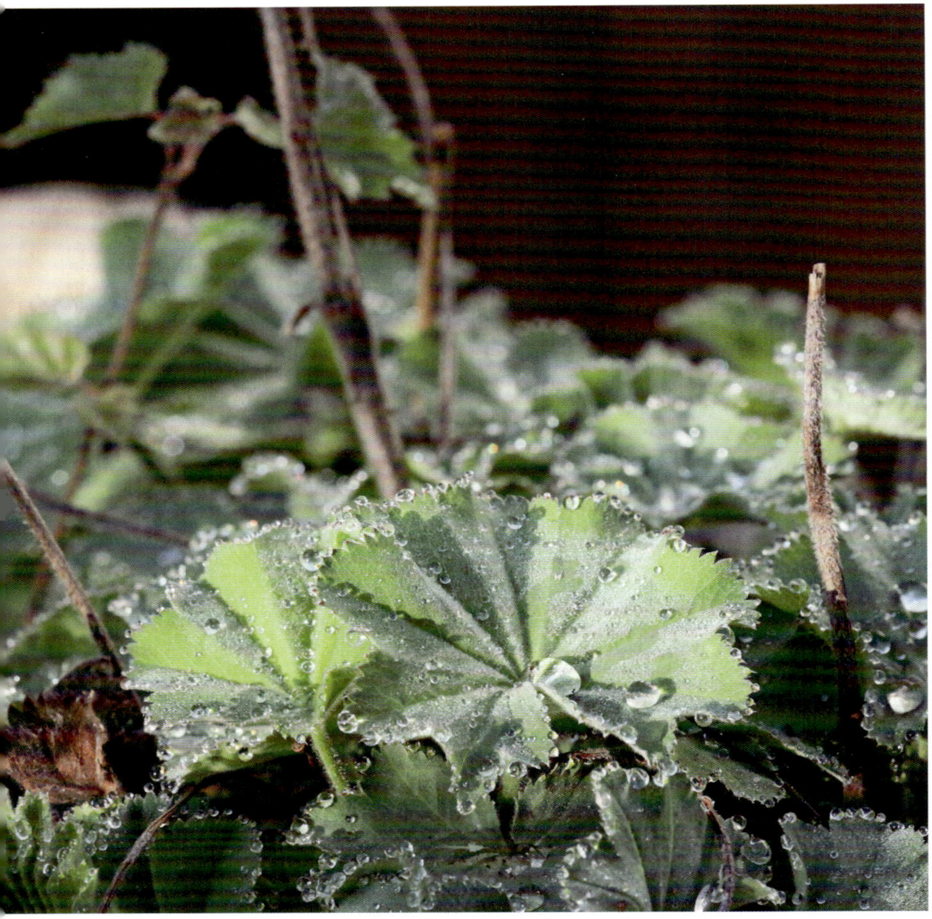

▲ *Das Blatt des Frauenmantels hat etwas Schützendes. Diese Signatur weist auf die Heilwirkung hin.*

Doch können wir uns auch gleichzeitig bewusst machen, dass die intuitiven Fähigkeiten zwar verschüttet, aber nicht endgültig verschwunden sind. Bis in die heutige Zeit hinein gibt es immer wieder Heilkundige, die den Zugang zu den Pflanzen auf diesem Weg finden.

Signaturen erkennen lernen

In der Fähigkeit, sich intuitiv in Pflanzen hineinzuversetzen, liegen die Wurzeln der Signaturenlehre, wie sie durch den Arzt und Alchemisten Paracelsus bekannt wurde. Sie beruht letztendlich auf Naturhellsichtigkeit, wie sie für unsere Vorfahren selbstverständlich war: Sie fühlten und erahnten das innere Wesen von Pflanzen und leiteten daraus die Heilwirkungen ab. Paracelsus sagte einst: „Lauscht der Natur und ihr werdet erkennen, was die Krankheit und was das Heilmittel sei." –„So reden sie auf magische Weise und durch ihre Signaturen zu uns."

Es besteht allerdings ein sehr großer Unterschied zwischen der urzeitlichen und der mittelalterlichen Signaturenlehre, wie sie auch wieder teilweise gelehrt wird. Der *mittelalterliche Ansatz* ging davon aus, dass der Mensch das Maß aller Dinge ist. Die Welt war von Gott auf den Menschen hin geschaffen. Gott gab in diesem Weltbild den Heilpflanzen bestimmte Kennzeichen mit, die verraten, bei welchen Krankheiten sie helfen. Um diese Kennzeichen richtig zu lesen und deuten, halfen beispielsweise Form, Farbe, Geruch, Geschmack, Fortpflanzungsweise und Standort. Eine dabei festgestellte Vergleichbarkeit mit bestimmten menschlichen Organen hing in diesem Weltbild einer von Gott geschaffenen Welt auch mit jeweiligen Erkrankungen zusammen. Dementsprechend half, vereinfacht gesagt, eine Walnuss aufgrund ihrer an ein Gehirn erinnernden Gestalt bei Konzentrationsschwäche, das Schöllkraut mit seinem gelben Milchsaft bei Gelbsucht und die gelblichen Blüten der Goldrute bei Entzündungen der Harnwege – die Farbe ist jener von Urin vergleichbar. In äußeren Zeichen von Pflanzen, den Signaturen, lagen also Hinweise auf den Organismus des Menschen.

In der *urzeitlichen „Signaturenlehre"* dagegen waren solche Schlussfolgerungen aufgrund äußerer Kennzeichen gar nicht notwendig – die Verbindung zwischen der Natur oder einer Pflanze und dem jeweiligen Menschen als Teil dieser Natur war unmittelbar. Die mittelalterliche Signaturenlehre war erst nötig geworden, als es immer weniger Heilkundige gab, die den intuitiven Zugang zu den Pflanzen besaßen und die inneren Signaturen „lesen" konnten. Der ursprüngliche heilkundliche

Blick wich mehr und mehr tradiertem Lernwissen. Dafür wurden den bekannten Heilwirkungen passende äußere Signaturen zugeschrieben. Die Signaturenlehre lebt auf moderne Weise weiter: in der Homöopathie, der Spagyrik, der Anthroposophischen Medizin und der Bach-Blüten-Therapie.

Sich zu den Ursprüngen wagen

Rituale, die zum Ziel hatten, mit Pflanzen oder Pflanzengeistern in einen Austausch zu kommen, entwickelten sich je nach Kulturkreis verschieden. Stets ging es um ein ausgleichendes Geben und Nehmen. Indianische Kräutersammler oder Schamanen begrüßten zunächst den Pflanzengeist, überbrachten ein Geschenk wie Mais und Tabak und sangen Lieder. Europäische Heiler traten mit der Geisterwelt durch hellsichtig machende Hilfspflanzen wie Gundermann oder Beifuß in eine Verbindung, oft auch in Form von Kränzen und Gürteln. Pflanzen zu sammeln ging bis in das christianisierte Mittelalter und sogar teilweise darüber hinaus mit Ritualen, Beschwörungen, Gebeten oder Opfern einher. In der früheren Zeit und bei den wenigen noch heute existierenden Naturvölkern versetzten sich die Schamanen dabei auch in Trance: durch Tanzen, Trommeln, Singen, Räuchern oder psychoaktive Pflanzen. Üblich war es auch, sich für die Begegnung vorzubereiten: durch Fasten oder sexuelle Enthaltsamkeit, ein rituelles Bad oder eine besondere Kleidung.

Um heute einen zeitgemäßen Zugang zu unserer verschütteten steinzeitlichen Intuition zu finden, kann eine Pflanzenmeditation sehr hilfreich sein. Ihre fünf Sinne sind dabei die Türöffner für den sogenannten sechsten Sinn, die Intuition. Nehmen Sie sie mit allen Sinnen wahr: über eine ausführliche Betrachtung, einen lauschenden Hörsinn, das sorgsame Ertasten, das feine Riechen und – mit Ausnahme von Giftpflanzen – das Essen und Schmecken bestimmter Pflanzenteile.

Eine achtsame, gelassene Haltung einnehmen

Achten Sie auf spontane Eingebungen, aufkommende Gefühle, tiefe Bewusstwerdungen, Botschaften. Eine Botschaft ist meist sehr persönlich und situationsbezogen, stammt sie doch aus dem Zusammenklang von Pflanzenschwingung und dem eigenen Unterbewusstsein. Die Grundvoraussetzung für eine intuitive Begegnung ist Offenheit, Achtsamkeit, Ruhe, mindestens eine Stunde Zeit, und eine für Sie stimmige Gesamtsituation. Wenn Sie urteilsfrei und neugierig in die Meditation gehen und sich auf das, was kommt, freuen, ist das die beste Haltung. Erwarten Sie nicht zu viel, am besten gar nichts. Selbst wenn nichts Außergewöhnliches geschieht, wird Sie diese Begegnung prägen. Auch werden Sie die Pflanze viel genauer kennenlernen, als es jedes Buch vermitteln kann.

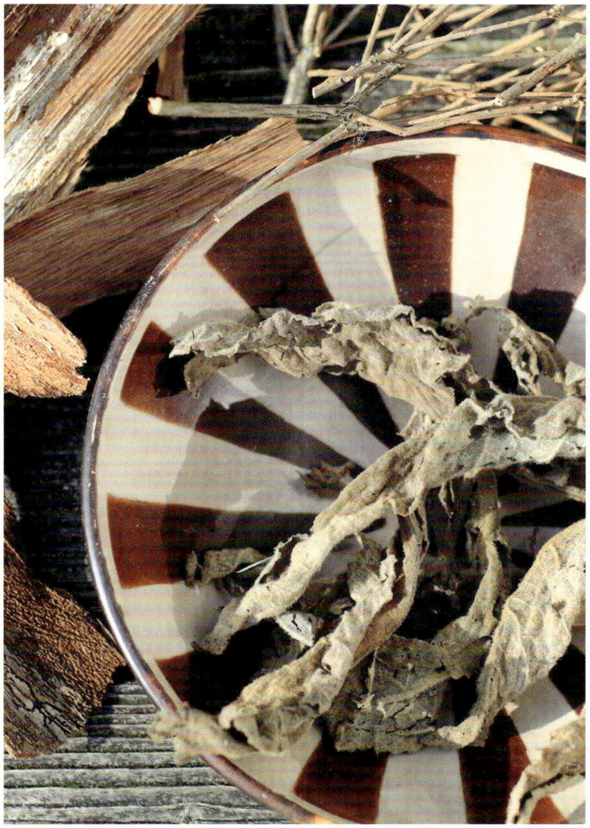

◄ Geben und Nehmen: Opfergaben ermöglichen den Zugang zum Pflanzengeist, der uns mit seinen Kräften beschenkt.

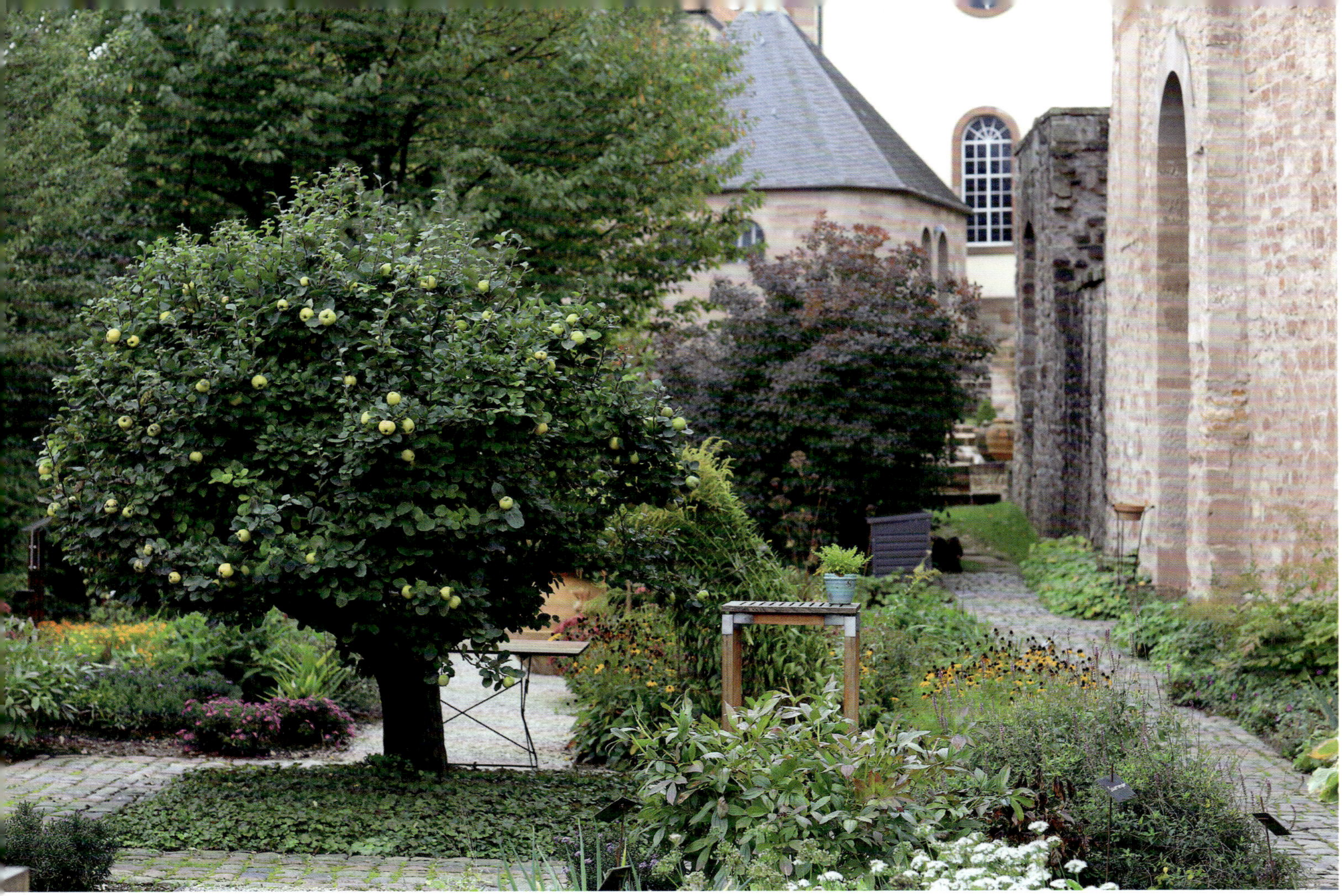

▲ *Für eine Meditation und Besinnung eignen sich besonders Orte mit einer starken und ruhigen Ausstrahlung.*

Suchen Sie sich draußen in der Natur oder auch im Garten oder auf dem Balkon eine Pflanze aus, die ihr Interesse weckt. Machen Sie es sich auf „Augenhöhe" mit der Pflanze bequem. Sie sitzen ihr sozusagen gegenüber. Ein Sitzkissen oder eine Matte kann hilfreich sein. Lassen Sie sich ganz auf die intime Situation ein und geben Sie störenden Einflüssen von Außen möglichst wenig Gewicht. Nehmen Sie Wuchsform und die Farben wahr, die oft stark auf das Unterbewusstsein wirken. Je länger Sie schauen, desto „mikroskopischer" wird die Sichtweise: Auch kleine, unauffällige Formen, eine feine Behaarung und andere Besonderheiten der Blätter werden sichtbar – ebenso wie jene der Blüten mit der Narbe und den Staubgefäßen. Achten Sie auf die Insekten oder anderen Tiere, die auf irgendeine Weise mit der Pflanze zu tun haben. Nach und nach aktivieren Sie die anderen Sinne.

Hören Sie vielleicht bestimmte Geräusche? Ein leises Rascheln oder Schleifen, wenn der Wind weht? Oder das Summen von Bienen und Käfern? Berühren Sie die Pflanze. Wie fühlt sie sich an: stachelig, rau, weich, wollig? Versuchen Sie, das Energiefeld zu erspüren. Halten Sie dafür ihre geöffneten Hände in die Nähe der Pflanze und verringern Sie langsam den Abstand. Die Energiehülle äußert sich als leichtes Kribbeln oder als Gefühl von Wärme und Verbindung.

Riechen Sie an der Pflanze. Nehmen Sie dazu auch ein Stück Blatt und Blüte und reiben Sie daran. Der Duft ist die Seele der Pflanze. Unser Geruchssinn ist direkt verbunden mit dem limbischen System, das entwicklungsgeschichtlich gesehen in einem sehr „alten Teil" des Gehirns verankert ist. Hier wird alles gesteuert, was sich dem bewussten Willen entzieht: Atmung, Herzschlag, Verdauung, sexuelle Erregung und Gefühle. Der Duft wird also nicht vom Großhirn überprüft und bewertet, sondern er erreicht ungefiltert die Gefühlsebene und kann uns deshalb so tief berühren. Probieren Sie schließlich auch Blätter oder Blüten. Meist schmecken sie unterschiedlich. Sind sie würzig, bitter, scharf, süßlich oder zusammenziehend? Viele Heilsubstanzen, wie Gerbstoffe, Bitterstoffe und Scharfstoffe, können Sie auf der Zunge „erfahren". Auch können Sie in sich hineinlauschen und nachspüren, wie und wo im Körper eine Wirkung festzustellen ist. Vielleicht nehmen Sie nach der Meditation auch etwas von der Heilpflanze mit nach Hause, um einen Tee zu kochen oder eine Tinktur herzustellen. Während der Blühzeit bietet sich auch eine Blütenessenz an.

Die Beschäftigung mit den äußeren Merkmalen schärft auch die inneren Sinne. Sie entdecken auf diese Weise über die seelische Ebene die „inneren" Qualitäten von Pflanzen. Manchmal verhindern kontrollierende Gedanken den Energiefluss und erst in den Träumen der kommenden Nacht offenbart sich die Magie der Pflanzenbegegnung in Form von Vorstellungen oder Gefühlen. Sie können nach der Meditation in Dankbarkeit und Achtung etwas bei der Pflanze zurücklassen: beispielsweise ein Haar als ganz persönliches Geschenk, einen schönen Stein oder ein Stück Brot. Das Opfer war bei unseren Vorfahren immer ein wichtiger Bestandteil des Heilrituals.

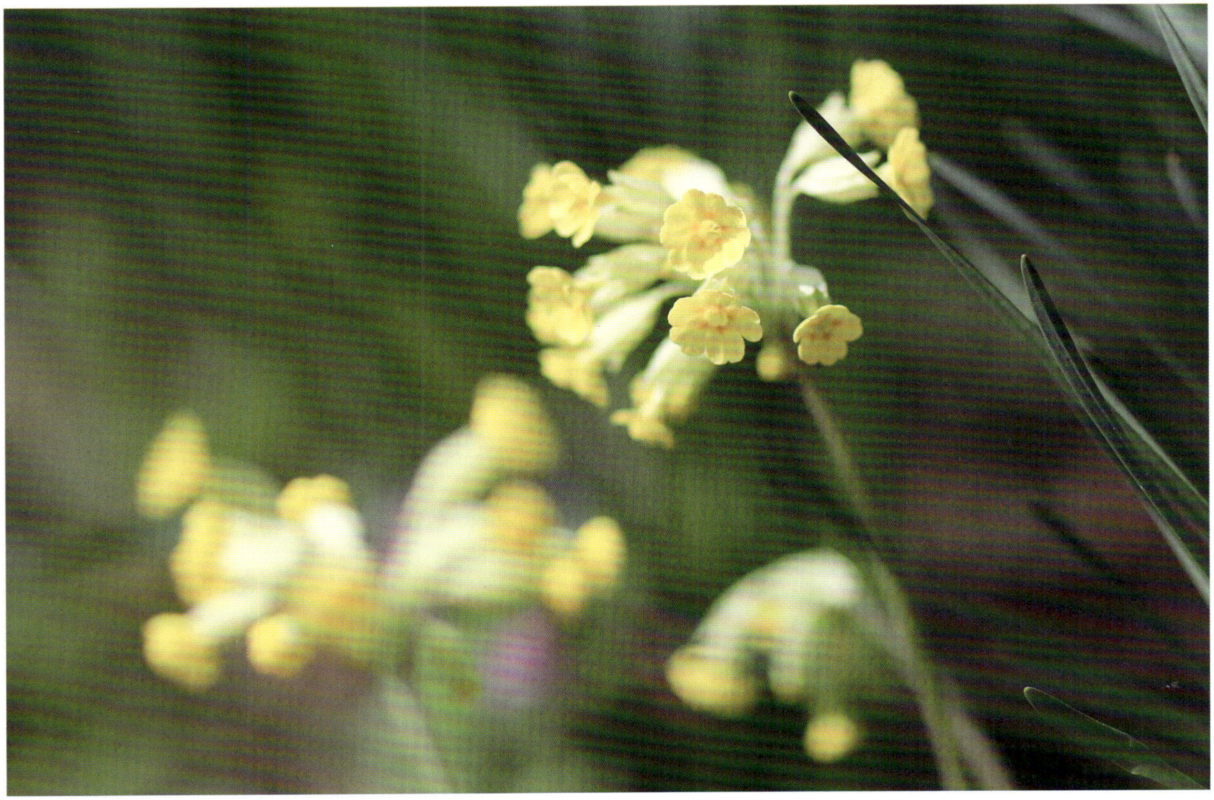

◄ Wer sich mit möglichst vielen äußeren wie inneren Sinnen einer Pflanze nähert, tritt in eine eigene Welt ein.

Magische Heilmittel selbst bereiten

Wenn Sie bereits Kenntnisse über Pflanzen besitzen und über Ihre Intuition eine persönliche Verbindung aufgebaut haben, können Sie mit den Kräften der Natur immer besser umgehen. Gerade über die feinstoffliche Ebene wirken Sie heilkundlich nicht nur auf körperliche Organe ein, sondern auch auf seelische Befindlichkeiten. Natürlich spielen dabei auch die Wirkstoffe eine Rolle. Stoffliche Wirkungen schließen feinstoffliche nicht aus – und umgekehrt. Insofern ist es für eine zeitgemäße Herangehensweise immer sinnvoll, mit einer ganzheitlichen Haltung auf die Pflanzenheilkunde zuzugehen. Die Magie gehört dazu.

▼ Magische Wirkungen kommen von jenen Kräften, die jenseits des rein Körperlich-Materiellen bestehen.

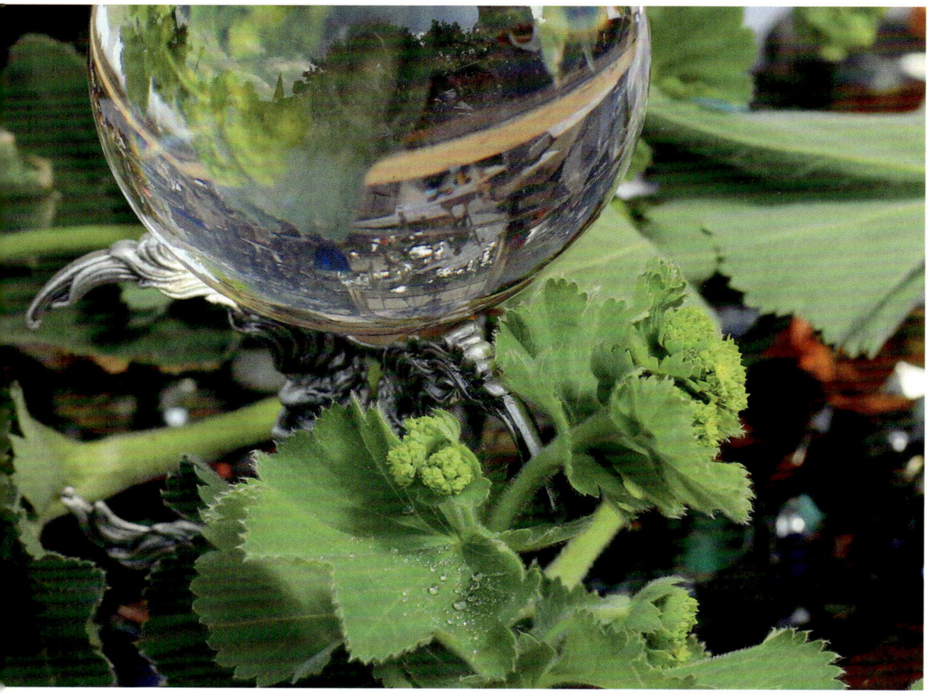

Mit Sonnenkräften Blütenessenzen herstellen

Die pharmakologischen Inhaltsstoffe spielen hier nur eine Nebenrolle. Im Mittelpunkt steht die feinstoffliche Energie. Mit ihren Blüten treten die Pflanzen deutlich mit der Umwelt in Kontakt. Die Farben, Düfte und der Nektar locken Insekten an. Über die Blüte offenbart sich die Pflanze – Pflanzenseele und Menschenseele berühren sich. Sie können also mithilfe einer Blütenessenz Ihren intuitiven Zugang zu einer Pflanze unterstützen.

Blütenessenzen gehen beispielsweise auf den englischen Arzt Dr. Edward Bach (1886–1936) zurück, der ein System aufstellte und 1930 eine Blütentherapie entwickelte. Inspiriert wurde seine Arbeit durch den Anblick von Tautropfen auf Blütenblättern, die im Sonnenlicht funkelten. Durch zahlreiche Selbstversuche sah er seine intuitive Vermutung bestätigt, dass im Tauwasser etwas von der Schwingung der Blüte vorhanden war. Er entwickelte die Sonnenmethode, bei der die feinstoffliche Information der Pflanze mithilfe von Sonnenlicht auf Quellwasser übertragen wird, um größere Mengen solcher Heilessenzen herzustellen. Die einzelnen Informationen und Botschaften fasste er in einem Heilsystem zusammen, das heute *Bach-Blüten-Therapie* heißt: 38 Essenzen wirken heilsam auf alle unsere seelischen Zustände. Nach Bach sind die meisten Ursachen für körperliche Erkrankungen seelischer Natur, so dass die Essenzen also nicht nur auf der seelischen, sondern auch auf der körperlichen Ebene wirken.

Sie müssen sich aber nicht auf die 38 Bach-Blüten begrenzen: Lassen Sie sich für persönliche

Blütenessenzen – so gehts

Sie benötigen eine kleine Glasschale mit bestem Quellwasser: mineralienarm und weich. Solche „leichten" Wässer können Sie auch kaufen. Die Wasserqualität ist sehr wichtig, denn nur weiches und lebendiges Wasser besitzt ausreichend Bindekräfte, um die feinstofflichen Informationen aufnehmen zu können. An einem sonnigen Tag verteilen Sie ganze Blüten der ausgewählten Pflanze – dicht bedeckt – auf der Wasseroberfläche der Schale. Damit keine Fremdschwingung auf das Wasser übertragen wird, können Sie die Blüten mit einem Blatt der jeweiligen Pflanze pflücken. Wenn Sie eine Essenz speziell für sich selbst herstellen, ist diese aufwändige Pflückmethode allerdings nicht nötig. In diesem Fall stört die eigene Schwingung nicht.
Sie lassen dann die Schale am Standort der Pflanze zwei Stunden in der Sonne stehen. In dieser Zeit übertragen sich die Blütenimpulse auf das Wasser. Schließlich entfernen Sie die Blüten mit einem Stängel der Pflanze und konservieren einen kleinen Teil des Blütenwassers 1:1 mit Weinbrand: beispielsweise 10 ml Blütenwasser mit 10 ml Alkohol. Den Rest des Blütenwassers können Sie an Ort und Stelle austrinken oder den Naturgeistern opfern.
Zum Gebrauch verdünnen Sie den konservierten Blütenansatz noch weiter. Dazu nehmen Sie ein Pipettenfläschen mit 30 ml Weinbrand und fügen 3 Tr. des Blütenansatzes hinzu. Das entspricht dem Verdünnungsgrad der handelsüblichen Bach-Blüten, den sogenannten *stock bottles*. Sie sind die Grundlage für die eigentlichen Einnahmefläschchen. Dazu geben Sie wiederum 3 Tr. aus der *stock bottle* in eine 30-ml-Flasche und füllen diese mit Quellwasser sowie 1 TL Weinbrand auf. Von dieser magischen Mischung nehmen Sie 3-mal täglich 4 Tr. ein. Beobachten Sie, welche Veränderungen und Gefühle das bei Ihnen auslöst.

Essenzen von ihrer Intuition leiten. Wählen Sie jene Blüten, von denen Sie sich magisch angezogen fühlen. Aus gesunden Pflanzen an geeigneten Standorten können Sie individuelle Heilmittel herstellen. Verwenden Sie keine hochgezüchteten oder gespritzten Exemplare oder gar Giftpflanzen.

Mit Magie Wirkungen verstärken

Mit einem magischen Verständnis sollten wir stets das tun, was für uns stimmig ist. Wir sollten mit unserem Weltbild, unserem Glauben und unserer Spiritualität im Einklang sein. In keiner Weise geht es darum, magische Rituale oder Bräuche unserer Vorfahren oder naturnahe lebender anderer Völker unhinterfragt einfach zu übernehmen.

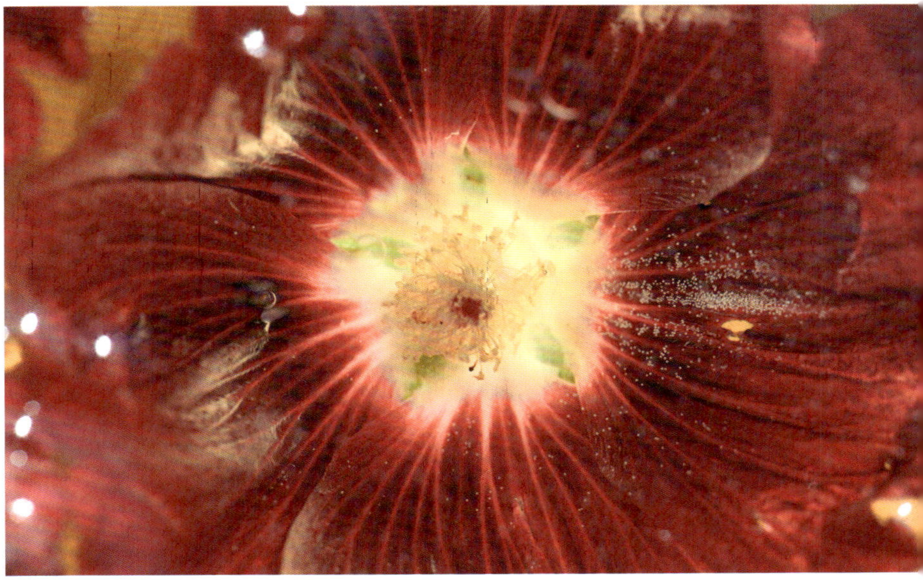

▼ *Feinstoffliche Essenzen: Mithilfe der Sonne nimmt das Wasser die Schwingung der Blüten auf.*

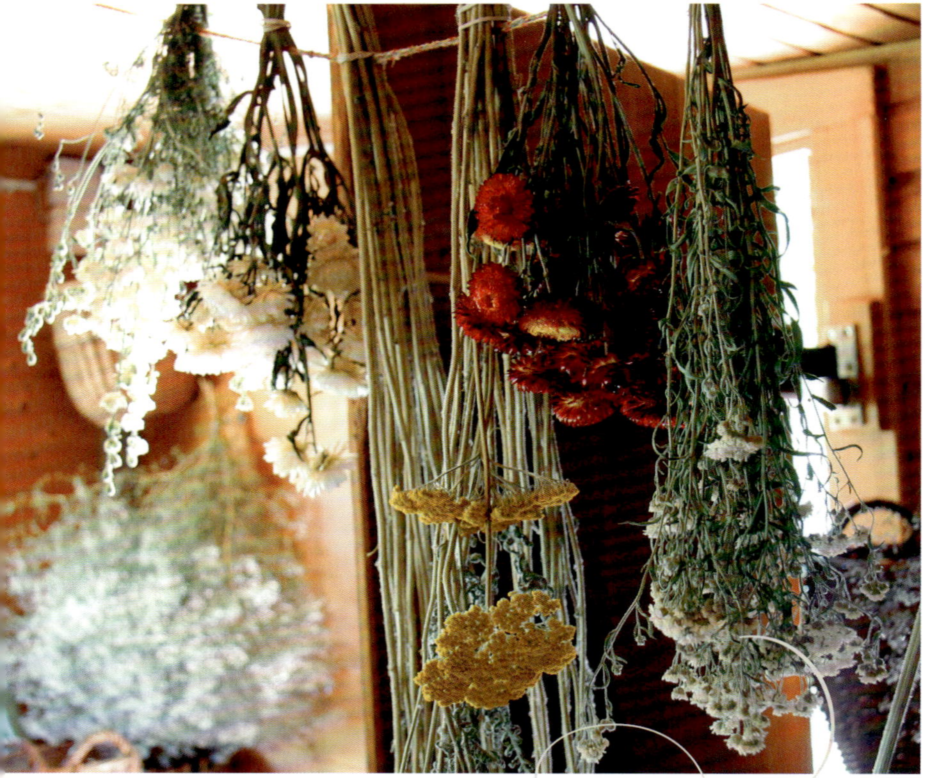

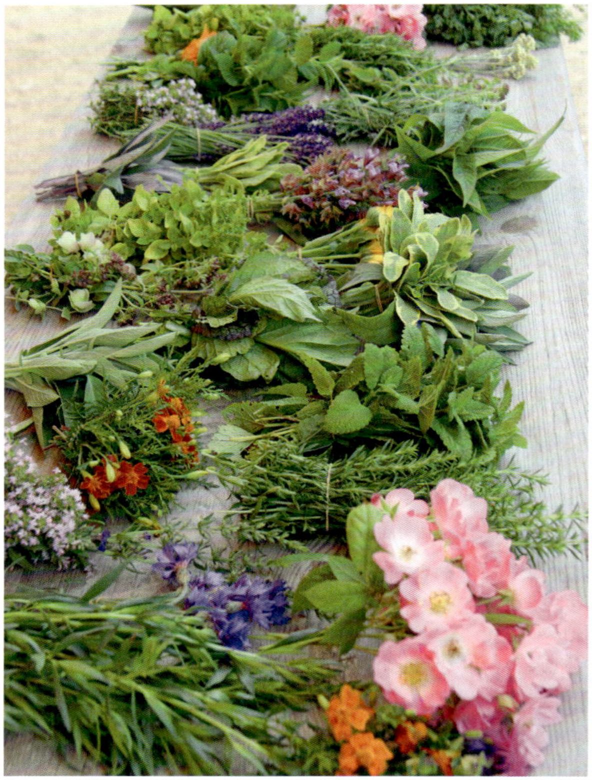

▲ *Ernten Sie das Pflanzengut möglichst am Stück. So bleiben beim Trockenvorgang die Wirkstoffe und Aromen weitgehend erhalten.*

Richtig sammeln und trocknen

Sammeln Sie Kräuter stets an unbelasteten Standorten – am besten frisch. Spritzmittel sind tabu. Gesunde, frische Pflanzen sind voller Heilkraft und geben ihre Wirkstoffe viel schneller an das Wasser ab als getrocknete Kräuter. Sie benötigen dann aufgrund des hohen Wassergehaltes in den Zellen eine höhere Dosierung. Nehmen Sie etwa 15 Gramm frische Kräuter auf einen Liter Wasser. Getrocknete Kräuter sind vor allem als Vorrat für den Winter sinnvoll. Nutzen Sie für den direkten Gebrauch wie für die Vorratshaltung den jeweils besten Erntezeitpunkt, an dem die meisten Wirkstoffe enthalten sind. Um möglichst viele Heilstoffe zu bewahren, trocknen Sie Blätter wie Blüten am besten unzerkleinert. Jede Blattverletzung ist eine offene Stelle, über die Wirkstoffe verschwinden oder oxidieren können. Ganze Blätter hingegen sind wie eine kleine Konservendose, die alle Wirkstoffe schützt. Sie breiten die Kräuter zum Trocknen locker aus oder hängen sie in kleinen Büscheln auf. Trocknen Sie möglichst im Schatten, bei gemäßigten Temperaturen, damit Farben und Charakter der Pflanzen erhalten bleiben. Bei auf diese Weise schonend getrockneten Kräutern reichen bereits drei Gramm je Liter für einen wirkungsvollen Tee aus.

In unserer mitteleuropäisch geprägten Kultur zählt das Persönliche, die Entwicklung der Individualität in Freiheit und eigener Gestaltungskraft. So sollten auch Rituale persönlich durchdrungen und zeitgemäß sein. Natürlich schließt das nicht aus, sich von überlieferten Ritualen und Bräuchen inspirieren zu lassen.

Das kraftvollste und älteste magische Ritual ist die Beschwörung. Schon bei den alten Sumerern oder Ägyptern wie auch bei den Germanen stand die Beschwörung ganz gleichberechtigt neben der Heilpflanze als solcher: Heilung war nur möglich wenn beides zusammenkam! Eine zeitgemäße Herangehensweise sind Achtsamkeit und Visualisierung. Sie sind also bei der Zubereitung der Heilmittel immer aufmerksam, ganz bei der Sache. Sie konzentrieren sich vollkommen auf die Heilwirkung: Was brauchen Sie von der Heilpflanze? Denken Sie an ihre Kräfte und daran, was sie in Ihrem Körper auslösen soll. Gehen Sie dabei möglichst bildhaft vor: Die Kraft der Gedanken und Vorstellungen ist nicht zu unterschätzen. Auch Wortzauber, Beschwörungen, Gebete oder Singen passen ausgezeichnet in Zubereitungsrituale – sofern das für Sie stimmig ist. Zur Einstimmung eignet sich eine Räucherung, um den Raum von negativen Schwingungen zu reinigen. Auch Kerzen oder Meditationsmusik tragen zu einer positiven Atmosphäre bei.

Heilsame Tees brauen

Die allerwichtigste Zutat für ein wirksames Teeritual ist ausreichend Zeit sowie ein entspanntes Grundgefühl. Sie legen bereits im Vorfeld alle benötigten Zutaten bereit, damit Sie mit voller Achtsamkeit und Aufmerksamkeit in Ihrem Ritual sind. Nutzen Sie dabei Ihre persönlichen magischen „Griffe", um die Wirkung zu verstärken.

Schon im alten China war das Wasser für die Meister der Teezeremonie genauso entscheidend wie die Kräuter. Die Qualität heutigen Leitungswassers ist in vielen Gegenden nicht zu empfehlen. Zum einen ist es in der Regel behandelt, zum anderen benötigen wir für volles Aroma und einen optimalen Wirkungsgrad ein weiches, kalkarmes Wasser. Filtern Sie Leitungswasser auf jeden Fall mit entsprechenden Geräten. Energetisch am besten ist frisches Quellwasser. Da es weich sein sollte, führen Sie am besten einen Härtetest durch. Alternativ können Sie energiereiches, weiches Quellwasser auch kaufen.

Kochen Sie das Wasser nur kurz auf. Zu lange kochendes Wasser verliert Sauerstoff und schmeckt fade. Da siedend heißes Wasser die wohlduftenden und wertvollen ätherischen Öle, die in vielen Kräutern enthalten sind, verdampfen lässt, lassen Sie es etwa drei Minuten abkühlen. Erst danach gießen Sie es über die Kräuter. Damit der Aufguss möglichst viele Inhaltsstoffe enthält, zerkleinern Sie zuvor das getrocknete Pflanzengut stark: in einem Mörser oder einfach zwischen den Handflächen. Frisches Material schneiden Sie auf einem Brettchen klein.

Empfehlenswert ist die traditionelle Zwei-Kannen-Zubereitung. Sie füllen dafür den zerkleinerten Tee lose in die Aufbrühkanne und übergießen ihn mit dem Wasser. So kann sich die Wirkung am besten entfalten und das Aroma geht optimal ins Wasser über. Die Aufbrühkanne decken Sie sofort ab, damit die ätherischen Öle nicht entweichen. Sie schlagen sich nämlich am Deckel nieder und perlen zurück in den Aufguss. Einige Minuten nach dem Aufgießen bringen Sie den Tee durch schnelles Rühren in eine dynamische Kreisbewegung. Das wiederholen Sie noch einmal kurz vor dem Abfiltern. Diese Bewegung, achtsam ausgeführt, fördert den Übergang der Heilinformationen in das Getränk. Orientieren Sie sich an der in den Rezepten zu unseren 13 Heilpflanzen genannten Ziehdauer. Als Faustregel für getrockneten Tee gilt: sechs bis zehn Minuten ziehen lassen. Bei frischen Kräutern reichen drei bis fünf Minuten aus.

Nach der Ziehzeit gießen Sie den Aufguss durch ein feines Küchensieb oder durch ein Baumwollnetz in die Servierkanne. Diese haben Sie zuvor mit heißem Wasser ausgespült und auch vorgewärmt. Wollen Sie den Tee längere Zeit warmhalten, dann benutzen Sie am besten eine Thermoskanne. Stövchen sind ungeeignet, denn durch die ständige Hitze leidet die Qualität des Tees erheblich. Die Wirkung des Tees und des Rituals können Sie verstärken, wenn Sie beispielsweise mit einer magischen Zahl arbeiten: etwa dreimal täglich aufbrühen oder einen bestimmten Tee kurmäßig über drei Wochen hinweg trinken.

Trinken Sie ganz achtsam, ganz bewusst in kleinen Schlucken. Ihre innere seelische Einstellung ist dabei auf die Überwindung der Krankheit fokussiert. Um die Aufnahme der Wirkstoffe zu verbessern, trinken Sie am besten auf nüchternen Magen. Stellen Sie sich vor, wie sich die Wärme des Tees in ihrem Körper ausbreitet. Atmen Sie den Duft der ätherischen Öle – vielleicht empfinden Sie auch echte Dankbarkeit für die selbstlose Hilfe aus der Welt der Pflanzen.

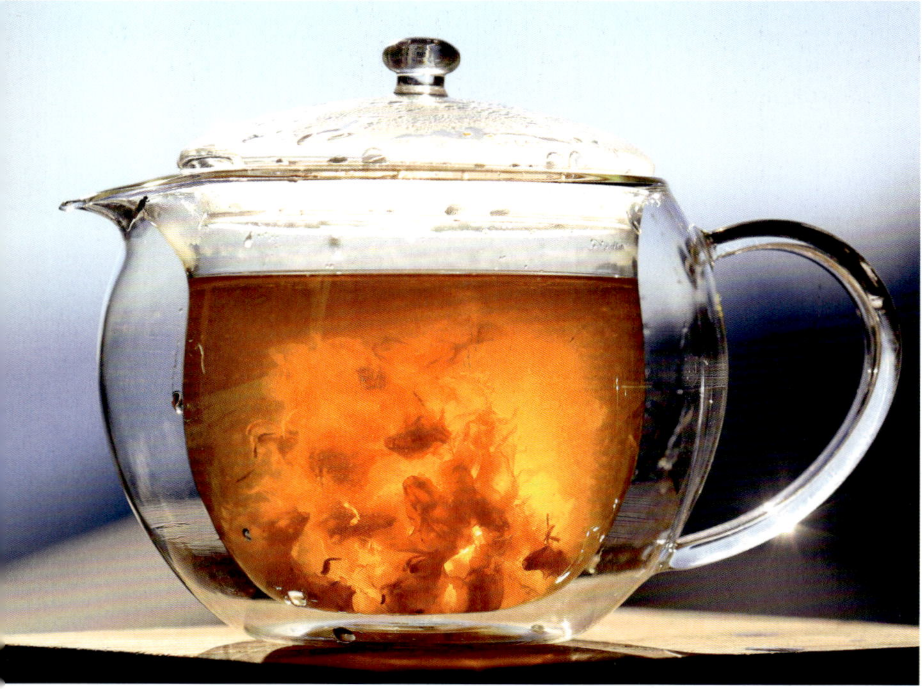

▾ Lassen Sie den Tee bei geschlossenem Deckel ziehen – so können sich die wertvollen ätherischen Öle nicht verflüchtigen.

Gesunde Tinkturen anlegen

Alkohol löst auf hervorragende Weise Wirkstoffe aus Pflanzen heraus und besitzt außerdem gute konservierende Eigenschaften. Handelsübliche Tinkturen werden mit reinem Ethanol hergestellt. Für den Hausgebrauch eignen sich sehr gut Wodka, Korn oder Rum. Stellen Sie Tinkturen wenn möglich aus frischen Pflanzen her. Sie sind gehaltvoller und heilkräftiger als Trockenauszüge. Das lässt sich bereits deutlich an Geruch und Geschmack erkennen: Das Charakteristische der Pflanze ist noch spürbar.

Zerkleinern Sie die frischen Pflanzenteile möglichst stark, damit die Wirkstoffe gut in den Alkohol übergehen können. Ideal ist das innerhalb eines geschlossenen Systems, damit die Wirkstoffe nicht an der Luft oxidieren. Dies ist nur möglich, wenn Sie sie direkt in der Flüssigkeit zermörsern: Geben Sie das zerkleinerte Material in einen Mörser mit rauer Innenfläche, übergießen Sie es sofort mit etwas Alkohol und zerreiben Sie alles vorsichtig zu einem Brei. Alternativ tauchen Sie die Kräuter in Alkohol und schneiden sie nass auf einem Schneidebrett klein. Die kleingeschnittenen oder zerriebenen Kräuter geben Sie in ein gut verschließbares Glas und bedecken alles vollständig mit Alkohol. Es sollten keine Pflanzenteile mehr heraushängen. Das Verhältnis zwischen Kräutern und Alkohol lässt sich nur schwer festlegen, da das spezifische Gewicht von Pflanze zu Pflanze stark schwankt. Als Orientierung gilt: Für etwa 100 bis 150 Gramm zerkleinerte Frischpflanzen benötigen Sie einen Liter Alkohol.

Verschließen Sie das Glas fest und stellen Sie es fünf Tage an einen warmen Platz, allerdings nicht in direktes Sonnenlicht. Mehrmaliges Schütteln

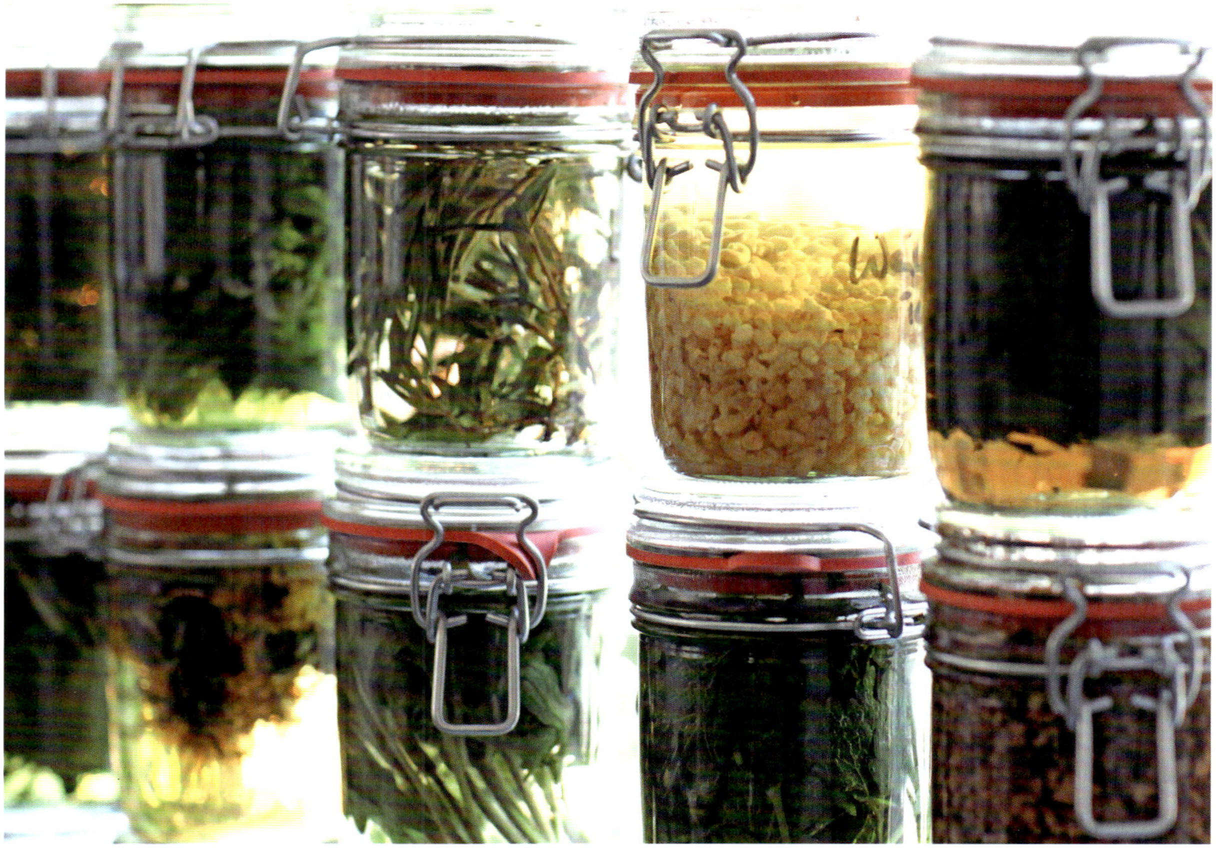

◄ *Tinkturen aus frischem Pflanzengut besitzen eine starke innere Qualität.*

oder Rühren am Tag sorgt dafür, dass sich die Wirkstoffe optimal aus den Pflanzenteilen herauslösen. Schließlich filtern Sie die Tinktur durch ein Feinsieb oder ein Baumwolltuch ab und pressen die Rückstände etwas aus – doch nicht zu stark, damit sich keine Schlierstoffe bilden. Danach lassen Sie die Flüssigkeit noch durch einen Kaffeefilter laufen, um die feinen Schwebstoffe zu entfernen. Zum Lagern sind dunkle Pipettenfläschchen sehr praktisch, da Sie damit gut dosieren können.

Tinkturen können Sie zwei Jahre lang verwenden. Danach nimmt der Wirkstoffgehalt mehr und mehr ab. Dosieren Sie für die Anwendung sparsam: täglich etwa dreimal fünf Tropfen. Als Geste der persönlichen Verbindung und als starkes Ritual können Sie die Tinktur direkt bei der genutzten Heilpflanze ausziehen lassen. Es bietet sich dann fast von alleine an, das Glas in die Erde einzugraben. Auch unsere Mutter Erde schenkt uns ihre Heilkräfte ...

Tinkturen aus einer bestimmten Pflanze können Sie sehr gut zusätzlich zum Tee derselbigen verwenden. Das Auszugsmedium Alkohol löst andere Wirkstoffe heraus als Wasser. Geben Sie deshalb beispielsweise ihrem Schafgarbentee noch drei Tropfen Schafgarbentinktur je Tasse hinzu. Sie können sogar noch eine dritte Heilsubstanz aus der Schafgarbe hinzunehmen: Drei bis vier Tropfen der Blütenessenz (siehe Seite 21) und Sie haben ein wahrhaft magisches Heilmittel.

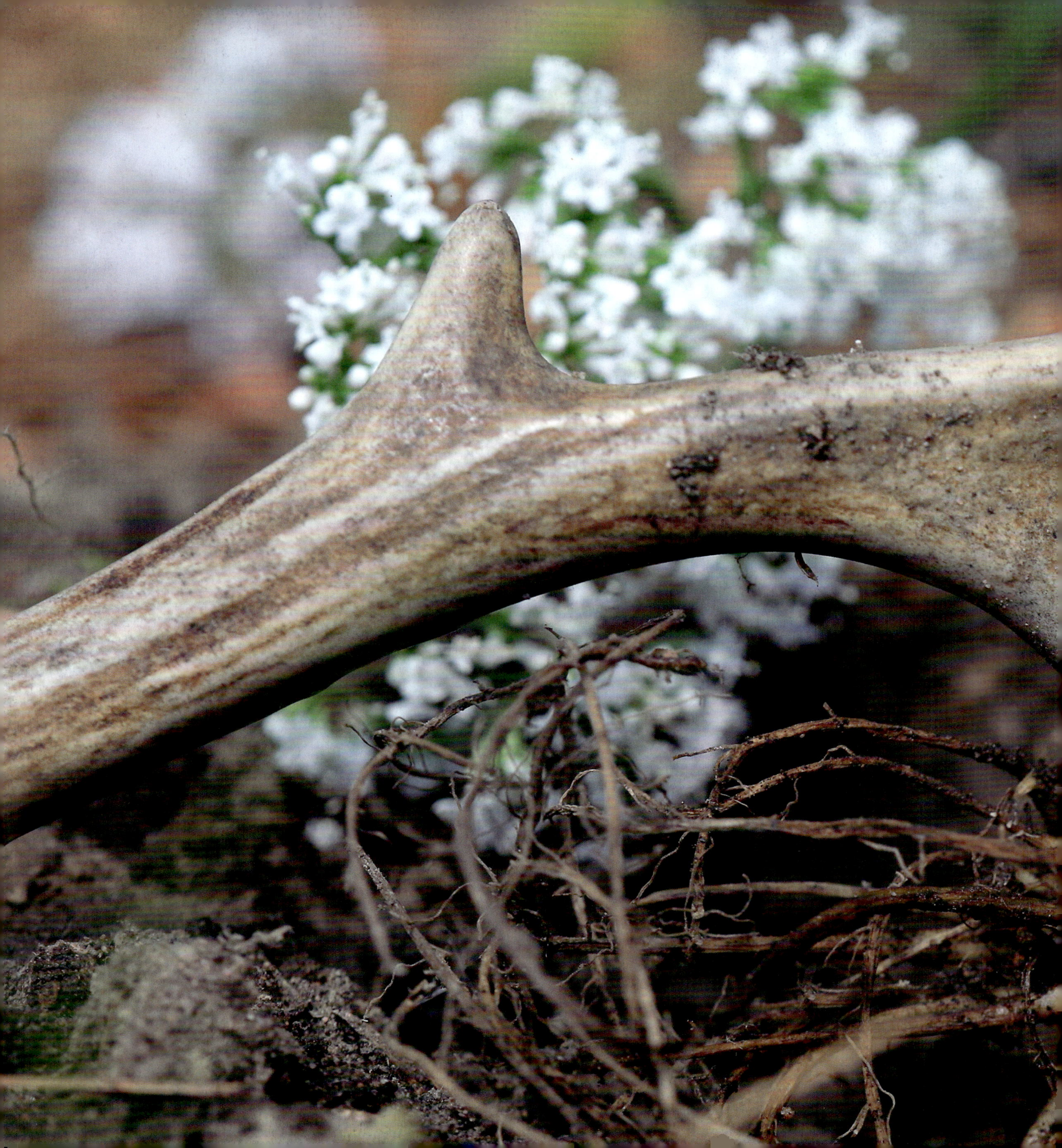

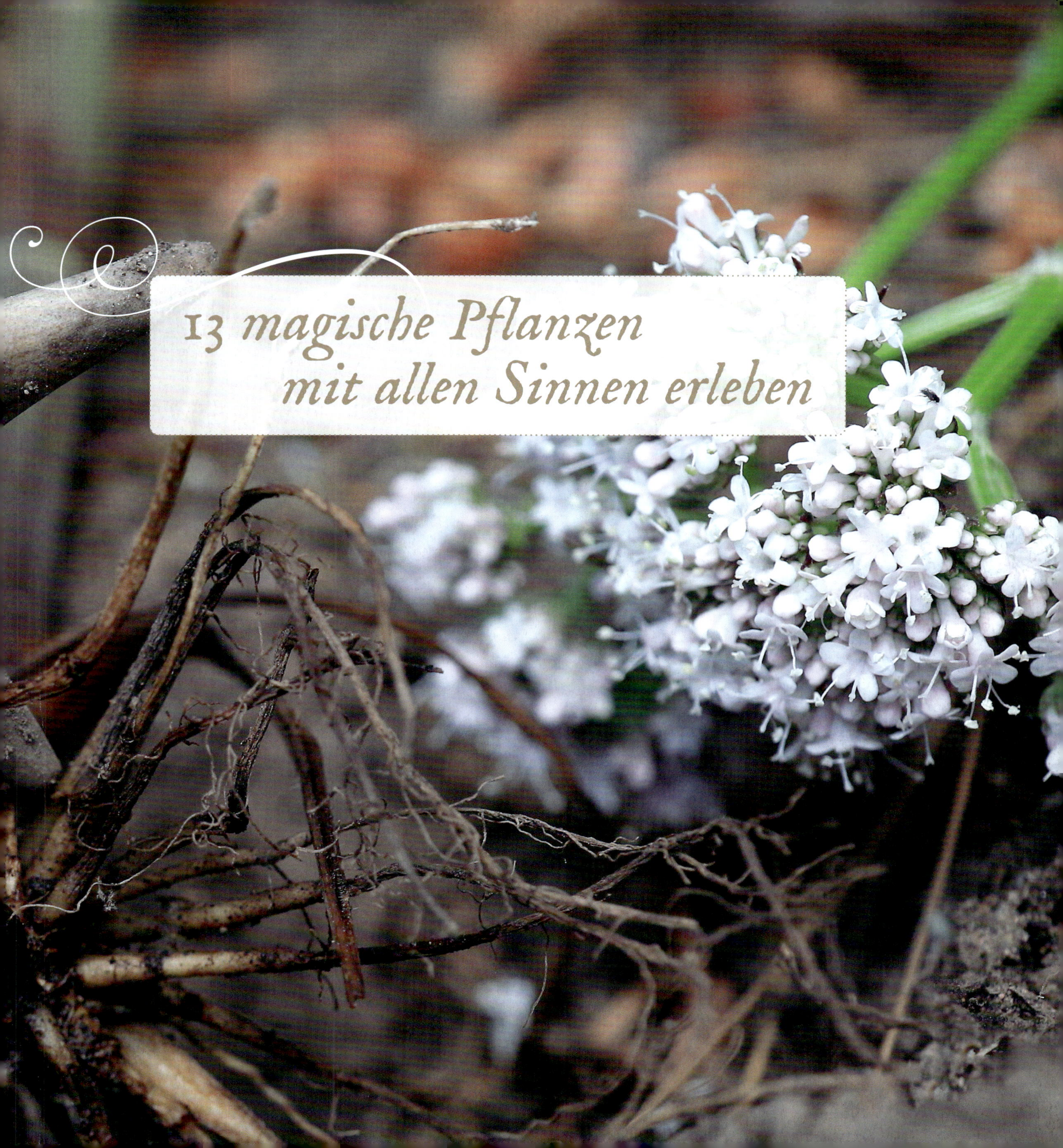
13 magische Pflanzen
mit allen Sinnen erleben

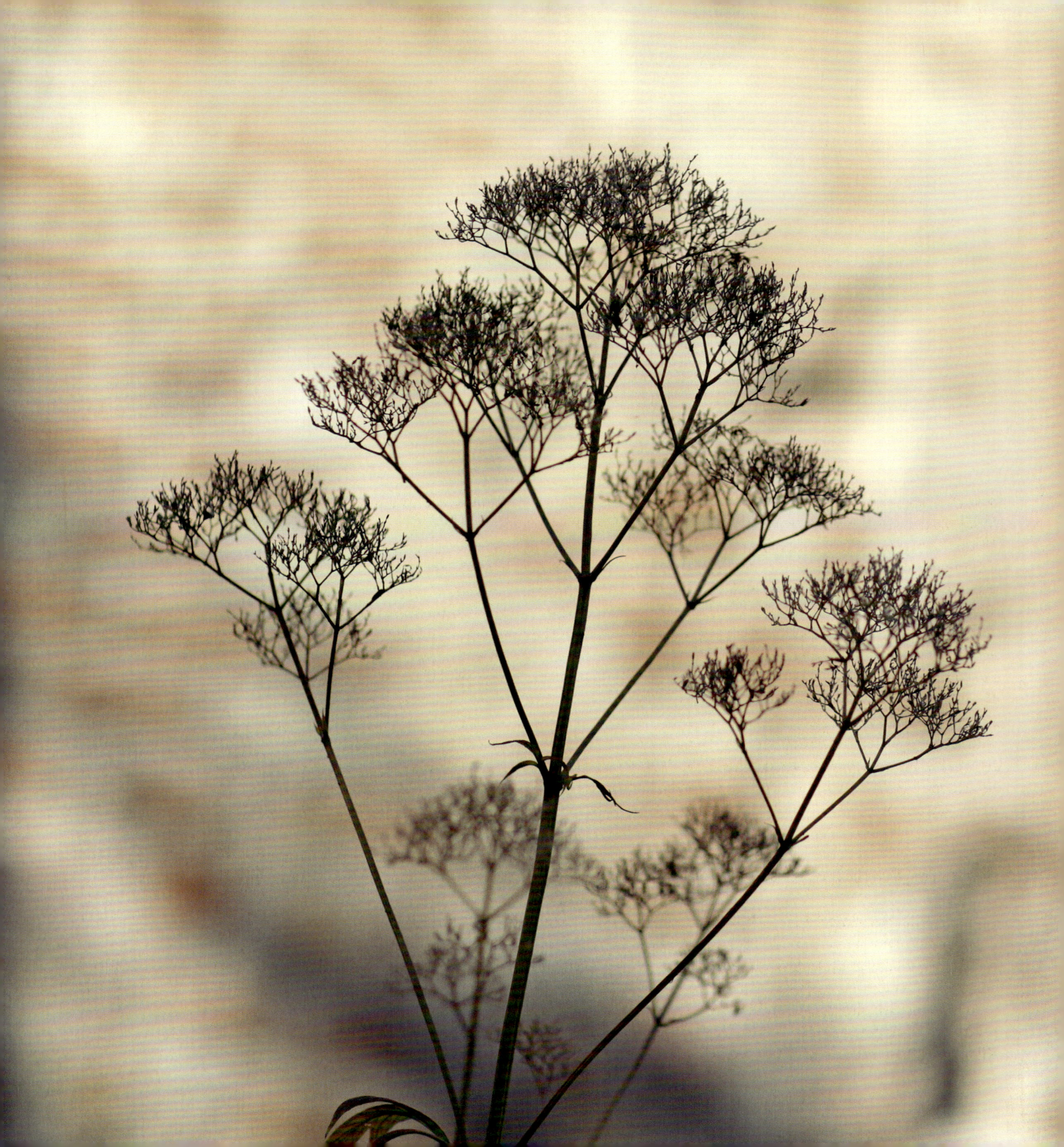

BALDRIAN

Valeriana officinalis

Kraftvoll und luftig

Als ich in jugendlicher Unerfahrenheit das erste Mal Baldrian trocknete, legte ich die gewaschenen Wurzeln an einer überdachten Stelle draußen schön ordentlich auf Papier aus. Am nächsten Tag war die Überraschung groß: Der Baldrian lag überall herum, nur nicht mehr auf dem Trockenplatz. Zwischen den Wurzelstücken fanden sich dagegen viele Katzenhaare und es roch übel nach den Duftmarken von Katern. Die Ernte war also für die Katz! Was ich damals nicht wusste, war, dass Katzen den Geruch von Baldrian innig lieben. Sie wälzen sich darin wie verrückt, es scheint sie richtig in eine Hochstimmung zu versetzen. Deshalb bekam die Pflanze einst auch die Namen *Katzenkraut, Katzenwurz* oder *Katzengeil.*

Botanik: genau hingeschaut

In der Familie der Baldriangewächse gibt es etwa 360 Arten. *Valeriana* ist mit 150 bis 200 Arten die bedeutendste Gattung. Die bekannteste mitteleuropäische Art ist der Echte Baldrian *(Valeriana officinalis)*. Es handelt sich dabei um eine sehr formenreiche Sammelart, das heißt es gibt verschiedenste Kleinarten, Unterarten und Varietäten. Dementsprechend variiert auch die chemische Zusammensetzung der Inhaltsstoffe.

Aus dem daumendicken Rhizom bilden sich unterirdische Ausläufer. Das Rhizom ist reich bewurzelt: mit langen runden Wurzelfasern, die sich nestartig zusammendrängen. Die frisch gegrabene Wurzel riecht ganz anders als die getrocknete. Erst durch Umbauprozesse der Valepotriate entstehen beim Trocknen die durchdringenden Geruchstoffe, die wir als baldriantypisch empfinden.

Im Frühling bildet sich eine grundständige Blatt-Rosette, aus der ein runder, hohler, gefurchter Stängel treibt. Er ist unten kurzhaarig und oben kahl. Die Blätter stehen sich gegenüber. Sie bestehen jeweils aus 15 bis 21 lanzettlichen Fiederblättchen. Teils sind die Blattränder grob gesägt, teils ganzrandig. Von Mai bis August erscheinen am Stängelende die Blüten. Zu diesem Zeitpunkt ist der Baldrian bis zu 150 cm hoch gewachsen. Die kleinen Blüten sind weiß oder rosa überhaucht. Sie stehen in reichblühenden Trugdolden, die denen des Holunders ähneln. Deshalb der alte Name *Bachholder.* Die trichterförmigen Einzelblütchen sind fünfzählig mit drei herausragenden Staubblättern und einem Griffel mit drei Narben. Für die Befruchtung sorgen vor allem Fliegen und Bienen.

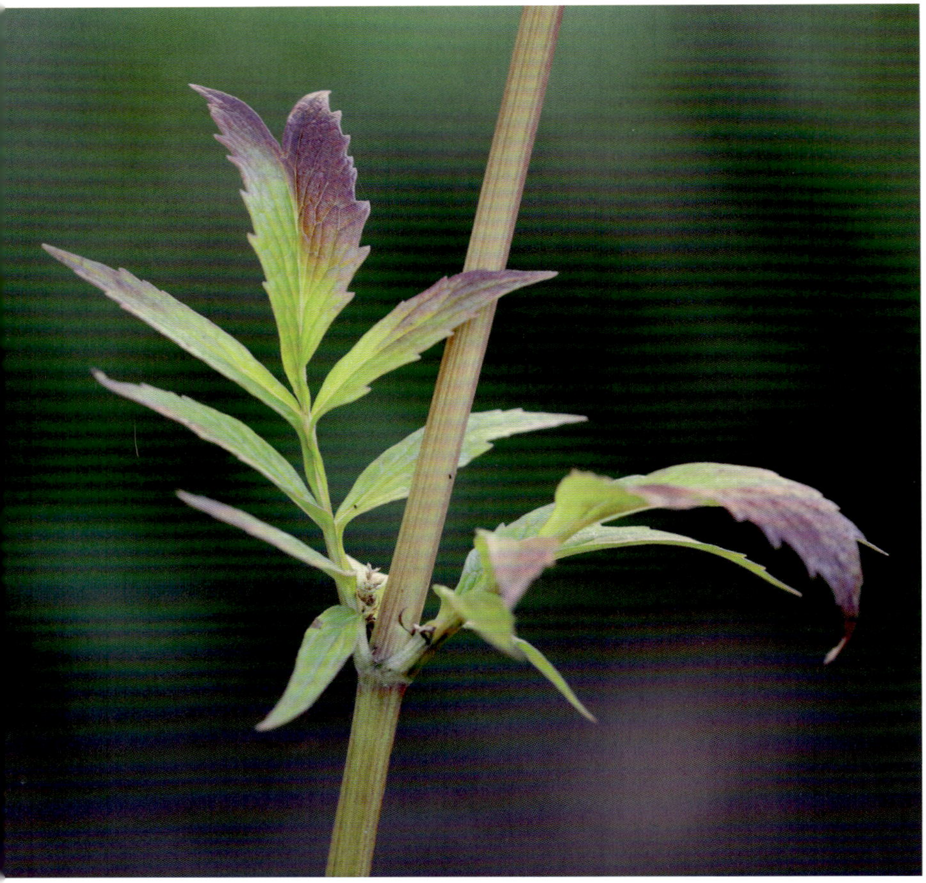

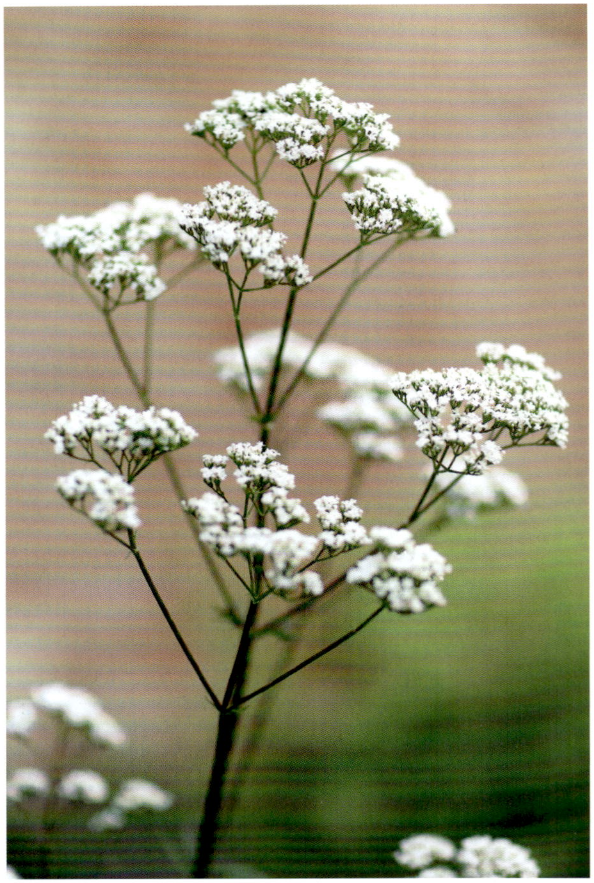

▲ *Luftige, zarte Ausstrahlung: mit den gefiederten Blättern wie den feingliedrigen Blüten*

Der Duft der Blüten ist im Gegensatz zur Wurzel angenehm süßlich, aber sehr vergänglich. Er lässt sich durch Trocknen kaum einfangen. Die Verbreitung der Samen übernimmt der Wind: An den Früchten befindet sich ein fedriger Haarkranz.

Der Echte Baldrian wächst häufig an Bächen, Ufern und auf feuchten Wiesen, gelegentlich auch an trockeneren Standorten. Eine im Flachland vorkommende verwandte Art ist der Kleine oder Sumpf-Baldrian *(V. diocia)*, der höchstens 30 cm hoch wird. Eine weitere Art, der Echte Speik *(V. celtica)*, ist in den Alpenregionen heimisch. Er wird sowohl in der Parfümerie als auch zum Räuchern verwendet.

Imposante Staude im Kräutergarten

Der heimische Baldrian ist eine mehrjährige frostharte Staude, die mit ihrem Blattwerk und ihren Blüten den Ziergarten bereichert. Setzen Sie ihn an sonnige bis halbschattige Standorte. Er gedeiht am besten in tiefgründigen, lockeren humosen Böden. Ein zu hoher Stickstoffgehalt geht zulasten der Wurzelbildung. Die Zufuhr von Phosphor und Kali fördert dagegen eine kräftige Wurzel. Auch etwas Kalk wirkt förderlich: Ideal ist ein pH-Wert von 6,5. Die Pflanze ist feuchtigkeitsliebend. Deshalb sollten Sie auf eine ausreichende und gleichmäßige Wasserversorgung achten.

Sie können Baldrian im Sommer direkt im Freien aussäen. Der Samen verliert sehr schnell seine Keimfähigkeit. Selbstgesammeltes Saatgut säen Sie deshalb am besten direkt nach Ausreifen der Früchte. Falls Sie den Samen länger aufbewahren möchten, sollten Sie ihn einfrieren. Sie können ihn dann im Frühjahr von Februar bis April im Gewächshaus vorziehen. Das Saatgut dieses Lichtkeimers in die feuchte Erde legen und etwas anpressen – das reicht aus. Ältere Pflanzen können Sie gut durch Wurzelstockteilung vermehren. Der Pflanzabstand beträgt 40 Zentimeter. Im ersten Vegetationsjahr bilden sich meist nur die Grundblätter aus, im zweiten Jahr kommen die Blütentriebe nach. Wurzeln ernten Sie erst ab dem zweiten Standjahr. Damit sie schön kräftig werden, schneiden Sie am besten die im Erntejahr austreibenden Stängel heraus.

Baldrian ist nicht selbstverträglich: Deshalb sollten Sie nach der Ernte auf dem bisherigen Platz vier Jahre lang keine neuen Pflanzen aussäen oder setzen. Der Boden wird durch die Pflanze stark einseitig ausgelaugt. Das verlangt eine Erholungspause. Auch nahe Verwandte, wie der Feldsalat, fallen unter diese Regel. Als Schädlinge tauchen vor allem Blattläuse auf. Die Saugschäden beeinflussen allerdings kaum den Wurzelertrag. Kritischer ist der Befall der Wurzeln mit Nematoden. Hier hilft eine Mischkultur mit Ringelblumen.

Blüten als Spritzmittel

Im biologischen Anbau wirkt der sogenannte Baldrianblüten-Extrakt anregend auf die Bildung von Blüten und Früchten. Das Mittel stammt aus der von Rudolf Steiner entwickelten biologisch-dynamischen Landwirtschaft. Sie können es auch ganz einfach selbst herstellen: Sammeln Sie mehrere Handvoll Blüten und zerkleinern Sie sie mit einem Teelöffel Wasser in einem Mixer oder Mörser. Dann pressen Sie den Saft durch ein Tuch ab. Sie können ihn frisch verwenden oder zur Lagerung in kleine Pipettenfläschchen abfüllen. Wegen der einsetzenden Vergärung verschließen Sie das Fläschchen erst nach sechs Wochen. Anschließend lagern Sie es kühl. Auf diese Weise hält sich der Extrakt mindestens ein Jahr. Fünf bis zehn Tropfen auf eine Gießkanne Wasser reichen aus, um die Blühfreudigkeit sichtbar zu erhöhen: Die umsorgten Pflanzen blühen nicht nur üppiger, sondern auch länger. Darüber hinaus aktiviert das Gießwasser das Bodenleben und beschleunigt die Umsetzungsabläufe im Kompost. Deshalb zählt Baldrian zu den biologisch-dynamischen Kompostpräparaten.

Erntetipps

Im September und Oktober können Sie ernten. Sie graben die Wurzeln aus und waschen sie gründlich. Beim Waschen zahlt sich ein leichter Boden aus, denn Wurzeln aus lehmigen Böden lassen sich nur schwer reinigen. Verwenden Sie unbedingt auch die dünnen Würzelchen, denn dort konzentriert sich besonders viel ätherisches Öl. Nach dem Waschen schneiden Sie sie in fünf Zentimeter lange Stückchen und trocknen sie an einem warmen Ort. Bauen Sie sich dazu am besten ein Gestell in der Nähe einer Heizquelle. Die Temperatur sollte 40 Grad nicht übersteigen. Gut getrocknete Wurzeln lassen sich nach der Trocknung brechen und sind nicht mehr biegsam. Lagern Sie sie luftdicht, denn sie ziehen Feuchtigkeit an.

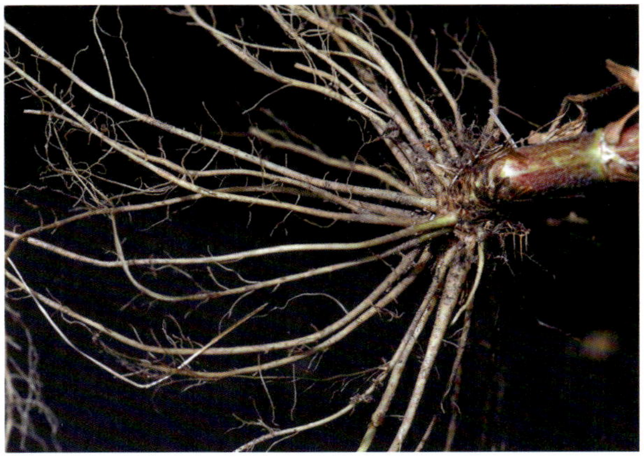

◄ Das Wurzelwerk ist nestartig: Hier befinden sich die begehrten Heilstoffe.

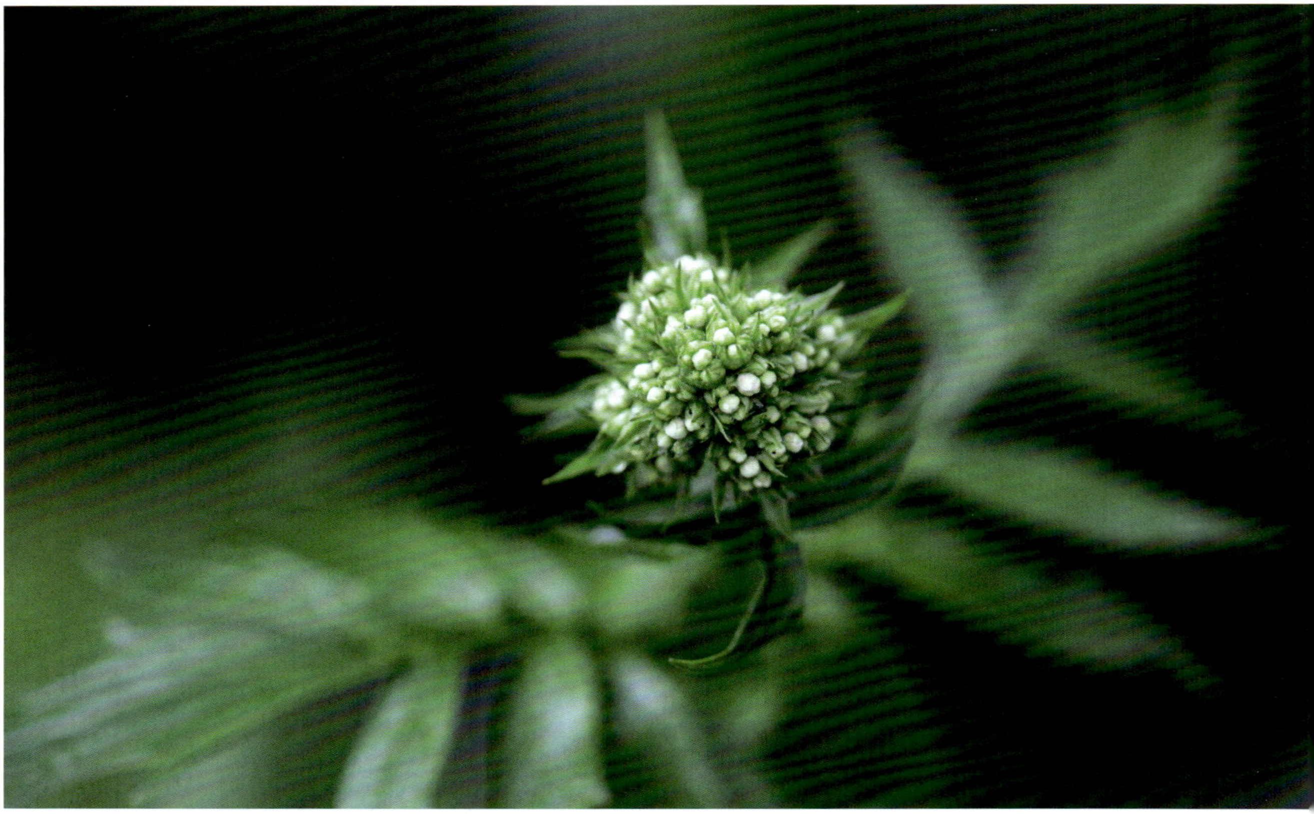

➤ *Die weichen Blütenknospen strecken sich in den Raum: So oder später als süß duftende Blüten eignen sie sich sehr gut für Tee.*

Erst beim Trocknen entsteht der charakteristische Geruch, den so mancher als schweißfußähnlich umschreibt. Otto Brunfels (1488–1534) überlieferte uns einen guten Rat: „Man soll auch Sorge haben, wo man diese Wurzel brauchen will, dass die Katzen nicht dazu kommen. Denn sie reiben sich gerne daran und werfen daran ihren Samen und verunreinigen es ...“ Der Wurzelgeruch lockt allerdings nicht nur Katzen und manchen Berichten nach sogar Ratten, sondern auch Fische an. Es müssen dafür als Köder die Regenwürmer mit den klein geschnittenen Wurzeln in Berührung kommen, so der Geheimtipp bei erfahrenen Anglern. Und die Imker wissen: Wer eine Wurzel in einen Bienenstock legt, kann damit fremde Bienenvölker anlocken.

Blätter und Blüten für die Küche

Baldrian ist in der Wildkräuterküche kaum bekannt. Doch eignen sich die ein wenig bitteren Blätter sehr gut als Gewürz für Salate und Suppen. Vor allem die ganz jungen Blätter sind mildwürzig mit einem säuerlichen Anklang und erinnern geschmacklich etwas an Feldsalat, der ja auch zu den Baldriangewächsen zählt. Die zart süßlich duftenden frischen Blüten und Knospen können Sie zusammen mit einer Zitronenscheibe einige Stunden in klarem Wasser ziehen lassen. Das ergibt ein wohlschmeckendes, erfrischendes Sommergetränk.

Sie können aus den frischen Blüten auch einen gut schmeckenden Tee brühen, den Sie nur drei Minuten ziehen lassen. Außerdem eignen sie sich als schöne Dekoration für besondere Süßspeisen.

Die Wurzeln sind aufgrund ihres deutlichen, eigenartigen Geruches für kulinarische Zwecke allerdings eher nicht geeignet.

Brauchtum: germanische Kraftpflanze

Einige alte volkstümliche Namen weisen darauf hin, dass der Baldrian in der germanischen Heilkunde eine wichtige Rolle spielte. So beziehen sich *Donarwurz* und *Donnerjan* auf den Wettergott Donar und *Baldurs Kraut* auf den Lichtgott Baldur, dessen Wesen sich in den lichten Blüten spiegeln soll. Die missionierten Germanen wählten Johannes den Täufer zum christlichen Sinnbild für Baldur. Der Tod von Baldur wie von Johannes verbindet sich symbolträchtig bei der Sommersonnwende, wenn die Sonne im Jahreslauf ihren Zenit erreicht und sich danach „sterbend" dem Winter zuwendet. Baldur wurde durch einen Mistelzweig zu Tode gebracht, Johannes wurde geköpft. Eine namentliche Verbindung finden wir in der Kurzform Jan für Johannes – und in alten Bezeichnungen wie *Bullerjan, Balderjan* und *Donnerjan.*

Die Blüten des Baldrians flochten unsere Vorfahren an Johanni in die Sommersonnwendkränze. *Wielandswurz* nannten sie die Pflanze auch, nach dem Schmied Wieland, einer bedeutenden Gestalt der germanischen Heldensagen. Er lernte das Schmieden bei den Zwergen. Auch die germanische Erd- und Fruchtbarkeitsgöttin Hertha (Nerthus) soll auf einem Hirsch reitend eine Baldriangerte mit sich geführt haben. Ein wichtiger Verehrungsort der Hertha war die Insel Rügen.

Heilmittel der Antike

Der botanische Gattungsname *Valeriana* war bereits im Mittelalter gebräuchlich. Er leitet sich vermutlich vom lateinischen *valere,* das heißt *kräftig sein, gesund sein* ab. Die Artbezeichnung *officinalis* deutet den Gebrauch in *Apotheken* an. Beim Baldrian ist das kein Wunder, denn er war schon in der Antike ein bekanntes Heilmittel. Bei den griechischen und römischen Ärzten des Altertums war Baldrian unter dem Namen *Phu* bekannt. Er wurde als menstruationsförderndes und harntreibendes Mittel eingesetzt. Auch als Gegengift und bei Seitenstechen sollte er sehr wirksam sein. Möglicherweise handelte es sich bei der Pflanze *Phu* aber gar nicht um den Echten Baldrian, sondern um eine südliche *Valeriana*-Art. Mit Sicherheit lässt sich das nicht mehr feststellen. Trotzdem übernahmen die mittelalterlichen Autoren und Ärzte alle Indikationen, die sie bei Hippokrates, Plinius und Dioskurides nachlesen konnten. Es gesellten sich aber auch neue Anwendungsgebiete hinzu wie beispielsweise Gicht, Fieber, Epilepsie, Sehschwäche, Pest, Tierbisse und Stichwunden.

Auffällig ist, dass – mit einer einzigen Ausnahme – niemand die nervenberuhigende und schlaffördernde Wirkung erwähnte, die in der modernen Medizin im Fokus steht. Erst ab dem 18. Jahrhundert trat diese neue Indikation in den Vordergrund.

▼ Ab dem 18. Jahrhundert eine wichtige Kräutermedizin in der Offizin: zerkleinerte Wurzeln als Droge bei Unruhe und Nervosität

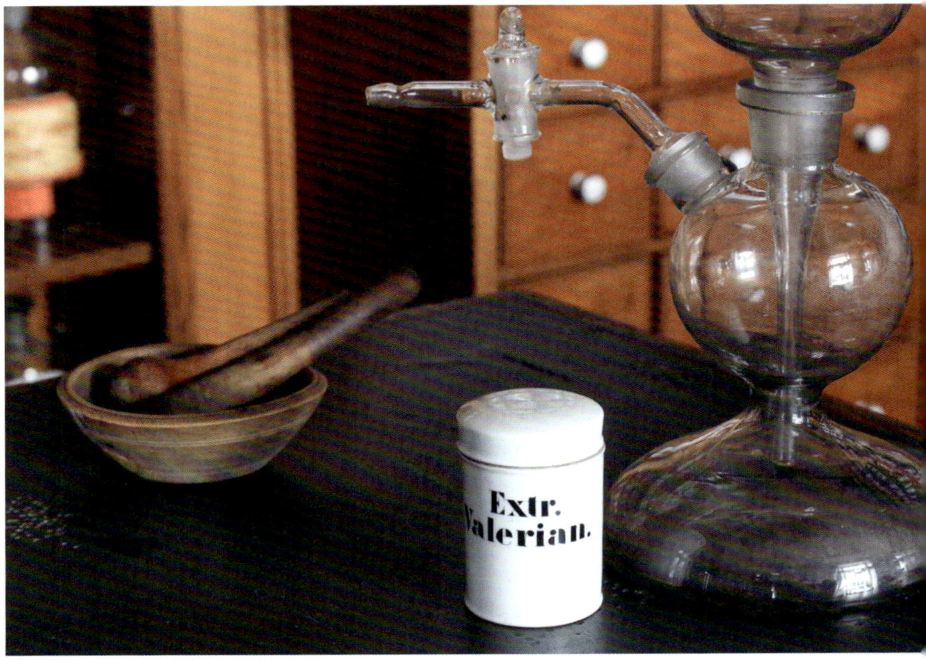

Die Ausnahme ist das *Lorscher Arzneibuch* (800), ein bedeutendes Werk aus der Klostermedizin. Dort steht zur Wirkung des Heilkrautes geschrieben: „allzu viel Schlaf gleicht es mit Wachen aus, bei übermäßiger Schlaflosigkeit sorgt es für den entsprechenden Schlaf, es befreit von Erschöpfung, nimmt die Trägheit."

Wundermittel gegen die Pest

Die Wurzel galt in der mittelalterlichen Volksmedizin vor allem als hervorragendes Pestmittel. Der Schwarze Tod war eine verhängnisvolle Seuche, die damals in Europa Millionen Menschen das Leben kostete. In den Jahren 1348–1352 fielen ihr fast ein Drittel der Bevölkerung zum Opfer! In den zahlreichen Pestsagen wird meist die Geschichte erzählt, dass während die Seuche erbarmungslos wütete, plötzlich eine geheimnisvolle Stimme das rettende Wundermittel verkündete: „Trinkt Baldrian, sonst müsst ihr alle dran." Oder: „Koch, koch Baldrian, / es wird schon besser wa´n (= werden)."

▼ Eine wirkungsvolle Zauberwurzel gräbt der Kenner mit entsprechendem Kultwerkzeug wie einem Geweih.

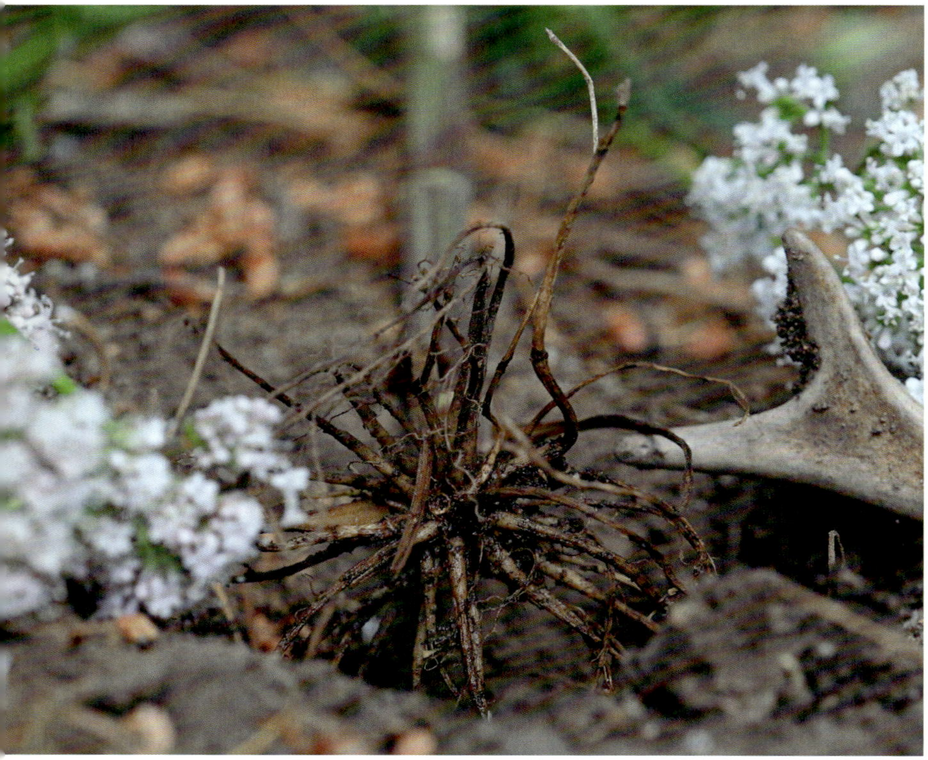

Das Mittel half wirklich und das Sterben hörte auf. Einmal waren es Vögel, die das Rezept verrieten, ein andermal waren es auch die geheimnisvollen Holzweiblein, Moosfräulein oder Waldelfen, die den Menschen die Rettung zuriefen. Daher die alten Pflanzennamen *Wildfräuleinkraut* oder *Elfenkraut*. Diese Naturgeister sollen eine besondere Beziehung zum Baldrian gehabt haben, denn in alten Geschichten wird erzählt, dass bei Vollmond Nixen und Elfen um die *Mondwurz* tanzen. Bei den hilfreichen Pestsprüchen der Naturgeister wird Baldrian häufig zusammen mit der Bibernelle *(Pimpinella saxifraga)* genannt, einem Doldenblütler, der ebenfalls die Pest besiegen half: „Baldrian und Bibernell, / hält die Pestilenz zur Stell." Oder „Eßt Bibernellen und Baldrian, / so geht euch die Pest nicht an."

Um Neugeborene gleich zu Beginn ihres Lebens vor der schrecklichen Krankheit zu schützen, wurde ihnen Baldrian in das erste Badewasser gegeben. Es wurde auch empfohlen, stets die Wurzel bei sich zu tragen und immer wieder daran zu riechen – als Abwehr der „vergifteten pestilenzischen Luft". Der alte Name *Theriakwurzel* zeigt die Hochachtung, die die Menschen vor der medizinischen Kraft des Baldrians hatten. Das berühmte Theriak, eine Mixtur aus unzähligen Zutaten, galt im Mittelalter als Gegenmittel gegen alle Gifte. Die dem Heilkraut Baldrian nachgesagte Wirkung war so groß und breit, dass er als *Schlangenbisskraut* auch bei ebensolchen zum Einsatz kam.

Beliebt war er auch als Heilpflanze für die Augen. Bei entzündeten Augen trugen die Erkrankten ein kleines Bündelchen der *Augenwurzel* als Amulett am Hals oder sie kauten die Wurzel und bliesen den Atem Richtung Augen. Außerdem sollte er die Sehkraft verbessern, was durch eine Legende untermauert wird: Ein Würzburger Goldschmied, der täglich eine Messerspitze Baldrianpulver in seinen Wein hineingab, konnte noch in hohem Alter auf eine abgebrochene Nähnadel einen Löwen eingravieren.

Verrückt vor Liebe

Ein auffallendes Merkmal des Baldrians ist der starke Geruch der Wurzel, der sich vor allem beim Trocknen entwickelt. Viele Menschen mögen den Duft der Stinkwurz nicht so sehr. Aber Katzen lieben ihn. Er scheint auf sie wie ein Aphrodisiakum zu wirken. Weil also die Katzen liebestoll werden, wurde beim Menschen eine ähnliche Wirkung vermutet. „Nimm Baldrian in den Mund und küsse die, die du haben willst, sie wird dir gleich in Liebe gehören", verspricht ein altes Rezept – das allerdings in gewissem Widerspruch zum Duft einer *Stinkwurz* steht.

Männer trugen gerne eine in rotes Wachs getauchte Wurzel bei sich, weil sie glaubten, mit dieser Hilfe würden ihnen die Frauen nichts abschlagen können. Sobald sie dann ein Mädchen sahen, mussten sie lediglich den Zauberspruch „Baldrian, greif dran!" murmeln ... In Wein getrunken, so heißt es in einer Handschrift aus dem 15. Jahrhundert, „mache Baldrian zwischen Mann und Weib gut Freundschaft". Und Otto Brunfels schrieb 1532, der Baldriantrank aus einem Becher getrunken mache die Eheleute „holdselig, eins und friedsam". Ob der Baldrian dabei das Liebesfeuer entfachte oder eher schläfrig und gelassen machte, sei dahingestellt. Begrifflichkeiten wie „gut Freundschaft" oder „eins und friedsam" weisen nicht unbedingt auf Leidenschaft hin. Aus heutiger Sicht könnte Baldrian jedenfalls – so oder so – ein ideales Rezept gegen die hohen Scheidungsraten sein ...

Auch für den wichtigsten Tag im Leben spielte die Pflanze eine Rolle: Am Hochzeitstag sollte jeder Bräutigam vorsichtshalber Baldrian in der Hosentasche haben, damit ihm die Elfen nicht die „Nestel knüpfen" konnten, was soviel heißt wie dass sie ihn nicht impotent machen konnten. Man glaubte, dass Elfen auf Brautleute neidisch wären. Der Ausdruck *Nestelknüpfen* bezieht sich auf den Hosennestel des Mannes, also den Hosenbendel. Wenn eine Hexe nun mit dieser Schnur einen Zauberknoten knüpfte, konnte das den Mann impotent machen.

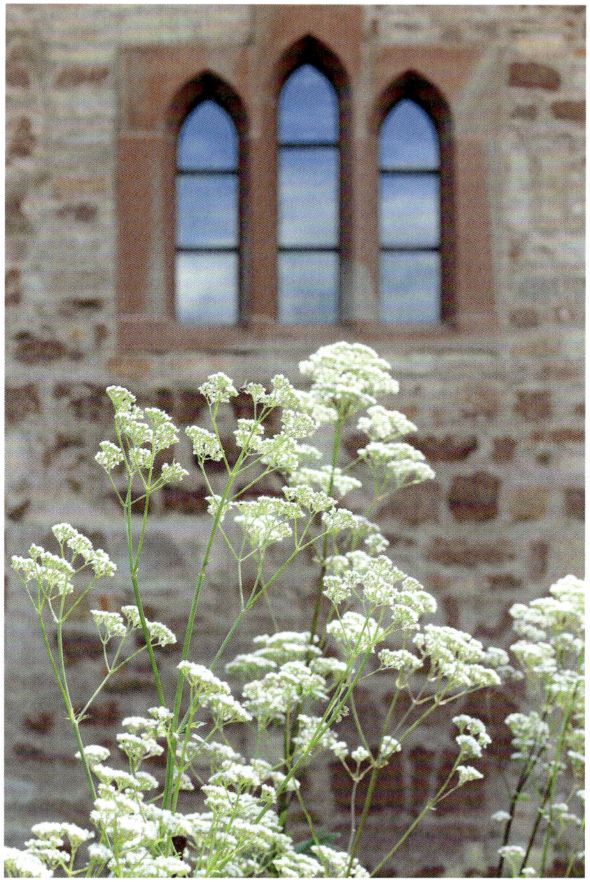

◄ Der magische Baldrian war im Mittelalter ein Segen für die pestgeplagten Menschen. Auch bot er Schutz vor böser Zauberei.

Einer (anderen) kuriosen Überlieferung zufolge sollte das Kauen der Wurzel zornig machen. So wird von einem Scharfrichter berichtet, der ein zu weiches Herz hatte und deshalb vor jeder Hinrichtung die besagte Wurzel kaute, um dadurch kein Mitleid mit den Verurteilten zu bekommen. Ob er dadurch wirklich zornig wurde, wissen wir nicht. Zumindest mag ihn das Kauen beim Ausüben seines Berufes beruhigt haben, ist doch Baldrian ein sehr wirksames Entspannungsmittel.

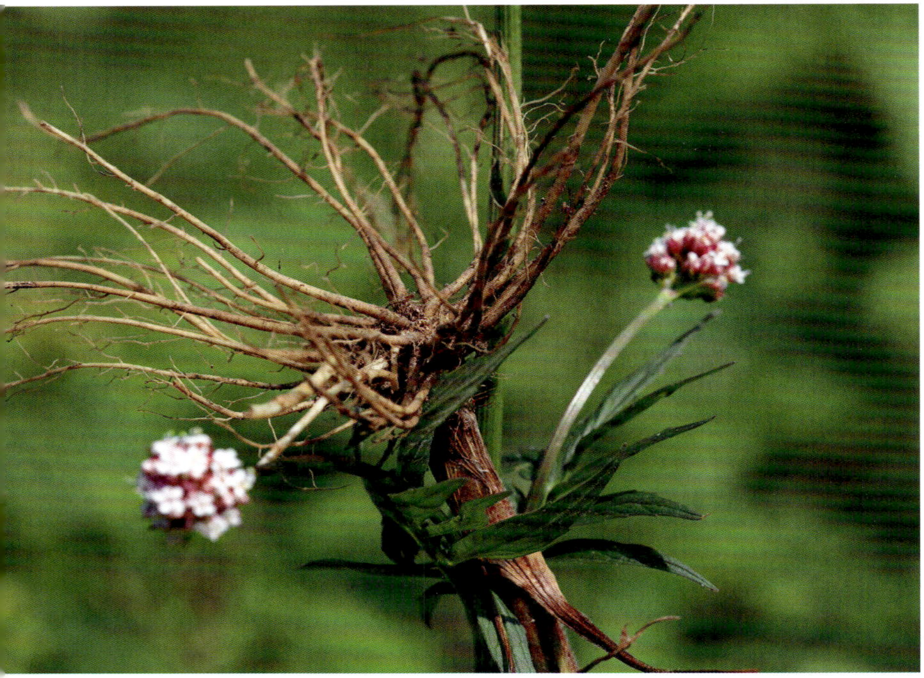

▲ *Wurzelstock wie Blüten waren früher Teil des Abwehrzaubers: Sie schlugen nicht nur Hexen, sondern sogar den Teufel in die Flucht.*

Schutzkraut gegen Hexen

Sowohl der Wurzelstock als auch die Blüten galten als hexenwidrig. „Baldrian, Dost und Dill / kann die Hex nicht wie sie will“, heißt ein alter Spruch, der gleich drei wichtige Abwehrpflanzen gegen Hexen miteinander vereinte. Unter das Futter gemischt, schützte das *Viehkraut* auch die Stalltiere vor bösem Zauber. Das Milchvieh schien für Verhexungen besonders zugänglich zu sein. Die Bauern sagten den Hexen nach, dass sie durch Zauberei die Milch stehlen würden. Sie glaubten auch, wenn sich der Milchrahm nicht gut buttern ließ, waren mit Sicherheit die Hexen daran schuld. Doch es gab ein Gegenmittel: einfach den Rahm durch einen Kranz aus Baldriankraut gießen. Ähnliche Rituale kennen wir vom Gundermann. Damit es gar nicht soweit kam, wurde das *Hexenkraut* gleich im Stall aufgehängt oder dort verräuchert.

Auch im Wohnhaus bot Baldrian Schutz: Ein mit einer dünnen Schnur an der Zimmerdecke aufgehängtes Büschel konnte Hexen enttarnen. Denn sobald eine Hexe eintrat, begann sich das Büschel zu bewegen und zu drehen. Nun war Vorsicht geboten! Das Büschel wurde „Unruhe“ genannt.

Die Zauberwurzel war allerdings nur wirksam, wenn sie an einem Freitagmorgen vor Sonnenaufgang gegraben wurde. Beim Ausgraben wurden bestimmte Beschwörungen gesprochen. Die Kraft des Wortes steigerte die Heil- und Zauberwirkung. Bekannt ist das Lied „Balderjan! Must aufstehn / Must hingehen / Must helfen allen Menschenkindern / und allen Nawersrindern (Nachbarsrindern)!“ Ganz besonders stark war die Schutzkraft, wenn im Morgengrauen zwischen den Frauentagen Mariä Himmelfahrt (15. August) und Mariä Geburt (8. September) gesammelt wurde.

Die Möglichkeiten, Hexenzauber abzuwehren, stammen aus der Zeit der Hexenverfolgung, die ihren Höhepunkt im 16. und 17. Jahrhundert hatte. Damals wurde den Hexen so ziemlich alles Unheil untergeschoben: Ernteeinbußen, Unwetter, Impotenz oder Krankheiten bei Mensch und Vieh. Doch die Frauen, die als Hexen bezeichnet wurden, nutzten alte magische Heilrituale der vorchristlichen Kulturen. Die Verfolgung der heilkundigen Frauen begann, nachdem ihr Tun als etwas Böses galt, also mit der Christianisierung. Zu Zeiten der Inquisition wurde behauptet, dass Heilwissen über die Kraft der Kräuter nur vom Teufel kommen konnte.

Abschreckung von Dämonen

Wie viele andere stark riechende Pflanzen konnte Baldrian böse Geister und Teufel verjagen. In einer Sage wird eine Frau mit ihrem gerade entbundenen Kind von einem „Schwarzelf“ entführt. Als sie über eine Wiese mit viel Baldrian kamen, rief der dunkle Elf: „Heb auf deinen Rock und deinen Unterrock, dass kein Baldrian reinfällt.“ Die Frau tat ihm natürlich nicht den Gefallen, sondern sie riss soviel Baldrian ab, wie sie fassen konnte, worauf der Schwarzelf enttäuscht entfloh. Schwarzelfen sind Naturgeister aus der nordischen Mythologie.

Während die Lichtelfen Sonnenwesen sind, leben die Schwarzelfen in der Unterwelt. In einer anderen Sage wollte ein junger Mann an einem Sonntagvormittag Nüsse pflücken. Da hatte es der Teufel auf ihn abgesehen. Er konnte ihm aber nichts antun, weil dem Burschen unterwegs etwas Baldrian in die Schuhe geraten war.

Auch Ratten wurden gerne mit der Schattenwelt der Dämonen in Verbindung gebracht. Der Rattenfänger von Hameln soll seinen Erfolg angeblich nicht dem Flötenspiel zu verdanken haben, sondern dem Umstand, dass er Baldrian bei sich trug. Es war der Duft der *Rattenwurzel* – den nicht nur Katzen, sondern auch Ratten lieben –, mit dem er die Tiere angeblich aus der Stadt locken konnte.

Entspannender Schlafwein

Erwärmen Sie 1 l trockenen Bio-Rotwein mit 20 g getrockneter, zerkleinerter Baldrianwurzel, 20 g frischen Melisseblättern, 1 Stange Zimt und 2 EL Akazienhonig. Der Wein darf nicht kochen, er wird 10 Min. auf etwa 40 Grad Temperatur gehalten. Dann abkühlen lassen, absieben und im Kühlschrank lagern. Davon trinken Sie abends vor den Schlafengehen ein Likörglas voll.

Heilkunde: beruhigend und den Schlaf fördernd

Die Kommission E bewertet die Wurzel als positiv und bestätigt ihr eine gute Wirksamkeit bei Unruhezuständen und nervös bedingten Einschlafstörungen. Wirksame Bestandteile sind die Valepotriate, das ätherische Öl, die Valerensäure und die Lignane.

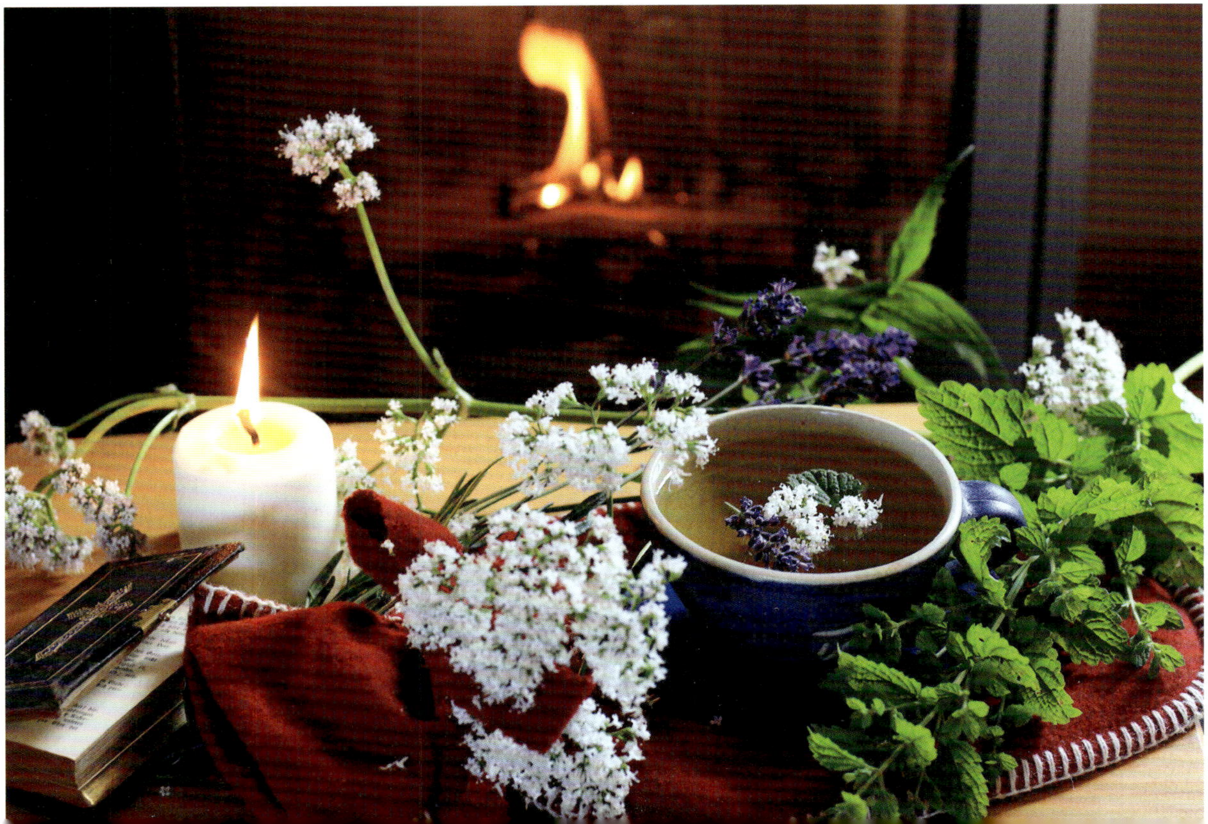

◄ Baldrian, vermischt mit Lavendel und Melisse, bringt Sie ganz natürlich in die Entspannung.

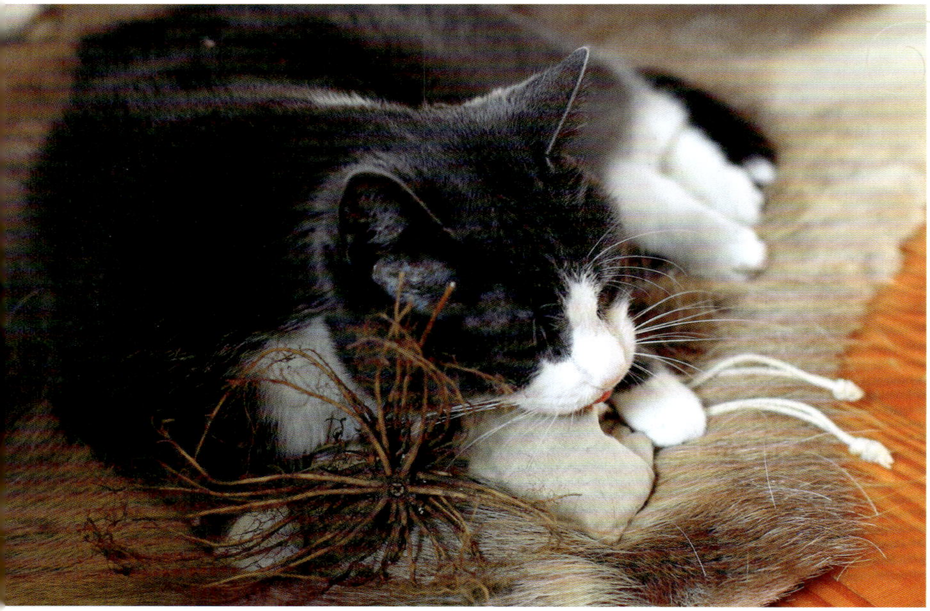

▲ *Katzen lieben den Duft von Baldrian – manchmal bringt er ihnen offenbar sogar schöne Träume …*

Der Wirkmechanismus ist bisher nicht abschließend geklärt. Er beruht vermutlich auf dem Zusammenspiel aller vorhandenen Inhaltsstoffe. Zahlreiche Studien belegen, dass Baldrian die Einschlafzeit verkürzt und die Schlafqualität verbessert. Außerdem wirkt er allgemein entspannend und lindert auch tagsüber innere Unruhe und Nervosität. Die Pflanze ist gut verträglich und besitzt kein Suchtpotenzial. Moderne synthetische Schlafmittel dagegen gehen in den meisten Fällen mit Nebenwirkungen einher und bergen vor allem die Gefahr einer Abhängigkeit.

Das Besondere am Baldrian ist, dass trotz der beruhigenden Wirkung weder Konzentrations- noch Leistungsfähigkeit beeinträchtigt werden. Im Gegenteil, er ist sogar sehr hilfreich bei Konzentrationsschwäche, Lernschwierigkeiten und Prüfungsängsten. Da er nicht müde macht, kann er auch sehr gut tagsüber eingenommen werden. Er ist also kein Schlafmittel, sondern ein Mittel zur Beruhigung und Entspannung. Somit passt er sehr gut zu den modernen Krankheiten Stress und Burn-Out.

Wurzeltee, Tinktur und Badezusatz

Die Dosierung wird in der modernen Phytotherapie sehr hoch angesetzt: für einen *Tee* 1 TL (3–4 g) Wurzeldroge auf ¼ l Wasser. Dazu die Wurzel im Wasser bis zum Sieden erhitzen und dann 10 Min. ziehen lassen. Mit Honig gesüßt sollen täglich 3 Tassen getrunken werden. Eine wirkungsverstärkende Beimischung durch andere Kräuter kann sinnvoll sein: Hopfen unterstützt bei Schlafstörungen, für eine stärkere Beruhigung ist die Melisse sinnvoll, bei Ängsten die Passionsblume. Für eine *Tinktur* gilt: 1 TL (2–3 ml) vor dem Schlafengehen in etwas Wasser verdünnen. Sehr beliebt ist auch ein entspannender *Badezusatz*: Für ein Vollbad reichen 100 g der Wurzel aus. Diese in 3 l Wasser aufkochen, 15 Min. ziehen lassen und dann in das Wasser geben.

PHARMAKOLOGIE

Inhaltsstoffe: 0,2–0,8 % ätherisches Öl, je nach Herkunft verschieden zusammengesetzt mit Monoterpenen (z. B. Bornylacetat) und Sesquiterpenen (z. B. Valeranon); 0,5–2 % Valepotriate (und deren Abbauprodukte: Baldrinal); 0,1–0,3 % Sesquiterpenderivate (z. B. Valerensäure); 0,05–0,1 % Alkaloide (z. B. Valerianin); Aminosäuren; Lignane (z. B. Olivil); Gerbstoffe
Wirkungen: beruhigend, entspannend, konzentrationsfördernd, schlaffördernd, angstlösend
Kommission E: bei Unruhezuständen und nervös bedingten Einschlafstörungen

Medizinisch genutzt werden ausschließlich die unterirdischen Bestandteile. Im Rhizom und in den Wurzeln befinden sich sehr viele Ölzellen. Hier lagern auch verschiedenste Valeportriate. Sie sind allerdings sehr labil und bauen sich leicht ab, was den typischen Geruch bedingt. Pharmazeutisch sind auch der Mexikanische *(V. mexicana)* und der Indische Baldrian *(V. wallichii)* in Gebrauch. Die Zusammensetzung der Inhaltsstoffe ist bei diesen beiden Arten allerdings eine andere. Sie enthalten mehr ätherisches Öl, mehr Valepotriate, dagegen keine Valerensäure.

Löst und entspannt Krämpfe

Im Volk wurden die mittelalterlichen Anwendungsgebiete noch bis in die Neuzeit hinein gepflegt: bei Tierbissen, Epilepsie, Lähmungen, Gicht, zur Versorgung von Wunden und zur Behandlung der „hysterischen Frauenwelt". Sinnvoll erscheint mir der Einsatz bei nervösem Reizmagen, Magen-Darm-Krämpfen und auch bei Spannungskopfschmerz. Der *Krampfwurzel* werden in der Volksmedizin vielversprechende krampflösende Eigenschaften nachgesagt.

Ihre Intuition zählt ...

Setzen Sie sich zu einem blühenden Baldrianbestand und nehmen Sie sich die Zeit und Muße, in die Schwingungen hineinzuspüren. Denken Sie an das enorme Kraftpotenzial, das unsere Vorfahren mit dieser Pflanze in Verbindung brachten. Sie bot sogar Schutz vor Seuchen und dämonischen Einflüssen! Genießen Sie dabei den feinen Duft der Blüten und achten Sie auf die Insektenwelt. Greifen oder graben Sie dann in die Erde, um ein Stück Wurzel zu fassen.

Je nach Ausrichtung der Aufmerksamkeit – beispielsweise zum Blütenhorizont oder zur Wurzelzone – nehmen Sie unterschiedliche Impulse wahr. Die Pflanze scheint zwei extreme Pole zu besitzen: Die luftig filigranen Blüten mit ihrem überraschenden Duft vermitteln eine unglaubliche Leichtigkeit. Ganz im Gegensatz dazu steht das robuste, fest im Erdreich verankerte Wurzelwerk mit seinem gewöhnungsbedürftigen Geruch. Während die Blüte in die Weite führt, leitet die Wurzel überschüssige Energien ab und hilft, zur Ruhe zu kommen. Wo fühlen Sie sich in diesem Spannungsfeld am wohlsten? Eher in der Blütenzone oder doch ganz bei der Wurzel?

Wenn Sie das wissen, können Sie ihr persönliches Heilmittel herstellen. Vielleicht eine Blütenessenz (siehe Seite 20 f.) voller Lebensenergie und Lebensfreude oder doch eine Wurzeltinktur, die Sie erdet sowie Spannungen ausgleicht und löst. Für manche stressgeplagte Menschen liegt hier der Schlüssel für Harmonie und Ruhe. Es kann aber auch sein, dass die Pflanze bei ihnen auch ganz andere Gefühle auslöst. Hören Sie dabei unbedingt auf ihre Intuition.

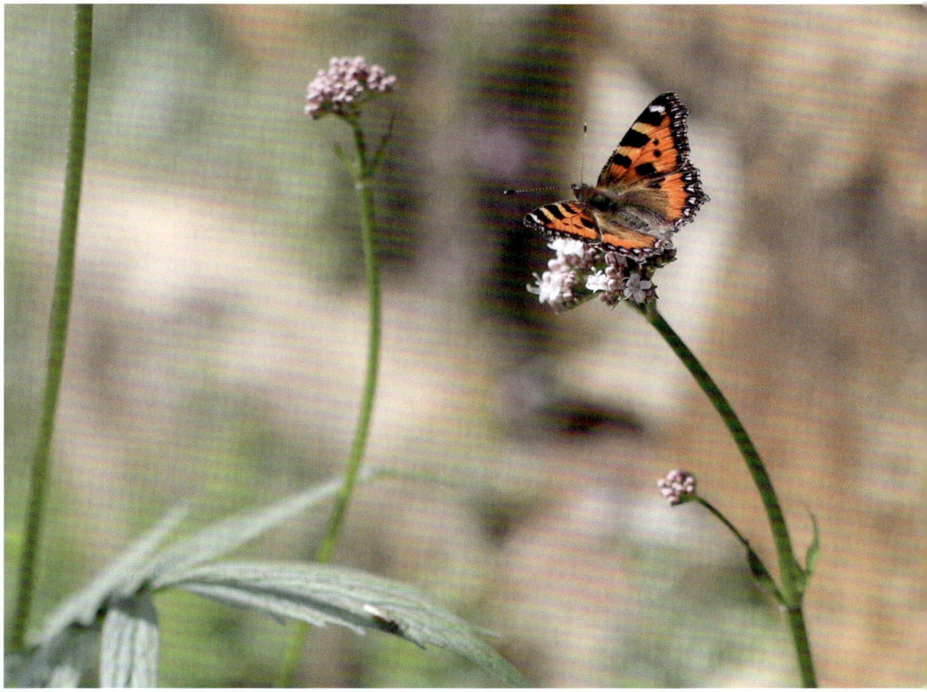

▼ *Leichtigkeit und Belastbarkeit in einem – der Baldrian ist eine echte Meisterpflanze.*

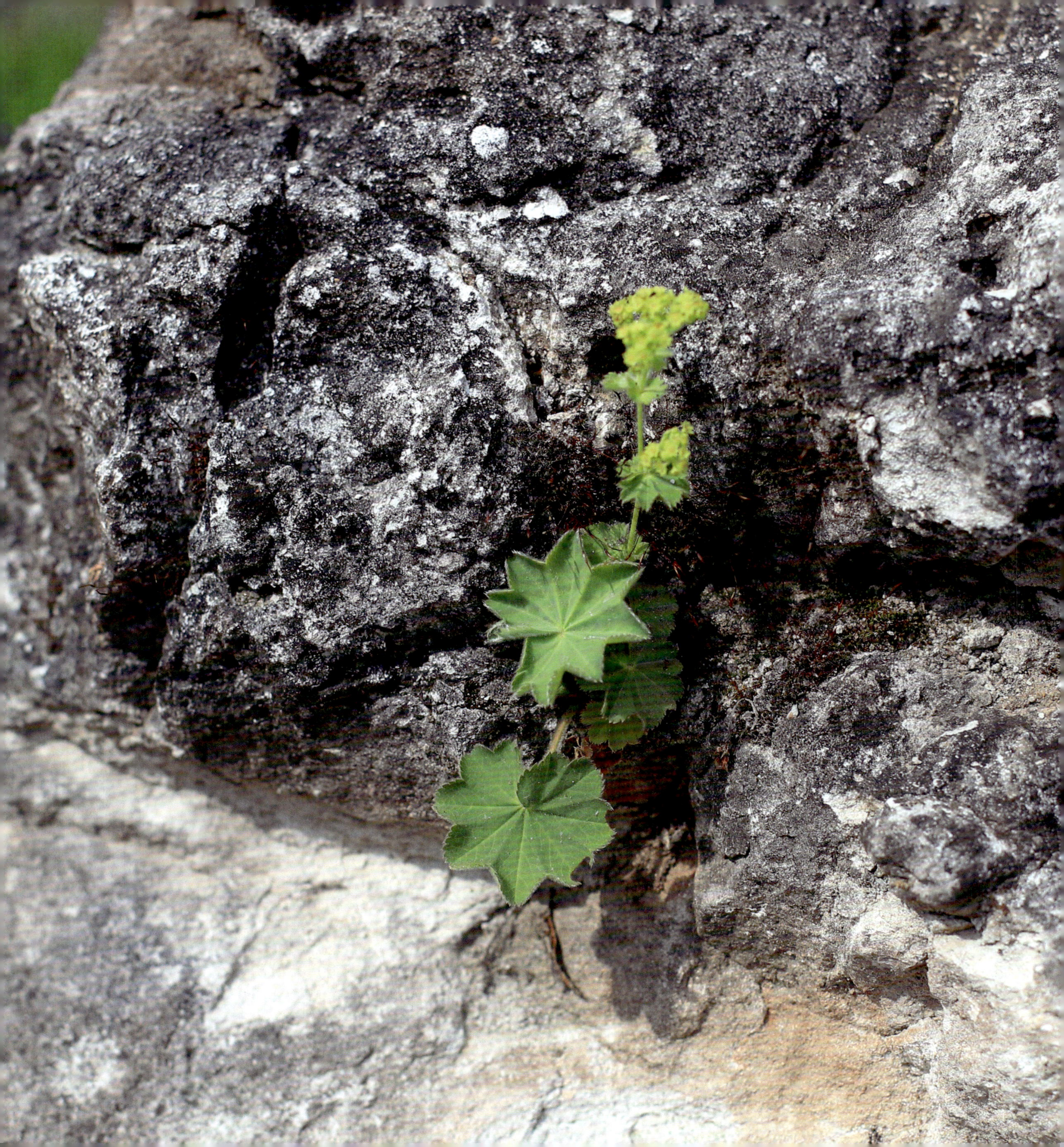

FRAUEN MANTEL

Alchemilla xanthochlora

Umhüllend und wohltuend

Mein Interesse für Pflanzen entwickelte sich sehr früh. So kannte ich schon als Jugendlicher sehr viele Heil- und Wildkräuter, die in der Rheinebene wachsen. Durch meine Heimat blieb mir der Frauenmantel damals aber unbekannt, denn er wächst erst in höheren Lagen im Schwarzwald. Als ich ihn dort das erste Mal auf den sanft geschwungenen Wiesen sah, war ich sofort in Bann genommen von den Wassertröpfchen, die sich wie kleine Perlen glitzernd am Blattrand bilden, um sich dann in der Blattmitte zu sammeln. Die Blätter fallen im Grün der Wiese auch deshalb auf, weil sie ein sehr helles Grün besitzen. Der botanische Artname *xanthochlora* bedeutet *gelbgrün* und geht darauf ein. Diese ganz besonderen, geheimnisvollen Blätter bergen viele Geschichten in sich.

Botanik: genau hingeschaut

Der Gelbgrüne Frauenmantel *(Alchemilla xanthochlora)* gehört zu der großen Familie der Rosengewächse. Die Gattung *Alchemilla* enthält etwa 300 Arten und hunderte Unterarten. Die Systematik ist sehr verwirrend. Viele Unterarten sind auch für Botaniker nur sehr schwer zu unterscheiden. Der alte botanische Name *Alchemilla vulgaris* dient heute als Sammelname von 21 Unterarten, wozu auch der weitverbreitete Gelbgrüne Frauenmantel gehört. Zur medizinischen Bedeutung schafften es aus dieser Fülle nur zwei Arten: *A. xanthochlora* und *A. alpina*.

Der Gelbgrüne Frauenmantel wird etwa 20–40 cm hoch. Er wächst auf Fettwiesen, an Waldrändern und Bachufern. Aus dem verholzenden und kriechenden Wurzelstock treiben die grundständigen, kreisförmigen bis nierenförmigen Rosettenblätter heraus. Sie sind langgestielt und 7–11-lappig gefächert. Die kleineren Stängelblätter dagegen sind kaum gestielt. Der Blattrand ist ringsum grob gezähnt. Die Oberseite der Blätter ist nur kahl oder spärlich behaart, die Blattunterseite ist im Gegensatz dazu reich behaart. Vor allem ganz junge Blätter besitzen einen weiß-silbrigen Flaum. Am Blattrand befinden sich kleine Öffnungen, aus denen die charakteristischen Guttationströpfchen ausgeschieden werden. Der Blütenstängel trägt unscheinbare, kleine gelblich-grüne Blüten, die in reichblühenden knäuelartigen Rispen angeordnet sind. Die Einzelblüte besitzt vier äußere und vier innere Kelchblätter. Die Hauptblühzeit ist von Mai bis in den August.

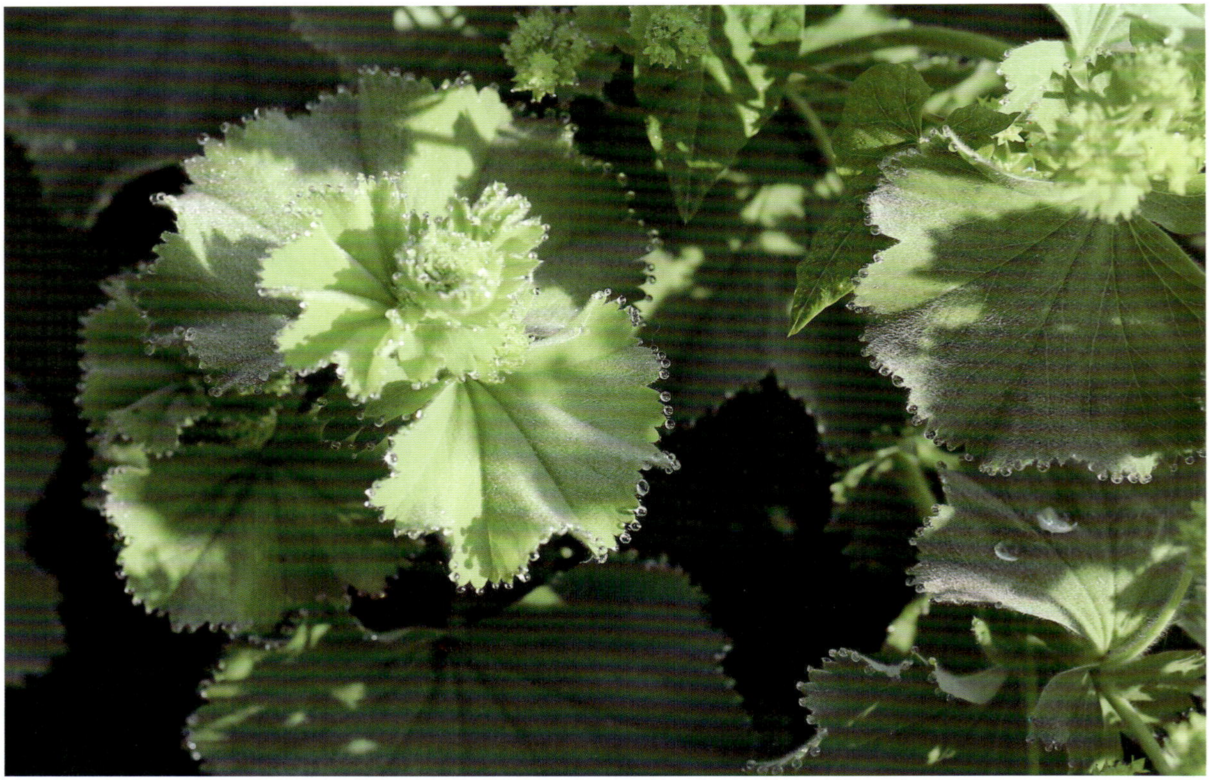

➤ *Die Gartenart Alchemilla mollis ist gut an der flaumigen Behaarung der Blattoberseite zu erkennen.*

Die Blüten haben einen entfernt käseähnlichen Geruch, mit dem sie vor allem Wanzen und Fliegen begeistern. Frauenmantel pflanzt sich überwiegend ungeschlechtlich fort, das bedeutet der Samen wird ohne eine Bestäubung gebildet – damit ist nun auch eine botanische Signatur der „Kraft der Jungfräulichkeit" dieser Pflanze angedeutet.

Der Silber-Frauenmantel oder Alpen-Frauenmantel *(A. alpina)* ist eine im Gebirge vorkommende Art mit 5–7 fingerförmigen Blattabschnitten. Die Blätter sind oberseits kahl und unterseits silbrig behaart. Der Weiche Frauenmantel *(A. mollis)* unterscheidet sich vor allem durch die vollständige dicht-flaumige Behaarung der Blätter. Außerdem besitzt ein Endlappen des Blattes etwa 13–21 Zähne, während der Gelbgrüne Frauenmantel 17–27 Zähne aufweist.

Zarte Schönheit für den Garten

Holen Sie sich den Frauenmantel in Ihren Kräutergarten. Die mehrjährige und winterharte Staude eignet sich sehr gut als Bodendecker. Zwar sind die Blüten klein und unscheinbar, aber die enorme Blütenfülle macht Freude. Das ist auch der Grund, weshalb es für die Floristik zahlreiche Zuchtformen gibt. Wenn Sie die Wahl haben, dann nutzen Sie am besten die heilkräftige Wildform.

Frauenmantel liebt sonnige bis halbschattige Standorte. Der Boden darf etwas nährstoffreich und gleichmäßig feucht sein. Versorgen Sie die Pflänzchen beim Einsetzen mit etwas Kompost. Der pH-Wert spielt keine so große Rolle. Ideal sind Werte zwischen 6 und 7. In normaler Gartenerde, ohne die Konkurrenz anderer Wiesenpflanzen, entwickelt sich der Frauenmantel viel üppiger als am wilden Standort. Sie können ihn auch aussäen. Säen Sie diesen Kaltkeimer aber erst im Herbst aus oder stratifizieren Sie alternativ das Saatgut bereits im Frühjahr (siehe Seite 161). Das Saatgut nur wenig mit Erde bedecken. Ältere Stauden können Sie sehr gut durch Wurzelstockteilung vermehren. Dazu graben Sie die Pflanze aus und teilen den Stock mit einem scharfen Messer in zwei Hälften. Beide Teile pflanzen Sie – ganz unkompliziert – im Abstand von etwa 30 cm neu ein. An Krankheiten taucht ab und zu der Mehltau (ein Pilz) auf. Dann empfehlen sich Spritzungen mit einer Mischung aus Wasser und Milch (3 : 1). Fügen Sie am besten auf fünf Liter der Mischung noch zwei bis drei Tropfen ätherisches Lavendelöl hinzu.

Der kleine Silber-Frauenmantel gedeiht nur auf sauren, kalkarmen Böden (pH-Wert unter 6). Er benötigt weniger Düngung und steht gerne etwas trocken. Da er ähnliche Ansprüche hat wie die Berg-Arnika *(Arnica montana)*, bietet sich eine Mischkultur dieser Gebirgspflanzen an.

Erntetipps

Ernten Sie während der Blütezeit ab Mai, indem Sie Blätter und Blüten bodennah abschneiden und im Schatten trocknen. Aufgrund des Neuaustriebes können Sie ein zweites oder gar drittes Mal ernten. Die günstigste Tageszeit ist kurz nach Mittag, da dann die Flavonoide – sie schützen vor UV-Strahlung – am stärksten angereichert sind. Die Blätter stehen sehr bodennah und verschmutzen bei Regen leicht, so dass es sinnvoll ist, um die Pflanzen herum mit Rasen- oder Wiesenschnitt zu mulchen. So haben Sie sauberes Erntegut. Außerdem sorgt der Mulch dafür, dass der Boden auch bei anhaltender Trockenheit feucht bleibt und unliebsame Beikräuter nicht so gut hochkommen.

Blätter und Blüten für die Küche

Die ganz jungen Blätter, im April und Mai geerntet, eignen sich als Zutat in Salat, Quark oder Frischkäse. Am besten schneiden Sie sie in kleine Streifen. Sie können sie auch als Gemüse dünsten. Der Geschmack erinnert entfernt an Kohlrabi.

▼ Die jungen Blätter eignen sich vor der Blühzeit ausgezeichnet für kulinarische Zwecke (links). Der Heilwert wiederum ist am höchsten, wenn die Pflanze in der Blüte steht (rechts).

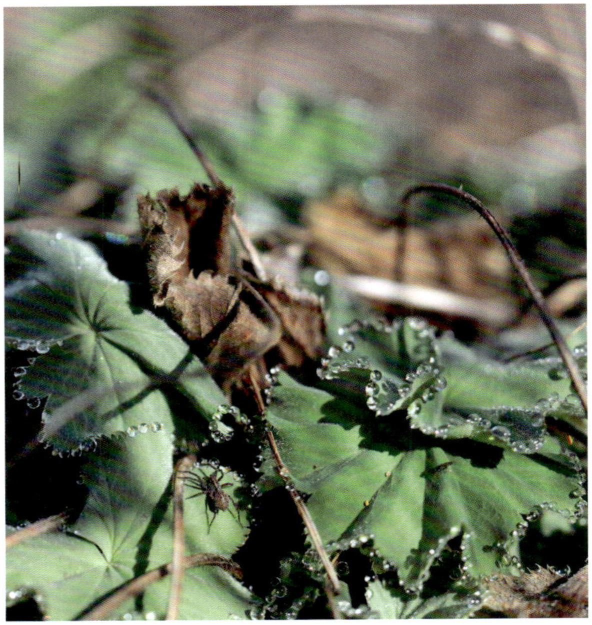

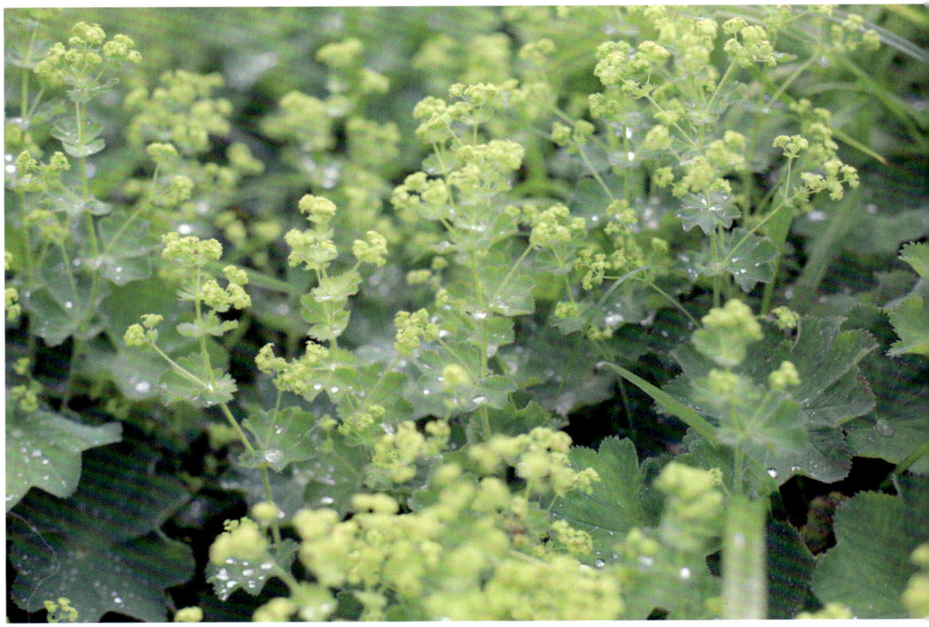

Leckerer Frühlingssalat

Sie benötigen 2 Bund Radieschen, 1 Handvoll junger Kresse, etwa 20 junge Blätter vom Frauenmantel, für die Garnitur davon einige Blüten, außerdem 1 EL Olivenöl, 1 EL Weisweinessig, 1 TL Agavendicksaft, 1 TL Sojasoße, Pfeffer und Salz. Schneiden Sie die Radieschen in Scheiben und die Blätter in feine Streifen. Die restlichen Zutaten mischen Sie, bis auf die Blüten, unter und schmecken alles ab. Zu guter Letzt mit den Blüten garnieren.

Wilder Kuchen mit Nussnote

Sie benötigen für den Mürbeteig 200 g Vollkornmehl, 60 g Butter oder Margarine, 50 g Honig oder Agavendicksaft, 5 EL Wasser, 1 TL Backpulver. Den Mürbeteig kneten und damit eine Springform auslegen. Für den Belag mischen Sie 100 g Quark, 2 EL Honig, 50 ml Sahne, 50 g gemahlene Nüsse, 1 Ei, 10 EL feinst geschnittene junge Blätter und 10 EL abgezupfte Blüten des Frauenmantels. Quarkmasse in die Form füllen, glattstreichen und bei 160 Grad etwa 30 Min. backen.

Sie können die Blätter auch ganz belassen und wie Rouladen zum Füllen verwenden. Ältere Blätter sind wegen der zusammenziehenden Wirkung kaum genießbar. Die kleinen Blüten eignen sich als essbare Dekoration oder Sie verwenden sie zusammen mit den Blättern für Tee. Der Tee erinnert geschmacklich etwas an Schwarztee.

Brauchtum: schützender Mantel für die Frauen

Der Frauenmantel bekam seinen deutschen Namen aufgrund seiner Ähnlichkeit mit einem Umhang, wie er im Mittelalter von Frauen getragen wurde. Das Wort *Frau* hat seine Wurzeln in der germanischen Religion und leitet sich von der Göttin *Freya* ab. Die ursprüngliche Bedeutung ist *Herrin*. Wie die meisten Göttinnen beschäftigte sich Freya mit Pflanzen, denn sie war für die Heilkunde sowie für die Fruchtbarkeit der Frauen und der gesamten Vegetation verantwortlich. Der Legende nach handelt es sich bei den in der Sonne glitzernden Wassertröpfchen auf den Blättern um ihre goldenen Tränen. Sie vergoss sie um ihren Gemahl Odur, nachdem dieser plötzlich verschwunden war. Angeblich nicht, wie in modernen Mythen, um Zigaretten zu holen, sondern um Weisheit zu sammeln. Auch Bernsteine gelten als Tränen Freyas.

Als später die Gottesmutter Maria die Stelle Freyas einnahm, sah das Volk in der gefalteten Blattform Ähnlichkeiten zum Umhang Marias. Viele alte Namen des Frauenmantels nehmen darauf Bezug: *Marienmantel, Liebfrauenmantel, Muttergottesmantel* oder *Unser Frauen Mantel*. Maria wird

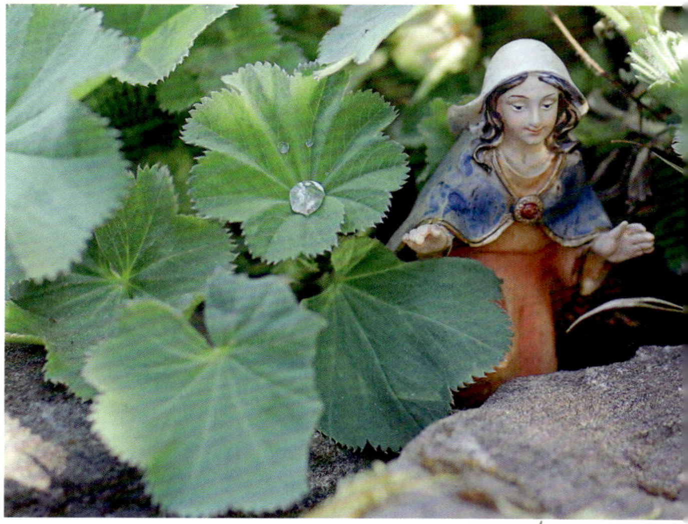

➤ *Namen wie Liebfrauenmantel oder Muttergottesmantel weisen auf die enge Verbindung zur Heil und Schutz spendenden Maria hin.*

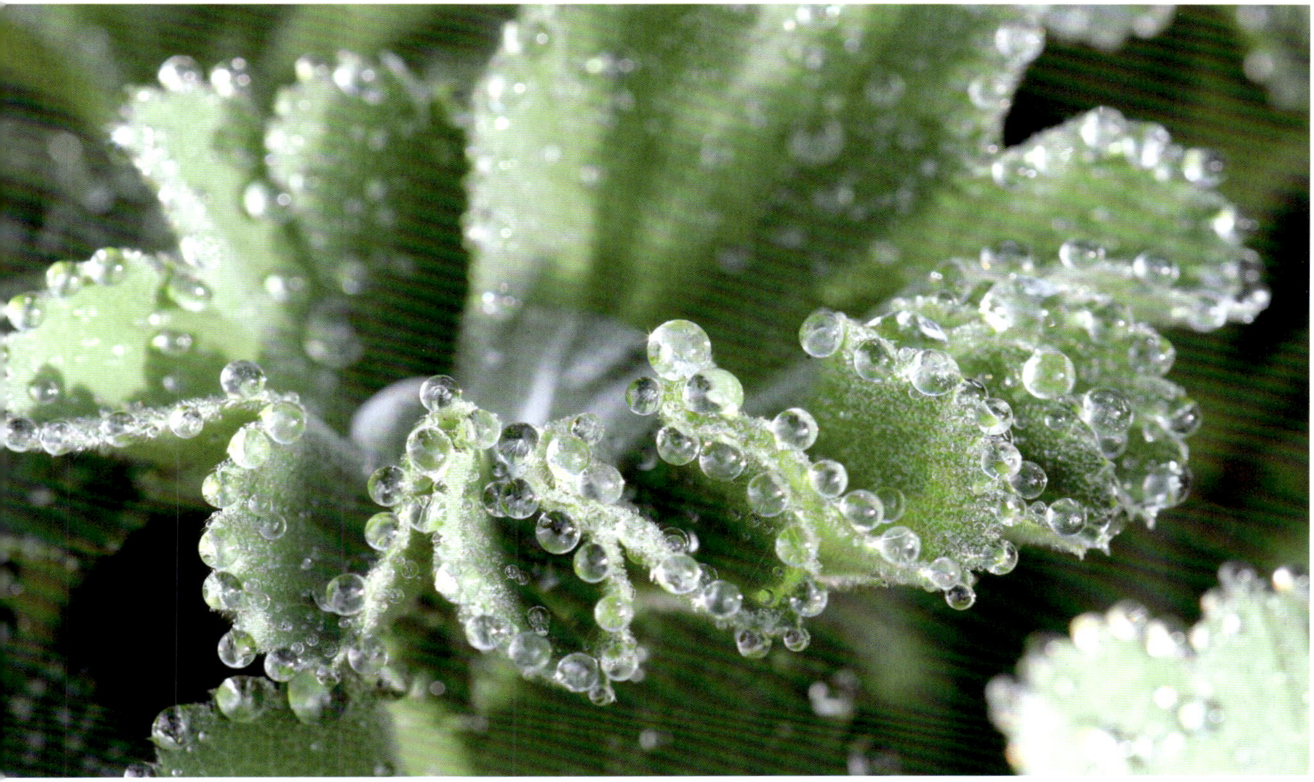

◄ Das Tränenschön oder Tauschüsselchen ist bei Engeln, Elfen und Feen sehr beliebt.

auch als Unsere liebe Frau angesprochen. Was ihr Mantel früher bedeutete, lässt sich an den alten Darstellungen der Schutzmantel-Madonnen sehr gut erkennen: Hilfesuchende, an der Welt verzweifelte Gläubige drängen sich unter dem weiten Mantel Marias zusammen und finden dort Trost und Schutz. Maria gilt als die Fürsprecherin aller unglücklichen Menschen.

Einer Legende nach fanden einige Engel unter dem *Frauenmantel* Schutz: Sie waren noch jung und unerfahren und ließen sich deshalb von Luzifer verführen. Weil sie nicht mit Vorsatz fehlgehandelt hatten, waren sie nicht endgültig verflucht, sondern durften des Nachts weiterhin zwischen Himmel und Erde schweben. Sobald aber die Sonne aufging, verbargen sie sich unter dem *Mantel unserer lieben Frau*. Die Tränen, die sie aus Heimweh nach ihrer himmlischen Heimat noch immer vergießen, sind jene Tropfen, die morgens auf den Blättern des *Tränenschön* glitzern. Die Geschichte über die Engel erinnert sehr an andere Geistwesen, die der Legende nach ebenfalls mit dem Frauenmantel verbunden sind: Die Feen und Elfen nutzen das *Tauschüsselchen* für ihre morgendliche Toilette.

Geheimnisvoller Tau

Ein weiterer Name des Frauenmantels behandelt die vermeintlichen Tautropfen. *Sinau* oder *Sintau* geht auf *sin-towe*, das heißt *Immertau* zurück. Er ist also eine Pflanze, die immer Tau auf den Blättern trägt. Auch andere Namen wie *Taubecher, Taublatt* oder *Taumäntele* verweisen deutlich darauf. Besonders die Alchemisten interessierten sich für diesen besonderen Tau.

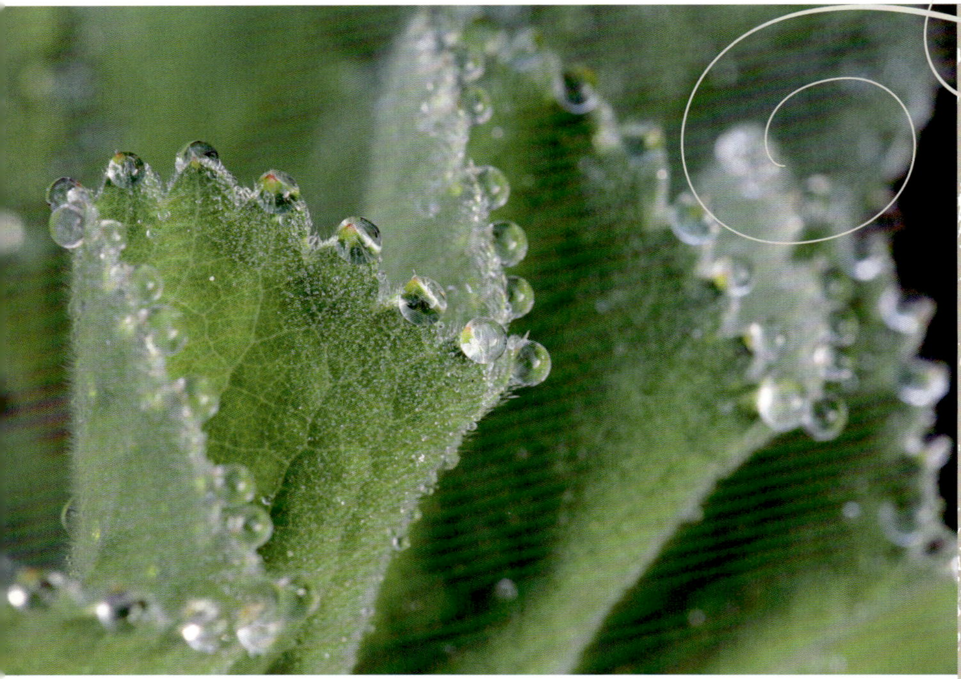

▲ *An kleinen Öffnungen am Blattrand bilden sich die zauberhaft wirkenden Tröpfchen, die den Frauenmantel mit einer magischen Aura umhüllen.*

Meister der Guttation

Die Guttation hängt mit dem Transport des Wasser und der Nährlösungen aus dem Wurzel- in den Blattbereich zusammen. Normalerweise dienen die Spaltöffnungen an der Blattunterseite dazu, überschüssiges Wasser aus dem Leitungssystem der Pflanze in die Umgebung abzugeben. Dieser Mechanismus funktioniert allerdings nicht mehr so gut, wenn die bodennahe Umgebung mit Feuchtigkeit gesättigt ist. Dann muss das Wasser aus speziellen Öffnungen, den Hydrathonen, am Blattrand aktiv ausgepresst werden, damit der Saftstrom aufrechterhalten bleibt.
Das passiert meist nachts, denn wenn die Luft abkühlt, verringert sich ihr Vermögen, Wasser zu speichern. In dieser Zeit kann die Strömung in der Pflanze nur noch durch die besagte Guttation aufrechterhalten werden. Alle Blattpflanzen besitzen diese Fähigkeit, doch der Frauenmantel geht sozusagen damit hausieren: Er hat das Zeug dazu, weil er zum einen sehr stoffwechselaktiv ist und zum anderen die besondere Form der Blätter und ihre wasserabstoßende Oberfläche das Sammeln der Tröpfchen gerade am Blattgrund begünstigen.

Sie sammelten in den Morgenstunden bei Sonnenaufgang die geheimnisvollen Wassertropfen, die sie „himmlisches Wasser“ nannten, um mit ihrer Hilfe den „Stein der Weisen“ herzustellen. Mit dieser Substanz, die nach bestimmten Vorstellungen eine Art magisches Pulver war, wollten sie unedle Metalle, wie beispielsweise Quecksilber, in Gold verwandeln. Außerdem war der Stein der Weisen auch eine Universalmedizin gegen Krankheiten, für manche gar das Elixier des ewigen Lebens. Der Frauenmantel spielte bei den Experimenten der Alchemisten eine so bedeutsame Rolle, dass er schließlich einen botanischen Namen bekam, der an die mittelalterlichen Geheimwissenschaftler erinnert: *Alchemilla*. Manche Forscher glauben jedoch nicht, dass einzig und allein der Frauenmantel das Alchemistenkraut schlechthin gewesen sein soll, denn eine weitere Pflanze trägt ebenfalls den Namen *Sinau* – es ist der Sonnentau *(Drosera rotundifolia)*.

Das Geheimnis lüftet sich: Guttation

Das Wasser auf den Blättern ist nicht immer Tau oder Regentröpfchen, sondern meist handelt es sich um Guttationstropfen: Sie sind auch an Tagen zu sehen, an denen es weder Tau noch Regen gibt. Die Tröpfchen sind nun nicht einfach Wasser, sondern eine Lösung mit pflanzeneigenen Stoffen, die im Vergleich zu reinem Wasser eine viel höhere Oberflächenspannung besitzt. In diesem Licht betrachtet, erscheinen all die zauberhaften Dinge, die diesem Tau zugetraut wurden, plötzlich viel wirklichkeitsnäher: Der Tau auf den Blättern ist nach dem Glauben unserer Vorfahren beispielsweise hilfreich, um eine schöne Gesichtshaut zu bekommen. Das Abreiben mit betauten Frauenmantel-Blättern bringt Überlieferungen zufolge sogar Sommersprossen zum Verschwinden.

Die besonders ausgeprägte Guttationsfähigkeit galt früher auch als Wetteranzeiger. Bildeten sich im Blatttrichter auffällig viele Wasserperlen, dann war schlechtes Wetter oder Gewitter zu erwarten. Der Hintergrund für diese feine Beobachtung: Bei hoher Luftfeuchtigkeit (Tiefdruck) kommt es verstärkt zur Guttation. Somit ist der Frauenmantel für all jene ein lebendes Hygro- und Barometer, die eine geschärfte Wahrnehmung besitzen. Überhaupt hat der Frauenmantel eine Verbindung mit dem Wetter: Man nannte den Frauenmantel auch *Gewittergras,* weil kleine Blattkränzchen, die bei der Fronleichnamsprozession gesegnet wurden, das Einschlagen des Blitzes verhindern sollten. Man hängte das *Chränzlikrut* dazu im Dachboden auf.

Ein Kräutlein für Schönheit und Jungfräulichkeit

Aller Frauen Heil, Frauenhilf und *Frauentrost* deuten auf die enge Verbindung mit der Frauenheilkunde hin. Der *Marienmantel* ist Garant für die weibliche Gesundheit, vor allem rund um das Thema Geburt. Auch Schönheit und Jungfräulichkeit gehörten zu den Spezialgebieten des Frauenmantels: „Wenn eine Frau, die weiche Brüste hat, in die Badstube geht und am Ausgang ein mit Sintau genetztes Tüchlein überlegt, bekommt sie straffe Brüste“, so die Meinung früherer Kräuterkundiger. Der kräuterkundige Mediziner Leonhart Fuchs schrieb 1543: „macht die Brüste hart, fest und stehend“. Ein anderer mittelalterlicher Autor glaubte, dass dieselbigen bei Auflage des Krautes nicht mehr wachsen würden. Damals entsprachen kleine feste Brüste dem Schönheitsideal von Adel und Bürgertum – der Grund, warum vermieden wurde, selbst zu stillen und diese Aufgabe an Ammen übertragen wurde: Von 21 000 Geburten in Paris im Jahr 1780 wurden 17 000 Kinder zu Ammen gebracht. Aber auch den stillenden Müttern half der Frauenmantel. So schrieb der Botaniker Tabernaemontanus 1588 in seinem Kräuterbuch: „Für die hangenden Dütten (erschlaffte Brüste): Nimm Sinnaukraut, siede es im Regenwasser zum halben Teil ein, seihe es dann durch, und netze ein zweifach oder vierfach Leinentuch darin, und lege es auf die Brüste.“

Die *Jungfernwurz,* der *Jungfernmantel* war sogar in der Lage, die verlorene Jungfräulichkeit wiederherzustellen. So schrieb der Italiener Mattioli 1563 in seinem Kräuterbuch: „So die Weiber mit dem Kochwasser von diesem Kraut ihre Heimlichkeit waschen, drängt es dieselbe zusammen, als wären es Jungfrauen.“ Diese zusammenziehende Wirkung der Pflanze sollen sich auch die „Dienerinnen der Venus“ – heute sagen wir etwas profaner: Prostituierte – zunutze gemacht haben. Umschläge waren beliebt, wenn man „die oft bestürmte Venus-Burg jungfräulich haben wollte“. Für viele junge Frauen, die sich vom Makel eines vorhochzeitlichen Geschlechtsverkehrs befreien wollten, war diese Wundermedizin die einzige Hoffnung.

Bad für straffe Haut

Der Frauenmantel genießt den Ruf, kosmetisch kleine Wunder zu bewirken: Er macht die Haut straffer, sie wird klarer und schöner. Kochen Sie aus 80 g Blättern und Blüten sowie 20 g Rosenblüten einen kräftigen Tee: die Kräutermischung dafür mit 2 l heißem Wasser übergießen und 10 Min. ziehen lassen. Dann den Absud gleich ins Badewasser geben. Die Kräuter können frisch geerntet oder getrocknet sein. Bei frischen Kräutern benötigen Sie allerdings die doppelte der angegebenen Menge.

Gelebte Magie beim Sammeln und Ernten

Wie bei allen Zauber- und Heilkräutern, so ging es auch beim Frauenmantel darum, die Kraft der Pflanze durch bestimmte Rituale erst einmal herauszulocken und zu verdichten. Als einen körperlichen Fluss stauendes oder austrocknendes Wundkraut und als Blutstiller wurde er bei abnehmendem Mond gesammelt – die Blutung oder der Wundfluss sollten ja ebenso abnehmen. Zu den Sammelritualen gehörten vor allem Beschwörungen, die die Kräuterleute während der Ernte murmelten. Mit der Christianisierung traten an diese Stelle Gebete. Die „richtige" Art und Weise, Kräuter zu ernten, war ein großes Thema, bis hoch in oberste Instanzen: Katholische Kirchenmänner legten in verschiedenen Konzilen verbindlich fest, dass beim Sammeln keine Zaubersprüche, sondern nur mehr das Vaterunser angesagt war. Erlaubt war noch, Heilige anzurufen – beim Frauenmantel war das natürlich in erster Linie die Jungfrau Maria. Als beste Sammelzeitpunkte galten die Tage des Jahres, an denen die Verehrung der Maria besonders intensiv war: im Marienmonat Mai und zwischen den Marienfeiertagen Mariä Himmelfahrt (15. August) und Mariä Geburt (8. September).

Ein sehr ausführlicher christlicher Sammelsegen stammt aus dem 19. Jahrhundert. Ein kleiner Auszug daraus zeigt die wesentliche Rolle Marias: „Sinau, Sinau, Sinau, du heiliger Sinau, das sind die Sinauwurzeln, unserer lieben Frau ihr Mantelkraut, die Wurzel ist eine Wurzel, über alle Kräuterwurzeln! Das sind die Sinau-Kräuter, unserer lieben Frau ihr Mantelkraut ist ein Kraut über alle Kräuter, ein Kräutlein über alle Kräutlein. Unsere

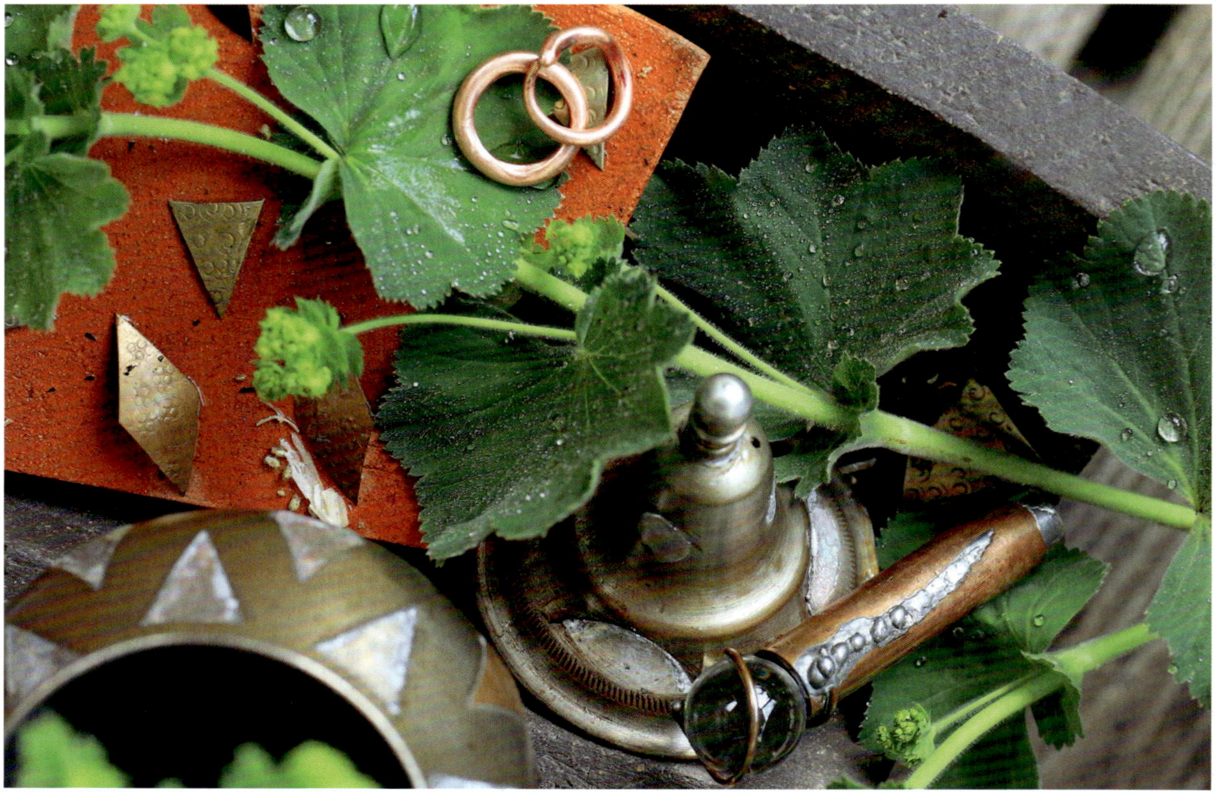

➤ *Eine angewandte Magie als Verbindung zur geistigen Welt spielte im Heidnischen wie im Christlichen eine wichtige Rolle für die Heilwirkung.*

liebe Frau ist die reinste Jungfrau, ist eine Frau über alle Frauen." Solche innigen Beschwörungen machen deutlich, wie die christlichen Kräuterfrauen die Kraft der Pflanzen mit ihrem Glauben an die Kraft der Gottesmutter knüpften.

Wie auch andere Frauen- und Marienpflanzen gehörte das *Marienblümli* unbedingt in den Kräuterbüschel, der am 15. August in der katholischen Kirche geweiht wurde. Die heidnischen Anteile dieses Brauches schimmern noch kräftig hindurch: Mit dem Büschel betrieben auch Katholiken nach wie vor den alten Schutzzauber – eine Haltung, die zeigt, dass Christliches und Heidnisches durchaus gut zusammenpassen. Im Haus oder im Stall aufgehängt, schützte der Buschen vor Feuer, Gewitter und Krankheit.

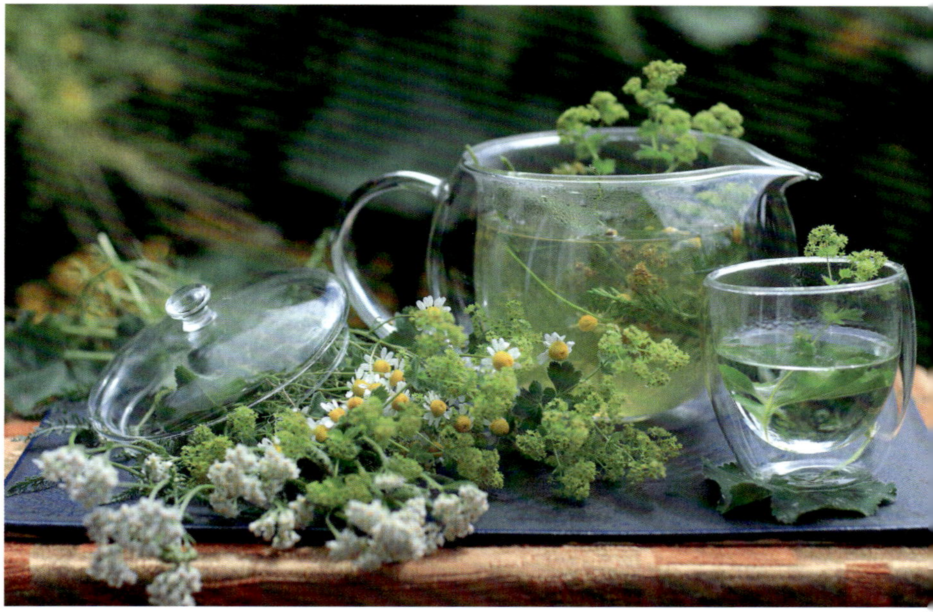

▲ *Bewährt bei Beschwerden während der Menstruation: ein Tee aus Frauenmantel, Schafgarbe und Melisse*

Heilkunde: gut bei Durchfall

Die Wissenschaft konnte bisher die jahrhundertelang gesammelten Erfahrungen mit Frauenmantel in der Frauenheilkunde nicht bestätigen. Die Kommission E segnete lediglich ihren Einsatz bei leichten unspezifischen Durchfallerkrankungen als wirksam ab. Alle gynäkologischen Indikationen gehen angeblich nur auf volksmedizinische Vorstellungen zurück. Für die Wirkung bei Durchfallerkrankungen sind die Gerbstoffe verantwortlich, die mit sechs bis acht Prozent sehr stark vertreten sind. Der zusammenziehende Effekt dieser Stoffe basiert darauf, dass sie mit dem Eiweiß des Gewebes reagieren und die obersten Zellschichten abdichten. Dadurch bildet sich eine die Wundheilung fördernde Schutzschicht. Darüber hinaus wirken die Gerbstoffe antibakteriell. Deshalb eignet sich Frauenmantel bei Entzündungen von Mund und Rachen sehr gut zum Gurgeln.

Außer den Gerbstoffen enthalten die Blätter noch Flavonoide und kleine Mengen Bitterstoffe, Saponine, Salicylsäure und Phytosterone. In den Blüten findet sich etwas ätherisches Öl. Die progesteronartigen Phytosterone befinden sich vor allem in der Wurzel. Sie eignen sich, um eine Östrogen-Dominanz zu lindern.

Der verschwesterte Silber-Frauenmantel, eine in den Alpen häufig genutzte Art, enthält außergewöhnlich viel Gerbstoffe und Flavonoide. Diese Gebirgspflanze muss mit dem Extremstandort zurechtkommen: wenig Nährstoffe und eine hohe UV-Strahlung. Das *Silbermäntelchen* rüstet sich deshalb mit Abwehrstoffen, die für uns heilend wirken. Das wusste auch der Kräuterpfarrer Künzle: „Das Frauenmänteli hat eine vornehme, hochadelige Schwester, das Silbermänteli, das dieselben Eigenschaften in noch stärkerem Grade besitzt." Die Kommission E hingegen hat über dieses edle Kraut mangels wissenschaftlichen Erkenntnissen eine Negativ-Monographie verhängt.

Viele Heilkundige lehnen die Garten- und Zierformen des Frauenmantels, beispielsweise Züchtungen aus *Alchemilla mollis*, ab. Giftig sind sie nicht. Meines Erachtens entbehren sie auch nicht gänzlich der Heilstoffe.

Heiltees für verschiedene Ansprüche

Einen *Heiltee* erhalten Sie mit 2 TL (2 g) Kraut auf 250 ml heißes Wasser. 10 Min. ziehen lassen und dann abgießen. Er ist im allgemeinen gut verträglich. Menschen mit einem empfindlichen Magen oder einer Neigung zu Verstopfung sollten den gerbstoffhaltigen Tee allerdings am besten nur äußerlich anwenden. Gerbstoffe sind auch in vielen anderen Kräutern enthalten, die gerne mit Frauenmantel gemischt werden: beispielsweise im Gänse-Fingerkraut und in den Blättern der Himbeere. Trinken Sie davon täglich gerne drei oder vier Tassen – auch von den folgenden Spezialtees.
Während der *Schwangerschaft:* Blätter von Brennnessel, Frauenmantel, Himbeere und Melisse zu gleichen Teilen mischen. 4 g davon mit 1 l Wasser aufgießen und 10 Min. ziehen lassen. Der stärkende Tee ist ideal zur Begleitung der Geburt in den vier Wochen davor und danach. In den *Wechseljahren:* 30 g Blätter vom Frauenmantel und 20 g vom Salbei, 10 g Blüten vom Lavendel und 10 g von einer Duftrose wie beispielsweise der Essig- oder Apotheker-Rose. 4 g der Mischung mit 1 l heißem Wasser aufgießen und 5–8 Min. ziehen lassen. Der Tee wirkt ausgleichend und hat bei Hitzewallungen einen mildernden Einfluss. Während der *Menstruation:* Frauenmantel, Gänse-Fingerkraut, Schafgarbe und Kamille zu gleichen Teilen. 4 g davon mit 1 l Wasser aufgießen und 5–8 Min. ziehen lassen. Der Tee ist sehr hilfreich bei krampfartigen Beschwerden. Beginnen Sie eine Woche im Voraus.

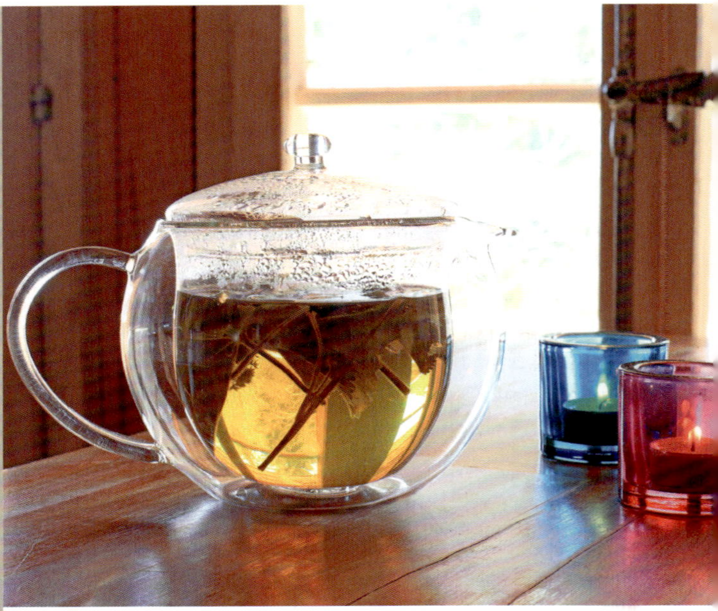

▲ Rituale sind heute wichtiger denn je: Genießen Sie wertvolle Heiltees am besten in einer achtsam und persönlich gestalteten Umgebung.

In der Volksheilkunde sehr geschätzt

In der Volksheilkunde und Erfahrungsmedizin dagegen besitzt der Frauenmantel einen sehr großen Stellenwert. Bereits im Mittelalter galt er als besonders wirksamer Wundheiler. Nahezu alle Ärzte lobten ihn als vorzügliches Wundkraut, „das jede äußere und innere Wunde heile und auch Geschwüre günstig beeinflusse."

Er kam zum Einsatz, um Wunden auszuwaschen, Blutungen zu stillen oder als kühlende und zusammenziehende Auflage für entzündete Hautstellen. Sehr beliebt war er auch als Mittel bei Entzündungen der Augen: Die mit Tau benetzten Blätter wurden einfach auf die Augenlider gelegt. Es gibt sogar viele Hinweise, dass frisch gepresster Frauenmantelsaft bei Epilepsie zur Anwendung kam – dabei auch sehr häufig auf Basis der Wurzel.

Vor allen Dingen war Frauenmantel ein Allheilmittel bei allen Frauenkrankheiten wie Beschwerden in den Wechseljahren, Menstruationsstörungen, Entzündungen oder Wunden des Unterleibs, starke Monatsblutungen, Entzündungen der Brust.

PHARMAKOLOGIE

Inhaltsstoffe: 6–8 % Gerbstoffe; 2 % Flavonoide, Bitterstoffe, Saponine, Salicylsäure, Phytosterone (Wurzel)
Wirkungen: leicht krampflösend und zusammenziehend, antibakteriell, entzündungshemmend, hormonell ausgleichend
Kommission E: leichte unspezifische Durchfallerkrankungen

Er ist in Schwangerschaftstees enthalten, da er die Gebärmutter kräftigt, Fehlgeburten entgegenwirkt und die Milchbildung fördert. Auch um die Fruchtbarkeit zu fördern, wird Tee aus dem *Frauenkraut* empfohlen. Kräuterpfarrer Künzle hielt sehr viel von ihm: „Zwei Drittel aller Frauenoperationen würden bei frühzeitiger und längerer Anwendung dieses Heilkrautes gänzlich überflüssig, denn es heilt alle Unterleibsentzündungen, Fieber, Brand, Eiterung, Geschwüre und selbst Brüche.“ Alle schwangeren Frauen sollten deshalb diesen Tee trinken, „weil er eine leichte Geburt und ein gesundes Kind bringt“.

Ihre Intuition zählt ...

Die Pflanze ist sehr eng mit den weiblichen Rhythmen, mit Geburt und Frausein verbunden, damit auch zu den Themen weibliche Spiritualität und Schutz des Weiblichen. Mit dem Blick auf die Signatur finden wir nahezu in jedem Pflanzenorgan weibliche Attribute. Machen Sie sich ein eigenes Bild: Suchen Sie möglichst in der Früh eine Wiese mit Frauenmantel auf und lassen Sie diese einzigartige Pflanze – am besten auf Augenhöhe – mit allen Sinnen auf sich wirken.

Am Naturstandort ist der Frauenmantel im Gegensatz zu seiner Entfaltung im Garten sehr bescheiden. Er verbirgt sich im dichten Grün der Wiese und auch seine Blüten sind auf den ersten Blick eher unscheinbar – als ob er sich tarnen wollte. Wenn in den Morgenstunden allerdings die Tauperlen auf den Blättern glitzern, dann flackert seine magische Ausstrahlung auf. Nicht umsonst arbeiteten die Alchemisten mit den Guttationstropfen. Die wundervollen Tropfen sind mehr als nur Wasser. Darin befindet sich das „Wissen“ des Frauenmantels, das er auf dem langen Weg von den unterirdischen Zonen der feinen Wurzelhärchen bis zu den Austrittspunkten an den Blatträndern gesammelt hat.

Die Tropfen sind eine feinstoffliche Medizin, ein Geschenk der Natur für all jene, die dafür seelisch offen sind. Mit einer Pipette können Sie in den Morgenstunden pure Pflanzenkraft sammeln und 1:1 in Alkohol konservieren. Dieses „verfeinerte Wasser“ stärkt in Zeiten der Veränderung, vor allem wenn ein Schutzbedürfnis besteht: beispielsweise bei einer Geburt, Trennung, neuen Lebensphase oder einem Todesfall.

▼ *Auf Augenhöhe: Lernen Sie Ihre persönlichen Kraftpflanzen von Angesicht zu Angesicht kennen.*

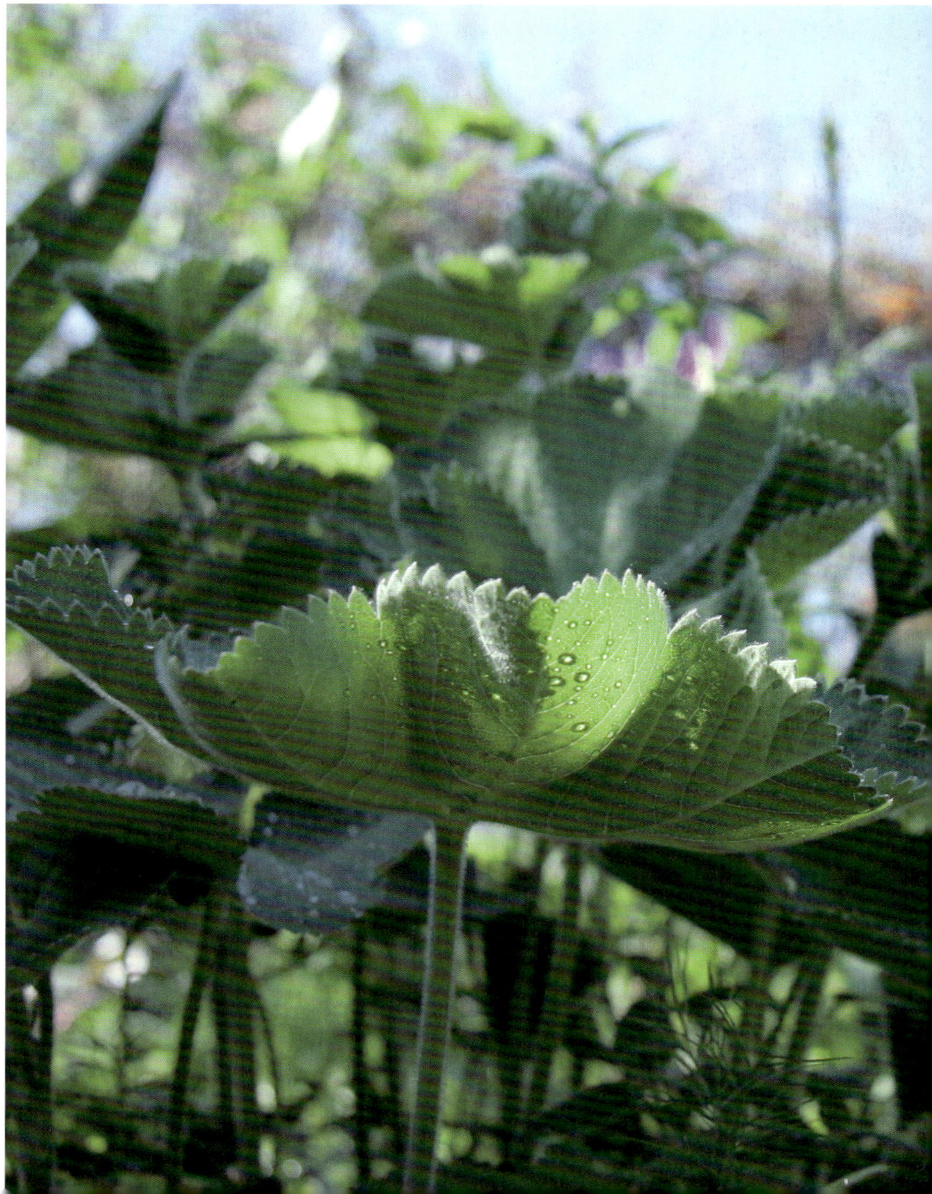

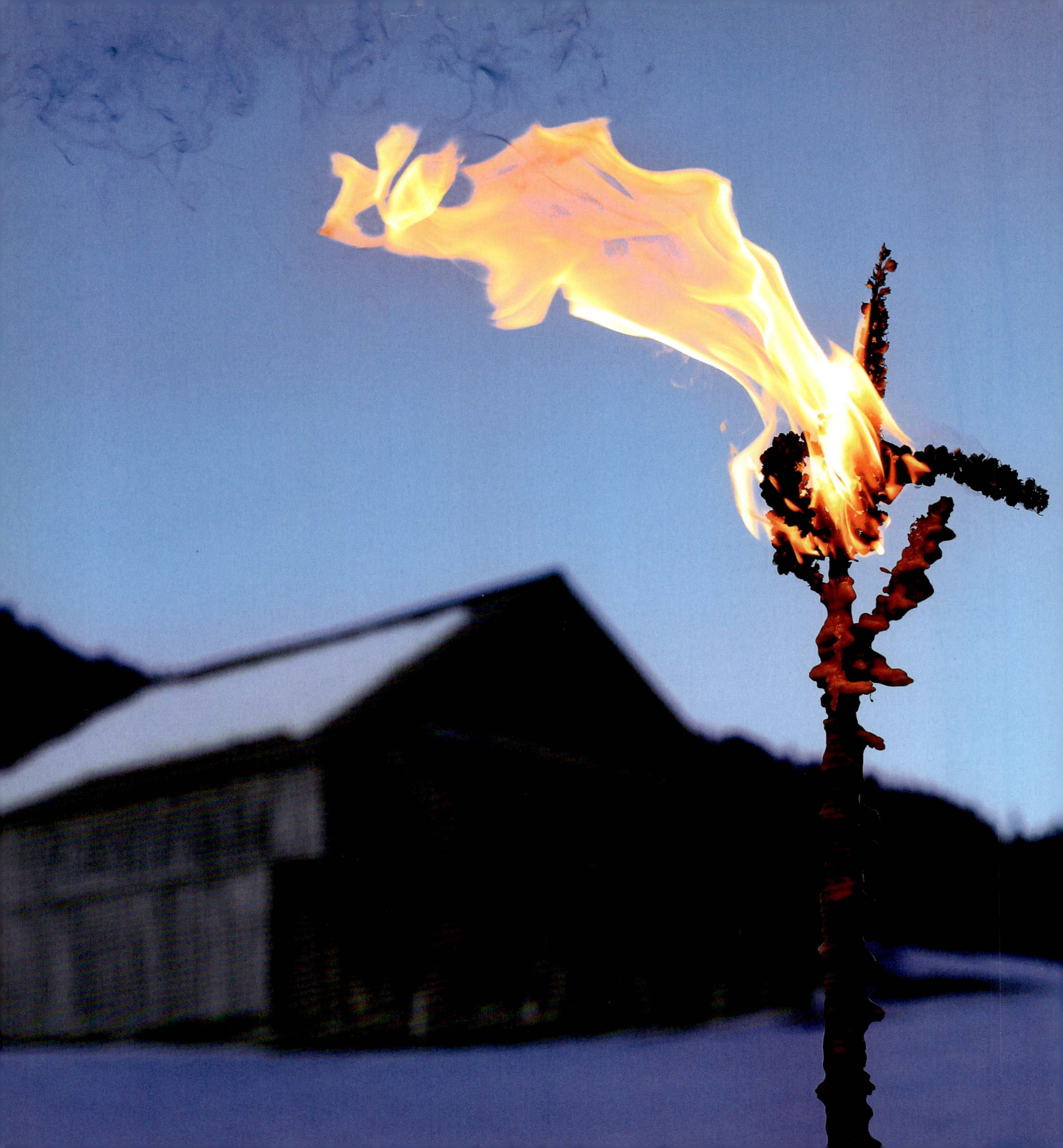

KÖNIGS KERZE

Verbascum densiflorum

Aufrecht und leuchtend

Die Königskerze war in der von mir gegründeten Kräutermanufaktur immer eine meiner Lieblingspflanzen. Zum einen musste ich mich bei der Ernte nicht bücken, zum anderen ist das Abzupfen der leuchtend gelben Blüten reinste Meditation. Das Zupfen von vielen Tausend Blüten am Tag und das Einfüllen in die Trockengeräte ist eine wahre Freude. Die aufrechte Pflanze ist im Garten durch ihren königlichen Wuchs eine beeindruckende Erscheinung. Nicht selten wird sie über zwei Meter hoch.

Botanik: genau hingeschaut

Die Gattung *Verbascum* gehört zur Familie der Braunwurzgewächse. Weltweit gibt es über 300 Arten. Von den acht in Deutschland heimischen Arten kommen drei für Heilzwecke infrage: die Großblütige Königskerze *(V. densiflorum* syn. *V. thapsiforme)*, die Filzige oder Windblumen-Königskerze *(V. phlomoides)* und die Kleinblütige Königskerze *(V. thapsus)*. Alle anderen Arten sind weniger wirksam. In der Volksheilkunde kommt noch die Schwarze Königskerze *(V. nigrum)* mit ihren violett gefärbten Staubbeuteln zum Einsatz. Aufgrund der größeren Blüten ist es sinnvoll, sich beim Sammeln oder Anbauen auf die Großblütige Königskerze zu konzentrieren. Sie finden sie in ganz Europa wildwachsend an Bahndämmen, Wegrändern, auf Brachflächen und an sonnigen Böschungen.

Sie ist zweijährig und wird bis zu zweieinhalb Meter hoch. Aus ihrer spindelförmigen Pfahlwurzel entwickelt sich im ersten Jahr eine grundständige Blattrosette mit großen, weißfilzig behaarten Blättern. Die Rosettenblätter sind groß, länglich-lanzettlich und am Rand gekerbt. Die wechselständigen Stängelblätter werden nach oben hin immer kleiner und laufen jeweils bis zum darunter liegenden Blatt herab. *Wollkraut* oder *Wollblume* heißt die Königskerze aufgrund ihrer dichten Blattbehaarung. Damit schützt sie sich gegen Schneckenfraß und übermäßige Verdunstung. Im Winter dienten die wolligen Blätter in die Schuhe gelegt als Schutz vor der Kälte und als Polster.

Aus der Blattrosette entwickelt sich der Blütenstängel erst im zweiten Jahr. Wie alle Zweijährigen braucht auch die Königskerze erst einen Kältereiz, um im 2. Jahr nach dem Winter zur Blüte zu kommen. Der kerzenförmige Stängel, an dem die Blüten wie an einer Ähre sitzen, ist wie die Blätter weißfilzig behaart. Die großen leuchtend gelben Blüten bestehen aus fünf verwachsenen Blütenblättern.

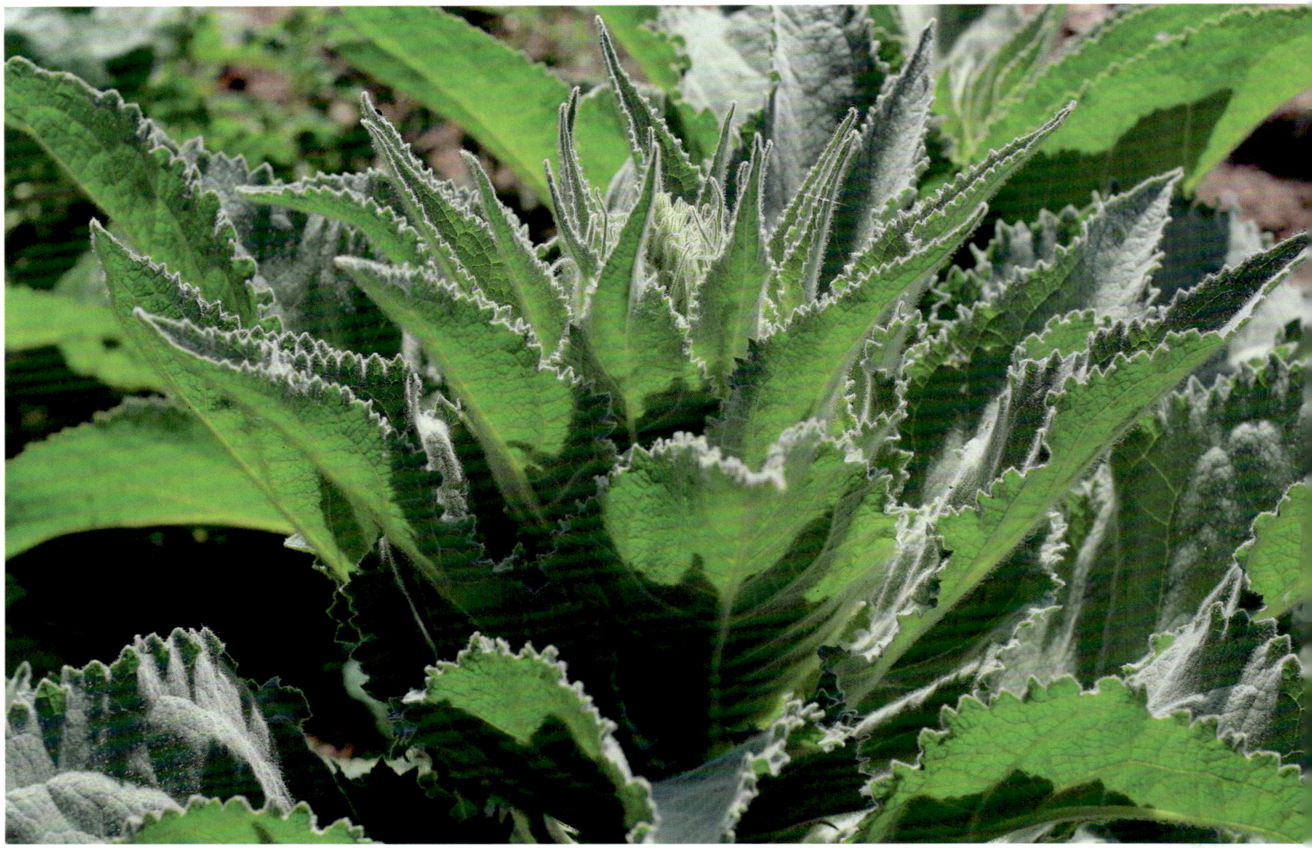

➤ *Erst im zweiten Jahr treibt aus der Blattrosette der Blütenstängel heraus.*

Die drei größeren sind unten angeordnet und die zwei kleineren oben. In ihrem Inneren leuchten fünf Staubgefäße mit orangefarbenem Nektar und locken zuhauf Bienen an. Die drei kurzgestielten Staubgefäße tragen einen wolligen Pelz, die beiden unteren langgestielten sind dagegen kahl. Die Hauptblütezeit ist von Juni bis August. Die kleinen Samen reifen danach in braunen Kapseln heran.

Auch die Verwandtschaft ist stattlich anzusehen: Die Kleinblütige Königskerze unterscheidet sich durch kleinere Blüten und längere Staubbeutel; die Windblumen-Königskerze durch deutlich gestielte Grundblätter und nicht am Stängel herablaufende Stängelblätter.

Im Garten ein König

Die Königskerze sollte wegen ihrer einzigartig majestätischen Ausstrahlung in keinem Garten fehlen. Als Sonnenbraut braucht sie einen sonnigen, windgeschützten Standort. Sie dankt es mit einem schier unglaublichen Reichtum an Blüten. Die Königin ist dabei sehr anspruchslos und gedeiht auf allen Gartenböden. Nur feuchte Standorte schätzt sie nicht besonders, Trockenheit dagegen tut ihr durchaus gut. Sie mag etwas Kalk und der optimale pH-Wert liegt zwischen 6,5 und 7. Überdüngte Böden sind nicht zu empfehlen, da sonst die Blattentwicklung zu üppig ist und gleichzeitig die Blütenbildung zurückgeht.

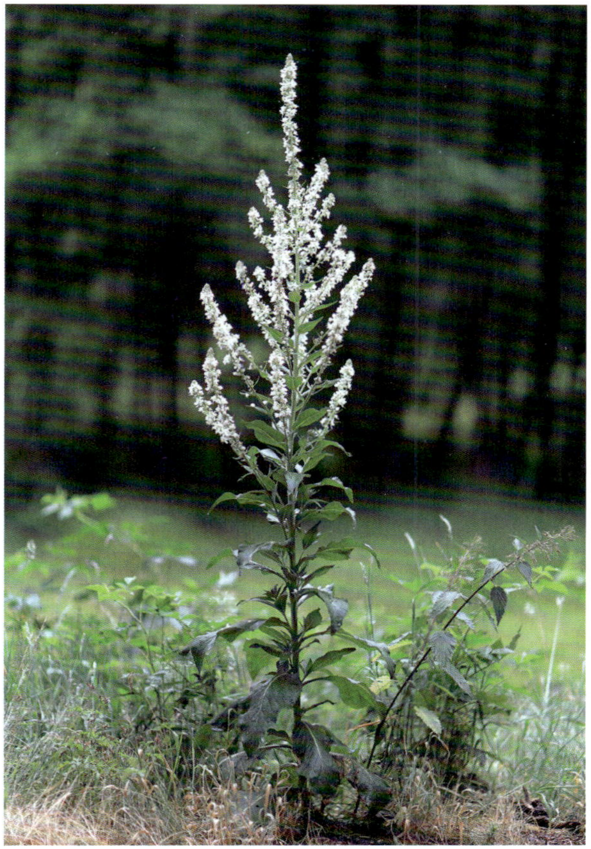

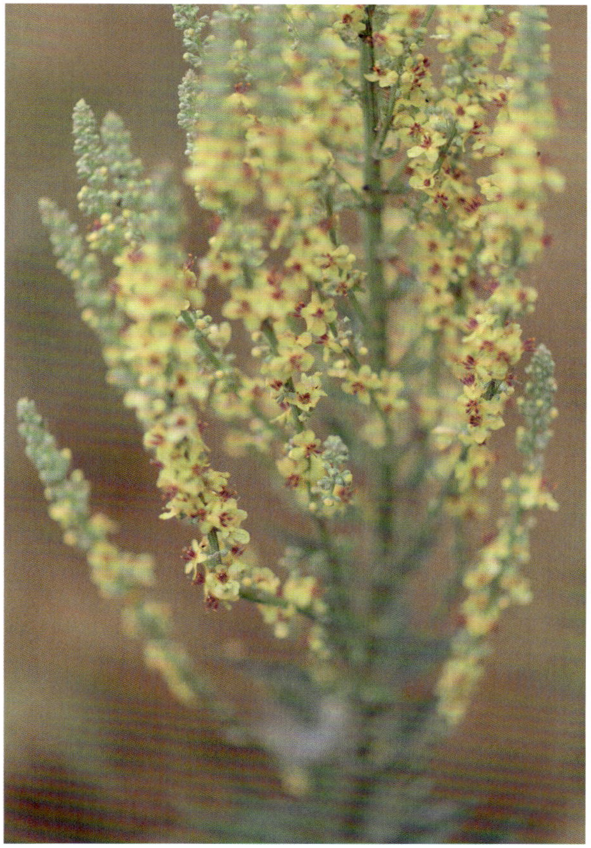

◄ *Die Mehlige Königskerze (Verbascum lychnitis) gehört zu den acht bei uns heimischen Arten. Sie blüht mancherorts weiß. Die Schwarze Königskerze (Verbascum nigrum) besitzt – ganz charakteristisch – violette Staubbeutel.*

Die winzig kleinen Samen säen Sie am besten ab Juni aus. Sie drücken den Lichtkeimer nur leicht in die feuchte Erde und bedecken ihn nicht. Mitte September, aber nicht später, setzen Sie die vereinzelten Pflänzchen an den vorgesehenen Standort, im Abstand von 50 bis 60 Zentimetern. Zu spätes Pflanzen kann die Bildung von „Trotzern" verursachen: Das sind Pflanzen, die im zweiten Jahr nicht wie gewünscht zur Blüte kommen, also trotzig sind. Die Nachzügler blühen im dritten Jahr. Der aufrechte und schwere Stängel benötigt in lehmigen Gartenböden unbedingt eine Stütze, um bei kräftigem Wind nicht umzufallen. Bei Königskerzen kann es zu Pilzbefall mit Echtem und Falschem Mehltau kommen. Sie können das vorbeugend durch Spritzungen mit Schachtelhalmbrühe verhindern. Fraßschäden durch die Raupen verschiedener Kleinschmetterlinge und Käfer gibt es immer wieder, sind aber harmlos.

Erntetipps

Die goldgelben Blüten öffnen sich einer geheimnisvollen Uhr folgend jeden Tag zur gleichen Zeit. Wer dieses Naturschauspiel beobachten will, muss sehr früh aufstehen: Zwischen 5 und 6 Uhr müssen Sie an Ort und Stelle sein. Später, zwischen 9 und 10 Uhr erstrahlen die Blüten in voller Entfaltung. In dieser Stunde besitzen die Blüten die stärkste Heil- und Lebenskraft. Bereits kurze Zeit später beginnen sie zu erschlaffen.

Um diese Uhrzeit ist auch der Bienenflug am lebhaftesten. Mittags fliegen die in die Königin verliebten Bienen kaum noch. Im Lauf des Nachmittags und Abends fallen dann die Blüten zu Boden. Für die abgefallenen Blüten, die sich unter der Pflanze finden, sind einer alten Geschichte zufolge die Elfen verantwortlich. Beim nächtlichen Mondenschein tanzen und schwirren sie um die Kerzen herum. Dabei stoßen sie in ihrem Übermut immer wieder mit den Flügeln an die Blüten – das Ergebnis des nächtlichen Treibens sehen wir dann am nächsten Morgen am Boden liegen.

Ab Juni beginnt die Blühzeit und somit die Ernte. Der Blütenstand erblüht nicht auf einmal, sondern Tag für Tag öffnen sich neue Blüten. Sie können also immer wieder ernten – mit Ausnahme der Regentage. Zupfen Sie dabei die zarten Blüten vorsichtig aus ihren Kelchen, sie sind sehr druckempfindlich. Achten Sie beim Pflücken auf Bienen, die sich gerne in den honigduftenden Blüten aufhalten. Bei empfindlichen Menschen können die bei der Ernte sich lösenden feinen Härchen der Staubgefäße ein Jucken in den Augen hervorrufen. Während der Blühzeit können Sie gleichzeitig die Blätter ernten. Sie enthalten ebenfalls Schleimstoffe, Saponine und Flavonoide.

Täglich öffnen sich bei jeder Pflanze 50 bis 100 Blüten, bei kräftigen Pflanzen mit mehreren Austrieben können es bis zu 300 sein. Die Sammelzeit erstreckt sich über etwa acht Wochen. Wenn Sie die bereits abgeblühten Blütenstängel Ende Juli etwa zur Hälfte zurückschneiden, treiben aus den Blattachseln noch einmal neue Blütentriebe, die im September noch eine zweite, wenn auch etwas weniger ergiebige Ernteperiode ermöglichen. Nach der Blütephase stirbt die Pflanze ab.

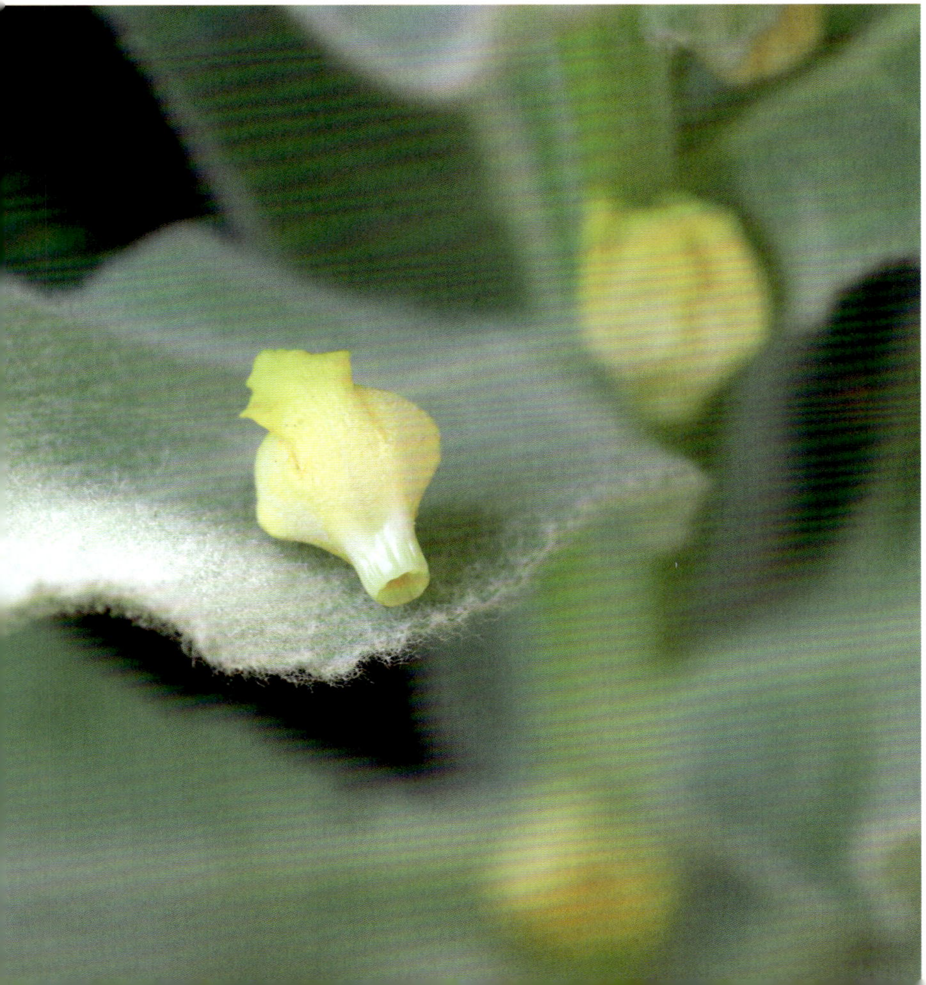

▼ Der Legende nach sind es Elfen, die mit ihrem Schwirrflug dafür sorgen, dass die zarten Blüten die Nacht über abfallen.

Die Trocknung ist nicht ganz einfach

Die empfindlichen Blüten müssen sofort nach der Ernte getrocknet werden. Wenn Sie die Heilkraft und Farbenpracht erhalten wollen, müssen Sie unbedingt mit größter Sorgfalt vorgehen. Am günstigsten ist eine künstliche Trocknung bei etwa 40 Grad mit einem Dörrgerät. Bei einer natürlichen Trocknung können Sie kaum gute Ergebnisse erzielen, da die Blüten stark hygroskopisch sind: Sie ziehen die Luftfeuchtigkeit an. Sobald sie trocken sind, müssen Sie sie deshalb auch unbedingt möglichst luftdicht lagern. Sonst nehmen sie schnell wieder Wasser auf, verfärben sich schmutzig braun und beginnen zu schimmeln.

Am besten eignen sich Braungläser mit Schraubverschluss. Für die Braunfärbung der Blüten bei unsachgemäßer Lagerung ist das Iridoid Aucubin verantwortlich, das auch im Spitz-Wegerich enthalten ist. Aucubin regt unter anderem die Sekretion von Harnsäure in den Nieren an und wirkt antibiotisch sowie entzündungshemmend. Gute Heilqualität erkennen Sie daran, dass die getrockneten Blüten ihre leuchtend gelbe Farbe behalten haben.

Honigduftende Blüten für die Küche

Die Blüten können Sie essen. Durch ihre gelbe Farbe sorgen sie in der Kräuterküche für schöne Akzente. Frisch gepflückt bestechen sie durch einen zarten Honigduft. Sie schmecken angenehm mild, leicht süßlich und etwas fruchtig. Sie können mit ihnen einen sommerlichen Blattsalat verzaubern, indem Sie sie direkt vor dem Servieren darüber streuen. Die Blüten sind auch eine schmackhafte Dekoration von Desserts. Damit es im Hals nicht kratzt, knipsen Sie für rohen Genuss die behaarten Staubgefäße aus ihnen heraus. Sie eignen sich auch sehr gut zum Färben von Speisen, beispielsweise von Reisgerichten oder Suppen. Eine Handvoll Blüten reicht aus. Auch Tee, Sirup, Limonaden oder Liköre lassen sich damit goldgelb färben.

Brauchtum: Heilkräfte einfach essen

Der Gattungsname *Verbascum,* den schon der Römer Plinius benutzte, ist vom lateinischen *barbascum* abgeleitet, denn *barba* ist der Bart – vermutlich aufgrund der Behaarung der Blätter oder wegen der drei wollartigen Staubgefäße der Blüte. Der Artname der Großblütigen Königskerze, *densiflorum,* besteht aus den lateinischen Wortelementen *densis,* das heißt *dicht,* sowie *florus,* was *blütig* bedeutet. Er bezieht sich auf die dicht gedrängten Blütenstände.

Auch die anderen heilkräftigen Arten besitzen aussagekräftige Namen: Die Kleinblütige Königskerze geht mit ihrem Artnamen *thapsus* auf das griechische *thapsos* zurück, womit eine zum *Gelbfärben* benutzte Pflanze zu verstehen ist. Die Windblumen-Königskerze bekam ihren Namen *phlomoides* vom griechischen *phlogos,* das heißt *Flamme:* wahrscheinlich aufgrund ihres Wuchses, der einer Fackel ähnlich sieht.

Feine Blütenbutter

Sammeln Sie 1 Handvoll frische Blüten und dazu noch die Zungenblüten von 3 Ringelblumen. Bei den Königskerzen entfernen Sie sorgfältig die Staubgefäße. Die Blüten schneiden Sie mit einem sehr scharfen Messer klein und vermengen sie mit 125 g sehr weicher Butter. In ein Gefäß füllen und im Kühlschrank hart werden lassen. Die Butter hat einen feinsüßlichen Geschmack und ist einfach schön anzuschauen: pur aufs Brot streichen oder mit Honig beträufelt genießen. In der slawischen Volksmedizin war diese feine Butter auch gleichzeitig Medizin für Kinder mit Husten.

Die Königskerze hat in Heilkunde wie im Brauchtum eine lange Tradition. Bereits die antiken Schriftsteller Dioskurides und Plinius berichteten im 1. Jahrhundert nach Christus darüber. Es ist aussichtslos, im Nachhinein die jeweilig gemeinte Art feststellen: die Mittelmeerflora weist über 40 verschiedene *Verbascum*-Arten auf. Vermutlich war die dort recht häufig anzutreffende Gewelltblättrige Königskerze *(V. undulatum)* wichtig. Die Heilkundigen verwendeten damals selten die Blüten, sondern vor allem die Wurzeln und die Blätter. Die Indikationen waren sehr vielfältig: innerlich bei Magenkrämpfen und Durchfall, äußerlich auf Wunden und Geschwüre, auch bei Zahnschmerzen und Entzündungen der Augen. Am wirksamsten waren die Blätter als Wundmittel dann, wenn sie von einer Jungfrau aufgelegt wurden. Dabei sollte sie dreimal sprechen: „Apollon spricht: Jedes Übel, dem eine Jungfrau entgegentritt, werde gehemmt." Der Lichtgott Apollon war vor allem für die Weissagung zuständig. Das berühmte Heiligtum in Delphi war ihm geweiht.

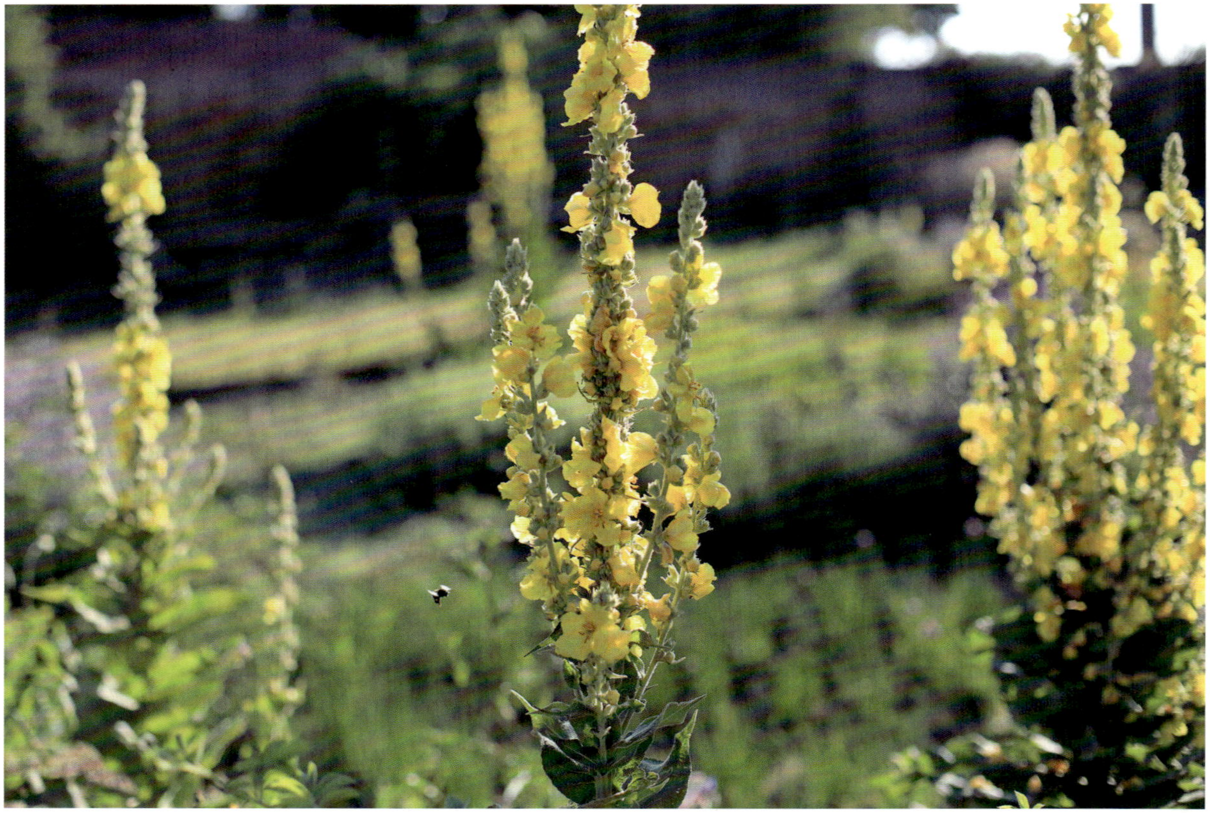

➤ *Die sonnige Ausstrahlung der üppigen Blütenstände beeindruckte schon Hildegard von Bingen.*

Im Mittelalter kamen die Blüten wie auch heute noch üblich vor allem als Mittel bei Husten und Wunden zum Einsatz. Hildegard von Bingen (1098–1179), die große christliche Mystikerin, war sicherlich von der sonnigen und warmen Farbe der Blüten inspiriert, als sie über die Pflanze „Wullena" (was an die wollige Behaarung gemahnt) schrieb: „Wer ein schwaches und betrübtes Herz hat, der koche und esse dieses Kraut mit Fleisch, Fisch oder Küchlein ohne andere Kräuter, das stärkt sein Herz und macht es fröhlich. Aber auch wer in der Stimme und in der Kehle heiser ist und wer in der Brust Schmerzen hat, der koche Königskerze und Fenchel in gleichem Gewicht in gutem Wein und trinke es oft, und er wird die Stimme wiedererlangen, und er heilt die Brust."

Die Anwendung war ganz alltagspragmatisch: Die Heilkundigen kochten das Heilkraut einfach mit und mischten es unter Fleisch und Gemüse. Der damaligen Haltung nach wurde die Königskerze nicht gesondert als Medizin verabreicht. Sie besaß auch so ihre Wirkung. Gleichzeitig gab es viele magische Heilrituale: Wer krank war, ging nach Sonnenuntergang zu einer Königskerze und knickte den Stängel nach Osten. Dabei bat oder betete er darum, dass sie ihm die verlorene Gesundheit zurückbringen möge.

Magische Rituale für die Sonnwendpflanze

Die Königskerze war nicht nur bei Krankheiten hilfreich. Sie war auch ein mächtiges Zauberkraut. Ihr alter Name *Unholdenkerze* verrät uns, dass sie

Unholde und Dämonen vertreiben konnte. In einem alten Heilmittelbuch aus dem 5. Jahrhundert heißt es, dass der Träger eines Königskerzenstängels „von keiner Furcht erschreckt werde und dass ihm nichts Böses begegnen werde". Die Wurzel wurde als Schutz-Amulett getragen – und zuvor mittels geheimnisvoller Rituale ausgegraben. Ein solches Wurzelamulett schützte nicht nur vor bösem Zauber, sondern half auch bei allerlei Krankheiten. Sogar eine empfängnisverhütende Wirkung wurde ihm nachgesagt.

Der Arzt Johann Schroeder (1600–1664) beschrieb den Vorgang folgendermaßen: „Man sammelt sie aber an einem Freytag vor Aufgehen der Sonnen / zwischen dem 15. Augusti und 8. Septembr bey abnehmendem Mond." Der Erntezeitraum vom 15. August (Mariä Himmelfahrt) bis zum 8. September (Mariä Geburt), der Frauendreißiger, galt einstmals als besonders günstig zum Kräutersammeln. Weitere gute Sammeltage für die Königskerze waren Mariä Heimsuchung (2. Juli) und Johanni (24. Juni). Auch bei der Verarbeitung der Königskerze zu einem Arzneimittel war Magie üblich: Der im 4. Jahrhundert lebende Gallier Marcellus Empiricus überlieferte folgende Beschwörungsformel: „Ganz oben der Himmel, ganz unten die Erde, in der Mitte das Heilmittel." Vermutlich war die Königskerze, wie auch die Mistel, eine Vermittlerin zwischen Kräften der Erde und des Himmels, was auf eine mächtige Arznei hinweist.

Wegen der sonnengelben Blüten und der Blütezeit im Sommer spielte sie als *Johanniskerze* auch im Sonnwendkult eine Rolle. In Frankreich war es Sitte, einen großen Königskerzenstrauß durch das Sonnwendfeuer zu ziehen und ihn dann am nächsten Morgen vor Sonnenaufgang als Mittel gegen Viehkrankheiten über der Stalltür aufzuhängen. Das Johannisfeuer galt als große Quelle der Kraft, um die Heilkraft von Kräutern zu steigern. Dazu wurden sie kurz in die Flammen gehalten.

Im früheren Ostpreußen gab es zur Sommersonnwende folgendes, heute etwas makaber wirkendes Todesorakel: Die Mägde zogen ganze Königskerzen mitsamt der Wurzel aus dem Boden heraus und hängten sie dann über ihr Bett. Die Magd, deren Pflanze zuerst dahinwelkte, musste als erste mit dem Tod rechnen. Die Königskerze hat seit jeher einen Bezug zu den Toten und zum Jenseits. In manchen Gegenden glaubte man, wenn auf dem Grab eine Königskerze wild aufging, sei die Seele des Verstorbenen noch im Fegefeuer gefangen, und bitte nun darum, für ihre Erlösung eine Wallfahrt zu unternehmen. Das Fegefeuer hatte im Mittelalter in der katholischen Kirche eine große Bedeutung. Die Kirche vermittelte das Bild, dass die Seelen nach dem Ableben in einem Feuer im Innern der Erde für ihre zu Lebzeiten nicht getilgten Sünden büßen.

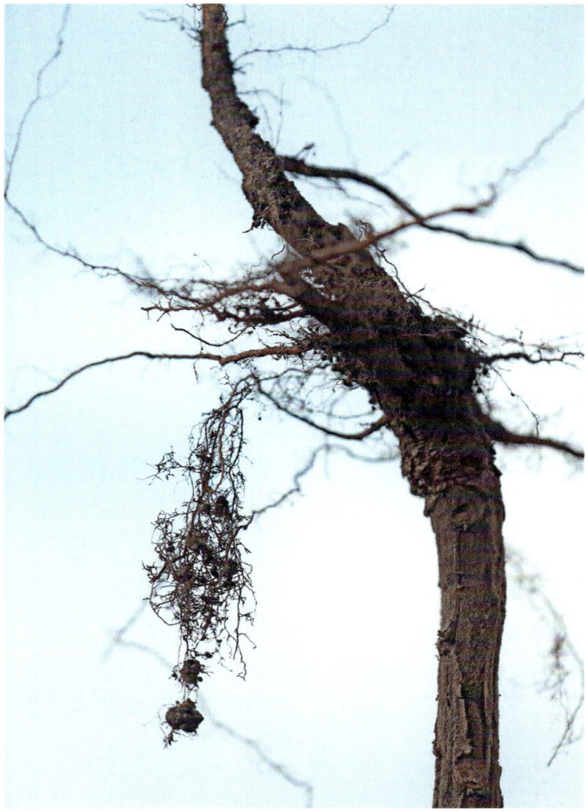

◄ Die kräftige Pfahlwurzel wurde früher hergenommen, um sich daraus starke Amulette zu machen.

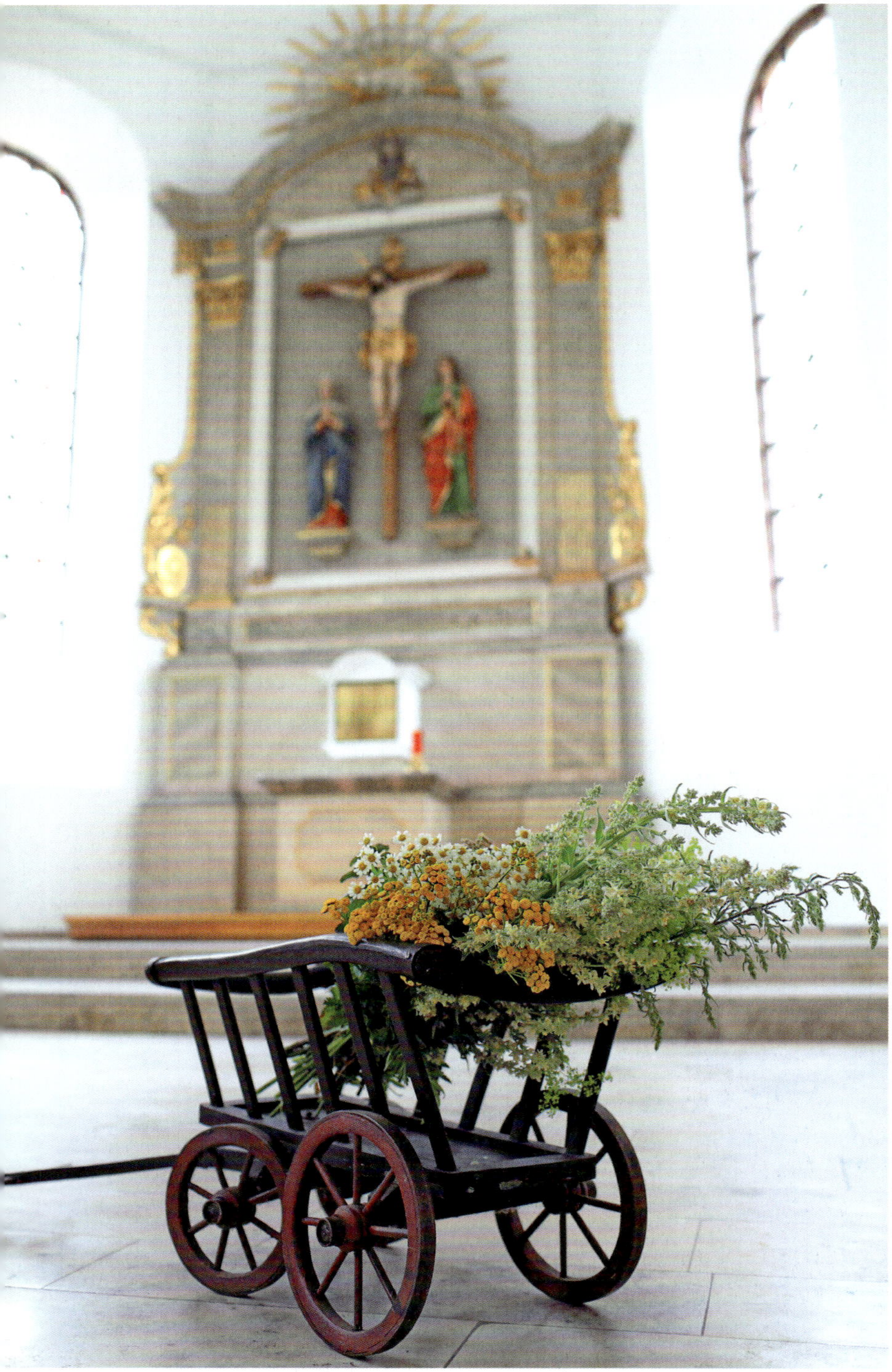

Die Kräuterweihe als christliche Magie

Die *Frauenkerze* oder *Marienkerze* bekam einen zentralen Platz im geweihten Kräuterbüschel. In katholischen Orten ist dieser alte Marienbrauch an Mariä Himmelfahrt noch heute üblich. Der Brauch, „Würzbüschel" zu binden, stammt aus einer Zeit, in der sich ausschließlich Frauen um die Heilkunde kümmerten. Dazu sammelten sie die jeweils regional vorkommenden Kräuter und banden sie zu einem Strauß. Die Königskerze bekam meist den Platz ganz in der Mitte, darum herum waren die anderen Kräuter gruppiert. Traditionell bestand das Kräuterbüschel aus neunerlei Kräutern, in manchen Gegenden sogar aus 77 oder 99. Das alles sind magische Zauberzahlen, um die Wirksamkeit des Sammelrituals zu erhöhen. Dieses ursprünglich heidnische Natur- und Erntedankritual fand im 9. Jahrhundert Eingang in den Marienkult. Die Gottesmutter übernahm die Funktion der vorchristlichen Göttinnen, denen einst die heilkräftigen Kräuter geweiht waren. Das christliche Weiheritual ersetzte mehr und mehr die alten heidnischen Kulte und Beschwörungsformeln.

Das geweihte Kräuterbüschel, in Stall oder Haus aufgehängt, sollte vor allem Krankheiten abwehren, aber auch vor Feuer, Hagel, Gewitter und anderen bösen oder gefährlichen Situationen schützen. Bei heranziehendem Gewitter warfen unsere Vorfahren die geweihten Kräuter ins Herdfeuer – das Haus war somit vor Blitzeinschlägen geschützt. Die Namen *Donnerkerze* oder *Wetterkerze* erinnern an diesen Brauch. Zur Weihnachtszeit, in den Rau- oder Rauchnächten, wurden die Reste des Kräuterbüschels schließlich in Glutpfannen verräuchert, um Dämonen fernzuhalten und gesund ins neue Jahr zu kommen.

Brandsegen und Wetterorakel

Einem niederbayrischen Brauch nach hilft die *Marienkerze,* Krankheiten zu heilen, wenn man sie in Weihwasser taucht, dann mit der benetzten Pflanze das Kreuzzeichen über dem erkrankten Körperteil macht und dazu dreimal spricht: „Unsere Liebe Frau geht dreimal übers Land, sie trägt den Himmelsbrand in der Hand.“ Es handelt sich um einen Brandsegen, wobei mit „Brand“ meist entzündete oder schwer heilende Wunden, manchmal auch Brandverletzungen gemeint waren. Bei christianisierten Beschwörungssprüchen sorgten Heilige dafür, dass die Kräuter ihre Kraft voll entfalteten. Der Name *Himmelsbrand* wird unterschiedlich gedeutet: Einerseits kann es ein Hinweis auf den oben beschriebenen Segen sein, andererseits deutete der Zusatz „brand“ auch etwas Besonderes oder sehr Hohes an. So kommt er bis heute oft in Bergnamen wie Brandenkopf oder Brenner vor, darüber hinaus auch in germanischen Heldennamen wie Hildebrand oder Brandolf.

Die Bauern nutzten die blühende Königskerze als Wetterorakel. Aus der Anordnung oder Anzahl der Blüten am Stängel schlossen sie auf den Schneefall des kommenden Winters. So bedeuteten tief unten am Stängel angeordnete Blüten frühen Schnee. Standen dagegen oben am Stängel zahlreiche Blüten, dann war erst im Frühjahr mit ergiebigen Schneefällen zu rechnen. Neigte sich eine Königskerze mit der Spitze nach Westen, war schlechtes Wetter zu erwarten, nach Osten gewandt versprach sie Sonnenschein.

◄ Noch immer gibt es den alten Brauch, den Kräuterbuschen – oftmals mit einer Königskerze in der Mitte – im Altarraum katholischer Kirchen aufzustellen. Die Heilpflanzen werden vom Priester geweiht.

Haarpflege, Fackeln und Fischfang

Viele Bräuche entstanden in vorchristlicher Zeit: Die gelben Blüten dienten schon den alten Griechen als aufhellendes Färbemittel für die Haare. So schrieb Dioskurides im 1. Jahrhundert: „Das Wullkraut mit den goldgelben Blumen färbet das Haar / und wohin man es wirft / so zieht es Kleiderschaben und Motten an sich.“ Der zweite Teil des Satzes deutet an, dass sich in den Blüten gerne (Lebensmittel-) Motten breitmachen. Das *Wollblumenöl* diente darüber hinaus auch als anregendes Wuchsmittel für die Haare.

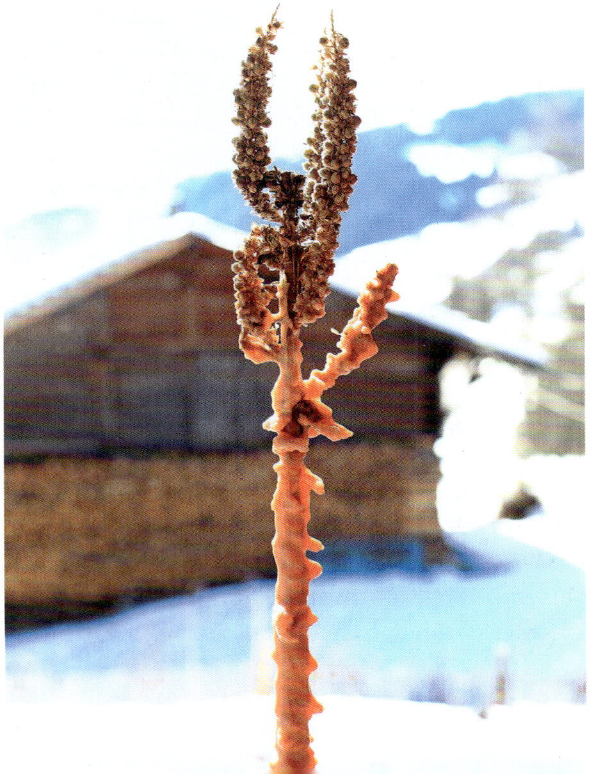

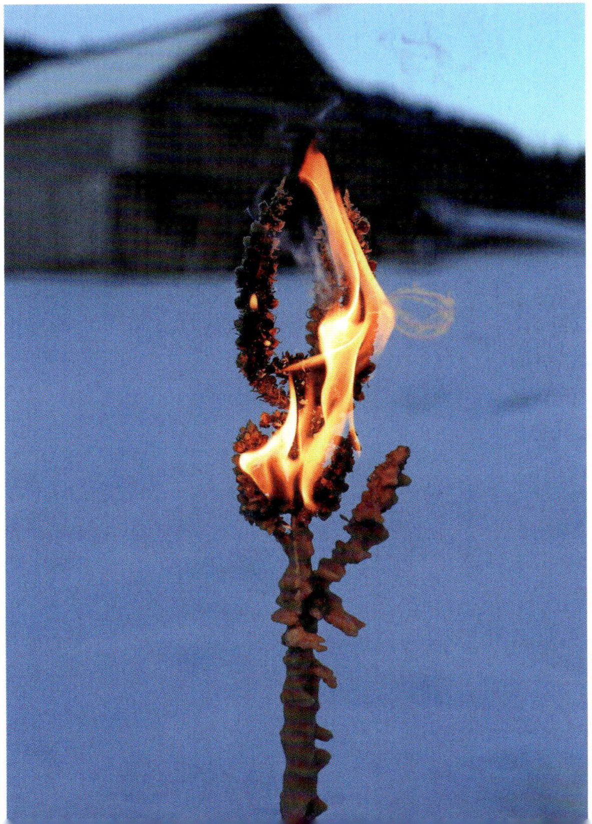

◄ Die Fackelblume bringt es auf den Punkt: Der in Wachs oder Harz getauchte, abgewelkte Blütenstängel eignet sich vorzüglich als natürliche Fackel.

Die kostbare Essenz stellten die Menschen damals folgendermaßen her: Sie füllten frische Blüten in ein Gefäß und stellten es dann verschlossen in die pralle Sonne. Die ölartige gelbliche Flüssigkeit, die sich als Ausschwitzung am Boden sammelt, war das begehrte Gut: Sie massierten die nährende Substanz mit einem Bürstchen in die Kopfhaut ein. Das begehrte Mittel wirkte offenbar auch bei Ohrenschmerzen.

In Pech, Öl, Wachs oder Harz getauchte Blütenstängel waren oft gebrauchte natürliche Fackeln. Der Arzt und Botaniker Otto Brunfels (1488–1534) schrieb: „So man es mit Harz oder Pech überstreicht, brennet es wie eine Kerz." Die getrockneten, wollig behaarten Blätter der *Wollblume* dienten als Lampendochte, der Haarflaum der Blätter als leicht brennbarer Zunder. Daher stammen wohl die Namen *Fackelblume, Kerzenkraut, Lampenkraut* und *Brennkraut*.

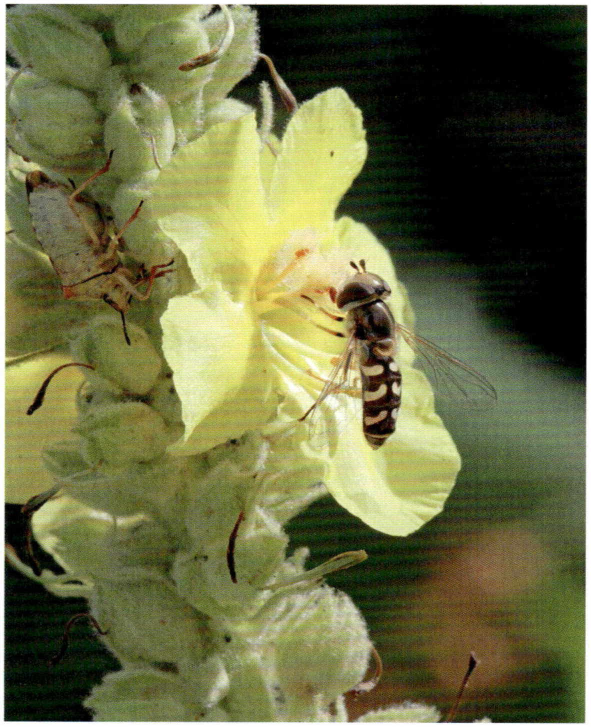

➤ *Die Blüten tragen Sonnenkräfte in sich. Als unglaublich vielseitiges Heilmittel ...*

Eine alte christliche Legende berichtet davon, wie die Königskerze ihren Namen bekam: Ein christlicher König aus England machte einst mit seinem kleinen Sohn eine Pilgerreise nach Rom, um an den Gräbern der Heiligen Märtyrer zu beten. Wie ein armer Mann gekleidet betrat er die heilige Stadt und begab sich mit einem Führer in die Katakomben. Der Führer war nun nicht, wie angenommen, ein frommer Christ, sondern ein Heide, der schon so manchen Diener Gottes absichtlich ins Verderben gelockt hatte. Inmitten des unterirdischen Labyrinthes löschte der treulose Führer die Fackel und verschwand. Da betete der verzweifelte König zu dem Allmächtigen und den Heiligen und sein Gebet wurde schließlich auch wirklich erhört: Plötzlich begann die Blume, die sein Sohn am Eingang achtlos gepflückt hatte, zu glühen und zu leuchten. Mit ihrem Licht fanden sie schließlich den Ausgang – und fortan hieß die Blume *Königskerze*.

Der Samen der *Fischkörnerkerze* kam beim Fangen von Fischen zum Einsatz, wie wir bereits von Aristoteles (384–322 vor Christus) wissen. Wurden sie, gemeinsam mit zerquetschten Blättern, des Nachts ins Wasser gestreut, waren am nächsten Tag die Fische so betäubt, dass sie mit bloßer Hand zu fangen waren. Eine moderne Erklärung könnte die Wirkung der Saponine sein, die die Pflanze enthält: Sie hemmt die Atmung durch die Kiemen und zwingt die Fische dazu, sich an die Wasseroberfläche zu bewegen.

Heilkunde: mehr als „nur" ein Hustenmittel

In der heutigen Heilkunde hat die Königskerze an Bedeutung verloren – zu Unrecht. Immerhin ist ihre Wirkung bei Erkrankungen der Luftwege wissenschaftlich anerkannt. Die Kommission E erteilte den Blüten eine Positiv-Monographie. Das ist gut so, denn die Blüten enthalten sehr viele heilsame

Wirksamer Tee bei Husten

Die Blüten eignen sich auch sehr gut für Mischungen. Zum einen weil sie einfach hübsch aussehen und gut schmecken. Zum anderen aufgrund der reizlindernden und sekretlösenden Wirkung. Lassen Sie sich bei der Teezubereitung von den magischen Ritualen inspirieren (Seite 22 f.).

Reizlindernde Husten-Mischung Mischen Sie 20 g Blüten mit 20 g Blüten der Malve und 30 g Blättern vom Spitz-Wegerich. Zerkleinern Sie die Kräuter erst kurz vor der Anwendung. 1 TL dieser Mischung mit ¼ l warmem Wasser (etwa 70 Grad) überbrühen. 1 Stunde ziehen lassen. Danach durch einen feinen Teefilter abgießen. Schluckweise trinken.

Auswurf fördernde Husten-Mischung Bei festsitzendem Husten mischen Sie je 15 g Blüten von Königskerze, Schlüsselblume (mit Kelch) und Gänseblümchen sowie Thymiankraut. 1 TL dieser Mischung mit ¼ l heißem Wasser überbrühen und 6–8 Min. ziehen lassen. Danach abgießen. Nach Wunsch mit Honig gesüßt 3-mal täglich 1 Tasse trinken.

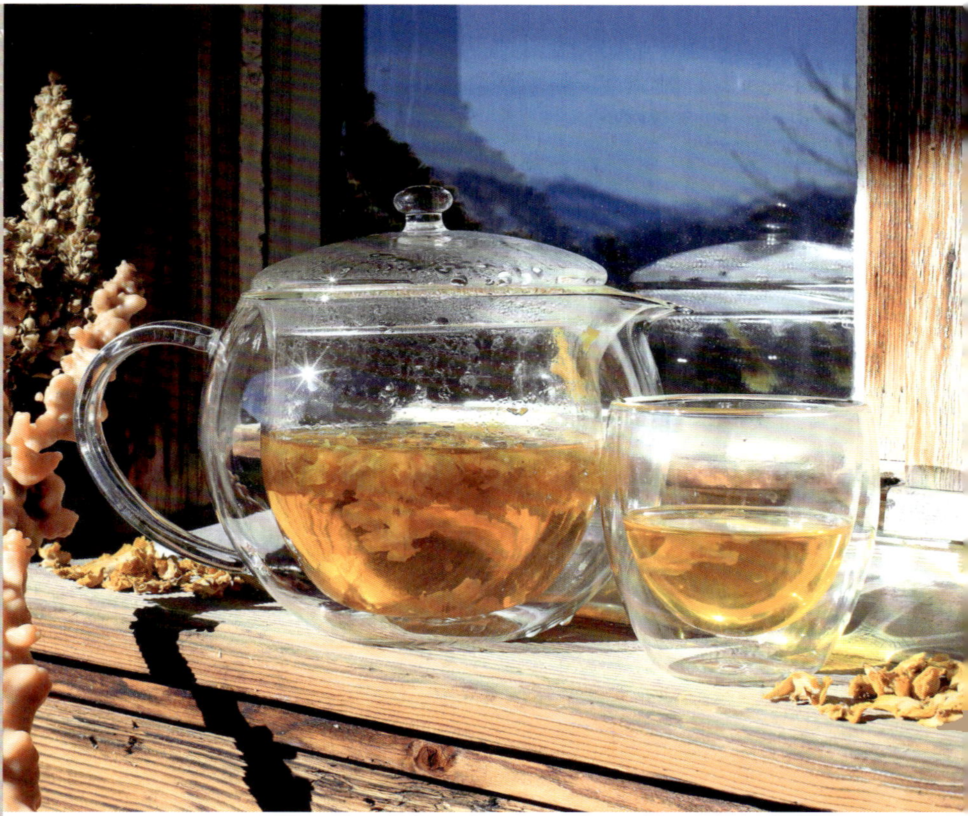

▲ *… übertragen sie die wärmenden Lichtkräfte in das Teewasser.*

Stoffe, die weit mehr können als „nur" Husten lösen: Da sind zunächst die Triterpen-Saponine zu nennen, mit einer sekretlösenden und den Auswurf fördernden Wirkung. Sie sorgen dafür, dass sich festsitzender Bronchialschleim verflüssigt und somit vom Kranken gut abgehustet werden kann. Dann gibt es noch die Schleimstoffe, die auf gereizte Schleimhäute beruhigend und reizlindernd wirken, indem sie sich wie eine schützende Schicht darüberlegen. Für Reizhusten ist das ideal. Aufgrund der Schleimstoffe eignet sich der Tee auch gut als Gurgelmittel bei Entzündungen im Rachen und bei Heiserkeit.

PHARMAKOLOGIE

Inhaltsstoffe: 11 % Invertzucker; 2–4 % Flavonoide; 3 % Schleimstoffe (Polysaccharide); Triterpen-Saponine; Iridoidglykoside (u. a. Aucubin); Carotinoide; Phenolcarbonsäuren (z. B. Kaffeesäure); wenig ätherisches Öl; Phytosterole; Iridoide, Schleimstoffe, Saponine und Flavonoide sind auch in den Blättern enthalten

Wirkungen: reizlindernd, sekretverflüssigend, auswurffördernd, entzündungshemmend, wundheilend, harntreibend

Kommission E: Katarrhe der Luftwege

Flavonoide und Iridoidglykoside (Aucubin) hemmen Entzündungen, heilen Wunden und wirken harntreibend. Schließlich gibt es noch Carotinoide, Phenolcarbonsäuren, wenig ätherisches Öl und Spuren von Phytosterolen. Elf Prozent Invertzucker sorgen gleichzeitig dafür, dass der Tee vorzüglich schmeckt – auch Kindern. Ganz aktuell ist der Nachweis antiviraler Eigenschaften. Anhand der Inhaltsstoffe lassen sich nahezu alle volksheilkundlichen Anwendungen gut nachvollziehen.

Zwei Wirkstoffe – zwei Zubereitungen

Bei der Zubereitung von Tee aus den Blüten sind einige Aspekte zu beachten, da sich die beiden Hauptwirkstoffe – Saponine und Schleimstoffe – unterschiedlich herauslösen. Um einen festsitzenden Husten mit zähem Schleim zu behandeln, gießen Sie die Blüten mit heißem Wasser auf und lassen sie zehn Minuten ziehen. Die Saponine lösen sich dann optimal. Wenn Sie eher die reizmildernden, beruhigenden Pflanzenschleime nutzen wollen, übergießen Sie die Blüten dagegen mit nur warmem Wasser und lassen sie eine Stunde ziehen. Heißes Wasser würde die Schleimstoffe schädigen und ihre Wirksamkeit verhindern. Die Schleimstoffe brauchen Sie vor allem bei trockenem Husten und bei Reizhusten. Sie lindern im Hals das unangenehme Kratzen und Kitzeln sowie das Gefühl von Trockenheit und Wundsein.

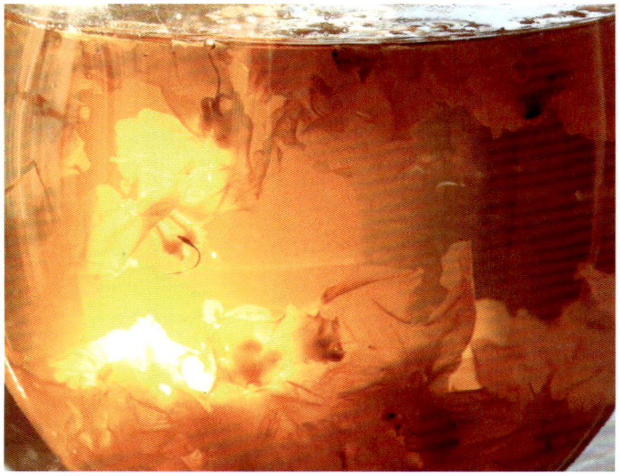

➤ *Die Blüten machen einen guten Hustentee für Kinder: mit goldgelber Farbe und mildem Geschmack.*

Bei beiden Zubereitungsarten dosieren Sie etwa vier Teelöffel getrocknete Blüten auf einen Liter Wasser. Selbstverständlich können Sie im Sommer auch direkt die frisch geernteten Blüten nehmen. Sie benötigen dann allerdings die doppelte Menge. Wegen der feinen Härchen der Staubgefäße sieben Sie den Tee am besten durch ein feines Teesieb oder einen Papierfilter ab. Die Härchen könnten sonst die Rachenschleimhaut reizen. Königskerzentee leuchtet in einer schönen goldenen Farbe und schmeckt sehr mild.

Balsam für wunde Haut

In der Volksheilkunde wird die Königskerze bei Husten und als harntreibendes Mittel eingesetzt. Im Vordergrund stehen äußerliche Anwendungen der *Wundblume*. Blüten und Blätter kommen seit altersher in Form von Umschlägen zur Wundheilung, bei Hautkrankheiten und bei Prellungen zum Einsatz. Dazu nehmen Sie ein mit Tee getränktes Tuch und legen es vorsichtig direkt auf die entzündete Hautstelle. Sie können dafür die Blätter nach alter Tradition auch in Milch erhitzen oder einen Brei aus ihnen machen und ihn auftragen. Die frischen Blüten linderten in früheren Zeiten – zerrieben – als breiiger Umschlag kleine Verwundungen durch Insektenstiche.

Viele Heilkundige schätzen das *Königsöl*. Hierzu geben Sie frische Blüten in ein helles Glas und übergießen sie mit Olivenöl, so dass sie gut bedeckt sind. Sie benötigen etwa 100 Milliliter Öl für zehn Gramm frische Blüten. Das Glasgefäß stellen Sie drei Tage in die Sonne. Anschließend gießen Sie in eine dunkle Flasche ab und bewahren das Heilöl kühl auf. Es ist ein vorzügliches Einreibemittel bei Neuralgien, Entzündungen der Haut, Frostbeulen, Wunden, Verbrennungen und Hämorrhoiden. Tropfenweise in den Gehörgang geträufelt ist es – leicht angewärmt – bei Ohrschmerzen und Ekzemen im Gehörgang hilfreich.

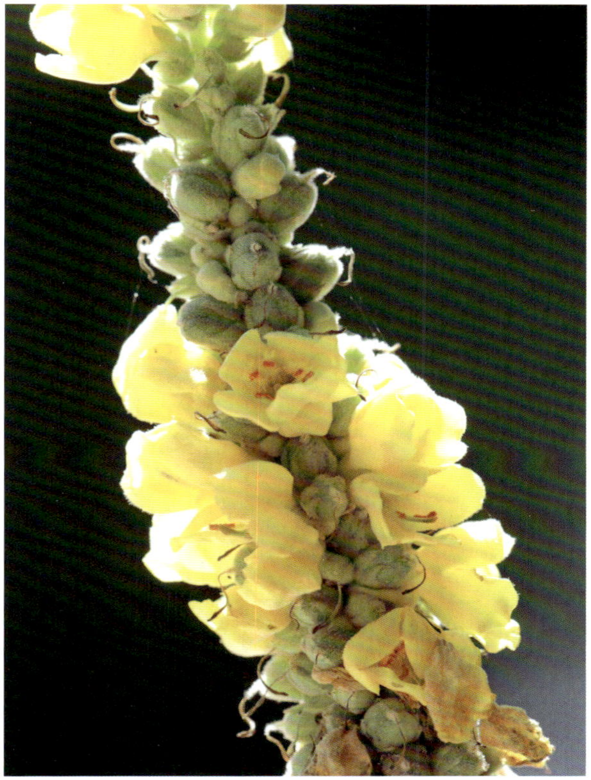

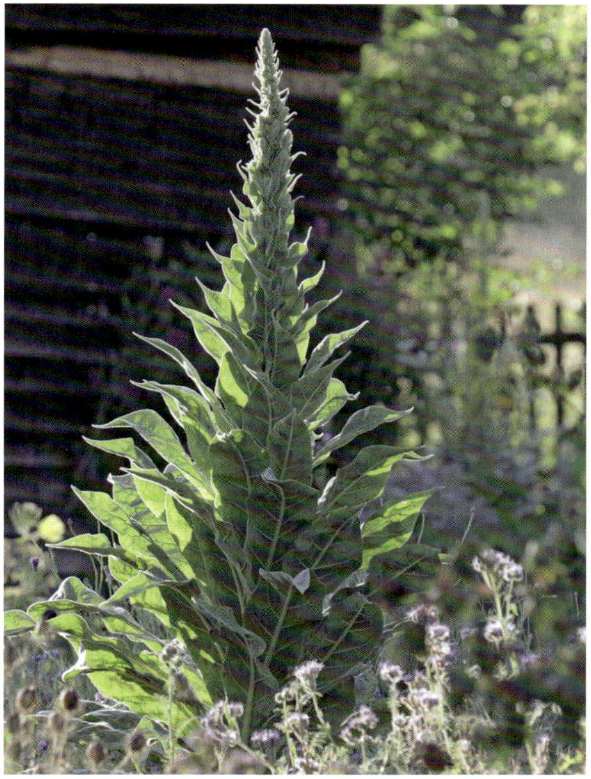

◄ *Dafür steht sie, die Königskerze: sonnige Ausstrahlung und selbstbewusste Aufrichtigkeit.*

Ihre Intuition zählt ...

Besuchen Sie eine Königskerze an einem sonnigen Sommermorgen. Lassen Sie das wunderbare Strahlen der Blüten auf sich wirken und lauschen Sie dabei dem emsigen Summen der vielen Bienen. Nehmen Sie die Weichheit der Blüten und ihren zarten Duft vollkommen in sich auf. Unsere Vorfahren sahen in dieser Pflanze einen Lichtbringer, der wie eine Kerze oder Fackel den Weg im Dunklen erhellt. Die *Fackelblume* ist eine Pflanze, die das innere Licht entzündet und den weiteren Weg ausleuchtet. Sie macht auch die innere Stimme hörbar. Sie ist eine Meisterin, die Bewusstwerdung, Erkenntnis und Klarheit fördert.

In der majestätischen aufrechten Haltung liegt auch ein Hauch von Göttlichkeit. Wo Königskerzen wachsen, ist es leichter, in das Spirituelle und Geistige zu kommen. Vielleicht können Sie das auch so empfinden und spüren.

Bei mir persönlich steht vor allem die fröhliche Ausstrahlung der sonnigen Blüten im Vordergrund, so wie es auch Hildegard von Bingen spürte. Es gibt kaum eine Blüte mit einem so freundlichen und warmen Gelb. Hat der sensitive Pflanzenkenner Edward Bach (1886–1936) eine besonders kraftvolle Blüte übersehen? Probieren Sie es am besten einfach selbst aus, eine feinstoffliche Essenz, ein Sonnenheilmittel herzustellen. Die Blütenessenz vermittelt die Botschaft „Freue dich auf den Tag“ oder „Stärke dich für den Tag“. Gerade Menschen, die morgens mürrisch sind und schwer in die Gänge kommen, können damit Kraft und Freude für den bevorstehenden Tag schöpfen.

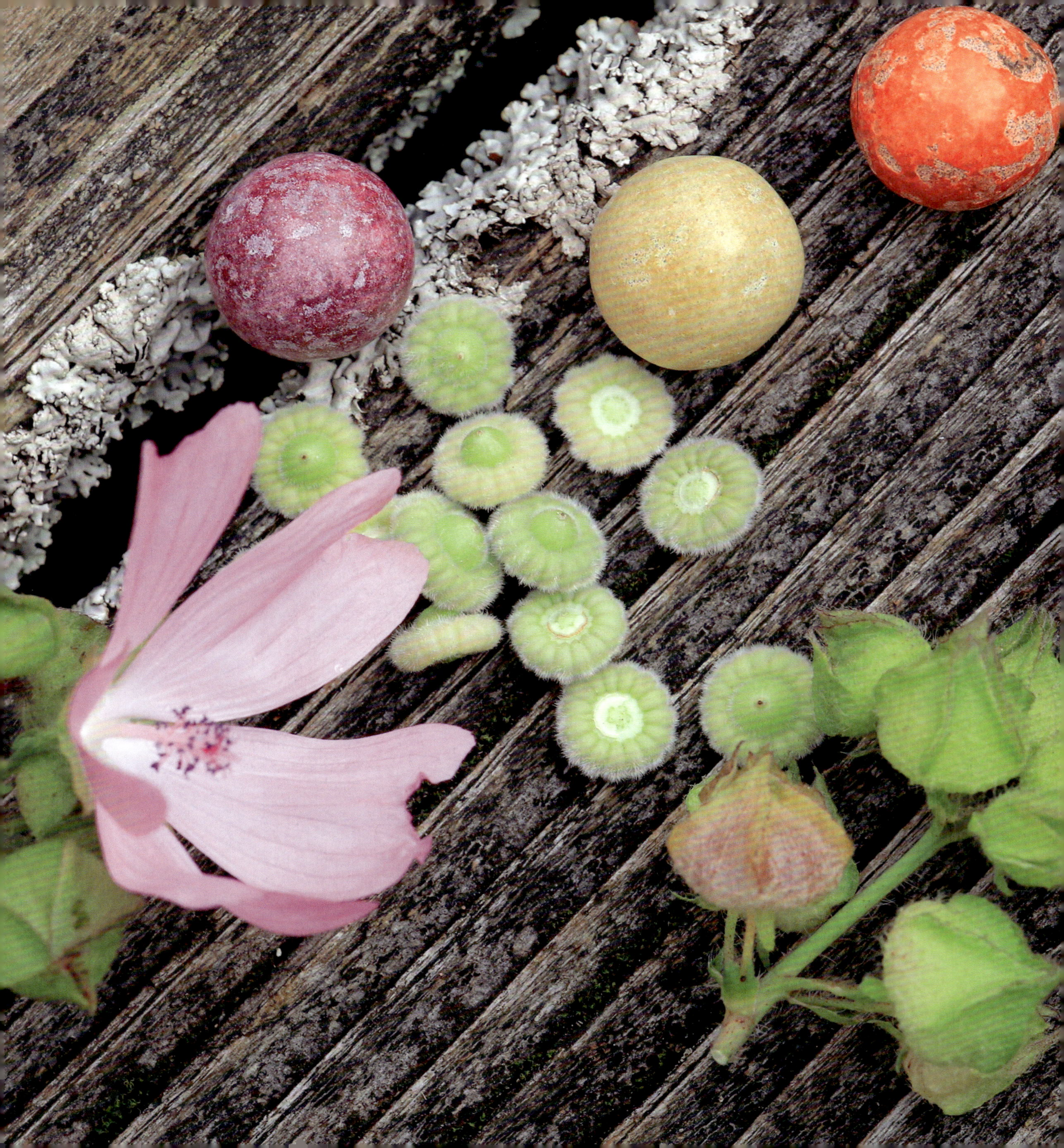

MALVE

Malva sylvestris

Sinnlich und weich

Als Kind kannte ich lediglich die kleine Weg-Malve *(Malva neglecta)* und zwar als essbares Spielzeug. Ich hatte einige Pflanzen im Spielrepertoire: So war beispielsweise die Blüte der Acker-Winde ein kelchartiges Trinkgefäß und die Früchte der Weg-Malve eine beliebte Handelsware im Kaufladen. Die Wilde Malve mit ihren großen lilafarbenen Blüten lernte ich erst später kennen. Sie wurde in meinem Kräuterbetrieb eine meiner Lieblingspflanzen. Ihr Blütenreichtum ist unglaublich. Ein Erntekorb voller weicher Malvenblüten ist wie ein blauer Magnet – in die weichen Blüten würde man sich am liebsten hineinlegen.

Botanik: genau hingeschaut

Die Malve gehört zur Familie der Malvengewächse mit 30 Gattungen und über 1500 Arten. Eine davon ist die Gattung *Malva*, zu der 30 Arten gehören, die vorwiegend in Europa und Nordafrika beheimatet sind. Der Wilden Malve *(Malva sylvestris)* begegnen wir an Weg- und Wiesenrändern, auf Ödland und an Böschungen. Aus einer fleischigen, innen weißen Pfahlwurzel, die tief in den Boden reicht, wachsen verzweigte rau behaarte Stängel. Die langgestielten Blätter sind beidseitig spärlich und weich behaart. Sie sind rundlich bis herzförmig und meist 5-7fach gelappt. Am Blattrand sind sie gezähnt. Die blassrosa bis lilafarbenen Blüten sitzen büschelweise in den Blattachseln. Die langgestielten Blüten besitzen fünf Blütenblätter, die mit drei dunklen Längsstreifen gezeichnet sind. Diese Längsstreifen weisen, so sehen es die Botaniker, den Bienen und Hummeln den Weg direkt zum Nektar (Saftmale).

Ein besonderes Kennzeichen aller Malvengewächse sind die in der Mitte der Blüten zu einer Röhre verwachsenen Staubfäden. Daraus ragt der Griffel hervor. Die Pollenkörner sind weiß. Die Blütezeit dauert mehrere Monate: von Mai bis September. Charakteristisch sind die scheibenförmigen Früchte, die von fünf Kelchblättern fast ganz eingehüllt werden. Nach dem Ausreifen lassen sich die runzeligen Scheiben in neun bis zwölf nierenförmige Teilfrüchte zerteilen.

Die Wilde Malve erreicht je nach Standort eine Höhe von 50 – 120 cm. Sie wächst ein- bis zweijährig, in seltenen Fällen auch mehrjährig. Im Heilpflanzenanbau stoßen wir meist auf die Mauretanische Malve, eine südländische Unterart *(M. sylvestris ssp. mauritiana)* mit wesentlich dunkleren Blüten.

Viele Blüten erfreuen den Gärtner

Ein spanisches Sprichwort besagt sinngemäß: „Malve im Gemüsegarten, lässt den Doktor draußen warten.“ Aber nicht nur wegen ihrer Heilkraft, sondern auch wegen der ungeheuren Blühfreudigkeit sollte die Malve in keinem Garten fehlen. Aus den Blattachseln der Staude entspringen unzählige Blüten. Die zarten Blütenblätter erinnern an Schmetterlingsflügel.

Kein Wunder, dass es bei diesen Blüten speziell für den Ziergarten zahlreiche Sorten und Züchtungen gibt. Für den Anbau zu Heilzwecken empfehle ich die Mauretanische Malve. Sie wächst höher und hat etwas größere, dunkelviolette Blüten, die manchmal sogar halb gefüllt sind. Alleine schon wegen der wunderschönen Blüten würde ich diese Unterart unserer heimischen Malve vorziehen. Aber auch aus Sicht der Heilwirkung: Ihre Blüten sind etwas schleimhaltiger und der Gehalt an Anthocyan-Farbstoffen ist wesentlich höher.

Die Malve verträgt Sonne und Halbschatten. Sonnige Lagen erhöhen die Blühfreudigkeit und senken die Gefahr von Pilzerkrankungen. Sie braucht eine gleichmäßige gute Versorgung mit Wasser. Trockene Standorte kommen nicht in Frage, aber auch Staunässe verträgt sie nicht. Sie liebt nährstoffreiche, lockere Böden. An einem guten Standort erreicht sie eine staatliche Größe von über 1,50 m und setzt viele Blüten an. Zuviel Stickstoff wirkt sich negativ auf die Blütenbildung aus. Die Pflanze ist frosthart. Sie wird meist einjährig ange-

▼ Bei den Malvengewächsen gibt es wunderschöne Zierpflanzen wie die Buschmalven (links) – daneben auch sehr heilkräftige Arten wie die Mauretanische Malve (rechts).

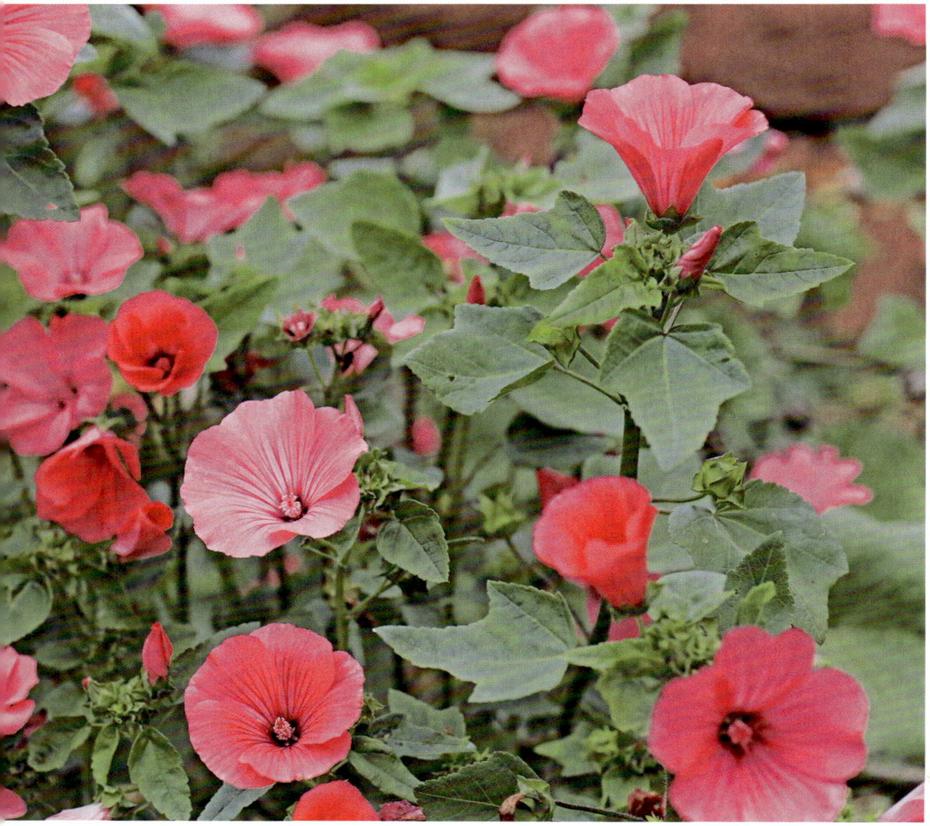

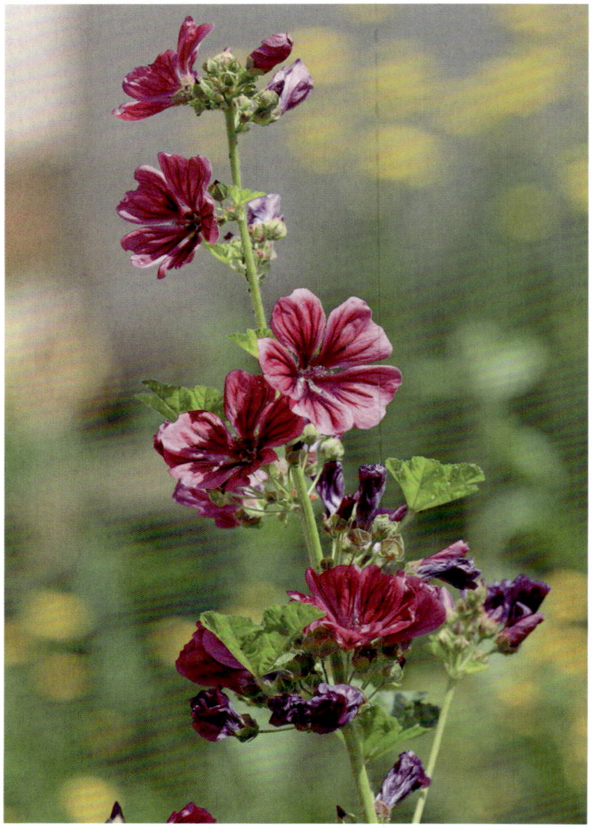

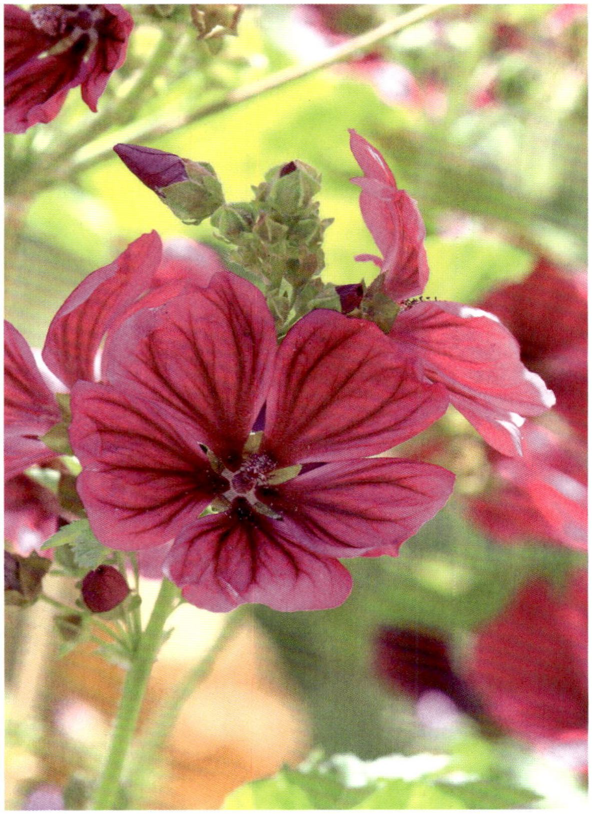

◄ *Heilkräfte pur! Ernten Sie dafür am besten vormittags die voll geöffneten Blüten.*

baut, treibt aber meist noch ein zweites oder gar ein drittes Jahr aus. Wer ein zweites Standjahr probieren will, schneidet sie im September nach der Blüte zwei Handbreit über dem Boden ab und häufelt etwas an. Der Nachteil der zweijährigen Kultur ist die erhöhte Anfälligkeit für Pilzkrankheiten.

Wegen der empfindlichen Pfahlwurzeln ist die Direktsaat ins Freie ratsam, am besten Anfang April. Es ist auch möglich, im Sommer auszusäen, wobei die Pflanze dann meist erst im nächsten Jahr blüht. Wenn Sie mit Mondrhythmen arbeiten, dann säen Sie diese typische Mondpflanze wenige Tage vor Vollmond. Der Vollmondimpuls steigert die Keimfähigkeit und sorgt für kräftiges Wachstum. Der Reihenabstand beträgt 50, innerhalb der Reihe höchstens 40 Zentimeter. In windigen Lagen benötigen die Pflanzen eventuell eine Stütze. Einmal angebaut, verbreitet sich die Malve selbst durch herabfallende Samen. Die jungen Pflänzchen können Sie gut ausgraben und an den gewünschten Standort setzen.

Bei Pilzen und Erdflöhen beliebt

Die Malve und alle ihre Verwandten werden oft von zwei Pilzen befallen: dem Malvenrost und dem Brennfleckenpilz. Wenn die Blätter rotbraune Tupfen an der Blattunterseite zeigen, sollten Sie sie nicht mehr ernten. Die kurzlebigen Blüten können von dem Pilz nicht befallen werden. Allerdings nimmt bei befallenen Pflanzen die Blühfreude schnell ab. Deshalb sollten Sie befallene Blätter sofort abschneiden und vernichten, um den Krankheitsverlauf zu verlangsamen. Ist der Befall bereits zu stark fortgeschritten, hilft nur noch ein radikaler Rückschnitt. Dann können Sie später den Neuaustrieb beernten.

Am besten ist natürlich, Sie lassen es erst gar nicht soweit kommen: Mit vorbeugenden Spritzungen von Schachtelhalmsud oder mit einer Wasser-Milch-Brühe (siehe Seite 43) halten Sie die schleimliebenden Pilze in Schach. Auch Erdflöhe besuchen die Malven äußerst gerne. Sie erkennen den Befall mit den kleinen Käfern an durchlöcherten Blättern. Auf gemulchten, gleichmäßig feucht gehaltenen Flächen kommen diese Schädlinge seltener vor, da sie sich besonders gut auf trockenem, verkrustetem Boden vermehren.

Erntetipps

Die Erntezeit beginnt mit der Blüte im Juni und dauert sechs bis acht Wochen. Schon ab sechs Uhr gehen die ersten Blüten auf. Über den ganzen Tag verteilt öffnen sich ständig neue Blüten. Bei einer kräftigen Pflanze können Sie täglich 100 bis 200 Blüten pflücken. Die Blüten sind sehr kurzlebig: Sie entfalten sich nur für die Dauer eines Tages. Deshalb ernten Sie am besten die voll geöffneten Blüten am späten Vormittag, einmal täglich.

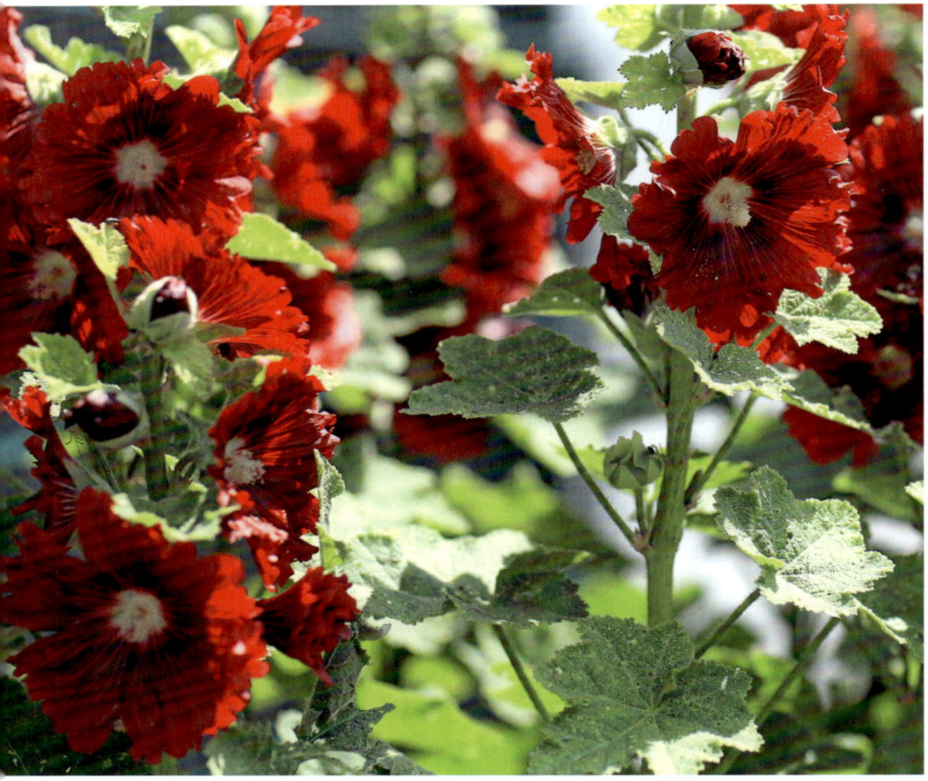

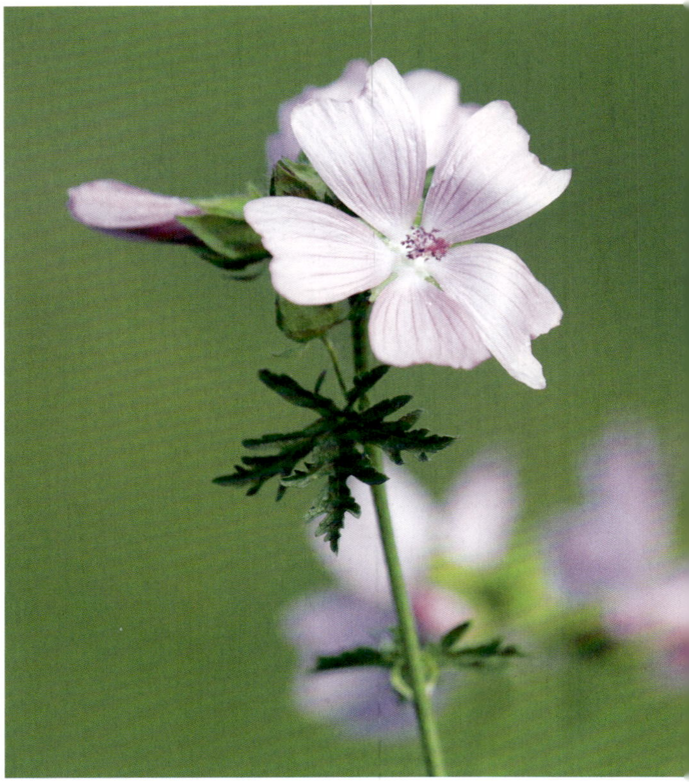

▲ *Die schönen, beeindruckenden Stockrosen (links) gehören zu jedem Bauerngarten dazu. Die Rosen-Malve (rechts) wächst häufig an Wegrändern und Böschungen.*

An Regentagen pausieren Sie. Ein tägliches Ernten regt die Bildung von Blüten an und verlängert die Blühperiode. Pflücken Sie stets die Blüten mitsamt dem Kelch. Zu Beginn der Blüte ist der Schleimgehalt der dunkelgrünen Blätter am höchsten, so dass Sie immer einige Blätter miternten sollten.

Achten Sie dabei vorsichtshalber auf die emsigen Bienen, die den Malven sehr gerne einen Besuch abstatten! Sollten Sie einmal eine Biene übersehen, die dann in ihrer Not zusticht, dann ist die geeignete Heilpflanze immerhin gleich zur Hand. Der Mönch Odo Magdunensis schrieb im 11. Jahrhundert: „... mit Malvensaft heilst du die Bienenstiche / und wenn du Öl damit verquickst und deinen Leib bestreichst, wird dir gar keine Biene Schaden bringen.“ Auch wenn die Blätter nicht unbedingt all diese Versprechungen erfüllen mögen: Die Schleimstoffe in ihrem Saft sind jedenfalls eine ausgezeichnete Erste-Hilfe-Maßnahme. Sie beruhigen und lindern den Schmerz.

Das empfindliche Erntegut breiten Sie locker in einer dünnen Schicht aus und trocknen es. Beim Trocknen erfolgt eine Einfärbung ins tiefe Blau. Beachten Sie: Damit die wunderschöne dunkle Farbe bleibt, darf kein Sonnenlicht auf das Trockengut fallen. Am besten wird das Ergebnis, wenn Sie die Malven mit künstlicher Wärme in einem Trockengerät trocknen.

„Blattspinat“ für die Kräuterküche

Die Malve galt früher nicht umsonst als nahrhaftes Gemüse. Die jungen Blätter haben einen angenehm milden Geschmack. Sie eignen sich roh als Beigabe für Salate, auch für Suppen oder gedünstet

Köstliche Rezepte für das besondere Genusserlebnis

Molokhia-Suppe (ägyptische Spezialität)
Dünsten Sie eine gewürfelte Zwiebel mit etwas Öl an. 1 Lorbeerblatt und 5 Kardamomkapseln zufügen. Mit 1 l Gemüse- oder Hühnerbrühe aufgießen und die Gewürze darin 5 Min. auskochen lassen. Dann durch ein Sieb passieren. 250 g feingeschnittene Malvenblätter zufügen und 15 Min. kochen. Die Suppe pürieren, mit Zitronensaft abschmecken und mit Fladenbrot servieren. Um sie gehaltvoller zu machen, geben Sie zusammen mit den Malvenblättern 50 g Bulgur oder Couscous in die Brühe.

Mittelalterliche Malvenspeise
Schneiden Sie 1 Zwiebel klein und dünsten Sie sie in 1 EL Butter glasig. 70 g Getreideschrot (Dinkel oder Gerste) dazugeben und leicht anschwitzen. Mit ¼ l Gemüsebrühe aufgießen, kurz aufkochen und ungefähr 20 Min. quellen lassen. 2 Tassen kleingeschnittene Malvenblätter hinzufügen und schließlich alles 5 Min. ziehen lassen. Zum Schluss noch 4 EL Sauerrahm unterziehen, mit Pfeffer abwürzen und servieren.

Bekkula (marokkanische Spezialität)
Schneiden Sie 1 kg Malvenblätter in Streifen. Mit etwas Olivenöl und wenig Wasser 15 Min. dämpfen. 2 Knoblauchzehen und ½ TL Schwarzkümmel in etwas Öl anrösten und zu den Blättern geben. 1 Bund Petersilie fein hacken und unterziehen. 10–15 Min. garen, bis die Flüssigkeit verdampft ist. Mit dem Saft von ½ Zitrone beträufeln und kalt oder warm zu Couscous servieren.

Purpursalz mit Malvenblüten
100 g Meersalz, 50 g frisches Rotes Basilikum und 25 g Malvenblüten (frisch oder getrocknet) in einem Mixer zerkleinern, so dass eine Masse entsteht, die feuchtem Sand ähnelt. Die Masse verteilen Sie auf einem mit Backpapier ausgelegten Blech und lassen es im Backofen bei maximal 40 Grad schonend trocknen. Den Backofen dabei einen Spalt offen lassen, damit Feuchtigkeit entweichen kann. Je nach Feuchtigkeitsgehalt ist die Masse nach 40–60 Min. trocken. Erneut im Mixer oder in einem Mörser zerkleinern und vermahlen. Das lilafarbene Salz ist ein echter Hingucker!

wie Blattspinat. Durch ihren hohen Gehalt an Schleimstoffen dicken sie leicht an. Sie enthalten viel Eiweiß und Eisen. Da die Blätter zu Pilzkrankheiten neigen, sollten Sie beim Sammeln erkrankte Blätter aussortieren. Die mild schmeckenden Blüten sind als Garnierung für Salate und Desserts attraktiv. Die kleinen Farbenwunder eignen sich sehr gut zum Färben von Speisen, Likör und Sirup oder getrocknet als Farbtupfer in Teemischungen. Die grünen unreifen Früchte, die Käsli, können Sie gut roh zu Blattsalaten geben oder einfach pur genießen. Sie schmecken nussig.

In arabischen Ländern sind die Blätter eines Malvengewächses noch heute Bestandteil einer traditionellen Suppe, die in Ägypten *Molokhia* heißt. Die Pflanze heißt bei uns *Muskraut* oder *Ägyptischer Spinat (Corchorus olitorius)*. Sie können dieses Gericht auch mit jungen Blättern unserer Malven kochen (siehe Kasten). Bedenken Sie, dass die Blätter sehr schleimhaltig sind. Das mundet nicht unbedingt allen Europäern, dafür aber Afrikanern, Arabern und Asiaten, die auch gerne eine mit der Malve verwandte Gemüseart, die schleimhaltige Okraschote *(Abelmoschus esculentus)* essen.

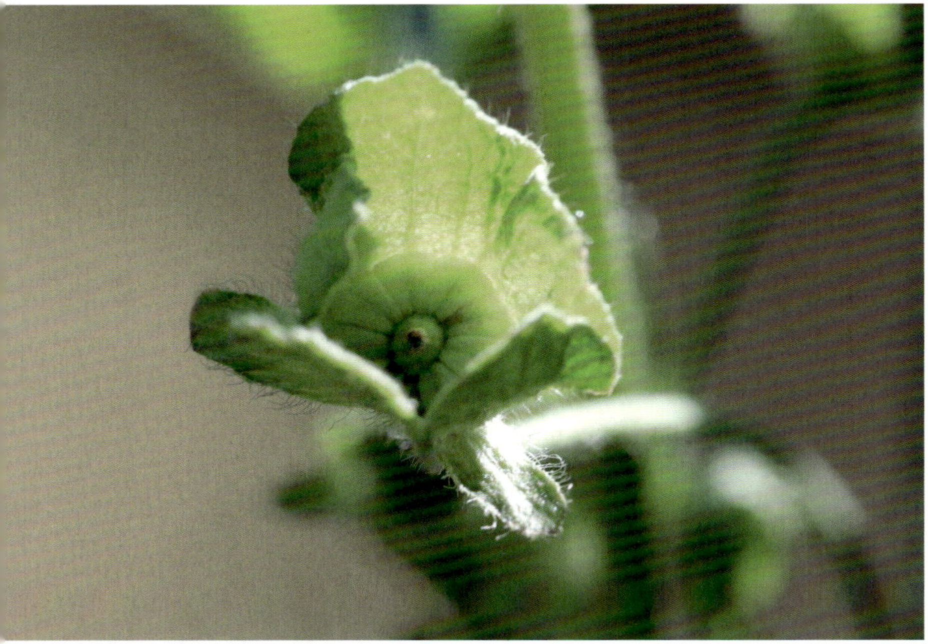

▲ *Die kleinen prallen Früchte hatten bei unseren Vorfahren den Ruf, ein äußerst wirksames Liebesmittel zu sein.*

Brauchtum: bedeutungsvolle Namen

Malve ist dem lateinischen *Malva* entlehnt, das wiederum dem griechischen *malakos* für *weich* entstammt. Die Malve galt schon in der Antike als erweichendes Mittel, vor allem bei Geschwüren und bei Verstopfung. Der Artname *sylvestris* bedeutet *wildwachsend,* als Abgrenzung zu den in Gärten kultivierten Malvengewächsen wie den Eibisch oder die Stockrose.

Die alten deutschen Namen *Pappel* oder *Rosspappel* sind nicht ganz so leicht zu entschlüsseln, zumal sie zunächst an den Baum gemahnen. Pappel stammt von dem altdeutschen Wort *papp,* was soviel wie *Brei* bedeutet. Der Hintergrund dazu: Aus geschrotetem Getreide und Malvenblättern wurden im Mittelalter schleimhaltige (pappige) Breie und Grützen gekocht, und die machen bekanntlich papp-satt! Der gepriesene Spinat verdrängte im Lauf der Zeit die Malve als Gemüsepflanze immer mehr aus den Bauerngärten.

Viele Volksnamen der Malve haben ihren Ursprung in der Form der Früchte. Sie sind klein, scheibenförmig und sehen aus wie winzige Käselaibe oder runde Kuchen. Unzählige Generationen von Kindern sammeln diese Käsli seit Jahrhunderten: zum Kochen in Puppenküchen, als Ware oder Geld in Spielkaufläden oder als Happen zwischendurch. Schon der Theologe und Botaniker Otto Brunfels (1488 – 1534) berichtet davon: „Die kleinen Pappeln sind zwar den Kindern bekannt / die die Käßlein davon sammeln / und damit spielen.“ Daher stammen die alten Volksnamen der Malve: beispielsweise *Käslikraut, Katzenkäse* oder *Käsepappel,* auch *Zuckerplätzchenkraut.*

Allerdings wurden die Kinder gewarnt, dass man vom übermäßigen Genuss „verrückt werde“ oder – einer anderen Version zufolge – „Läuse bekäme“. Was könnte hinter dieser drastischen Warnung stecken? Vermutlich hatten die Eltern Angst, ihre Jüngsten könnten zu früh auf „dumme Gedanken“ kommen, denn die Malve galt seit der Antike als wirksames Liebesmittel. Manche glaubten auch, dass die Hexen aus dem Grund verrückt und ausgelassen auf dem Blocksberg tanzten, weil sie zuvor *Pappelblumen* gegessen hätten. Pflanzen für einen Liebeszauber gerieten damals in manchen Kreisen gerne in Verdacht, Hexenkräuter zu sein – und damit in Verruf.

Seit der Antike Gemüse und Arznei

Die so unglaublich schön lilafarben blühende Wilde Malve zählt zu den ältesten Nutzpflanzen. Samenfunde in über 10.000 Jahre alten Siedlungen weisen darauf hin. Der griechische Dichter Hesiodos erwähnt um 750 vor Christus den Verzehr junger Malvenblätter als Gemüse. Schon damals zogen unsere Vorfahren die Wildpflanze in Gärten – sie war ein gängiges Nahrungsmittel der einfachen Leute.

Auch in der Medizin war die Malve begehrt. Die antiken Ärzte nutzten sie für innerliche wie äußerliche Zwecke. Der berühmte griechische Arzt

Dioskurides lobte im 1. Jahrhundert nach Christus die heilsame Wirkung bei Beschwerden der Blase und des Darms. Bei Vergiftungen, Hautgeschwüren, Augenentzündungen und Gebärmutterleiden empfahl er die Blätter. Für eine äußerliche Anwendung kochten die Heilkundigen die Blätter, mischten sie mit Öl und legten sie auf Brandwunden.

Der römische Philosoph Cicero erzählt in einem seiner Briefe von einem äußerst wirksamen Abführmittel, hergestellt aus Malve und Mangold. Sein Landsmann Plinius (23–79) beschrieb in seiner *Naturalis historia,* der *Naturgeschichte,* alles Wissenswerte seiner Zeit. Die Menschen schätzten damals die Heilkraft der Malve bei Stichen von Skorpionen sehr hoch ein: Ein auf ein Blatt gesetzter Skorpion würde sofort erstarren. Die frischen zerstoßenen Blätter dienten als Umschlag bei Bienen- und Wespenstichen sowie Spinnenbissen. Plinius nennt die Blätter zudem als unglaublich wirksames Mittel zur Förderung der Geburt: Die der Gebärenden untergelegten Blätter sollten den Vorgang derart beschleunigen, dass man sie nach der Entbindung sofort wegnehmen musste, damit nicht auch noch die Gebärmutter nachfolgte.

Die grünen Früchte galten bei den Römern als starkes Aphrodisiakum, gerade für Frauen. Doch auch die Liebeslust der Männer konnte einen Nutzen daraus ziehen: Der Leibarzt des Kaisers Tiberius glaubte, dass über die Genitalien gestreute Malvensamen das „Standvermögen" bis ins Unendliche steigern würden. Vielleicht trägt die Malve auch deshalb den Namen *Schwellkraut*. Für die Pythagoreer, einer von dem griechischen Philosophen und Mathematiker Phytagoras (um 500 vor Christus) gegründeten Philosophenschule, war die Malve eine heilige Pflanze: Essen strengstens verboten! Ganz im Gegensatz zum damaligen Gebrauch als beliebtes Lustmittel stand die Malve für eine Mäßigung der Leidenschaften und Triebe. Für die Philosophen und Mysterienschüler war das eine wichtige Voraussetzung zum Erlangen der Weisheit – und das ist bis heute so geblieben.

Pflanze der Fruchtbarkeit

Um 800 nach Christus erließ der Frankenkönig Karl der Große (747–814) für seine Landgüter die Verordnung *Capitulare de villis.* In ihr wird unter anderem der Anbau von über 70 Gemüse- und Heilpflanzen vorgeschrieben. Auch die Malve ist eine der Ausgewählten. Sie gelangte über die kaiserlichen Güter in die Klostergärten und schließlich auch in unsere Bauerngärten. Sie war im Mittelalter sehr gebräuchlich und galt lange Zeit als Allheilmittel, als *Omnimorbia.*

Die Äbtissin Hildegard von Bingen (1098–1179) nennt sie *Babela,* worin wir die Wortverwandtschaft zu Pappel gut erkennen können. Sie warnte jedoch vor dem Genuss roher Malven, die sie wegen der Schleime für giftig hielt. Hildegard empfahl sie dagegen gekocht bei einem kranken Magen, um die Verdauung zu fördern.

▼ Über viele Jahrhunderte waren sie fester Bestandteil der verschiedensten Kinderspiele – die Scheibchenfrüchte der heimischen Malven.

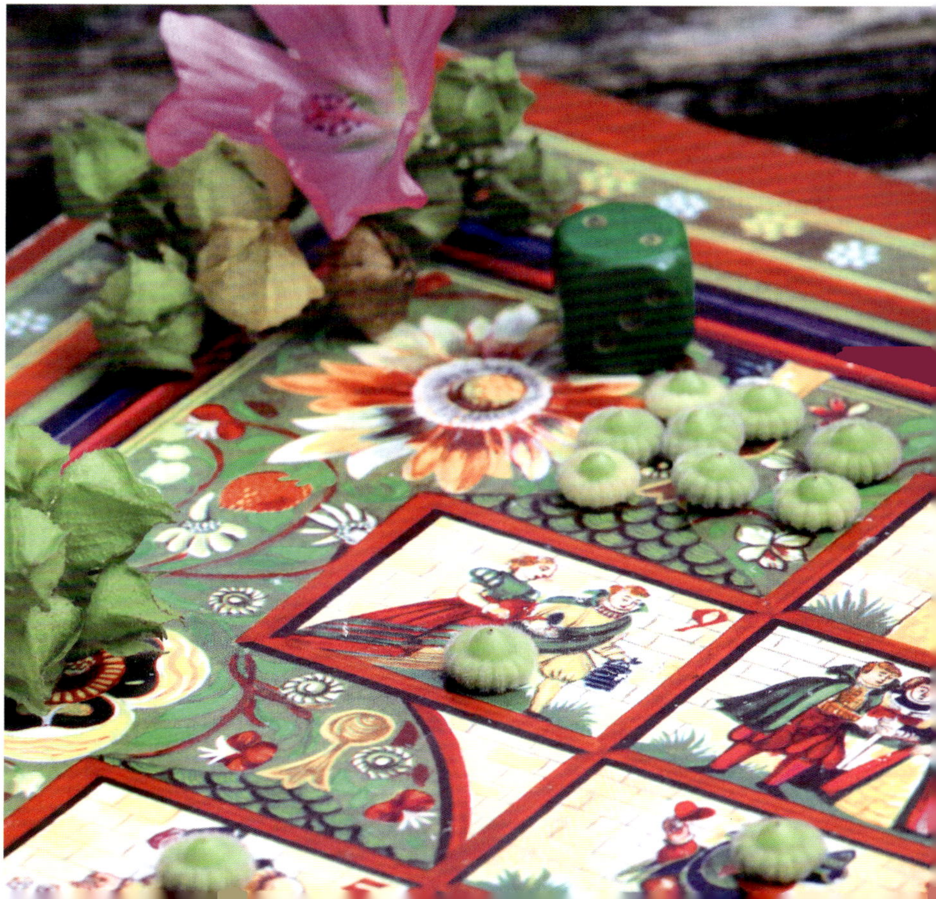

Der bei Morgengrauen auf der Pflanze gesammelte Tau verbesserte laut Hildegard das Sehvermögen, wenn die Erkrankten ihn auf ihre Augenlider strichen. In der mittelalterlichen Medizin gab es aus heutiger Sicht auch eigenwillige Anwendungen: So empfahlen viele Autoren von Kräuterbüchern die Blätter in Menschenharn gekocht bei Schuppen und Ekzemen am Kopf und mit Speichel zerstoßen als Umschlag auf Kröpfe.

Astrologisch betrachtet wird die Malve der Venus zugeordnet. So hat sie auch mit Fruchtbarkeit zu tun. Die Signatur – das Schleimhaltige und Blühfreudige – deutet diese Verbindung an. Aus dem 15. Jahrhundert ist ein Brauch überliefert, der ein traditioneller „Fruchtbarkeitstest" war: Die Frau goss ihren Urin über eine Malve. Verdorrte das Kraut innerhalb von drei Tagen, so war sie unfruchtbar. Blieb sie dagegen grün, dann konnte sie viele Kinder bekommen. Daher stammt der Volksname *Pissblume*. Doch auch für Liebeszwecke war die Pflanze geeignet. So steht im *Macer floridus,* einem Kräuterbuch aus dem 11. Jahrhundert: „Wenn man die Malvenwurzel mit einem Linnen an die Schenkel knüpft und bei sich trägt, soll sie die Liebeskraft erregen." Der Autor des Werkes, der Mönch Odo Magdunensis, beschreibt auch die Verwendung der Wurzel als Abortivum: „Olympias, die thebanische Ärztin, hat geschrieben, dass sie abtreibend auf die Leibesfrucht wirkt, wenn man Gänsefett löst, mit ihr verquickt / und dieses wie ein Scheidenzäpfchen von unten in die Scham einführt." In den Hexenprozessen des 16. Jahrhunderts taucht die Malve, vermutlich wegen ihrer Beziehung zur Venus, auch als „Hexenkraut" auf.

Heilkunde: bei Husten und Halsschmerzen

Wissenschaftlich anerkannt ist die innerliche Anwendung der Blüten und Blätter bei trockenem Reizhusten und bei Reizungen der Schleimhaut in Mund und Rachen. Abgekühlter Malventee ist ein wirksames Gurgelmittel bei Heiserkeit, Halsschmerzen sowie Entzündungen von Mund und Zahnfleisch. Bei diesen Indikationen hat die Malve den Segen der Kommission E ergattert.

Ihr Name („Die Weiche") verrät uns viel über ihre Heilkraft. Wenn Sie die zarten Blüten anfassen und ein wenig reiben, spüren Sie förmlich den weichen Pflanzenschleim. Die Schleimstoffe der Malve legen sich wie ein Schutzfilm auf gereizte und entzündete Schleimhäute des Rachens und der Bronchien. Dort wirken sie reiz- und schmerzlindernd und können darüber hinaus auch Gifte binden.

Die Schleimstoffe befinden sich in Blüten, Blättern und in der Wurzel. In der Antike und im Mittelalter wurden vor allem Blätter und Wurzeln verwendet, während heute in erster Linie die Blüten genutzt werden. Sie enthalten bis zu zehn Prozent Schleimstoffe. Wenn Sie die Malve im Garten anbauen oder am Wildstandort sammeln, können Sie sowohl Blätter als auch Blüten ernten. Die Blätter enthalten zwar etwas weniger Schleimstoffe, dafür aber Gerbstoffe, die eine mild zusammenziehende und straffende Wirkung besitzen.

Besonders empfindliche Heilstoffe

Bei der Zubereitung von Tee sollten Sie bedenken, dass die Schleimstoffe etwas hitzeempfindlich sind. Deshalb Blätter und Blüten nicht mit kochendem Wasser übergießen, sondern mit warmem. Lassen Sie das aufgekochte Wasser einfach zehn Minuten stehen, bevor Sie es über das Pflanzengut gießen. Den Aufguss lassen Sie zehn Minuten ziehen. Neben den Schleimstoffen lösen sich auch die blauen Farbstoffe (Anthocyane), die dem Tee eine wunderschöne Farbe geben. Die Blüten sind also aufgrund der Färbewirkung perfekt für ganz besondere Teemischungen geeignet. Die zu den Flavonoiden zählenden Anthocyane dienen dabei nicht nur der Schönung, sondern auch Heilzwecken. Als Schutzmittel für die Körperzellen wehren sie zellschädigende freie Radikale ab.

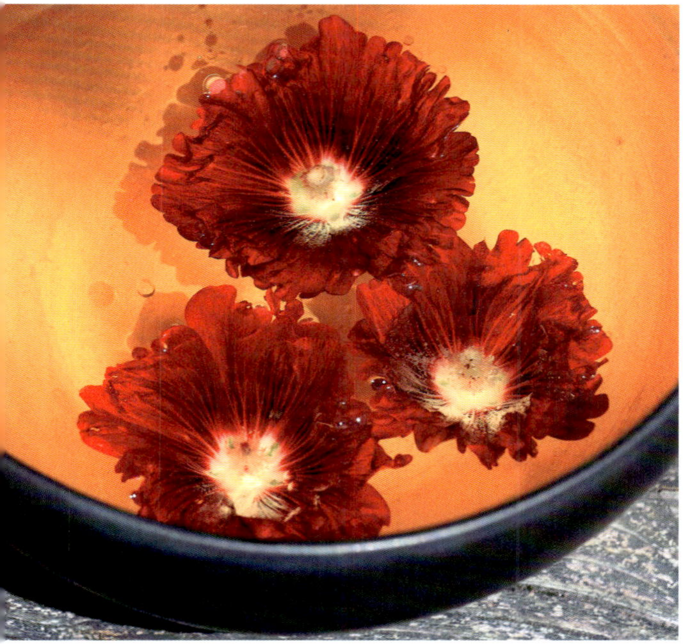

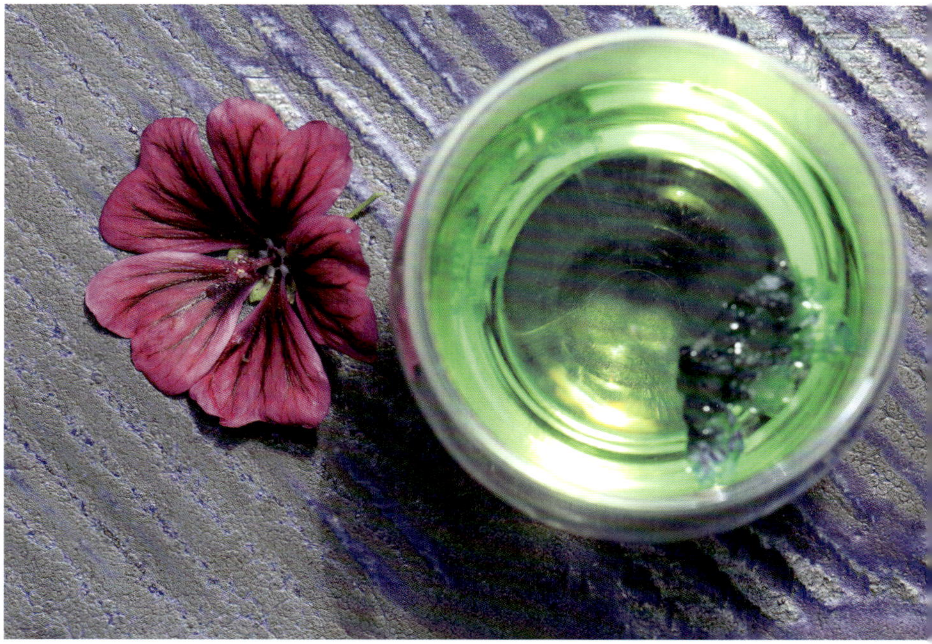

▲ *Sowohl die Blüten der Stockrose (links) als auch jene der Malven (rechts) beherbergen die heilsamen Schleimstoffe.*

Bereits im Mittelalter war die Malve auch ein unverzichtbares Mittel zum „Erweichen" von Geschwüren. Ihre reizlindernde Wirkung in Form von Umschlägen, Kompressen und Bädern ist bis in die heutige Zeit bekannt. Dazu die Blätter frisch zerquetscht auf die Haut legen oder feuchte Umschläge mit Tee oder Tinktur machen. Anwendungsgebiete sind vor allem Entzündungen der Haut, Juckreiz, Ekzeme, Neurodermitis, Brandwunden und Insektenstiche. Pfarrer Johann Künzle (1857–1945) lobte die Wirkung der Malve auf die erkrankte Haut: „Die frischen Blätter, etwas zerquetscht, geben vorzügliche Auflagen bei Insektenstichen, Quetschungen, da sie Brand und Entzündung nehmen und Giftstoffe ausziehen. Heiße Bäder im Malvenabsud oder warme Kompressen wirken ausgezeichnet bei Geschwulsten und Eiterungen." Die kräftigen Pfahlwurzeln wurden früher den Kleinkindern zum Kauen gegeben, um das Zahnen zu erleichtern und gleichzeitig das Zahnfleisch zu stärken.

In der Erfahrungsheilkunde wird die magische Pflanze nicht nur bei Reizungen der Schleimhaut im Mund genutzt. Auch bei Entzündungen im Magen-Darmbereich, bei Sodbrennen und bei Entzündungen des Genitalbereiches kommt sie zum Einsatz. Da die Schleimstoffe den Stuhl weich machen, hilft sie seit altersher auch bei Verstopfung.

Heilkräftige Verwandtschaft

Andere Mitglieder der Familie besitzen ähnliche Heilkräfte. Erwähnenswert ist die häufig anzutreffende, blassrosa blühende Weg-Malve *(M. neglecta)*. Mit 10–50 cm ist sie wesentlich kleiner als die bis zu 120 cm hohe Wilde Malve. Der Artname *neglecta* bedeutet *vernachlässigt*. Dies bezieht sich auf ihren unauffälligen Wuchs, denn in der Heilkunde steht sie gleichwertig. Auf Wiesen wachsen auch die zart duftende Moschus-Malve *(M. moschata)* und die Rosen-Malve *(M. alcea)*. Beide sind für Heilzwecke geeignet, wobei sie jedoch schwächer wirken als *M. sylvestris* und *M. neglecta*.

Tee am besten als Mischung

Für die innerliche Anwendung als Tee dosieren Sie auf 1 l Wasser 4–6 g getrocknete Blüten und Blätter, beziehungsweise 2–3 TL auf ¼ l. Für die äußerliche Anwendung als Gurgelmittel, Badezusatz oder Umschlag brauchen Sie 12–14 g pro l. Sie können den Tee auch aus frischen Blättern und Blüten zubereiten: Dann müssen Sie die Menge verdoppeln. Da der Tee mangels ätherischer Öle geschmacklich nicht viel zu bieten hat, können Sie die Malve gut mit anderen Kräutern kombinieren. Ideal ist, ihn geschmacklich aufzuwerten und gleichzeitig seine Wirkung zu verstärken:

- bei Entzündung von Mund und Rachen: mit Salbei
- bei Reizhusten: mit Spitz-Wegerich
- bei Magen- und Darmbeschwerden: mit Kamille
- bei Entzündung der Haut: mit Stiefmütterchen

Ein farblich wunderschöner Hustentee ist der *Siebenblumentee* des französischen Kräuterkundigen Maurice Mességue: Mischen Sie dazu die Blüten von Malve, Klatschmohn, Veilchen, Königskerze, Huflattich, Katzenpfötchen und Eibisch zu gleichen Teilen. Lassen Sie sich dabei von den magischen Teeritualen (Seite 23 f.) inspirieren.

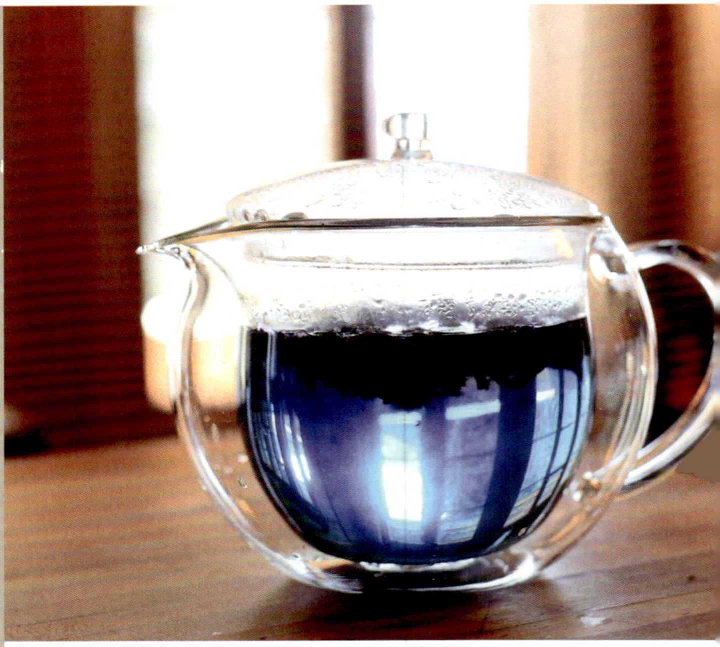

▲ Die blaue Farbe zeigt die Wirkstoffgruppe der Anthocyane an. Sie schützen unsere Körperzellen vor den schädlichen freien Radikalen.

PHARMAKOLOGIE

Inhaltsstoffe: Polysaccharide = Schleimstoffe (in den Blättern 8 %, in den Blüten 10 %); Gerbstoffe (in den Blättern); Flavonoide (in den Blättern); 7 % Anthocyane (in den Blüten)
Wirkungen: reizlindernd, einhüllend, entzündungshemmend, erweichend, leicht abführend
Kommission E: Schleimhautreizungen im Mund- und Rachenraum, trockener Reizhusten

Auch die für Bauerngärten typische Stockrose *(Alcea rosea)* und der Eibisch *(Althaea officinalis)* sind heilkräftig. Die Stockrose stammt ursprünglich aus dem Mittelmeerraum und kann eine imposante Größe von über 2 m erreichen. Johann Wolfgang von Goethe (1749–1832) pflanzte sie wegen ihrer Blütenpracht als „Pappelallee" beidseitig entlang eines Weges in seinem Garten. Von der Kommission E bekam sie wegen fehlender Studien zwar keine Monographie, was allerdings den Kräuterkundigen egal ist. In der Volksheilkunde ist sie als Schleimdroge sehr beliebt und kommt genauso wie die Malve zum Einsatz: Verwendet werden die großen Blüten der Unterart *nigra*, die eine fast schwarzviolette Farbe besitzen. Diese Unterart enthält viele Schleimstoffe und einen besonders hohen Anteil an Anthocyanen. Unsere Vorfahren färbten damit Lebensmittel, Wein und Likör. Die Stockrose ist eine zweijährige Pflanze, was bedeutet, dass sie erst im 2. Jahr zum Blühen kommt.

Der Eibisch, früher aufgrund der weiß-rosa Blüten auch *Weiße Malve* genannt, ist eine sehr alte Heilpflanze, die bereits im 9. Jahrhundert angebaut wurde. Er war sowohl in der Antike als auch im

Mittelalter hoch geschätzt. Der Gattungsname *Althaea* leitet sich vom griechischen *althein,* das bedeutet *heilen* ab. Eibisch gilt als der heilkräftigste Vertreter der Malvengewächse, denn in seinen fleischigen, stärkereichen Wurzeln befinden sich im Herbst unglaubliche 20 bis 85 Prozent Schleimstoffe. Der hohe Schleimgehalt war Teil einer Brandsalbe, die angeblich so wirksam war, dass man mit eingeriebenen Fußsohlen sogar über glühende Kohlen laufen konnte. Ernten Sie bei 2- bis 3-jährigen Pflanzen die Wurzeln im Spätherbst, wenn die Blätter zu welken beginnen. Auch Blätter und Blüten sind ein Heilmittel, auch wenn sie „nur" fünf bis acht Prozent Schleime enthalten.

Nicht zu den Heilpflanzen gerechnet wird der Hibiskus, ein exotischer Verwandter der Malve aus Afrika. Der rotfärbende Erfrischungs- und Haustee wird fälschlicherweise oftmals unter der Bezeichnung „Malventee" oder „Rote Malve", „Sudanmalve" angeboten. Erntegut sind hier nicht die Blüten, sondern die fleischigen Kelchblätter von *Hibiscus sabdariffa.* Diese Art besitzt kaum Pflanzenschleime, sondern hauptsächlich organische Säuren.

Ihre Intuition zählt …

Setzen Sie sich an einem sonnigen Sommermorgen zu einer blühenden Malve und lassen Sie sich entführen in einen Mikrokosmos der besonderen Art. Sie werden sehen, hier ist einiges geboten: Zunächst das emsige und hektische Summen der Bienen. Es tritt irgendwann in den Hintergrund, denn die Blüten ziehen die Blicke magisch an und vermitteln Ruhe und Klarheit. Berühren Sie die weichen Blütenblätter, die sehr verletzlich und sensibel erscheinen. Kosten Sie die unreifen Früchte, die sich schüchtern hinter den Kelchblättern verstecken. In der Heilkunde ist die Malve die „Erweicherin", die Schutz und Linderung verspricht. Sie legt sozusagen eine zweite Haut über eine Verletzung, die darunter sanft ausheilen kann.

Unsere Vorfahren verbanden mit dieser Pflanze Lust, Sinnlichkeit und Fruchtbarkeit. In der Signatur wird das deutlich: Die über Wochen andauernde Blütenbildung steht ebenso für diese Eigenschaften wie der Schleim. Je nach persönlicher oder gesellschaftlicher Einschätzung ist die auf Sinnlichkeit, Lust und Freude hinweisende Malve dann gefährlich oder begehrt.

Probieren Sie mit der Venuspflanze etwas aus. Setzen Sie beispielsweise eine eigene Blütenessenz an (siehe Seite 21). Manche Heilkundigen wissen, dass die Schwingung der Blüten hilfreich ist, um eine schüchterne Haltung oder Unsicherheit zu überwinden und um Selbstvertrauen zu gewinnen.

▼ Einblick in eine Welt für sich – ein Bild für Sinnlichkeit, Weichheit und Hingabe

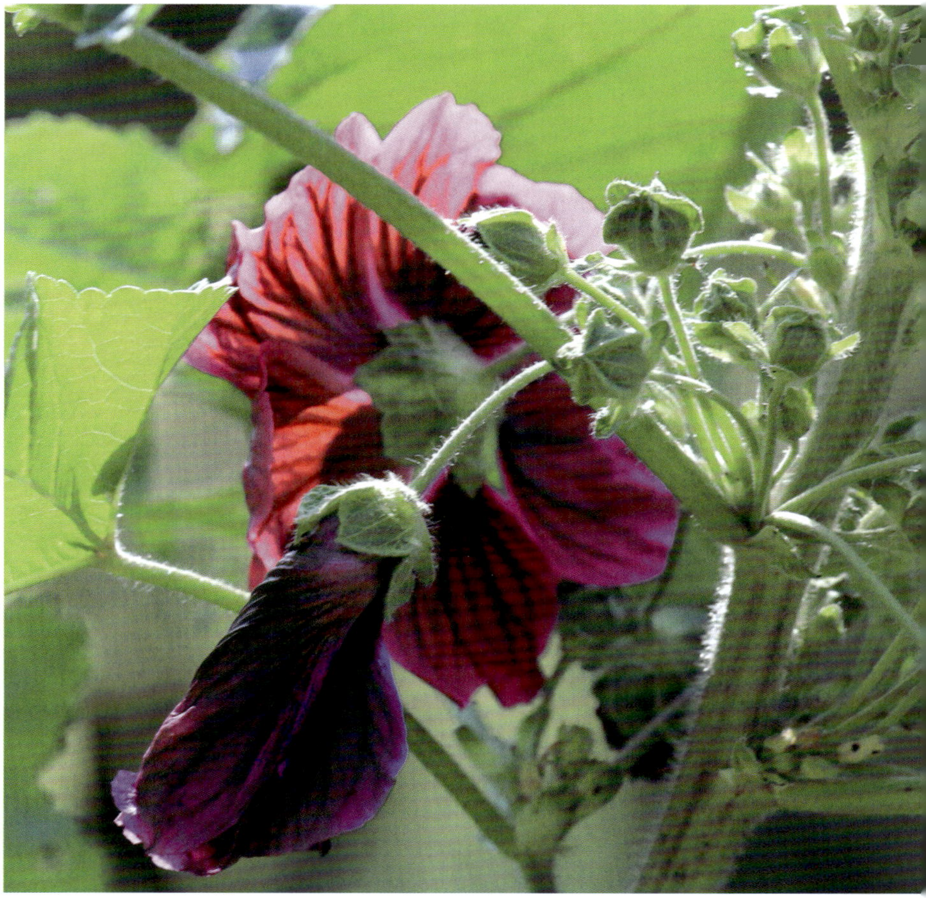

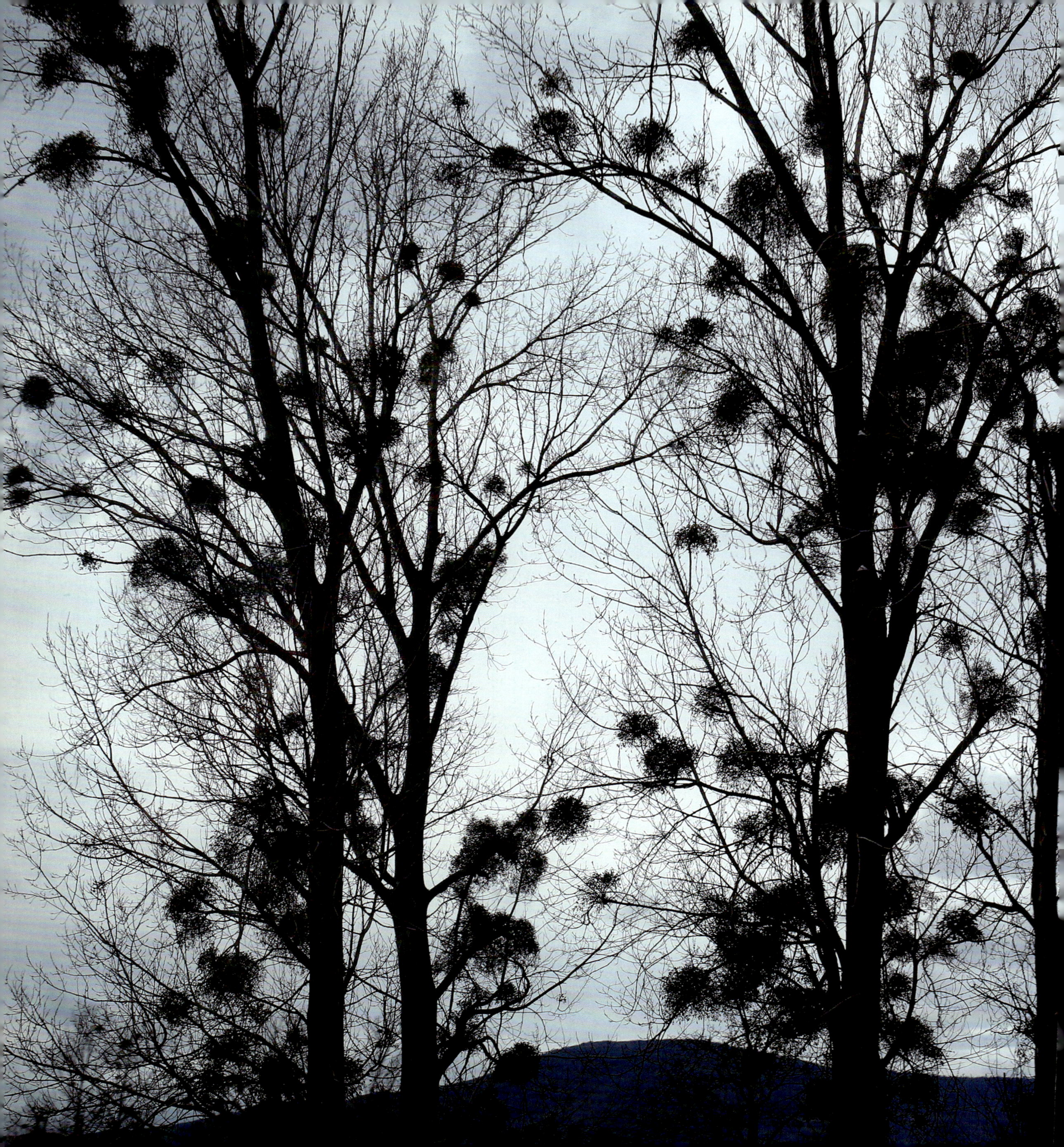

MISTEL

Viscum album

Zwischen Himmel und Erde

Mein erster Kontakt zu der Mistel war außergewöhnlich: Als Jugendlicher verschlang ich die Comics von „Asterix und Obelix“. Die keltischen Bewohner eines kleinen gallischen Dorfes wehrten sich mithilfe eines Zaubertrankes, der sie unbesiegbar machte, gegen die zahlenmäßig überlegenen römischen Legionäre. Der Trank verlieh den Galliern unglaubliche Kräfte und sorgte bei den Römern für zerbeulte Helme. Das Geheimnis des Zaubertranks kannte nur der Druide Miraculix. Er erntete dafür in regelmäßigen Abständen mit einer Sichel Misteln. Damals war mir nicht bewusst, wie gut die Autoren René Goscinny und Albert Uderzo für die witzigen Abenteuer ihrer gallischen Helden recherchiert hatten. Mit Sicherheit kannten sie die unten (Seite 81 f.) zitierte Überlieferung zur Verehrung der Mistel bei den Kelten.

Botanik: genau hingeschaut

Die Misteln der Gattung *Viscum* gehören zur Familie der Sandelholzgewächse, werden aber manchmal auch einer eigenen Familie der Mistelgewächse zugeordnet. Weltweit kennen wir 70 Arten. Die Laubholzmistel oder Weißbeerige Mistel *(V. album* ssp. *album)* wächst als Gehölzparasit vorzugsweise auf Ahorn, Pappel, Linde, Weide, Apfel- und Birnbaum und sehr selten auf Esche, Hasel und Eiche. Nie wählt sie die Rot-Buche. Auf der Tanne gedeiht die Unterart *V. album* ssp. *abietis,* auf der Kiefer *V. album* ssp. *austriacum.* Die südländische Eichenmistel *(Loranthus europaeus)* gehört zur Familie der Riemenblumen. Sie wirft im Herbst ihre Blätter ab.

Der kugelförmige wintergrüne Mistelstrauch kann sich auf bis zu einem Meter Durchmesser ausdehnen. Er ist ein Halbschmarotzer, der seinem Wirtsbaum Wasser und Mineralsalze entnimmt. Da er eigenes Chlorophyll besitzt, deckt er den Energiebedarf (Kohlenhydrate) durch Fotosynthese selbst. So übersteht er auch die Winterzeit gut, wenn er dem – mit Ausnahme der Nadelbäume – entlaubten Wirtsbaum kaum Nährstoffe entziehen kann.

Das kurze Stämmchen der Mistel verzweigt sich mehrfach gabelförmig. Die runden grünen Gabelglieder brechen an ihren Gelenken sehr leicht ab. Die gelbgrünen Blätter haben eine ledrige und länglich-zungenartige Form, sind ganzrandig und stehen sich immer zu zweit gegenüber. In den obersten Blattachseln erscheinen von Februar bis in den April drei bis fünf unscheinbare Blüten, die fruchtig riechen.

Die gelbgrünen Blüten sind eingeschlechtlich und zweihäusig: Eine einzelne Pflanze trägt also entweder nur männliche oder nur weibliche Blüten. Im November und Dezember entwickeln sich aus den weiblichen Blüten einsamige weiße Beeren. Der in den erbsengroßen Beerenfrüchten enthaltene Same wird von Vögeln, vor allem von Amseln und anderen Drosseln verbreitet: zum einen über den Kot der Tiere, zum anderen, da die Vögel den klebrigen Schleim immer wieder an Zweigen und Ästen vom Schnabel abwetzen. Der zähe Beerenschleim sorgt dafür, dass die Samenkörner dabei an der Unterlage kleben bleiben. Dort keimen sie und treiben Senkwurzeln tief in das Holz der Wirtspflanze hinein, wo sie schließlich die Leitungsbahnen anzapfen. Eine geniale und einzigartige Strategie.

Die Zauberpflanze in den Garten holen

Die beste Heilqualität für eigenen Tee oder eine Tinktur erhalten Sie von der Apfelmistel. Wenn bei Ihnen ein Apfelbaum im Garten steht, können Sie die magische Pflanze sogar selbst ganz leicht „anbauen". Das funktioniert auch bei anderen geeigneten Laubbäumen. Sie heften dafür die frischen, noch klebrigen Samen an die Borke des Wirtsbaumes. Am besten drücken Sie sie in einen Riss. Nach dem Keimen setzt die Mistel ihre Saugwurzeln. Sie wächst sehr langsam: Es dauert fünf Jahre, bis sie einen Durchmesser von etwa 30 Zentimeter erreicht. Sie kann über 50 Jahre alt werden.

Für die Wirtspflanze bedeutet eine schmarotzende Mistel eine Einschränkung der Versorgung. Trotzdem schadet das dem Baum in der Regel

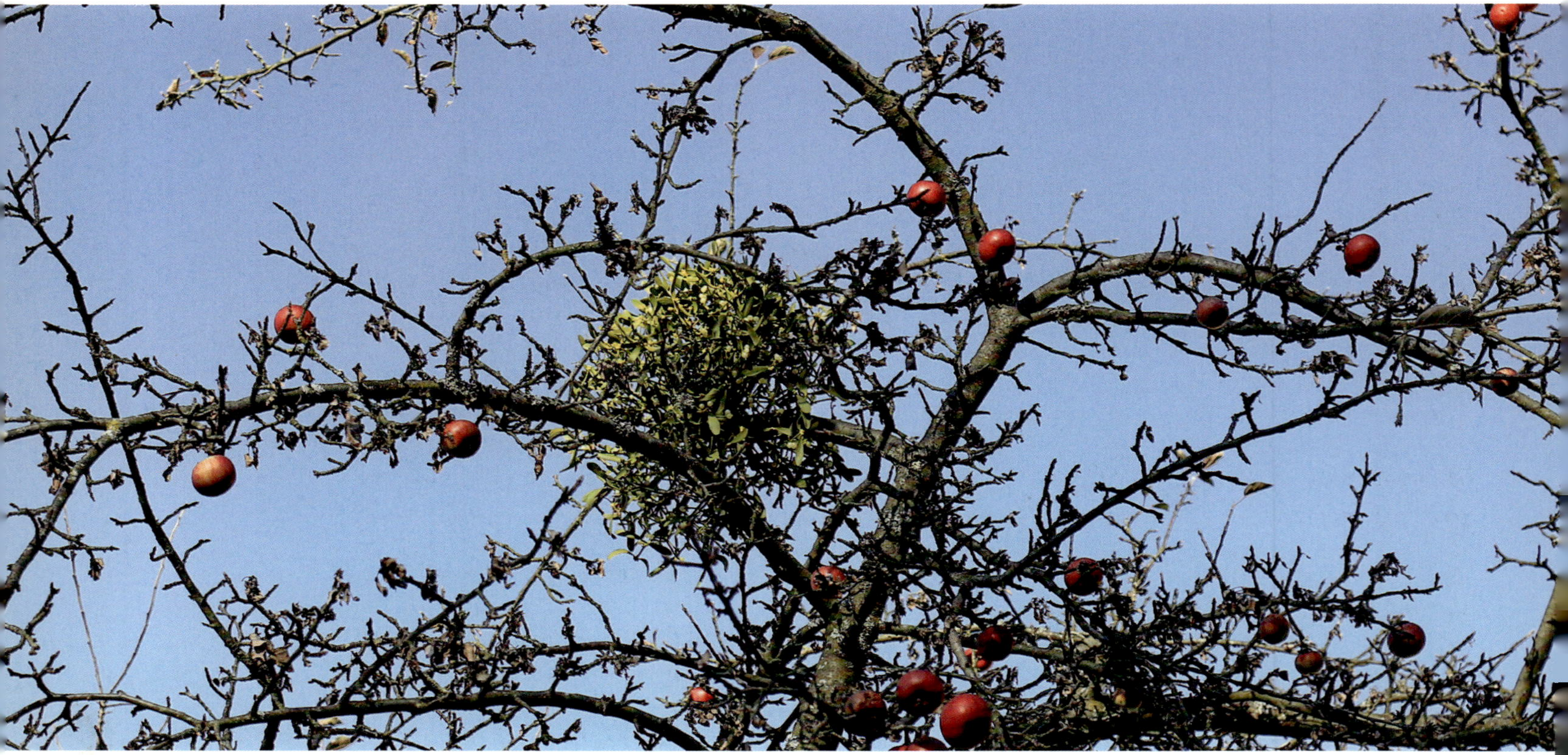

▼ *Die Apfelmistel können Sie gezielt auf einem Apfelbaum in Ihrem Garten ansetzen. Bis sie erntereif ist, dauert es allerdings einige Jahre.*

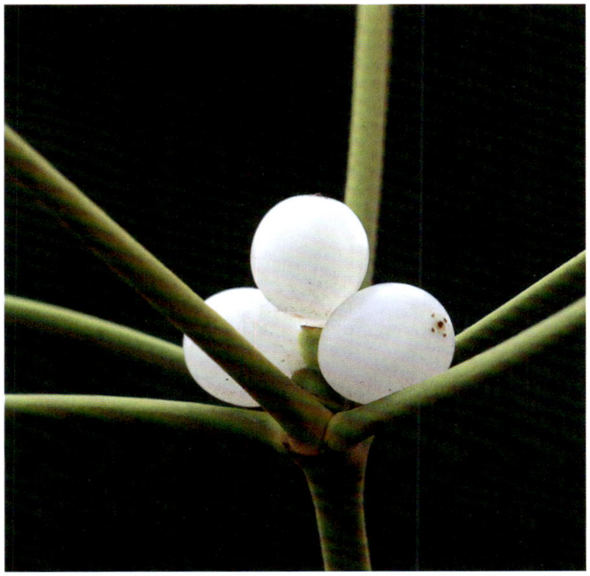

◄ *Die weißen Beeren erscheinen im Winter. Zwischen den immergrünen Blättern und Stängeln leuchten sie wie kleine Monde hervor.*

nicht – es sei denn, es haben sich sehr viele Misteln angesiedelt. Dann können durchaus auch einmal einzelne Äste absterben.

Erntetipps

Sie ernten stets Blätter und Zweige ohne die Beeren. Die beste Sammelzeit ist im März und April während der Blüte und dann noch einmal im September und Oktober, vor dem Fruchtansatz. Gleich nach der Ernte trocknen Sie die Zweige und Blätter im Schatten. Sie können eine Tinktur auch aus der frischen Pflanze ansetzen.

Brauchtum: großer Kult für die große Heilerin

Der Gattungsname *Viscum* kommt aus dem Lateinischen und bedeutet *Vogelleim*. Der Römer Plinius (23–79) beschreibt ausführlich, wie man aus den Beeren der Mistel, vor allem der Eichenmistel, durch Vergärung einen solchen Vogelleim herstellt. Mit diesem Klebstoff bestrichen Vogelfänger ausgehängte Ruten, an denen die Tiere hängen blieben. Singvögel waren in der Antike und im Mittelalter ein Leckerbissen, wurden aber auch der musikalischen Unterhaltung wegen in Käfigen gehalten.

Alte Volksnamen wie *Leimmistel* oder *Vogelkraut* nehmen Bezug auf die Bedeutung der Mistel für die Vogelfänger – wie es in Mozarts *Zauberflöte* mit Papageno im wahrsten Sinn des Wortes noch nachklingt. In einigen Ländern Europas ist das Fangen von Singvögeln auch heute noch Brauch, teilweise sogar noch immer mit Leimruten. *Viskosität* als Maß für Zähflüssigkeit leitet sich ebenfalls von *viscum* ab. Der Artname *album* steht für *weiß* und bezieht sich auf die weißen Beeren der Mistel.

Die eigentümliche Art der Misteln, ohne Verbindung mit dem Erdboden auf einer anderen Pflanze zu leben, war für unsere Vorfahren ein göttliches Zeichen. Auch die Besonderheit, dass die Pflanze im Winter grün bleibt, während ihr Wirtsbaum die Blätter verliert. Die geheimnisvolle Mistel besitzt dieser Sichtweise gemäß eine besondere Kraft, was in antiken Mythen anklingt. Sowohl der griechische Gott Hermes (römisch: Merkur) als auch der trojanische Held Äneas öffnen mit einem goldenen Zweig die Pforte zur Unterwelt. Dieser wird gerne mit der Mistel in Verbindung gebracht, was allerdings nicht als gesichert gelten kann. Die Mistel war den Römern und Griechen jedenfalls wohlbekannt – sie hatte in diesem südeuropäischen Kulturkreis aber bei weitem nicht die kultische Bedeutung wie im Germanischen und Keltischen.

Die einzige Schriftquelle für den kultischen Gebrauch der Mistel bei den keltischen Druiden ist Plinius. Er schrieb eine riesige Enzyklopädie über das gesamte Wissen seiner Zeit und zog dazu 2000 damals verfügbare Bücher zu Rate. Seine Schilderungen sind sehr aufschlussreich: „Nicht vergessen dürfen wir hierbei die wunderbaren Nachrichten von den Galliern. Nichts haben die Druiden, so nennen sie ihre Zauberer, was ihnen heiliger wäre als die Mistel und der Baum auf dem sie wächst, vor allem wenn es eine Eiche ist.

▼ *Die geheimnisvollen Baumbewohner tragen auch immer die Kräfte ihres Wirtes in sich.*

Schon an sich suchen sie Eichenhaine auf, und sie verrichten keine heilige Handlung ohne deren Blätter, so dass man nach griechischer Deutung meinen könnte, sie hätten davon den Namen Druiden erhalten (griechisch: *drys* = *Eiche*). Sie betrachten alles, was auf den Eichen wächst, als Himmelsgabe und als Zeichen, dass dieser Baum von der Gottheit selbst erwählt sei. Man findet die Mistel aber nur selten auf ihr, und wenn man sie findet, wird sie mit großer Feierlichkeit geholt und vor allem am 6. Tag nach dem Neumond, der bei ihnen den Anfang der Monate und Jahre angibt und auch einen Zeitabschnitt von 30 Jahren, weil alsdann der Mond schon kräftig genug sei und doch noch nicht halbvoll sei. Sie nennen in ihrer Sprache die Mistel die ‚Alles Heilende'.

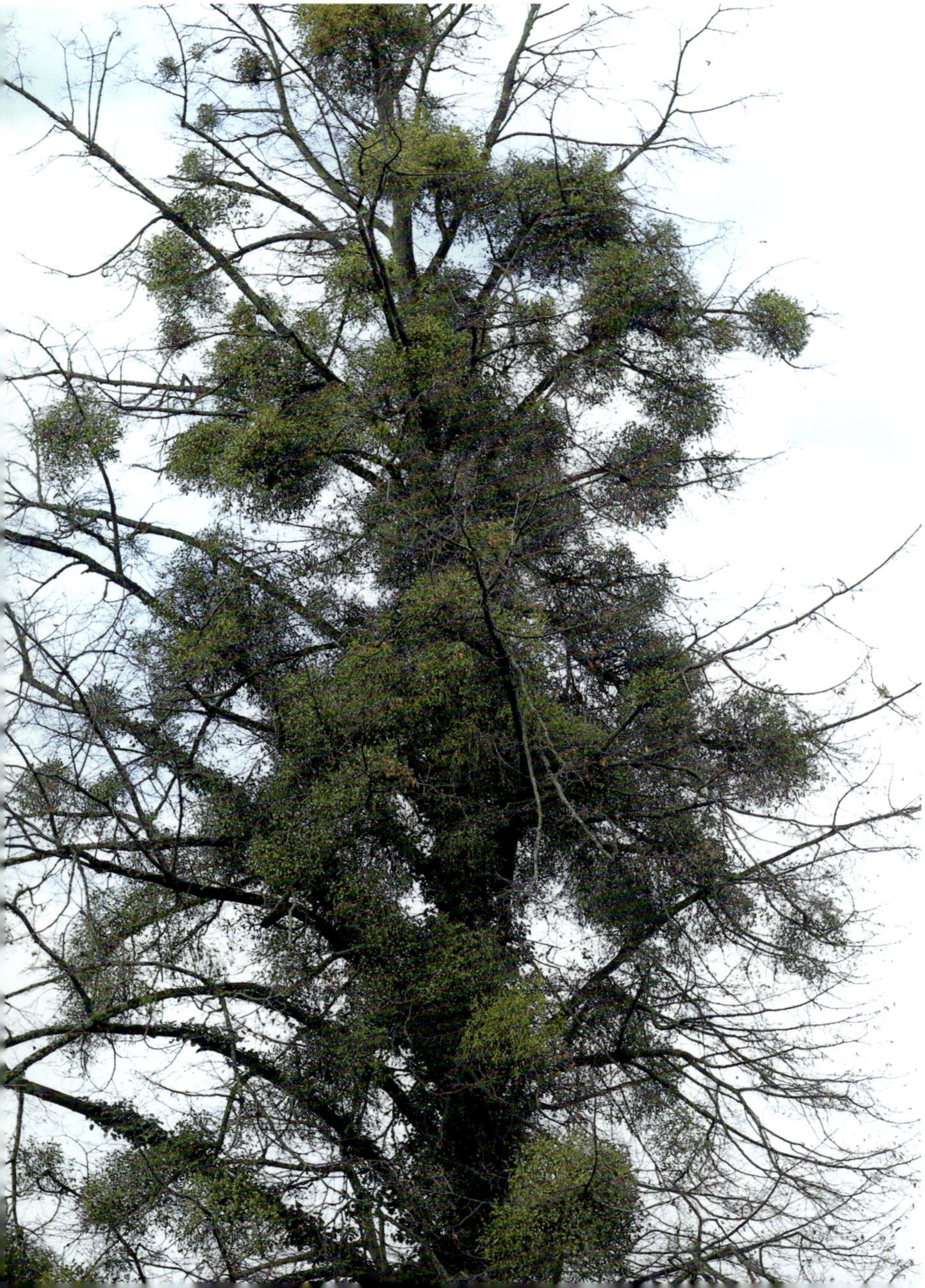

Nachdem sie unter dem Baum die gehörigen Opfer und Mahlzeiten veranstaltet haben, führen sie zwei weiße Stiere herbei, deren Hörner dann zunächst bekränzt werden. Der Priester, mit weißem Kleide angetan, besteigt hierauf den Baum, schneidet mit goldener Sichel die Mistel ab. In einem weißen Tuch wird sie aufgefangen. Dann schlachten sie die Opfertiere und bitten die Gottheit, sie möge ihre Gabe denen segnen, welchen sie sie gegeben hat. In den Trank getan, solle sie alle unfruchtbaren Tiere fruchtbar machen und ein Heilmittel gegen alle Gifte sein. So viel Verehrung bezeugen oft ganze Völker den gewöhnlichsten Dingen."

Wirksam durch Rituale

Die Eiche galt bei vielen Völkern als heiliger Baum, bewohnt von einer mächtigen Gottheit. Nicht nur die Kelten und Germanen, auch die Perser, Römer und Griechen verehrten den kraftvollen Baum. Kein Wunder also, dass bereits die Verbindung zwischen der starken Eiche und der außergewöhnlichen Mistel eine Zaubermedizin war. Wer einen Trank aus einer Eichenmistel braute, nahm damit auch die Kraft des heiligen Baumes zu sich. Wie unglaublich bedeutsam die so selten auf Eichen wachsende Laubholzmistel gerade für die keltischen Druiden war, zeigen auch der hohe Wert der Opfertiere und das kostbare Ritualwerkzeug. Die Mistel durfte – als Geschenk des Himmels – niemals die Erde berühren, da sie sonst ihre Macht verlieren würde. Deshalb wurde sie mit einem

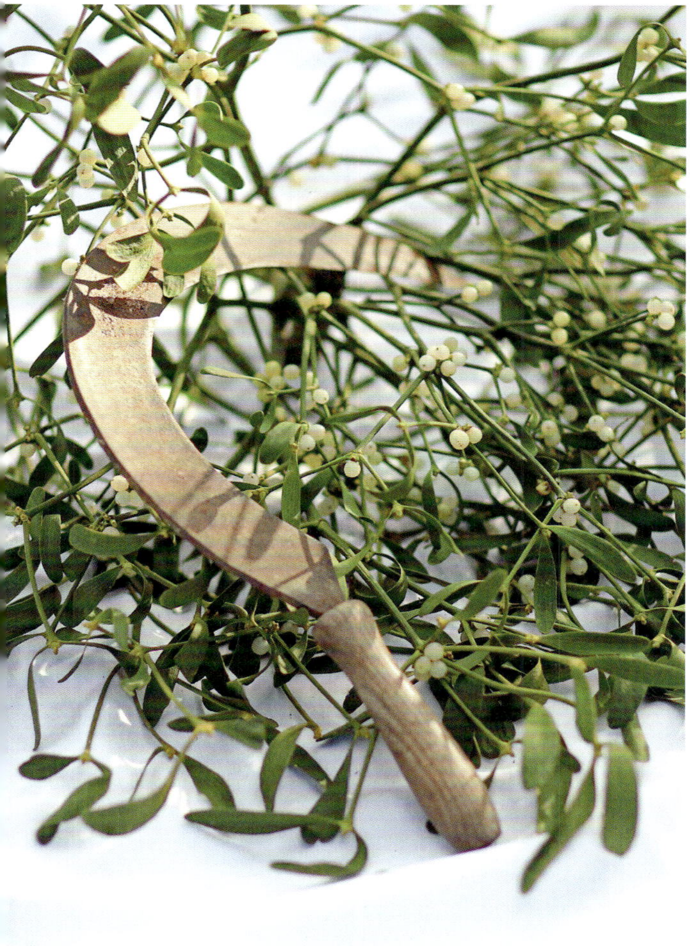

weißen Tuch aufgefangen. Das Stieropfer war vielleicht eine Versöhnungsgeste für die Baumgottheit.

Die goldene Sichel symbolisierte durch das Metall die Sonne wie, durch ihre Form, den Mond. Das eng am Lauf des Mondes ausgerichtete Ritual fand vermutlich am zweiten Neumond nach Herbstbeginn am 22. September statt. Dieses Datum zeigte den Beginn des keltischen Jahreskreises an. Auch im Mittelalter waren noch ähnliche Rituale üblich: Die Mistel durfte keinesfalls die Erde berühren und wurde deshalb mit der linken Hand aufgefangen. Erntezeit war drei Tage vor Neumond.

Plinius schreibt an anderer Stelle noch mehr: Die Mistel sollte ohne Eisen geerntet werden. Außerdem sei sie besonders heilsam bei Epilepsie, wenn sie die Erde nicht berührt hat. Die weißen Beeren empfiehlt er bei Geschwüren und Wunden. Schließlich sollten Frauen fruchtbarer werden, wenn sie stets ein Zweiglein bei sich trugen. Es wird immer wieder diskutiert, ob es sich bei der von Plinius beschriebenen Mistel wirklich um die Laubholzmistel *(Viscum album)* oder eher um die nah verwandte Riemenblume *(Loranthus europaeus)* handelt. Letztere gehört nicht zu den Mistelgewächsen und kommt fast ausschließlich auf Eichen vor. Sie ist sommergrün, verliert im Herbst ihre Blätter und besitzt gelbe Beeren. Die echte Mistel dagegen schmarotzt auf vielen verschiedenen Nadel- und Laubbäumen. Sie ist außerdem immergrün und besitzt weiße Beeren.

Zwei Argumente sprechen nun deutlich gegen die Riemenblume als heilige Druidenpflanze: Zum einen ist sie im Gegensatz zur Mistel nicht selten, sondern häufiger auf Eichen zu finden; zum anderen steht die Mistel schon deshalb für einen mächtigen Zauber, weil sie lebendiges Grün in die winterkahlen Laubbäume zaubert.

Außer der Eiche ist auch die Hasel ein besonderer Wirtsbaum, den die Mistel nur selten als Wirt aussucht. In diesem seltenen Fall gab es den Glauben, dass darunter mit Sicherheit ein Schatz verborgen sei. Allerdings ist der so tief in der Erde vergraben, wie sich die Mistel über dem Boden befindet. In vielerlei Hinsicht war die Haselmistel sogar noch zauberkräftiger als die Eichenmistel. In einem alten Buch (1685) heißt es: „Die Haselmistel ist in der schweren Not und anderen Hauptbeschwerden viel nützlicher dann der von Eichen."

Der Opferzweig der Götterdämmerung ...

Bei den Germanen hieß die Mistel *Opferzweig* oder *Opferholz,* was eine kultische Bedeutung nahelegt. Sie stand in Beziehung zur Welt der Ahnen, denen in der Regel die germanischen Opferfeste galten.

◄ Die keltischen Druiden wussten um die Bedeutung einer rituellen Ernte für die Heilkraft: Mit goldener Sichel schnitten sie die magischen Misteln vom Baum und fingen sie in einem blütenweißen Tuch auf.

In der gesamten nordischen Mythologie spielt die Mistel eine außergewöhnliche Rolle, die stark mit der Unterwelt zusammenhängt: Die Pflanze ist verantwortlich für den Tod Baldurs, des Sonnenhelden, der damit gezwungen war, in die Unterwelt der Göttin Hel zu reisen.

Die Geschichte, die in der isländischen *Lieder-Edda* (1200) steht, spielte sich in etwa so ab: Der Lichtgott Baldur träumte einen bösen Traum mit Todesahnungen. Frigg wollte ihren Sohn beschützen und nahm deshalb allen Wesen und Dingen der Welt das Versprechen ab, Baldur nicht zu verletzen. Lediglich die kleine Mistel, die verborgen auf einem Baum wuchs, hatte sie vergessen. Dies wurde dem bei allen Göttern sehr beliebten Baldur zum Verhängnis, denn der eifersüchtige Gott Loki entlockte Frigg das Geheimnis um die vergessene Mistel. Als die Götter im Übermut den vermeintlich unverwundbaren Baldur mit allem Möglichen bewarfen und sich freuten, dass er unverletzlich war, gab der listige Loki dem blinden Hödr (Hödur) einen Mistelzweig in die Hand – und lenkte den Wurf auf Baldur. Dieser brach daraufhin tödlich getroffen zusammen. Erst bei der Götterdämmerung, dem Untergang der alten Welt, aus der eine Neue entsteht, wird Baldur wieder aus dem Reich der Hel zurückkehren. In diesem Mythos verbergen sich alte Vegetationskulte, in denen eine Gottheit sterben muss, als Vorbedingung für das Ergrünen der Natur im Frühling.

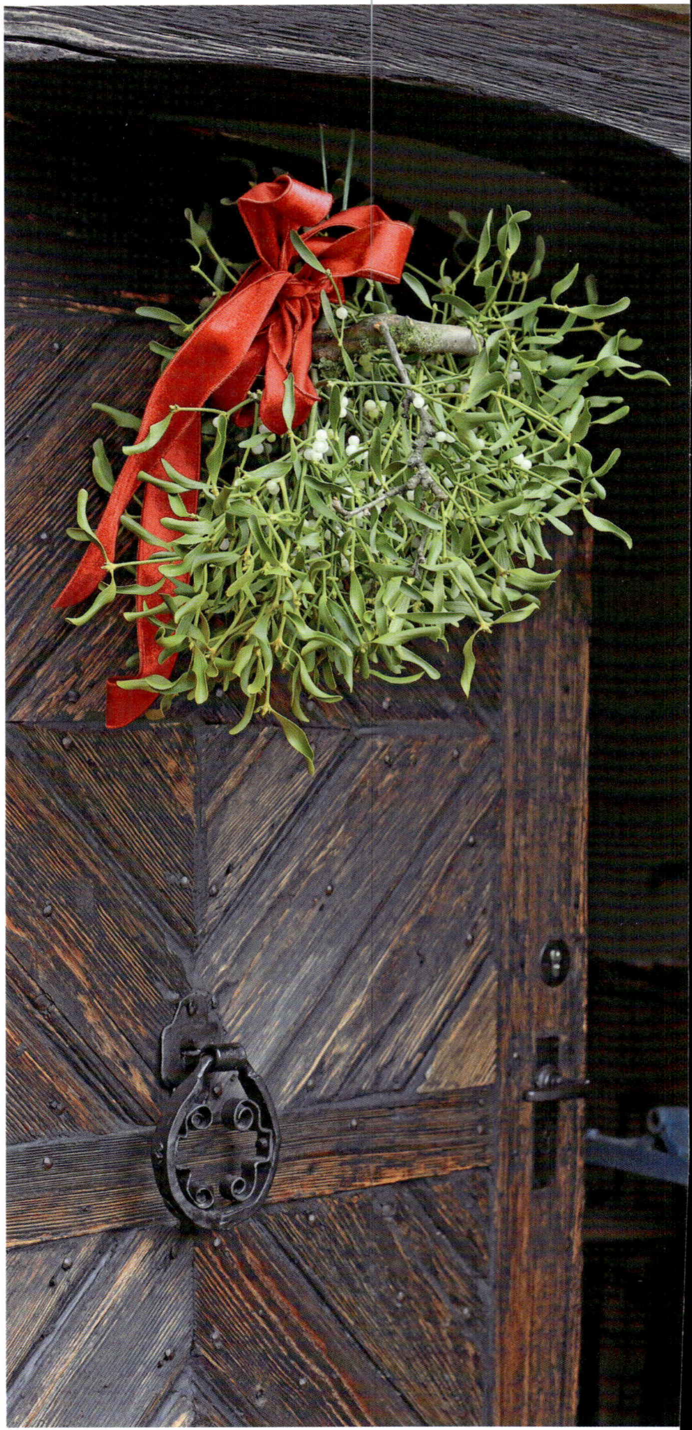

➤ *Eine Pflanze für Schwellensituationen ist die Mistel bis heute. Sie kann uns dabei unterstützen, mutig neue Wege einzuschlagen oder in unbekannte innere Räume zu treten.*

... und das Sinnbild für Erneuerung

Als immergrüne, im Winter fruchtende Pflanze wurde das *Wintergrün* in germanischen Gebieten zur Wintersonnwende – der Zeit kurz vor Weihnachten – ins Haus geholt. Sie war, wie auch die Tanne, ein Symbol für die Hoffnung auf einen neu erwachenden Frühling und die Fruchtbarkeit der Erde. Der Brauch, an Weihnachten unter dem Mistelzweig jede Frau küssen zu dürfen, ist wahrscheinlich ein Überbleibsel altgermanischer Julrituale. Erlaubt war das Küssen nur, solange die weißen Früchte an den Zweigen hingen. Aus Wales ist uns der Spruch „No mistletoe, no luck" („Keine Misteln, kein Glück") überliefert. Er bezieht sich wieder auf die Fruchtbarkeit, denn gemeint war: Wenn in einem Jahr wenig Misteln wachsen, ist keine gute Ernte zu erwarten. In manchen Gegenden banden die Bauern an Weihnachten Mistelzweige an ihre Obstbäume, um eine gute Ernte zu bekommen. Auch in Frankreich gab es Bräuche, die um die Hoffnung auf eine stete Erneuerung der Natur kreisen: An Neujahr umarmte man sich unter Misteln und sagte dazu: „Au gui, l'an neuf!" („Mit der Mistel kommt das neue Jahr!").

Die Beziehung der immergrünen Pflanze zur Fruchtbarkeit äußert sich auch in Hochzeitsbräuchen. Wenn eine junge Frau eine Mistel auf einem Apfelbaum – ebenfalls ein Fruchtbarkeitssymbol – findet, so war dem Glauben nach eine baldige Hochzeit abzusehen. Ein Gebräu als „unfehlbares" Mittel für eine gewünschte Schwangerschaft war das folgende: Drei Mistelzweige wurden in Wein unter Anrufung der drei höchsten Namen – Vater, Sohn und Heiliger Geist – drei Minuten lang gekocht. Diesen Absud tranken beide Eheleute acht Tage vor Eintritt der Periode.

Schutzkraut und Wünschelrute

Die Mistel war für das Volk auf dem Land in vielerlei Hinsicht eine Schutzpflanze. Da sie den Wirtsbaum der Naturerfahrung nach vor Blitzeinschlägen bewahrte, holte man sie als Gewitterschutz ins Haus. Meist hing sie am Dachstuhl. Das ist ein Hinweis darauf, dass der *Donarbesen* zum Gewittergott Donar (Thor) gehört. Auch die heilige Eiche war ein Baum der Verehrung Donars. Doch gab es umgekehrt auch die gegenteilige Ansicht: Holzsammler hüteten sich davor, einen solchen *Donnerbesen* ins Haus zu bringen oder gar im Ofen zu verbrennen. Sie dachten nämlich, dass dies den Blitz sogar anziehen würde.

Nicht nur Blitze, auch Hexen, Dämonen und Gespenster mieden die Zaubermistel. Sie hing an der Haustür und am Stall, um Mensch wie Vieh vor Hexerei zu schützen. Der Arzt und Prediger Hieronymus Bock schrieb 1551: „Solche Fantasie und Aberglauben sind bei uns eingerissen / Denn viele meinen noch / es haben die Eichenmisteln etwas Kraft und Gewalt für böse Gespenster / hängens auch zu Teil den jungen Kindern an die Hälse / der Meinung / es soll denselben Kindern keine Zauberei und Gespenst schaden."

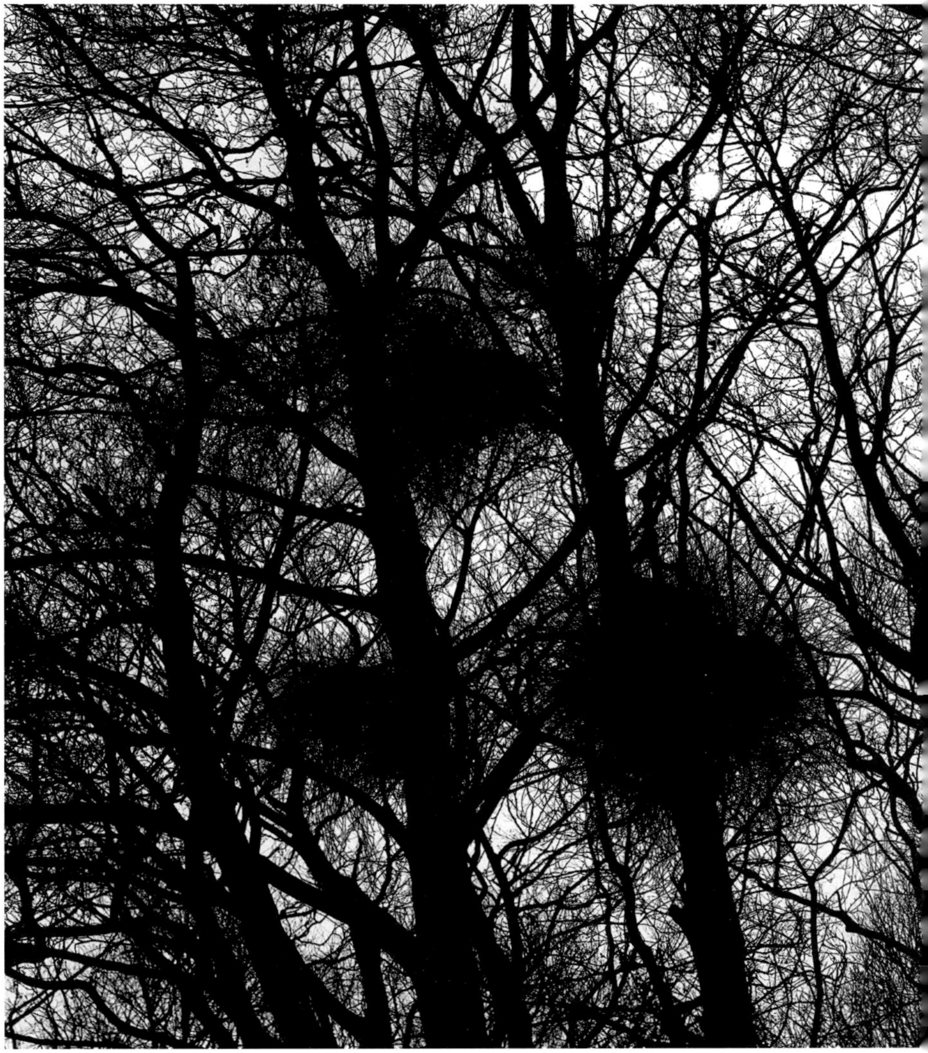

▲ *Die Zauberpflanze hilft uns, gerade bei Unsicherheit oder Angst. Sie kann mit dem Unheimlichen umgehen – und bietet seit eh und je Schutz vor dunklen Kräften.*

Trotz derart skeptischer wie schimpfender Geistlichkeit nutzten die einfachen Menschen des Volkes die Mistel äußerst gerne als Zauberkraut. Sie trugen sie auch als Amulett gegen Verfluchung und den bösen Blick. Wer sich gar eine in Silber gefasste Mistelbeere umhängte, war nicht nur vor Verhexung geschützt, sondern auch mit Glück gesegnet. Jäger trugen den *Glückszweig* für einen erfolgreichen Schuss. Mit der magischen Mistel „bewaffnet" war man allzeit gefeit ...

Der Volksmund kennt zahlreiche bedeutsame Namen: *Hexenbesen, Hexennest, Albranken, Trudenfuß* oder *Mahrentacken* (Tack bedeutet Zweig). Sie spiegeln den Glauben, dass Misteln nur auf jenen Ästen wachsen, auf denen eine Hexe, der Nachtmahr oder der Nachtalb geritten waren. Der oder die Nachtmahr, der Nachtalb und die Druden sind dunkle Wesen, die sich nachts auf die Brust schlafender Menschen setzen und Albträume, Angstzustände und Atemnot auslösen. Im Wort Albtraum ist der Nachtalb oder Nachtelf gut herauszuhören. Obwohl Hexe oder Mahr die Mistel in den Baum befördert hatten, galt sie dennoch – oder umso mehr – als gutes Abwehrmittel gegen diese Plagegeister. Ein daraus gefertigter Fingerring war beispielsweise geeignet, um den Mahr von Schwangeren fernhalten. Abwehrzauber mit der Mistel findet sich in zahlreichen Bräuchen aus vielen Ländern wie Deutschland, Österreich, Frankreich, England oder Schweden. Das lässt auf ein hohes Alter des Mistelaberglaubens schließen.

Auch als Wünschelrute kam die Mistel zum Einsatz. Sie hatte sogar die Kraft, Schlösser zu sprengen und verborgene Schätze anzuzeigen, wie in einer slowenischen Schatzsage zu erfahren ist: Arme Hirten bewirteten einst einen Mann sehr gastfreundlich. Daraufhin verriet er ihnen, dass er ein Raubritter gewesen war und nun 300 Jahre auf der Erde umherirren müsse. Als Dank für die Gastfreundschaft verriet er ihnen, dass auf einer Eiche, an der ein Christusbild hing, eine Mistel wachse, mit deren Hilfe sie in seiner alten Burg einen Schatz finden würden. Und so geschah es: Die armen Hirten wurden fündig – und reich. Zum Dank bauten sie eine Kapelle. Auch in anderen Gegenden orientierten sich Schatzsucher immer wieder an den Orten, an denen die Mistel wächst. Daher der Spruch: „Wo die Mistel wächst, da blüht das Gold."

➤ Der Glückszweig war einst auch begehrt, um sich daraus eine Wünschelrute zu machen. Selbst verborgene Schätze soll er angezeigt haben.

Vom Amulett zum Rosenkranz

Im Mittelalter wurde die Mistel und das sich um sie rankende keltische und germanische Brauchtum von der Geistlichkeit nicht gerne gesehen. Sie verteufelten den tief in der Bevölkerung verwurzelnden Aberglauben – waren dabei aber nicht sonderlich erfolgreich. So überführten sie ihn kurzerhand in die katholische Mythologie: Da das Christuskreuz auf Golgatha die gegabelte Form der Mistelzweige hatte, also wie ein „Y" aussah, wurde

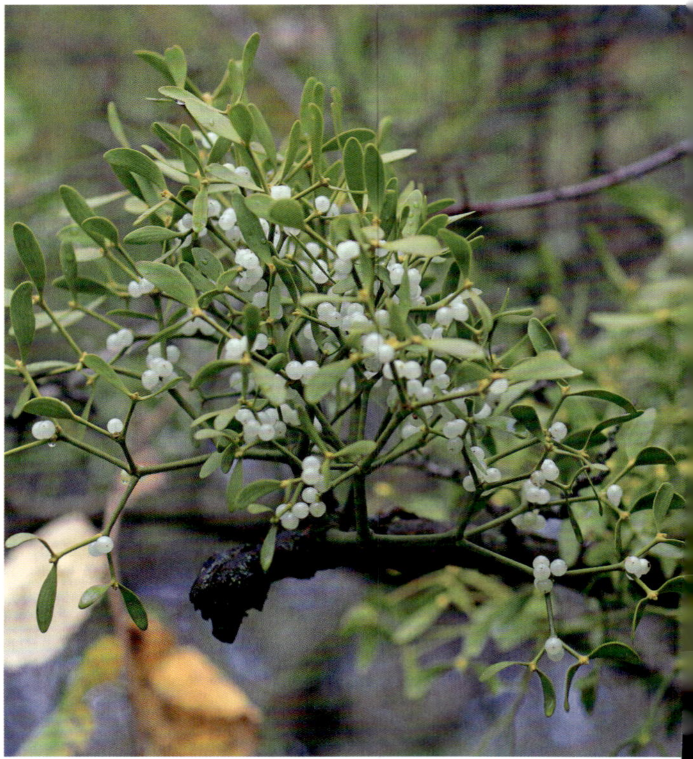

das Mistelholz zum *Kreuzholz* oder zum *Heilkreuzholz.* Sowohl kleine Kreuzchen als auch Rosenkränze wurden daraus hergestellt. Der Handel mit den *Paternostern,* wie die Rosenkränze auch hießen, nahm ungeheure Ausmaße an. In einem Handelsbuch aus dem 15. Jahrhundert ist ein Straßburger Händler erwähnt, der einem Ulmer Kaufmann satte 450 rheinische Gulden für Paternoster aus Mistelholz schuldete.

Einer anderen Handschrift aus dem 15. Jahrhundert nach soll es der jüdische König David gewesen sein, der einst die Heilkraft der Mistel bei Epilepsie entdeckte. Er bat um Hilfe für eine am „hingefallenden Siechtum" erkrankte Frau. Ein Engel tat ihm daraufhin kund, dass man den Ringfinger der rechten Hand mit einer Eichenmistel berühren müsse. Deshalb gab es sehr häufig Ringe aus dem Holz der mächtigen Pflanze.

Heilkunde: der Fallsucht trotzen

Viele alte Kräuterbücher erwähnen die magische Mistel als Mittel bei Epilepsie oder Schwindelanfällen: „Wer den Eichenmistel hat an der rechten Hand in einem Fingerlein (Fingerring), dass der Mistel die Hand berührt, der hinfallende Sichtag (Epilepsie) berührt den Menschen niemehr." Das Heilkraut war auch bei anderen Leiden Teil der mittelalterlichen Medizin: bei Unfruchtbarkeit, um die Geburt zu erleichtern; äußerlich, um Geschwüre zu heilen. Hildegard von Bingen benennt besonders die Mistel des Birnbaumes als wirksames Heilmittel bei Gicht sowie Brust- und Lungenleiden. Der Gelehrte und Dominikaner Albertus Magnus (1193–1280) war sich sicher: Wer das Pulver von Eichenmisteln abends und morgens in warmem Bier einnimmt, sei für diesen Tag sicher vor der Pestilenz.

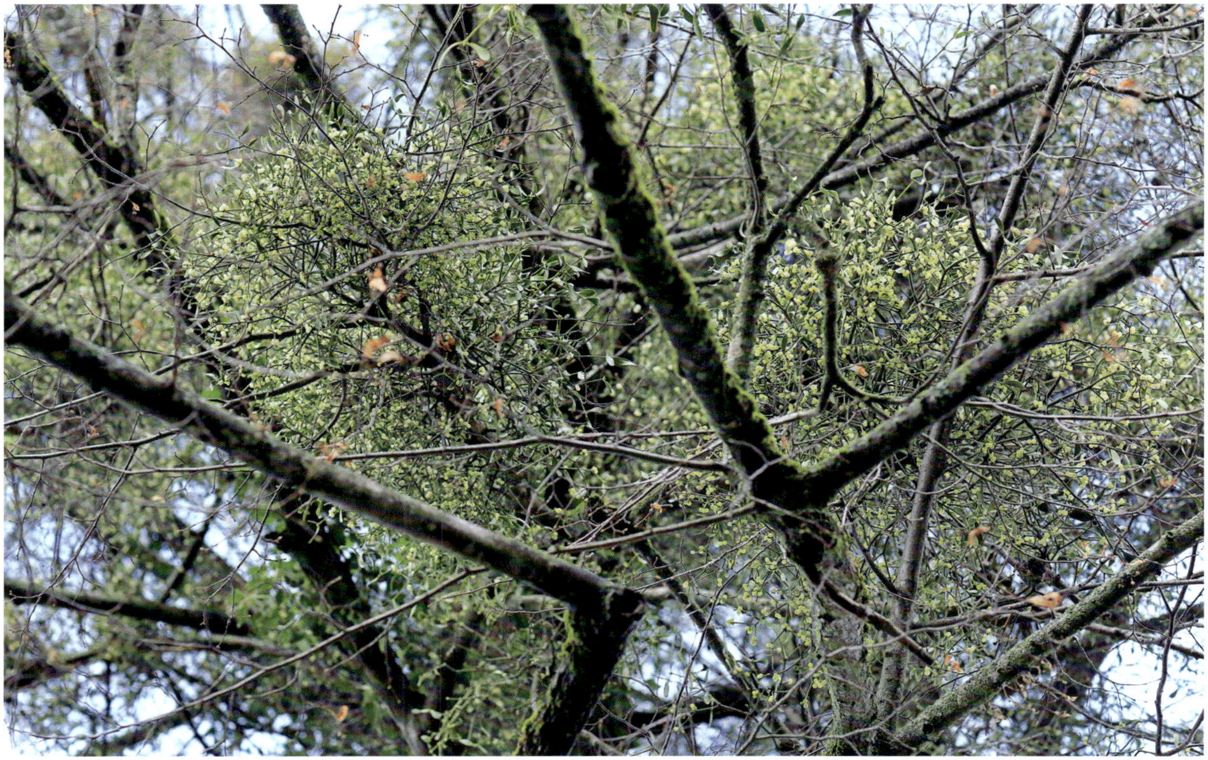

◄ Epilepsie hieß früher Fallsucht – und galt als Werk des Teufels. Ein Abwehrzauber mit der „schwebenden" und doch fest verankerten Mistel galt als Heilritus.

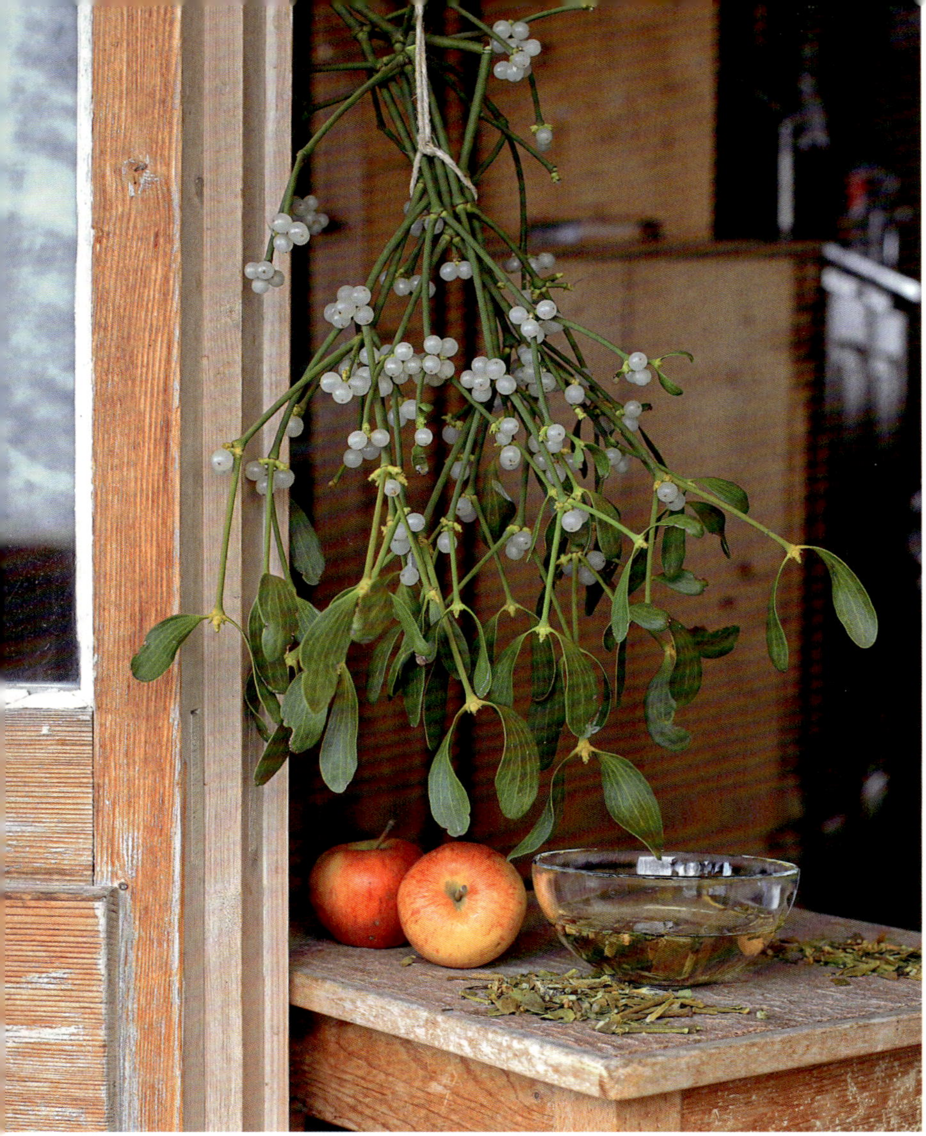

▲ *Die Apfelmistel ist nicht nur ein schöner Schmuck für Haus und Hof, sondern seit langer Zeit Bestandteil der Volksheilkunde mit ihrem alten Erfahrungswissen. Die Beeren kommen hierbei aber nicht zum Einsatz.*

Der Heilkundige Nicolas Culpeper (1616–1654) verordnete die Mistel bei Ohrensausen und Schwerhörigkeit. Pfarrer Kneipp (1821–1897) schätzte den Halbschmarotzer vor allem bei Herz-Kreislaufschwäche, bei hohem Blutdruck und als einen die Blutung regulierenden Frauentee. Seine Empfehlungen gelten in der Volksheilkunde noch immer, auch wenn die blutdrucksenkende und herzstärkende Wirkung mit den Mitteln der Naturwissenschaft bisher nicht bewiesen werden konnte. Umso nachdenklicher kann es stimmen, dass es dem zum Trotz zahlreiche gegenteilige, also positive Einzelerfahrungen dazu gibt.

In der Volksmedizin gilt die Wunderpflanze außerdem als wirksam bei entzündlichen Gelenkproblemen und – wegen ihrer die Gefäße erweiternden Wirkung – als vorbeugendes Mittel gegen Arteriosklerose. Äußerlich kommen die Beeren in einer Salbe bei Ekzemen und Geschwüren zum Einsatz, sowie bei Verbrennungen, um die Wundheilung anzuregen. Daher der Name *Gutheil*. Traditionell ist ein Tee die erste Anwendungsform der Mistelarznei: aus den getrockneten jungen Zweigen mit Blättern, aber ohne die Früchte. Die Beeren der Mistel gelten als giftig, obwohl sie von mittelalterlichen Heilkundigen verwendet wurden.

Obwohl in der Literatur sehr oft eine den Blutdruck senkende Wirkung zur Sprache kommt, scheint die Mistel doch eher blutdruckregulierend zu sein. Die Rezepte im Kasten können Sie deshalb auch bei niedrigem Blutdruck und bei Schwindelgefühl anwenden.

Vom Tee bis zum Präparat

Viscum album ist die arzneilich genutzte Art. In der Wirkung gibt es jedoch Unterschiede zwischen der traditionellen oralen Anwendung als Tee oder Tinktur und ganz bestimmten Extrakten als Präparate für Injektionen. Für Tee und eine Tinktur verwenden Sie die jungen Zweige samt Blättern, aber ohne Beeren – auch wenn hierzu der Segen der Naturwissenschaft fehlt. Etwas anders verhält es sich mit den Injektionspräparaten. Die Kommission E bewertet diese Anwendung von Mistelkraut im Sinne einer unspezifischen Reiztherapie bei bösartigen Tumoren als positiv. Auch die Segmenttherapie mit Injektionen bei degenerativ-entzündlichen Gelenkerkrankungen wie Arthritis fand die Zustimmung der Kommission.

Rudolf Steiner (1876–1925), der Begründer der Anthroposophie, führte solche Injektionen in die Krebsbehandlung ein. Die für ihn deutlich erkennbare Signatur der Pflanze brachte ihn dazu, sie als Heilmittel gegen Krebs zu empfehlen: Sie wächst am „falschen" Ort, anstatt in der Erde auf einem

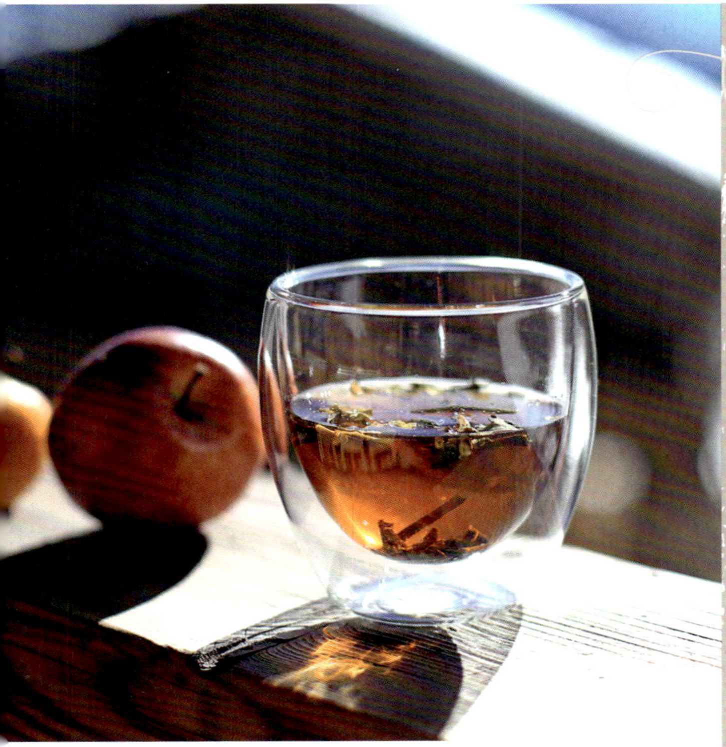

◄ *Misteltee aus den Blättern und Stängeln stellen Sie als Kaltauszug her.*

Baum. Auch trägt sie zur „falschen“ Zeit Früchte, nämlich im Winter. Schließlich ernährt sie sich wie Krebs vom Wirtsorganismus. 1917/18 entwickelte der Naturkenner zusammen mit einem Apotheker das erste wässrige Mistelpräparat für Injektionen. Die Anwendung solcher Präparate bei Krebs war bereits damals umstritten – und ist es auch heute noch. Vorbehalte beruhen sicherlich auch auf der Person Rudolf Steiners selbst, der die Wirkung der Mistel zwar aus einer wissenschaftlich-exakten Methode herleitete, dabei aber eine geisteswissenschaftliche Sichtweise zugrunde legte: Diese bezieht feinstofflich-geistige Phänomene in der Natur mit ein, die die naturwissenschaftliche Methodik nicht erfasst. In der anthroposophischen Medizin ist die Krebserkrankung ein verhärtendes und erkaltendes Geschehen, dem die Wärme erzeugende Mistel entgegengesetzt wird.

Wie es beliebt: Tinktur oder Tee

Sie stellen für die *Tinktur* eine 1:1-Kombination von frischen Weißdornblüten und -blättern mit im März geernteter Mistel her. Wenn Sie die Misteln im September sammeln, kombinieren Sie sie dagegen besser mit frischen Weißdornfrüchten. Sie benötigen insgesamt etwa 30 g Pflanzenmaterial auf 200 ml Alkohol wie Korn oder Wodka. Lassen Sie sich von den magischen Ritualen auf der Seite 24 f. inspirieren. Von der fertigen Tinktur nehmen Sie 3-mal täglich 10 Tr. in Wasser oder Melissentee verdünnt ein.
Für einen *Tee* übergießen Sie 1 TL Mistelkraut (ohne Beeren) mit 100 ml kaltem Wasser und lassen den Tee 6–8 Stunden ziehen: In einem Kaltauszug lösen sich weniger der leicht giftigen Viscotoxine heraus. Nach dem Abseihen des Tees übergießen Sie in einem anderen Gefäß je 1 TL Oliven- und Melissenblätter mit ¼ l heißem Wasser und lassen alles 10 Min. ziehen. Danach mischen Sie die beiden Tees und trinken davon täglich 3 Tassen: am besten kurmäßig über 3 Wochen. Sie können diese Kur nach einer 2-wöchigen Pause nochmals fortsetzen.

Mittlerweile ist es wissenschaftlich anerkannt und durch zahlreiche Studien untermauert, dass eine intravenöse Misteltherapie die Situation von Krebspatienten positiv beeinflussen kann: Die Lebensqualität von Menschen, die unter einem Tumor litten, verbesserte sich signifikant häufig bei einer begleitenden Misteltherapie. So gehen beispielsweise Nebenwirkungen der Chemo- und Strahlentherapie wie Müdigkeit, Übelkeit und depressive Verstimmung zurück und die Lebenszeit der Patienten verlängert sich.

PHARMAKOLOGIE

Inhaltsstoffe: Polypeptide, wie Viscotoxine (05–0,1 %); Mistel-Lektine; Flavonoide; Polysaccharide (4,3–4,7 %), vor allem in den Beeren; biogene Amine; Lignane, Phenolcarbonsäuren; Triterpene, Cyclitole
Wirkungen: das Immunsystem stimulierend, tumorhemmend, blutdruckregulierend
Kommission E: Zur Segmenttherapie bei degenerativ-entzündlichen Gelenkerkrankungen durch Auslösen kutiviszeraler Reflexe nach Setzen lokaler Entzündungen durch intrakutane Injektionen. Zur Palliativtherapie im Sinne einer unspezifischen Reiztherapie bei malignen Tumoren.

Kraftvoll gegen Wucherungen
Zwei aus dem Eiweiß hervorgehende Stoffgruppen sind pharmakologisch sehr stark wirksam: Viscotoxine und Mistel-Lektine. Viscotoxine sind Polypeptide, die aus 46 Aminosäuren bestehen. Sie hemmen das Wachstum der Zellen und bringen sie teilweise dazu, sich selbst aufzulösen. Ihr Gehalt in der Pflanze ist im Sommer am höchsten. Vertreten sind sie vor allem in den Blättern. Mistel-Lektine sind Glykoproteine mit einer ebenfalls das Zellwachstum hemmenden Wirksamkeit. Darüber hinaus aktivieren sie das Immunsystem. Sie sind vor allem im Winter in großen Konzentrationen vorhanden, hauptsächlich in den Stängeln.

Auch die anderen Inhaltsstoffe sind an der krebstherapeutischen Wirkung beteiligt. Die in den Beeren enthaltenen Polysaccharide fördern die Wirksamkeit der Abwehrzellen des Körpers. Viscotoxine und Lektine verlieren im Verdauungstrakt einen Teil ihrer Wirksamkeit. Das lässt keine Rückschlüsse von der Wirksamkeit einer Injektion im Vergleich zum Tee zu.

Das Spektrum der Inhaltsstoffe hängt auch vom jeweiligen Wirtsbaum ab, was nachvollziehbar ist, weil die Mistel zumindest teilweise den Saftstrom des Wirtes anzapft. Rudolf Steiner empfahl beispielsweise für Männer die Eichenmistel, für Frauen die Apfelmistel. Um ein möglichst breites Spektrum an Inhaltsstoffen zu erhalten, mischen die anthroposophischen Firmen die Extrakte von Frühlings-, Sommer- und Wintermisteln und bieten außerdem Extrakte von verschiedenen Wirtsbäumen an. Manche Hersteller verwenden ausschließlich Wintermisteln, ohne auf den Wirtsbaum zu achten. Bei ihnen steht nicht der Gesamtextrakt im Vordergrund, sondern die möglichst genaue und standardisierte Verabreichung der Lektine. Aufgrund möglicher Nebenwirkungen gehört die Behandlung mit Mistel-Injektionen stets in die Hand eines erfahrenen Therapeuten.

Ihre Intuition zählt ...

Sich der mysteriösen und geheimnisvollen Mistel intuitiv zu nähern, kann durchaus ein ganz praktisches Problem darstellen, denn sie wächst manchmal in schwindelerregenden Höhen. Begeben Sie sich auf keinen Fall in Gefahr. Suchen Sie sich einen Baum aus, der ihren Kletterfähigkeiten entspricht, am besten einen Apfel- oder Birnbaum. Vielleicht haben Sie sogar das Glück, einen solchen Baum im eigenen Garten zu haben.

Die Mistel vereinigt die Kraft ihres Wirtsbaumes mit ihrer eigenen Kraft. Ohne ihren Trägerbaum ist sie nicht lebensfähig. Sowohl in den aus ihr hergestellten Heilpräparaten als auch bei einer Mistelmeditation nehmen wir deshalb immer auch Schwingungsanteile des Wirtes auf. Sie können das Kraftfeld bereits nach wenigen Minuten spüren, sobald Sie es sich auf einer Astgabel des Baumes einigermaßen bequem gemacht haben. An einem solchen Platz sind Stress, der Druck des Alltages und Anspannung nach wenigen Minuten wie weggeblasen. Ein wohltuendes Kribbeln durchläuft den Körper. Nach und nach entsteht ein Gefühl von Stille und Schwerelosigkeit.

Die Meisterpflanze wächst in einem eigenen Reich zwischen Himmel und Erde. Für unsere Vorfahren zeigte alleine das die Verbindung zur Welt der Ahnen auf. Mit Amuletten aus der Zauberin versuchten sie, Wesen fernzuhalten, die Angst einflößen und Alpträume verursachen. War sie bei den Kelten die „Allheilpflanze“, so steht sie heute zahlreichen Menschen mit einer Tumorerkrankung tapfer und schützend zur Seite. Nutzen Sie die Stärke und Energie dieser Kraftpflanze: Brechen Sie im zeitigen Frühling die kleinen Blüten aus und stellen Sie daraus eine Blütenessenz her. Die kleinen, äußerst unscheinbaren Blüten finden Sie an den Gabelpunkten der Zweiglein und an den Enden der Sprosse.

Die Mistel ist abhängig von ihrem Wirtsbaum – und kann durch diesen Bezug insbesondere Menschen stärken, die sich aus Abhängigkeiten lösen und ihre eigene Identität entdecken wollen. Als Symbol für Fruchtbarkeit ist sie stets auch Sinnbild und Trägerin des Lebens schlechthin. Es ist einen Versuch wert, beispielsweise bei bisher unerfülltem Wunsch nach einem Kind die Schwingung der Blüte zu nutzen. Vertrauen Sie – spielerisch, offenen Herzens und mit Leichtigkeit – Ihrer Intuition.

▼ Holen Sie sich die Meisterpflanze nach Hause. Ihr Kraftfeld verbreitet – gerade in der Zeit um die Wintersonnwende – Hoffnung und eine fast schon kosmische Ruhe.

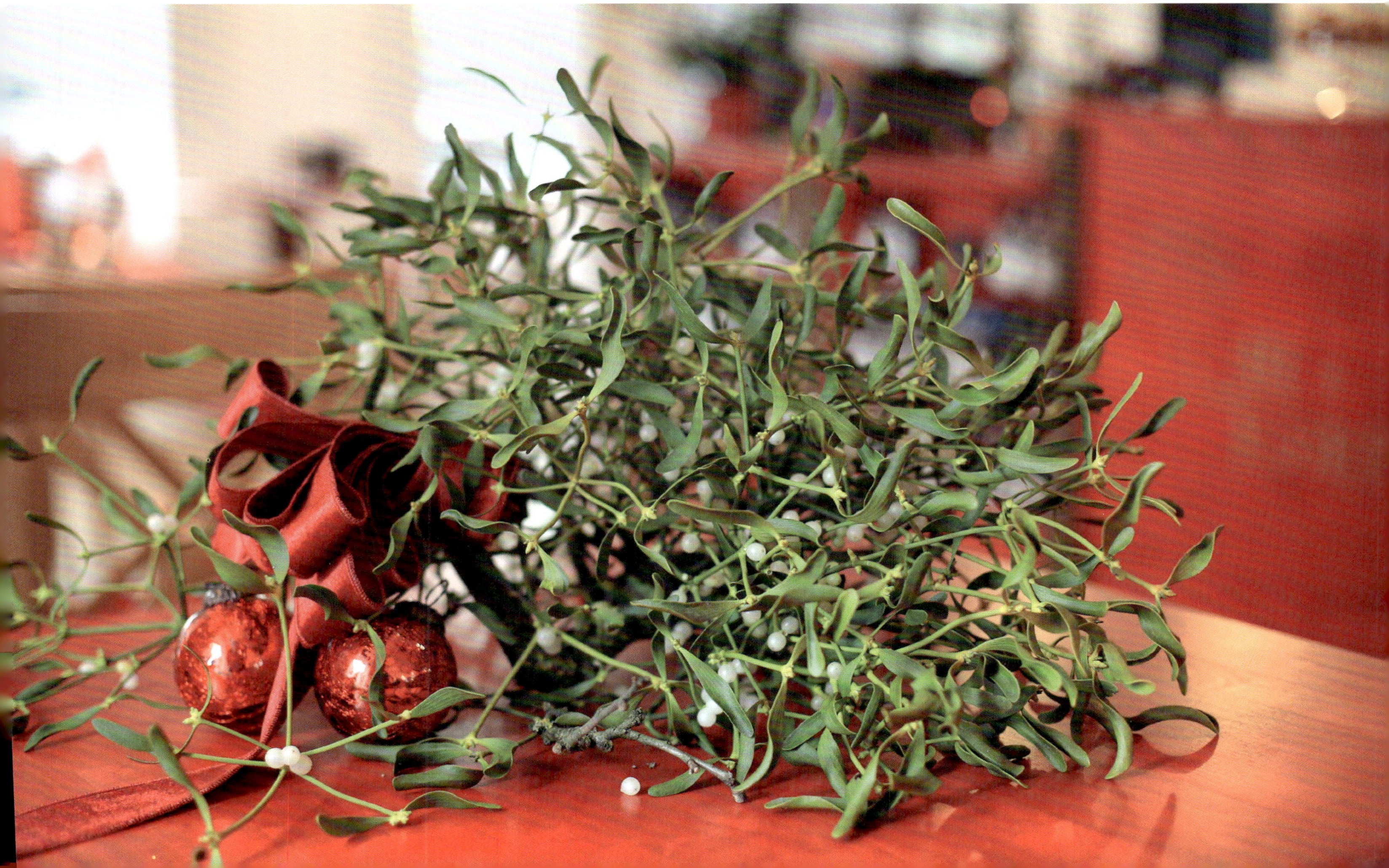

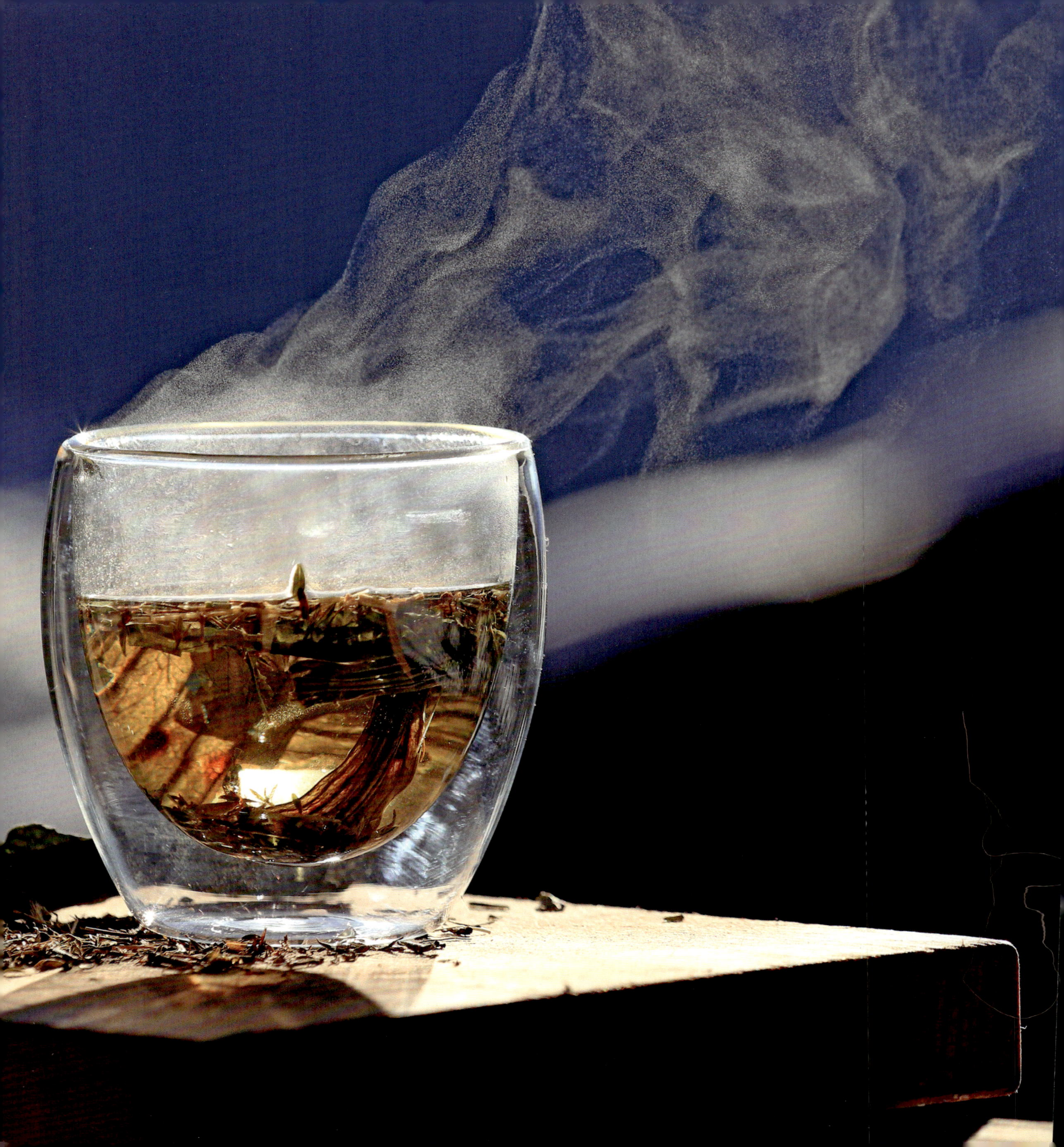

QUENDEL

Thymus pulegioides

Klein und kraftvoll

Ich lernte den Quendel *(Thymus pulegioides)* unter den Namen *Wilder Thymian* oder *Feld-Thymian* kennen, was ihn zum Echten Thymian *(T. vulgaris)* abgrenzt, der bei uns nur im Garten wächst. Aber mit Pflanzennamen ist es so eine Sache, gerade beim Thymian. Bei kaum einer anderen Pflanze habe ich so viele Unklarheiten erlebt: In Griechenland musste ich feststellen, dass „Thymianhonig" meist von einem Bohnenkraut *(Satureja thymbra)* stammt. Quendel wird botanisch meist als *Thymus serpyllum* angesprochen – ein lateinischer Artname, der inzwischen aber zum Sand-Thymian gehört. In einer Gärtnerei erstand ich einmal einen Zitronen-Thymian *(T. x citriodorus)*, der dort allerdings als Quendel ausgezeichnet war. Die Verwirrung kommt nicht von ungefähr: Es gibt sehr viele ähnlich aussehende Thymian-Arten, die sich zu allem Übel noch in viele Unterarten aufspalten.

Botanik: genau hingeschaut

Der Quendel *(Thymus pulegioides)* gehört zur Familie der Lippenblütengewächse. Er ist die bekannteste heimische *Thymus*-Art. Manche Botaniker listen den formenreichen Quendel auch als *Thymus serpyllum*. Weltweit gibt es etwa 250 bis 350 Thymian-Arten. In Europa wachsen etwa 65 Arten. Die Zahl ist deshalb so ungenau, weil viele Unterarten, Varietäten und Chemotypen existieren, die von manchen als eigene Art angesehen werden, von anderen aber nicht. Während der Echte Thymian *(T. vulgaris)* bei uns in den Gärten angebaut wird, wächst der Quendel wild: an sonnigen Wegrändern, Rainen und Böschungen. Der kleine immergrüne Zwergstrauch wird 10 – 20 cm hoch. Die Stängel sind nur am Grund verholzt. Sie verfärben sich häufig dunkelrot. Der Stängel ist vierkantig. Besonderes Merkmal: nur die vier Stängelkanten sind behaart.

Im Gegensatz zum aufrechten Wuchs des Echten Thymians liegen die Stängel am Boden auf. Die kleinen ovalen Blätter stehen sich paarweise gegenüber und sind am Grund lang bewimpert. Sie sind ganzrandig und etwas ledrig. Beim Zerreiben duften sie intensiv würzig. Während der Blüte von Juni bis September richten sich die Blütenstängel auf. Am Stängelende bilden sich kugelige Blütenstände aus hellrosa bis purpurrosanen Einzelblütchen. Die Kelchblätter sind braunrot. Der runde Samen wird häufig von Ameisen verschleppt, denn er trägt nahrhafte Ölkörper. Deshalb wächst Quendel auch so oft in der Nähe von Ameisenbauten.

▼ *Hier blüht das Gärtnerherz auf: Die Gattung Thymus ist außergewöhnlich arten- und formenreich.*

Es gibt in seiner Verwandtschaft einige Arten, von denen er kaum zu unterscheiden ist: Sand-Thymian *(T. serpyllum)* und Frühblühender Thymian *(T. praecox)* sind seltener anzutreffen und ebenso zu nutzen. Der entscheidende Unterschied ist die fehlende Behaarung auf den Stängelkanten. In der Gattung *Thymus* kommt es häufig vor, dass sich eine Art in mehrere Unterarten, verschiedene Varietäten und sogar in unterschiedliche Chemotypen aufspalten kann. Chemotypen sind Pflanzen der gleichen Art, die sich in der chemischen Zusammensetzung des ätherischen Öls unterscheiden. Ätherische Öle setzen sich immer aus verschiedenen Stoffen zusammen, wobei die einzelnen Bestandteile variieren können: dazu gehören beim Quendel beispielsweise Thymol, Carvacrol, Citral, Geraniol, Paracymen und Linalool. Das ist auch der Grund, warum es Exemplare gibt, deren Blätter nach Zitronen oder Orangen duften. Solche Duftunterschiede hängen wohl mit dem jeweiligen Boden und den mikroklimatischen Bedingungen vor Ort zusammen.

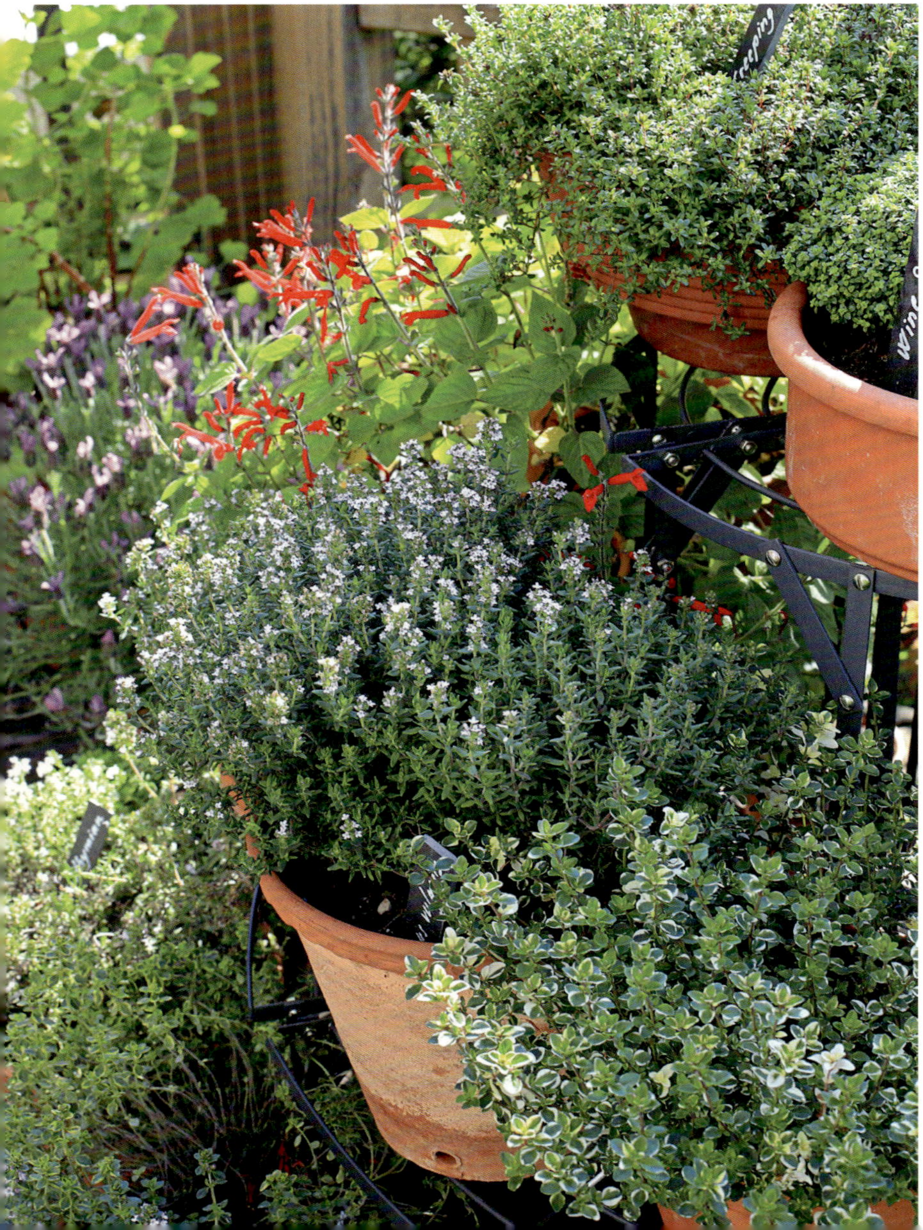

Liebt im Garten Sonnenplätze

Der mehrjährige und winterharte Quendel ist gierig nach Wärme und Licht. Mithilfe der Sonne zaubert er seine heilsamen ätherischen Öle herbei. Er braucht also einen vollsonnigen Standort. Der Boden sollte eher trocken und gut durchlässig sein. Lehmige Erde müssen Sie unbedingt mit Sand oder Kies vermischen. Auf feuchten undurchlässigen Böden und an schattigen Plätzen gedeiht die Pflanze schlecht und verliert an Würzkraft. Sie eignet sich sehr gut für Steingärten und Kräutermauern, auf denen sie wunderschöne Duftpolster ausbildet. Quendel ist sehr genügsam: zu stark gedüngte Böden beeinflussen das Aroma ungünstig. Quendel und Sand-Thymian bevorzugen einen eher kalkarmen Boden, wobei der Quendel noch mit einem pH-Wert von 6,5 zurechtkommt. Der Frühblühende Thymian und der Echte Thymian benötigen dagegen neutrale pH-Werte um 7.

Vermehren Sie das Pflänzlein am besten durch Aussaat im Frühjahr. Bereits ab März können Sie den Lichtkeimer in Saatkisten aussäen. Sie streuen die Samen einfach auf die feuchte Erde und drücken sie fest. Ab Mitte Mai kommen die pikierten Pflänzchen im Abstand von 25 cm raus ins Freie.

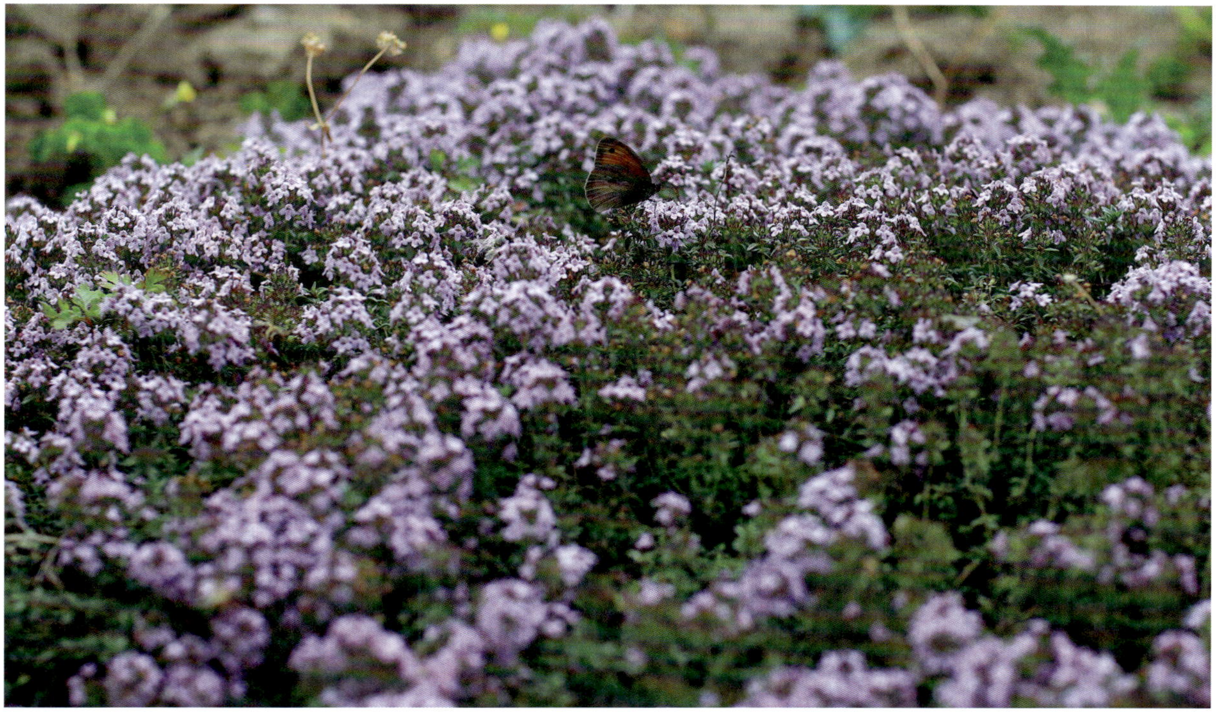

Einfach schön anzusehen: Quendel bildet auf sonnigen Mauern wunderbar duftende Polster.

Im Sommer können Sie auch direkt im Freien aussäen. Einfacher als die Aussaat ist natürlich, Jungpflanzen zu kaufen – oder Sie teilen an einem Wildstandort ein Polster und pflanzen es in ihren Garten. Am geeigneten Standort ist Quendel sehr robust gegenüber Krankheiten und Schädlingen. Gelegentlich wird er von einem Rostpilz befallen.

Für den Garten gibt es viele Sorten von polsterbildenden *Thymus*-Arten. Vielleicht wollen Sie auf einer Kräuterspirale oder Kräutermauer eine kleine Duftoase gestalten: Neben dem Quendel eignen sich der Kümmel-Thymian *(T. herba-barona)*, der Bergamotte-Thymian *(T. chamaedrys)*, der Zitronen-Thymian *(T. citriodorus)* oder der Zitronen-Quendel *(T.* x *serpyllum)*. Alle Arten sind winterfest und sehr geeignet für Kräutertee und als Gewürz. Sie können sich mit ihnen auch ein duftendes Ruhepolster pflanzen, ganz nach dem Vorbild Marias (Seite 98). Aber Vorsicht beim Draufsetzen: Die hübschen Blütenköpfchen der *Immenblum* locken unzählige Immen, Bienen, an.

Erntetipps

In den Monaten Juli und August, während der Blüte, besitzt Quendel die größte Würz- und Heilkraft. Achten Sie darauf, dass Sie von der bodennahen Pflanze nur saubere Zweige nehmen. Ernten Sie an sonnigen Tagen: am besten in der Mittagszeit, um möglichst viele Heilstoffe „einzufangen“. Sie bilden sich in der Hauptphase der Fotosynthese, zwischen etwa 11 und 14 Uhr.

Trocknen Sie die Zweigchen mit den Blüten unzerkleinert. Nur wenn die Blätter und Blüten unverletzt sind, bleibt das ätherische Öl in den Öldrüsen wie in kleinen Konservendöschen erhalten. Sie trocknen die abgeschnittenen Zweige an einem warmen Platz bei Temperaturen unter 40 Grad. Vermeiden Sie direktes Sonnenlicht.

Heilkraft und Geschmack

Stärkender Wein: Im Gegensatz zu den mittelalterlichen Würzweinen fällt hier das Kochen weg. Übergießen Sie 30 g getrocknetes oder 50 g frisches Quendelkraut mit ¾ l trockenem Bio-Weißwein. Die Kräuter sollen bedeckt sein. 3–4 Tage ziehen lassen, dann absieben und im Kühlschrank lagern. Den Wein nur likörglasweise trinken und möglichst innerhalb von 3 Wochen verbrauchen. Die Altvorderen wussten, dass dieser Wein „alle innerlichen Glieder erwärmen und stärken und die Lebensgeister erquicken" kann.
Mittelalterliche Suppe: Nehmen Sie 2 Handvoll blühende Triebspitzen und 1 Knoblauchzehe und hacken Sie alles fein. Mit 3 EL Butter etwas andünsten, dann 75 g Dinkelschrot und 1 in Scheiben geschnittene Pastinake dazurühren und kurz anschwitzen lassen. 1 l Fleisch- oder Gemüsebrühe dazugeben und 20 Min. köcheln. Zum Schluss schmecken Sie mit 2 EL Sauerrahm, Pfeffer und Muskat ab.

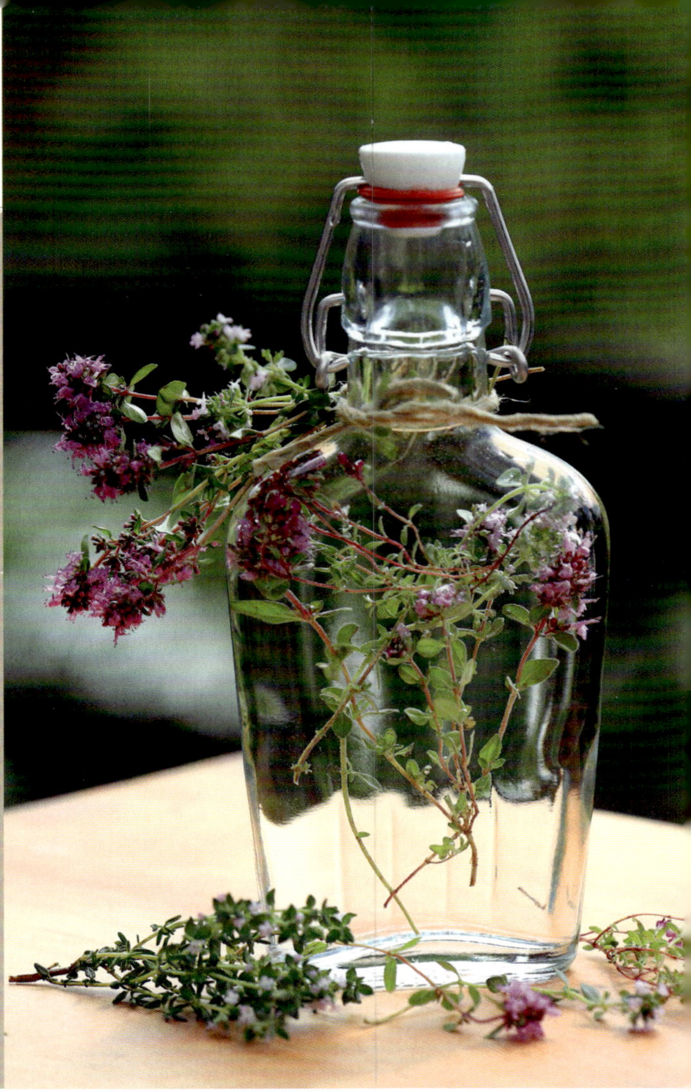

➤ *Das aromatische und stärkende Kraut wertet Weine wie Liköre auf. Sie nehmen seine Wärmekräfte in sich auf.*

Würziges Küchenkraut
Quendel hat einen würzigen Duft, der sehr an Thymian erinnert. Dahinter verbirgt sich noch eine blumige Zitrusnote. Während der Blühzeit ist er am aromatischsten. Die kleinen Blätter schmecken kräftig, leicht bitter-herb, und etwas scharf. Auf die Würzkraft verweist der badische Namen *Wohlschmecki*. Sie können Blätter und Blüten frisch oder getrocknet verwenden. Das Aroma entwickelt sich am besten, wenn sie das mit den Händen zerbröselte Kraut einige Zeit mitdünsten. Da es im Mund und im Magen die Sekretion der Körpersäfte anregt, hilft es sehr gut bei der Verdauung fetter und öliger Speisen.

Das ideale Einsatzgebiet ist die südländische Küche mit ihren vielfältigen Pizza- und Pastavariationen. Sehr gut passt Quendel auch zu Gerichten mit Tomaten, Kartoffeln und anderen Gemüsen. Auch Salat, Suppen, Eintöpfe, Kräuterbutter, Kräutersalz und Kräuterquark wertet er auf. Zitronenduftende Varietäten eignen sich sogar für Konfitüren, Gelees, Desserts und Obstsalat. Probieren Sie das einmal aus – mit den frischen Blütentrieben können Sie Wein, Likör, Essig und Kräuteröl aromatisieren: Dazu legen Sie die blühenden Zweiglein einfach einige Tage in die jeweilige Flüssigkeit ein. Bei den alten Römern und im Mittelalter waren ausgefallene Würzweine, denen das Kraut beigegeben war, sehr beliebt. Außergewöhnlich gut eignet sich der kraftvolle Quendel auch als schmackhafter Tee. Er besitzt ein angenehm würziges und wärmendes Aroma.

Brauchtum: Kraut gegen alle Gifte

Der botanische Name *Thymus* hat seinen Ursprung im alten Ägypten. Im *Papyrus Ebers,* einer medizinischen Rezeptesammlung aus der Zeit 1500 vor Christus, wurde eine für die Mumifizierung verwendete Thymianart mit dem Namen „Tham“ erwähnt. Im antiken Griechenland waren einige Thymianarten Teil von Rauchopfern – *thymiama* genannt – für die Götterwelt. Das Wort *thyein* bedeutet *räuchern, opfern.* Manche Forscher sehen eher einen Zusammenhang zum griechischen Wort *thymos,* was *Mut, Kraft* bedeutet und ein Hinweis auf die heilkundliche Nutzung sein könnte. Der Artnamen *pulegioides* weist auf eine gewisse Ähnlichkeit des Blütenstandes mit dem der Polei-Minze. Daher kommen auch einige Namen wie *Wilder Polei* oder *Feld-Polei.*

Wer sich in den antiken Werken auf Spurensuche nach dem Quendel begibt, kennt das Problem, dass dort ganz verschiedene und sehr ähnliche Arten beschrieben werden. Leider wird daraus nicht ersichtlich, um welche Arten es sich handelt. Dem Quendel sehr nahe kommt die Beschreibung einer Pflanze namens *herpyllos,* die auf der Erde kriecht: *herpein* bedeutet *kriechen.* So nachzulesen beim griechischen Naturforscher Theophrast (372–287 vor Christus), als auch beim im 1. Jahrhundert lebenden Arzt Dioskurides. Das Kraut kam damals als menstruationsförderndes Mittel zum Einsatz, auch bei Magenkrämpfen, als harntreibendes Mittel sowie bei Schwellung der Leber und bei Schlangenbissen. Die gleiche Pflanze begegnet uns beim Römer Plinius (23–79), allerdings als *serpyllum.* Er lobte vor allem die Wirkung bei Schlangenbissen und Stichen von Skorpionen.

Der römische Gelehrte berichtet außerdem, dass dieses *serpyllum* in dem berühmten Theriak des syrischen Königs Antiochus (224–187 vor Christus) enthalten war. Die Herrschenden der damaligen Zeit bedienten sich gerne dieses „Mittels gegen alle Gifte“, da sie offenbar Angst vor Giftanschlägen hatten. Die Leibärzte der römischen Kaiser stellten einen Theriak her, der neben Opium sogar Schlangenfleisch enthielt. Das Theriakrezept mit seinen 77 Zutaten war in Versform in einen Fels am Eingang des Äskulaptempels auf der Insel Kos eingemeißelt.

Mit Sicherheit bestimmen können wir den Quendel erst mit der Literatur ab dem 11. Jahrhundert: Hildegard von Bingen, die pflanzenkundige Äbtissin, erwähnte ihn in ihren Schriften als *quenula.* Sie empfahl ihn bei Erkrankungen der Haut wie Krätze oder Grind, aber auch, „wenn sich das Gehirn krank und wie leer“ anfühlt.

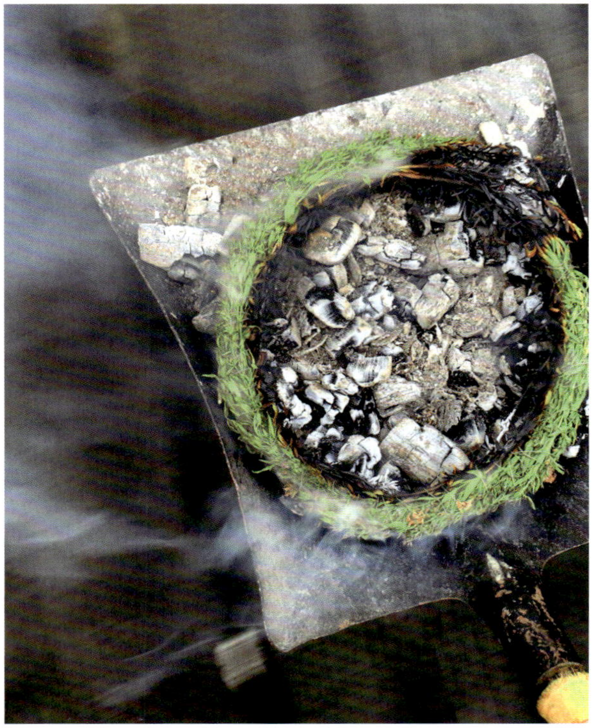

◄ Alle Thymianarten können Sie – gut getrocknet – ausgezeichnet zum Räuchern nehmen; alleine oder als Teil eines selbst geflochtenen Räucherkranzes.

Das „Seelchen der Mutter“

Quendel ist ein Frauenkraut ersten Ranges. Schon in der Antike war er ein übliches Mittel, um die Menstruation auszulösen. Solchen Periodemitteln wurde eine empfängnisverhütende Wirkung zugeschrieben. In einem mittelalterlichen Kräuterbuch heißt es zur Wirkung: „Es treibt die Monzeit (Menstruation) der Frawen / die Frucht und das Bürdlein (Nachgeburt) auß.“ Er spielte also auch eine besondere Rolle bei der Geburtshilfe. Eine Abkochung linderte die Wehenschmerzen und förderte die Geburt. Die Frauen bekamen dafür einen Tee verabreicht, der möglichst am Johannitag mittags um 12 Uhr geerntet worden war. Magische Sammelzeiten erhöhen die Wirksamkeit!

Eine besondere Verbindung hat das Frauenkraut mit der Gebärmutter. In slawischen Sprachen heißt der Quendel „Seelchen der Mutter“, in England „mother of thyme“. Früher hieß die Gebärmutter auch einfach nur Mutter. Die Namen sind Hinweise auf den Anwendungsbereich und die Wirkung des starken Kräutleins. Auch andere Frauenpflanzen, etwa Kamille oder Eisenkraut, waren solche *Mutterkräuter*.

In einer eigentümlichen Sage aus Bad Dürkheim ist der Quendel das Heilmittel für die Gebärmutter: Eine junge Frau, die schon seit einiger Zeit an „Mutterweh“ (Schmerzen der Gebärmutter) litt, kam zu einem Quendelbusch. Dort wurde sie plötzlich müde und legte sich zum Schlafen nieder. Einige Leute, die das beobachteten, sahen sodann ein krötenartiges Tier aus ihrem Mund kriechen. Das Tier ging zum Quendel, krabbelte auf ihm herum, putzte sich und kroch dann wieder zurück in den Mund der Frau. Diese erwachte und war fortan von ihren Schmerzen geheilt. Das Volk stellte sich die Gebärmutter als Kröte vor. Aus diesem Grund opferten die Frauen bei Leiden der Gebärmutter in der Kirche Kröten aus Wachs. Auch bei den Stalltieren war Quendel rund um das Gebären hilfreich. Die Kühe bekamen ihn vor dem Kalben zu fressen, was die Geburt erleichterte.

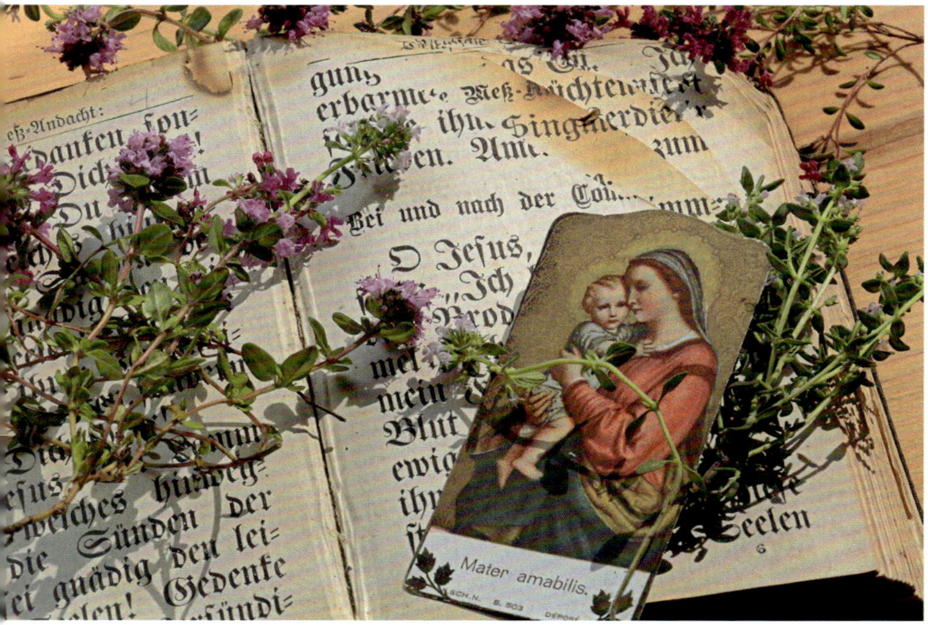

▼ Das vor Kraft schier berstende Kräutlein ist eng und innig mit der Gottesmutter verbunden: Die klassische Frauenpflanze ist ein echtes Mutterkraut.

Ein frommes Kräutlein

Das Frauenkraut hieß im Mittelalter *Marien Bettstroh* oder *Unser Frauen Bettstroh*. Die Leute im Volk stopften Bettstrohkräuter, dazu gehörten auch Waldmeister und Dost, als Schutzpflanzen in ihre Bettmatratzen. Geschützt wurden dadurch vor allem Schwangere und Gebärende. Die Volksnamen weisen auf eine besondere Beziehung zu Maria hin. Es gibt christliche Legenden, in denen Maria dem Jesuskind in der Krippe ein weiches Lager aus Quendel richtet. Kein Wunder, dass diese Pflanze, die mit dem Göttlichen in so enger Berührung war, als besonders heilkräftig galt. In anderen Legenden war es Marias Mutter, die heilige Anna, die den Quendel verwendete. Anna und Joachim waren arm und so musste die kleine Maria auf einem sehr harten Lager schlafen. Da sammelte Anna Quendelblümchen, um ihrem Kind einen weichen Schlafplatz zu bereiten. Später, bei ihrer Vermählung mit Joseph, hatte Maria selbst ein Kränzchen aus duftendem Quendel auf dem Kopf.

Einer Tiroler Sage nach rastete Maria einst bei einer Reise über das Gebirge auf einem Karwendelrasen. *Karwendel* ist ein Volksname für den Quendel. Vermutlich hatte diese Geschichte einen heidnischen Vorläufer. Die Zuordnung von Frauenpflanzen zu weiblichen Gottheiten hat eine lange Tradition: Heilkunde wurde immer gerade mit weiblichen Gottheiten in Verbindung gebracht. Mit der Christianisierung gingen die Kräfte der keltischen oder germanischen Göttinnen dann sozusagen in Maria auf: Es entstand der Marienkult. Statt Freya, die „die Wandernde" genannt wurde, wandelte nun Maria übers Land. Die einst der germanischen Göttin geweihten Heilpflanzen wurden Marienpflanzen. In heidnischen Zeiten war der Quendel also wohl Freyas Kräutlein.

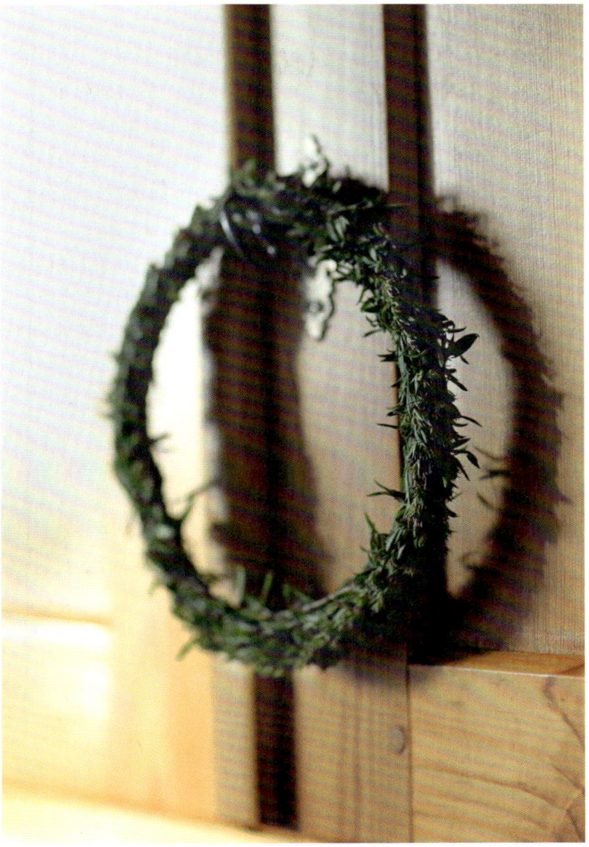

◄ *Kränze aus starken Pflanzen wurden traditionell gebunden, um – besonders wenn sie geweiht waren – dem Bösen Paroli zu bieten. Daneben sind sie auch ganz einfach ein schöner Schmuck für Türen oder Fenster.*

Kränze schützen vor Unheil

Die alte Heil- und Zauberpflanze genoss im Volk den Ruf, Dämonen abzuwehren. Der alte Abwehrzauber ging teilweise in der Kirche auf. Beim katholischen Fronleichnamsfest, das im südlichen Deutschland auch *Antlaßtag* heißt, spielt das *Herrgottskraut* eine besondere Rolle. Quendel ist Bestandteil der Antlaß- oder Prangerkränzchen, die am Antlaßtag in der Kirche geweiht werden und bei Flurprozessionen mitgetragen werden. Antlaßkränze werden traditionell aus Quendel, Mauerpfeffer und Kornblumen gewunden. Sie verfügten über allerlei Zauberkräfte. Ein Kränzchen aus dem geweihten *Kranzelkraut* hängt vielleicht auch heute noch in manch einem Haus und Stall, um Blitze abzuhalten und sonstiges Unheil zu verhüten. Wissende legten die geweihten Kränzchen auch Kranken zur Heilung unter den Kopf.

Der magische Quendel schützte auch das Vieh vor Krankheit und Behexung. Er bewirkte, dass die Milch reichlich floss. Die Bauern wuschen das Euter der Kühe und das Milchgeschirr mit einem Absud des Krautes. Auch kranke Hühner bekamen ihn als Futter. Daher die Namen *Hühnerkraut, Hühnchenquendel* oder *Hühnerpolei*. Die Bäuerin oder Magd legte den Quendel den Hennen unter, um ihnen das Brüten zu erleichtern.

Sammelzeit war nun nicht nur die Zeit von Fronleichnam. Auch an Johanni (24. Juni), mittags um 12 Uhr, ernteten gerade Hebammen das blühende Kraut. Sie brauchten es für eine sorgsame Geburtshilfe. In Böhmen räucherten die Bauern an Heilig Abend ihre Obstbäume mit dem an Johanni geernteten Quendel. Mit diesem Fruchtbarkeitszauber beschworen sie eine gute Ernte. Fronleichnam, Johanni und wieder die Zeit zwischen den zwei Frauentagen Mariä Himmelfahrt (15. August) und Mariä Geburt (8. September): Das sind die magischen Erntezeiten. Selbstverständlich gehörte Quendel auch in das geweihte Kräuterbüschel.

Rettung vor dem Teufel

Nach einer Südtiroler Sage ging eine Wöchnerin – das ist eine Frau, die gerade entbunden hatte – in das Dorf. Sie hatte nun unvorsichtigerweise nichts Geweihtes wie beispielsweise ein Kreuz bei sich. An einer unheimlichen Stelle, wo es seit altersher spukte, hörte sie plötzlich eine Stimme rufen: „Lupf sie, Lupf sie!“ Lupfen bedeutet hochheben. Eine andere Stimme antwortete: „Ich kann nicht, ich kann nicht, sie steht auf einem Karwendelstock.“ Die bösen Geister, die sich da offenbar über ihr ausgewähltes Opfer unterhielten, konnten der Frau dadurch nichts anhaben. Auch vor dem Teufel selbst schützte das Kraut. Wer von ihm verfolgt wurde, musste sich nur möglichst schnell auf den Karwendel setzen. Dann hatte der Gehörnte keine Gewalt über ihn.

▼ Ein Sträußchen der magischen Pflanze bot einen wirkungsvollen Schutz gegen Nachstellungen des Teufels.

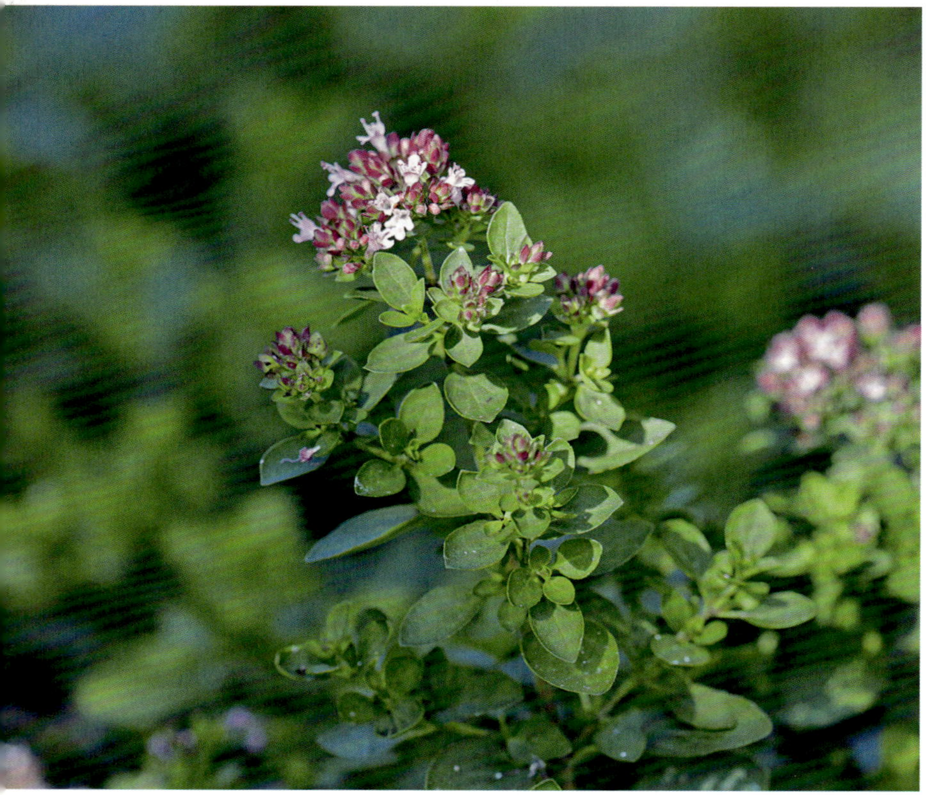

Überhaupt war die magische Pflanze offenbar das optimale Kraut gegen die Versuchungen des Teufels. Seine Opfer, meist hübsche Bauernmädchen, entlarvten mit Hilfe des Quendels den „teuflischen Liebhaber“ immer wieder. In Bayern und Österreich gibt es verschiedene Versionen folgender Sage: Der Teufel wollte in Gestalt eines schmucken Jägers, eine beim Teufel beliebte Verkleidung, ein schönes Mädchen verführen. Er kam immer nachts an ihr Kammerfenster und hatte sie schon fast erobert, als sie plötzlich seinen Pferdefuß sah und somit erkannte, dass er der Böse war. Beim nächsten Besuch, bei dem er sie endlich mitnehmen wollte, war sie gewappnet: Sie hatte sich einen Kranz aus *Kudlkraut* sowie Ehrenpreis und Widerton (Goldenes Frauenhaarmoos, *Polytrichum commune*) auf den Kopf gesetzt und sicherheitshalber gleich noch einen weiteren Kranz an ihr Kammerfenster gehängt. So musste der Teufel enttäuscht von dannen ziehen. Allein singen konnte er noch: „Kudlkraut, Ehrenpreis und Widertat, haben mich um mei Herzliebste bracht.“

Gute Erkennungsmerkmale des Teufels sind seine Bocksfüße oder auch – wie in der obigen Geschichte – Pferdefüße. Das bis heute verbreitete Bild Beelzebubs lehnte sich an heidnische Götterwesen an: Bocksfüße standen für den Hirtengott Pan und die Satyrn, lüsterne, ziegengestaltige Mischwesen; daneben auch für den germanischen Gott Thor mit seinem von Ziegenböcken gezogenen Wagen. Pferdefüße verwiesen dagegen auf den Schamanengott Wotan, der eine besondere Beziehung zu Pferden hatte.

Quendel hatte also eine das Gute fördernde Wirkung – auch was Geschäfte betrifft. In Thüringen pflückten die Bauern, bevor sie auf den Markt gingen, das Kraut. Sie schwangen es dann mit der rechten Hand dreimal um ihren Kopf und sprachen dabei: „Quandel, mach mir Handel!“ Quendel war ein sehr beliebter Glücksbringer bei Geschäftsabschlüssen. Deshalb trugen ihn manche auch in ihrer Geldbörse.

Tee bei einer Erkältung

Nehmen Sie für 1 l Tee 3–4 TL (5 g) getrocknetes Kraut. Den Tee übergießen Sie mit heißem, nicht mehr kochendem Wasser. Sie lassen ihn 10 Min. bedeckt ziehen. Die Wirkung als Hustenmittel entfaltet sich besonders gut, wenn Sie ihn mit Honig gesüßt trinken. In Kombination mit Spitz-Wegerich (1:1) haben Sie eine Mischung, die bei Bronchitis und Erkältungen sehr hilfreich ist.

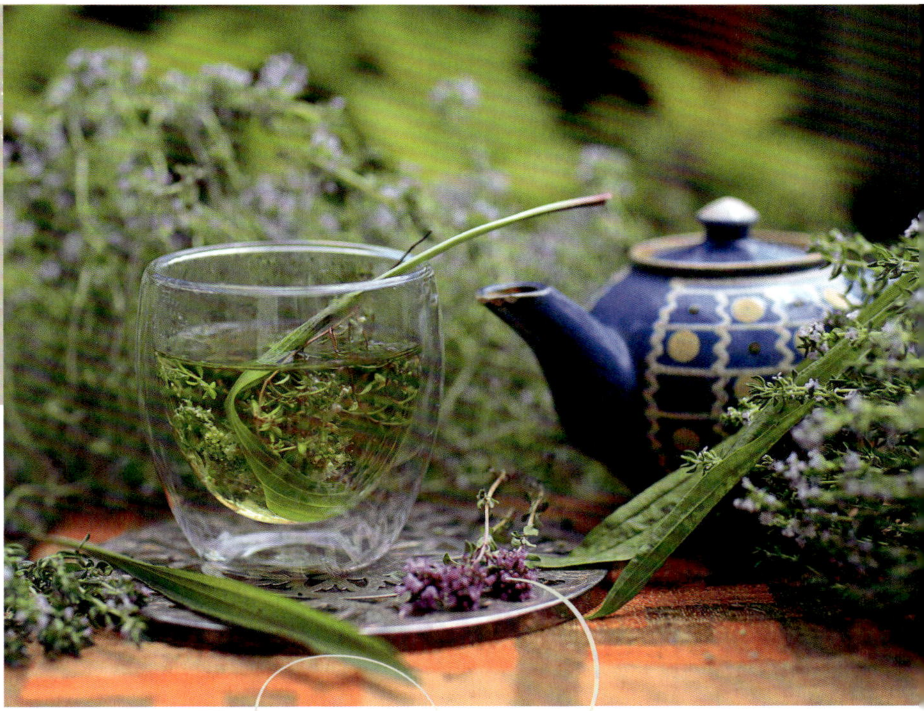

▲ *Quendel und Spitz-Wegerich vertragen sich sehr gut – und erhöhen die Wirkung eines Heiltees.*

PHARMAKOLOGIE

Inhaltsstoffe: 0,1–0,6 % ätherisches Öl mit Hauptbestandteilen Linalool, Carvacrol, Para-cymen, Geraniol, Cineol; 3–7 % Gerbstoffe, Triterpene, Bitterstoffe und Flavonoide
Wirkungen: schleimlösend, krampflösend, auswurffördernd, antimikrobiell
Kommission E: Katarrhe der oberen Luftwege

Heilkunde: kraftvoll gegen Erreger

Quendel ist ein sehr altes Arzneimittel, weshalb er auch den Namen *Arzneithymian* trägt. Er bekam, wie auch der heilkräftige Echte Thymian, von der Kommission E eine Monographie. Er ist eine anerkannte Heilpflanze bei Katarrhen der oberen Luftwege. Das verdankt er vor allem seinem ätherischen Öl, das antimikrobiell, krampflösend und auswurffördernd wirkt. Besonders wirksam ist es bei festsitzendem Husten, da es das Abhusten des Schleims erleichtert. Die Heilwirkung des Quendels ist der des Echten Thymians ziemlich ähnlich. Ersterer gilt jedoch im Vergleich mit seinem „Bruder“ als schwächer.

Milder Brustbalsam für Kinder

Sie benötigen 100 ml Oliven- oder Rapsöl, 10 g Bienenwachs, 15 g blühendes Quendelkraut und 1 TL Fenchelsamen. Erwärmen Sie das Öl im Wasserbad auf 60 Grad und lassen sie das im Mörser zerkleinerte Kraut samt den Samen unter Rühren mindestens 30 Min. darin ziehen. Dann das Öl abfiltern und nochmals erwärmen, um das Bienenwachs darin zu schmelzen. Danach vom Herd nehmen und einige Minuten rühren. Schließlich füllen Sie den Balsam in vorbereitete saubere Salbendöschen und verschließen diese, aber erst nachdem die Masse erkaltet und fest ist. Bei Husten reiben Sie damit die Brust und den Rücken zwischen den Schulterblättern ein.

▾ *Der Echte Thymian ist ein unglaublich stark wirkendes, ganz natürliches Antibiotikum.*

Quendel ist in der Kinderheilkunde wichtig, bei der eine reizärmere und sanfte Anwendung sinnvoll ist. Der Echte Thymian enthält zum einen wesentlich mehr ätherisches Öl. Zum anderen ist in diesem Öl sehr viel Thymol (20–70 %) enthalten, das im Quendel kaum vorkommt (1–5 %). Thymol besitzt eine starke antiseptische Wirkung. Quendel enthält dafür außergewöhnlich viel Linalool (20–40 %) und Carvacrol (20–40 %). Linalool ist sehr wirksam bei Pilzerkrankungen der Haut, Carvacrol wirkt keimhemmend und krampflösend. Quendel entfaltet also aufgrund all dieser wertvollen Inhaltsstoffe auch in anderen Bereichen als Erkrankungen der Atemwege eine wohltuende Kraft. Ein Blick in die Volksheilkunde macht das deutlich.

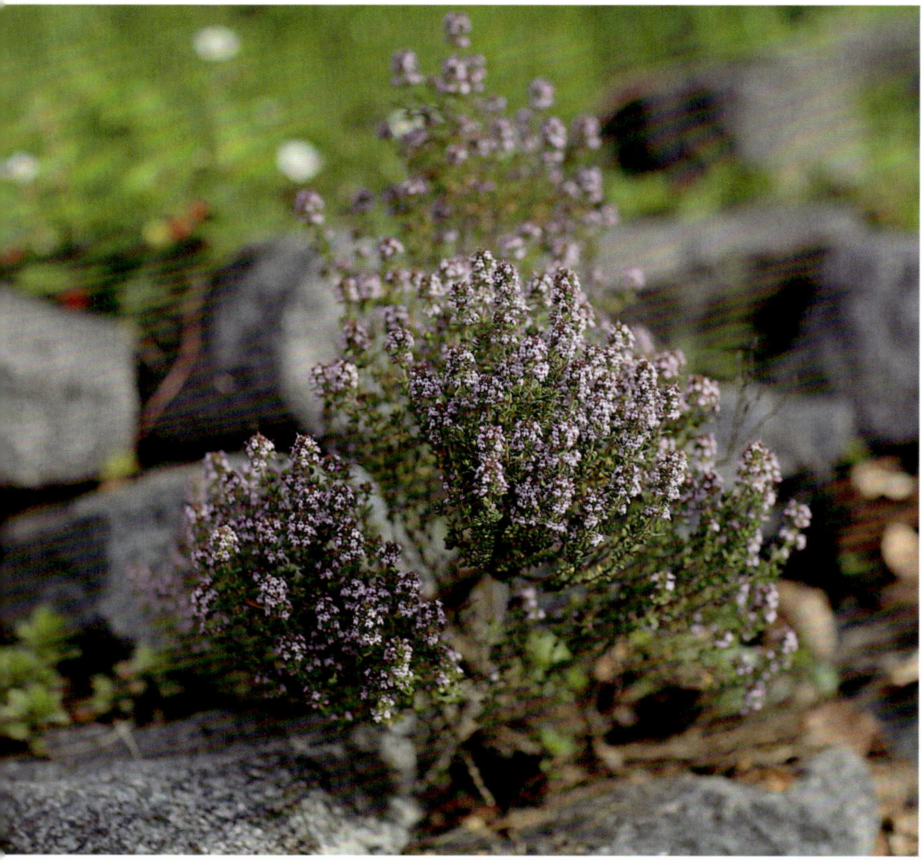

Gut für die Verdauung

In der Volksmedizin kommt das so wirksame Kräutlein neben Erkrankungen der Atemwege auch als ein den Appetit anregendes, die Verdauung förderndes und blähungstreibendes Mittel zum Einsatz. Die Bitterstoffe und das ätherische Öl machen diese Anwendungen möglich. Sehr bedeutsam ist der Tausendsassa auch als Frauenkraut. Hier zählt vor allem die krampflösende Wirkung: bei Beschwerden in der Menstruationszeit und zur Erleichterung der Geburt.

Viele Menschen, die sich mit der Naturheilkunde auskennen, schätzen auch die äußerliche Anwendung in Form von Umschlägen und Bädern bei Hauterkrankungen wie Akne, Neurodermitis oder Ekzemen sowie bei rheumatischen Beschwerden. Ein Bad mit dem Kraut empfiehlt sich auch bei körperlicher oder geistiger Erschöpfung, besonders bei schwächlichen und lymphatischen Kindern. Daher der Name *Kinderbadekraut:* Sie gießen hierfür 100 Gramm mit einem Liter heißem Wasser auf, filtrieren nach zehn Minuten ab und setzen das Ganze dem Badewasser zu. Maximal 15 Minuten baden – danach ist Bettruhe angesagt.

In vielen Ländern gibt es volksmedizinisch die Behandlung von Trunksucht mittels Tee oder einer Tinktur. Auch bei durch Alkohol verursachten Kopfschmerzen, einem klassischen Kater also, ist die Pflanze hilfreich. In einem alten Kräuterbuch heißt es zu dieser unangenehmen Thematik: „Ein Kranz von frischem Quendel, auf das bloße Haupt gelegt, stillet die Schmerzen und die scharfen Stiche desselbigen."

Ihre Intuition zählt …

Setzen Sie sich zu einem blühenden Quendelpolster und studieren Sie die unscheinbare Pflanze. Vermutlich sind Sie dort nicht alleine, sondern viele Bewohner aus der Insektenwelt tummeln sich in dem kleinen Pflanzenkosmos. Betrachten Sie die

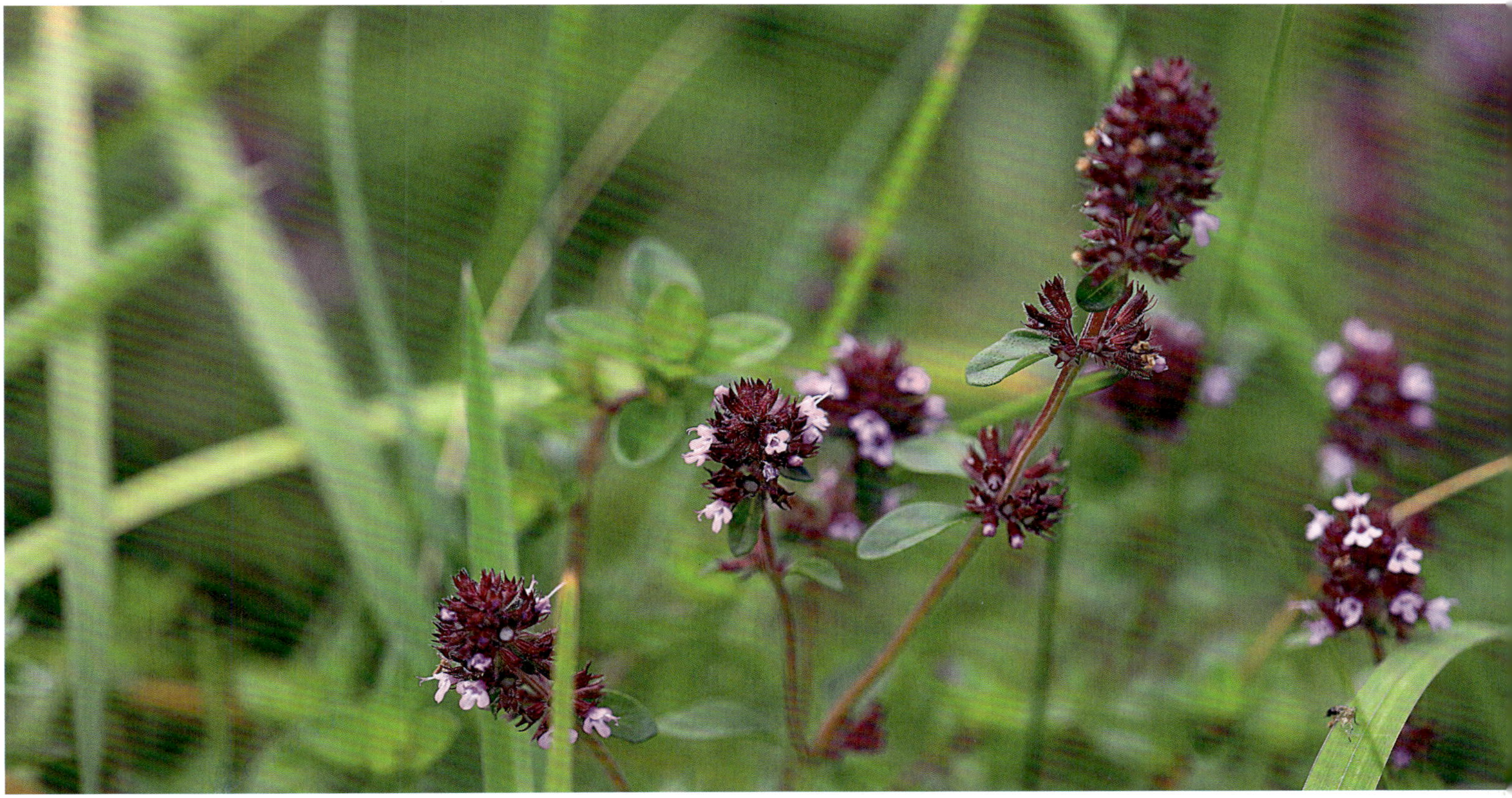

Pflanze ganz genau. Wie sie sich der Sonne öffnet und gleichzeitig mit ihren festen Blättern gut gegen allzu große Sonnenglut gerüstet ist. Nicht nur die Sonne, sondern auch die Erde liebt das anschmiegsame, erdverbundene Pflänzchen. Dicht an den Boden gedrängt, fühlt es sich wohl. Es breitet sich unter solchen Bedingungen gerne aus – auch mithilfe der regsamen Ameisen, die ebenso sonnige, trockene Standorte mögen.

Unsere Vorfahren trauten diesem Pflänzchen einiges zu: Es vermittelte ihnen in allen Lebenssituationen Schutz und Sicherheit. Gifte und selbst der Teufel wichen vor ihm. Dass sich Freya wie Maria und auch das Jesuskind auf dem Polster ausruhten, sind mehr als nur Geschichten – in diesen fast schon mythischen Bildern wird die Kraft offenbar, die in diesem Pflänzchen schlummert: Es schenkt den Erschöpften dieser Welt Ruhe, verleiht Schutz und gibt neue Kraft.

Spüren Sie die gleichmäßige Wärme und Energie, die aus einem besonnten Quendelpolster förmlich herausströmt. Die Wärme kann uns durchdringen wie die Sonnenstrahlung selbst. Streichen Sie über die Blüten und Blätter, atmen Sie den Duft. Er führt direkt in das Reich unserer Gefühle. Sammeln Sie einige kleine Blütenköpfchen: für einen Tee, ein Bad oder eine feinstoffliche Essenz. Wahrscheinlich kommt irgendwann wieder eine Situation in Ihrem Leben, in der Sie die stärkenden und Mut machenden Schwingungen der kleinen Sonnenpflanze gut gebrauchen können – und sich darüber freuen.

▲ *Wer sich auf die Ebene des kleinen und unscheinbaren Quendels bewegt, mag vielleicht überrascht sein, welch kraftvolle Aura ihn umhüllt.*

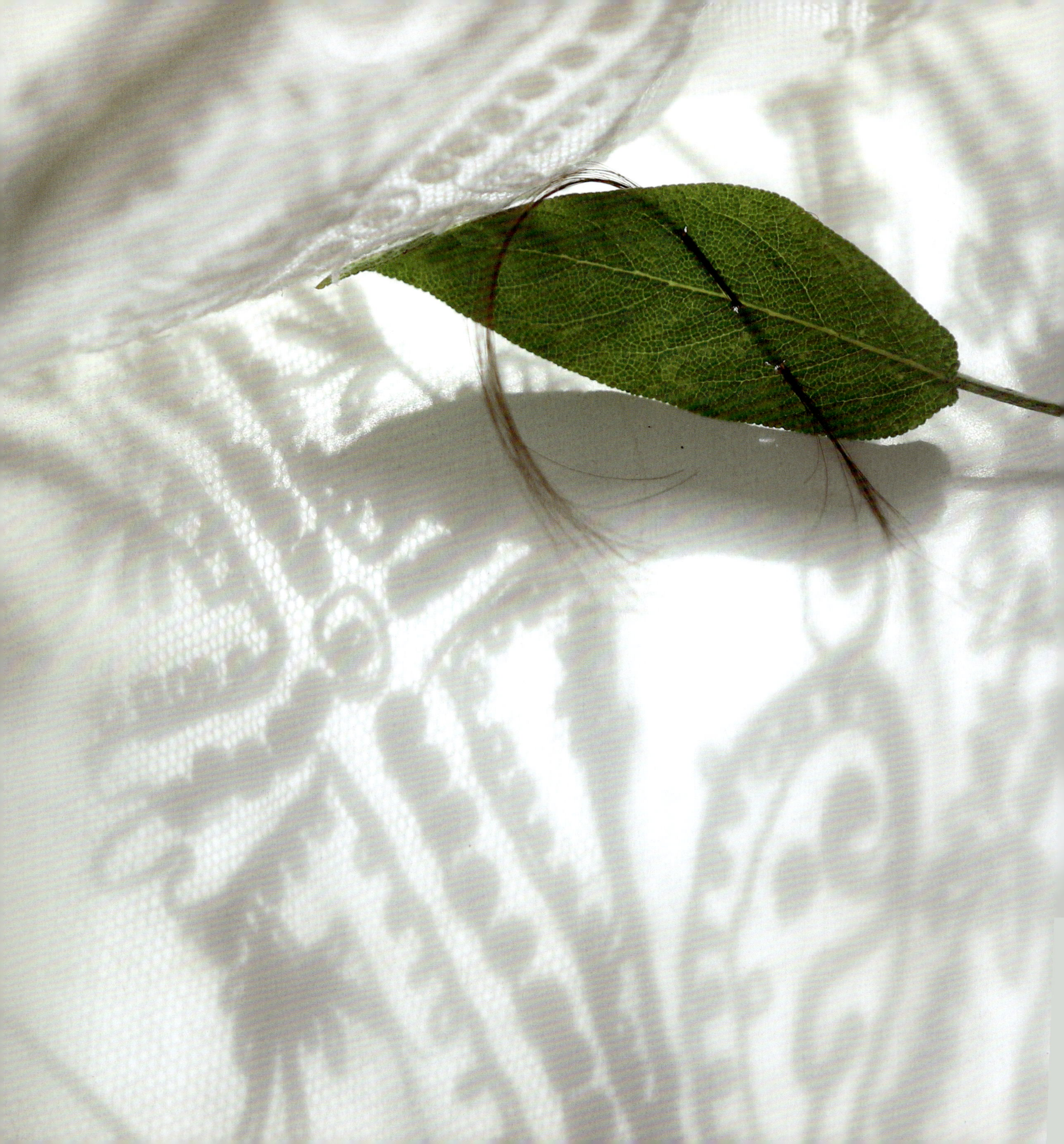

SALBEI *Salvia officinalis*

Einfach gesund

Salbei erinnert mich immer an meine erste Reise nach Griechenland. Ich wunderte mich damals ziemlich, dass der Duft und der Geschmack des Strauches ein ganz anderer war, als jener, den ich aus dem eigenen Garten kannte. Ich dachte mir, dies müsse wohl an der südlichen Sonnenwärme liegen. Damals wusste ich allerdings nicht, dass ich schlichtweg eine ganz andere Art „in der Nase" hatte: den Griechischen oder Dreilappigen Salbei *(Salvia triloba* syn. *S. fruticosa)*. Dieser besitzt ein ganz eigen zusammengesetztes ätherisches Öl. Und das duftet eukalyptusartig.

Botanik: genau hingeschaut

Der Echte Salbei zählt zur Gattung *Salvia,* die mit über 800 Arten die größte in der Familie der Lippenblütler ist. *Salvia*-Arten sind weltweit verbreitet und meist kälteempfindlich; in Europa zählen wir 36 davon. In Mitteleuropa wachsen nur der Wiesen-Salbei *(S. pratensis)* und der seltene gelbblühende Klebrige Salbei *(S. glutinosa)* wild. Beide haben in der Heilkunde keine Bedeutung. Der Echte Salbei ist im gesamten Mittelmeergebiet natürlich verbreitet und wächst in ganz Europa in den Gärten. Große Wildbestände gibt es vor allem in Kroatien auf den Kalkfelsen der dalmatinischen Küste.

Der immergrüne, von unten verholzende Halbstrauch wird 60–80 cm hoch. Die länglich-ovalen Blätter stehen gekreuzt gegenständig am Stängel. Sie sind von graugrüner Farbe und sehen etwas runzelig aus. Der Blattrand ist fein gekerbt. Die Blattoberseite ist fast kahl. Die Blattunterseite und der vierkantige Stängel sind weißfilzig behaart, vor allem im Jungstadium. Die Blätter besitzen einen herb-würzigen Duft, der in Öldrüsen verborgen liegt. Von Mai bis Juli blühen die violett bis rosa gefärbten Blütenähren. Die Lippenblüten sitzen zu 4–8 in mehreren Quirlen übereinander. Sie sind 2-lippig und besitzen zwei Staubgefäße. Sie sondern reichlich Nektar ab und locken vor allem Bienen an. Die Blüte wird umschlossen von rotbraunen Kelchblättern.

Vom Echten Salbei gibt es einige Unterarten und Varietäten. Da er auch im Ziergarten beliebt ist, gibt es zahlreiche buntblättrige Züchtungen. Sie kommen aber als Heilpflanze nicht in Frage. Eine für Heilzwecke dagegen sehr interessante Unterart ist der Dalmatinische Salbei *(S. officinalis* ssp. *major)*. Seine großen, 2–4 cm breiten Blätter enthalten besonders viele Gerbstoffe.

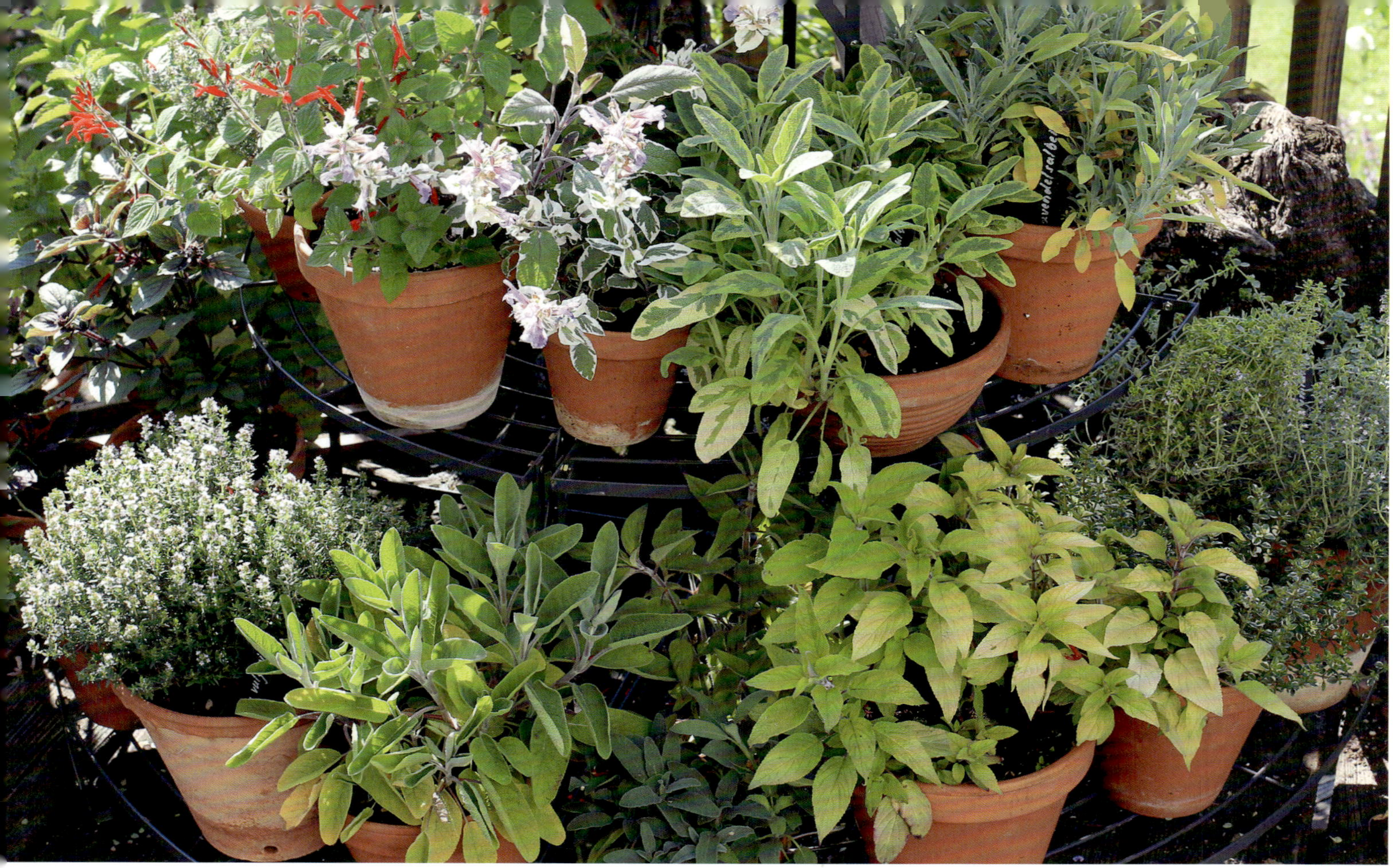

▲ *Heute können wir uns an Salbeiarten aus der ganzen Welt erfreuen. Sie überraschen uns oft mit ihren exotischen Blüten und ungewöhnlichen Düften.*

Die in Gärten häufig anzutreffende Unterart ssp. *minor* hat etwas kleinere Blätter, die nur 1–2 cm breit sind. Am Grund zeigen sich zuweilen kleine Fiederblättchen, Öhrchen genannt. Daher rührt der Name *Kreuzsalbei*. Die Unterart ssp. *major* besitzt dagegen keine Öhrchen. Eine Varietät mit purpurrötlichen Blättern *(S. officinalis* var. *purpurescens)* gilt als besonders aromatisch und wirkungsstark.

Den Gärtner freut die Vielfalt

Allein schon wegen der herrlichen Blüte sollte Salbei in keinem Garten fehlen. Unzählige Bienen umschwirren im Juni die prächtigen Blütenähren. Der Gartengast aus dem Süden benötigt einen vollsonnigen, trockenen Standort. Er eignet sich ideal für Kräutermauern oder Steingärten und bevorzugt leicht kalkhaltigen und durchlässigen Boden. Stauende Nässe bekommt ihm nicht gut. Schwere Erde können Sie mit Sand und Steinen auflockern. Die Pflanze ist sehr genügsam, was Düngung und Feuchtigkeit betrifft. Lediglich beim Anpflanzen sollten Sie etwas düngen, bei lang anhaltender Trockenheit wässern.

Die Anzucht erfolgt durch Aussaat ab März in einer Vorkultur im Warmen. Das Saatgut bedecken Sie nur mit wenig Erde. Das Heranziehen aus den Samen ist langwierig. Die Vermehrung durch Stecklinge ist wesentlich einfacher. Dafür schneiden Sie ab Juni 6–8 cm lange Triebspitzen mit einem scharfen Messer ab und stecken sie in ein Gemisch aus Kompost und Sand (1:1). Halten Sie die Stecklinge bis zur Bewurzelung an einem warmen Platz gut feucht. Das Jungvolk pflanzen Sie ab Mai mit einem Abstand von 30 cm aus.

Der Garten-Salbei ist eine mehrjährige Pflanze, die sehr alt werden kann. Alle drei Jahre sollten Sie den Strauch im Frühjahr kräftig zurückschneiden: Das sorgt für einen kompakten Wuchs und eine längere Lebenserwartung. Ab dem zweiten Standjahr können Sie ernten. Blattläuse besuchen die kleinen Büschchen gerne im Frühjahr. Meist löst sich das Problem von selbst mithilfe der natürlichen Nützlinge. Salbei erträgt über einen kurzen Zeitraum auch starke Fröste. Erst wenn die Böden wochenlang zufrieren, wird es für ihn gefährlich. Falls diese Gefahr droht, ist eine leichte Frostschutzdecke aus Reisig oder Stroh sinnvoll.

Erntetipps

Duft und die Konzentration der Wirkstoffe sind bei Blühbeginn am stärksten. Wenn Ende Mai oder Anfang Juni die ersten Blüten aufgehen, schneiden Sie ihn. Sie können dabei auch die Blütenstände mitverwenden. Der erste Schnitt besitzt den höchsten Gehalt an ätherischem Öl. Ende August können Sie noch ein zweites Mal schneiden: Dieser Schnitt ist besonders reich an Gerbstoffen. Der zweite Schnitt darf allerdings nicht zu tief erfolgen. Am besten ist, Sie nehmen nur die Triebspitzen mit maximal vier Blattpaaren. Ein zu starker und kräftiger Rückschnitt im Spätsommer kann zu Frostschäden führen, weil der dann einsetzende Neuaustrieb keine ausreichende Frosthärte mehr erreicht. Ernten Sie bei trockenem Wetter zur Mittagszeit, da zu diesem Zeitpunkt das meiste ätherische Öl zu erwarten ist. Die beste Qualität bekommen Sie, wenn Sie die Blätter dann unzerkleinert im Schatten an einem warmen Ort trocknen. Sie geben ihren Feuchtegehalt nur schwer ab und trocknen deshalb sehr langsam.

Ein Füllhorn der Düfte

Die Gattung *Salvia* ist eine faszinierende Pflanzengruppe für duftliebende Gärtner. Die Blätter von manchen Arten duften sogar nach Ananas oder Guave. Die wunderschönen Blüten decken ein riesiges Farbspektrum ab, wofür neben den Wildarten noch unzählige Zuchtformen sorgen.

▼ Der „offizinale" Echte Salbei hat seine Heilstoffe in den Blättern wie in den Blüten gebunkert. Die Fülle und Pracht ist unübersehbar.

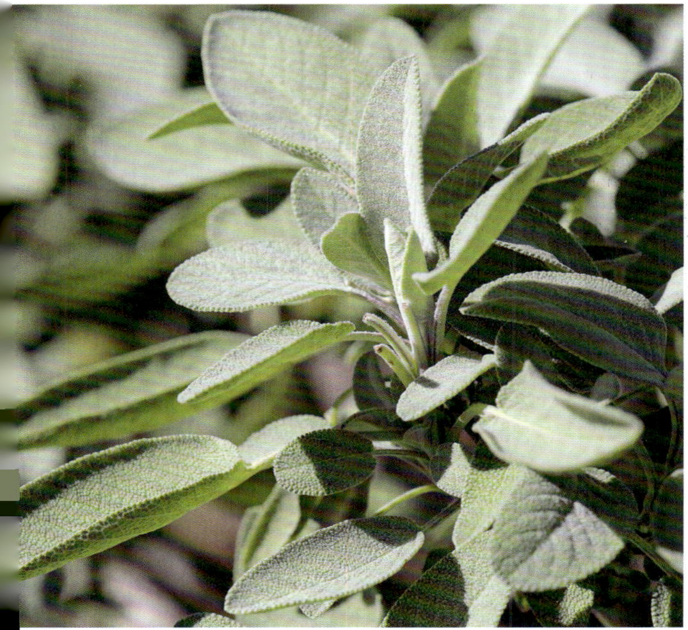

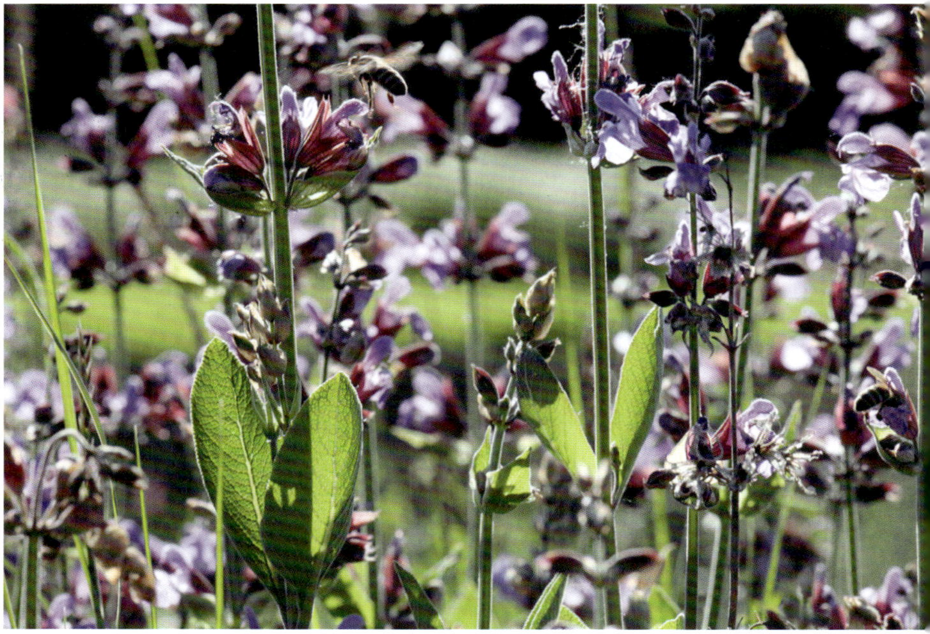

Der zweijährige Muskateller-Salbei *(S. sclarea)* ist eine imposante Pflanze, die über einen Meter hoch wird. Er bildet im ersten Jahr eine Blattrosette, aus der sich im zweiten Jahr der Blütenstand empordrängt. Als Heilpflanze wird er kaum noch genutzt, aber als Duftpflanze und in der Herstellung von Parfüm spielt er eine Rolle. Der würzige muskatartige Duft der Blüten gilt als entspannend und belebend zugleich. Allerdings scheiden sich am Duft die Geister: Manche finden ihn sehr unangenehm, andere wiederum äußerst anziehend. Früher wurde der Muskateller-Salbei, der Name deutet es an, zum Aromatisieren von Weinen verwendet. Der eukalyptusartig duftende Griechische Salbei *(S. triloba* syn. *S. fruticosa)* erfährt wie der Echte Salbei eine medizinische Nutzung. Er ist etwas größer als seine „Geschwister" und hat dichtbehaarte Blätter, an denen häufig zwei kleine seitliche Lappen (Öhrchen) auftreten. Im milden Weinbauklima kann er an geschützter Stelle auch ganz gut im Freien überwintern.

Einen exotischen Duft verbreitet der rotblühende Ananas-Salbei *(S. rutilans)* aus Mexiko. Er verwöhnt unsere Nase mit einem zarten Ananasaroma. Seine großen röhrenförmigen Blüten schmecken süß: Kinder saugen sie aufgrund ihres süßen Nektars gerne aus. In einem großen Kübel kann er nahezu zwei Meter hoch werden. Der rosa blühende Frucht-Salbei *(S. dorisiana)* aus Honduras ist so großblättrig wie eine Zimmerlinde. Die samtig behaarten Blätter verströmen einen berauschenden Duft nach Guave und Ananas. Er kann ebenso bis zu zwei Meter hoch werden. Die beiden Amerikaner blühen bei uns zu einer ungewöhnlich späten Zeit: der Ananas-Salbei im Oktober oder November, der Frucht-Salbei erst im Dezember. Da sie sehr frostempfindlich sind, sollten Sie sie in Kübeln ziehen. Sie müssen hell und kühl überwin-

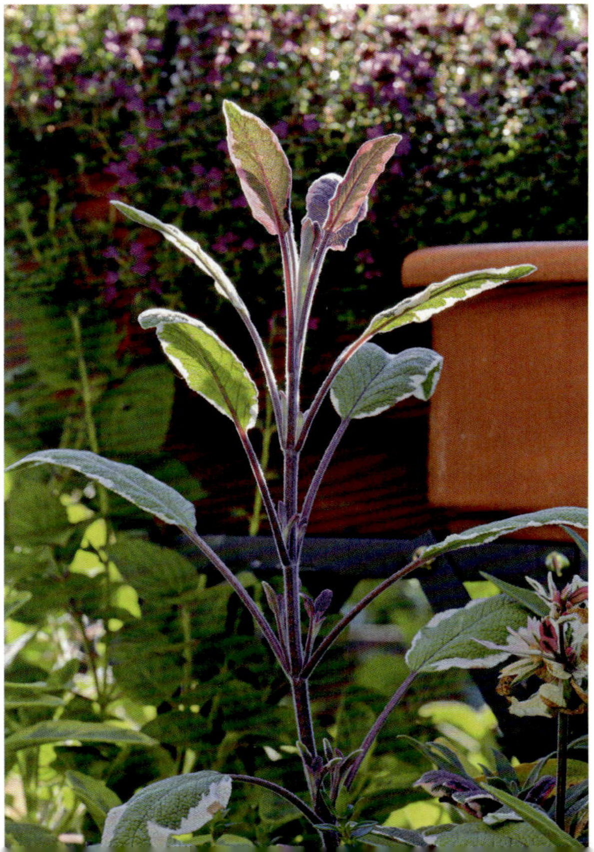

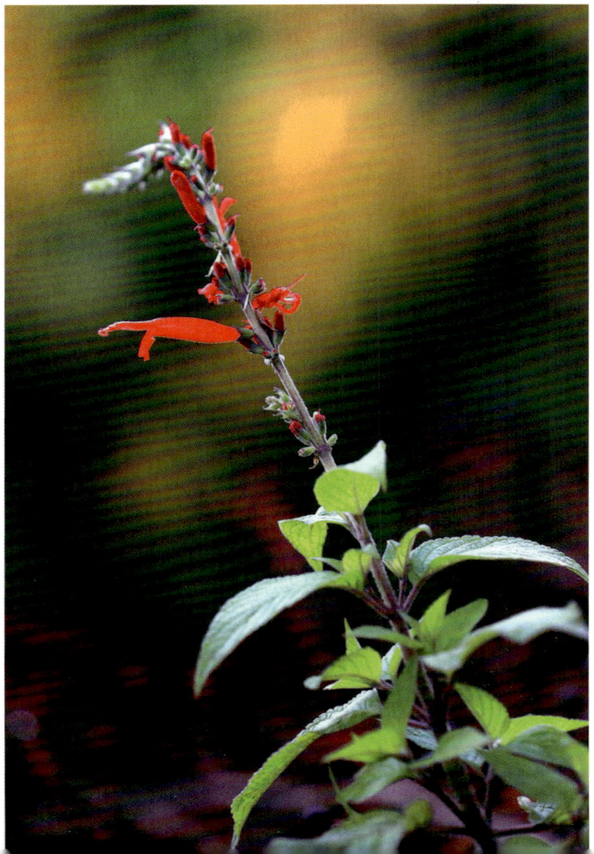

➤ *Die Sorte 'Tricolor' (links) stellt sich mit farbenfrohen Blättern vor. Der Ananas-Salbei wiederum (rechts) verblüfft eher mit seinem zarten, an die besagten exotischen Früchte erinnernden Duft.*

tern. Im Gegensatz zum Garten-Salbei benötigen sie viel Bodenfeuchtigkeit und bevorzugen eher halbschattige Standorte.

Kräftiges Würzkraut in der Küche
Im Mittelalter war Salbei eine der beliebtesten Würzpflanzen. Heute hat er eher eine geringe Bedeutung. Lediglich in Italien ist er für einige Speisen unverzichtbar, beispielsweise für „Saltimbocca alla Romana", einer Spezialität aus Kalbsfleisch, würzigem Parmaschinken und Salbeiblättern. Am besten entfaltet sich das Aroma, wenn Sie die Blätter mitbraten oder mitkochen. Da Salbei die Bekömmlichkeit schwerer Speisen fördert, darf er bei fetten Braten, Wild und Fisch nicht fehlen. Suppen, Tomatensoßen und Kräuterbutter bekommen durch ihn erst den richtigen Pfiff.

Die Blätter in Pfannkuchenteig getaucht und in Fett gebacken, gehören zu den traditionellen alemannischen Freitagsspeisen. Rezepte mit dem *Chüechlichrut* gelten in der Schweiz als Delikatesse und werden wegen der mausähnlichen Form auch „Muesli" genannt. Die Blätter mit Knoblauch in Butter angebraten eignen sich als schnelle Sauce, die Sie einfach unter Nudeln ziehen können. Sie können mit ihnen auch Öl, Essig, Wein und Likör aromatisieren. Die jungen frischen Blättchen der Triebspitzen sind milder und weniger bitter im Geschmack als ältere und eignen sich gut für Salate.

Salbei ist hocharomatisch, der Geschmack ist würzig-bitter mit einer Duftnuance von Kampfer. Verwenden Sie das kräftige Gewürz nur sparsam. Die im Juni erscheinenden mildwürzigen Blüten können Sie gut als essbare Speisedekoration nutzen. Probieren Sie einmal einen Tee nur aus den Blüten. Frisch gepflückt sind sie besonders schmackhaft. Mittelamerikanische Salbeiarten, wie der Ananas-Salbei, entfalten eher süßliche, fruchtige Aromen. Mit den Blüten können Sie Tees verfeinern und sie für Obstsalate, Gelees, Kuchen und Getränke nehmen. Außerdem eignen sie sich zum Dekorieren von Süßspeisen.

Salbei-Mäusle, Salbei-Chüechli

Sie benötigen etwa 40 Blätter, außerdem für den Ausbackteig 2 Eier, 150 g Dinkelmehl, 125 ml Milch (oder Bier) und 1 Prise Salz. Eier trennen und Eiweiß zu Schnee schlagen. Dann das Eigelb, Mehl, Milch, Salz und Zucker zu einem dickflüssigen Teig verrühren. Zuletzt den Eischnee unterheben. Die Blätter waschen und trockentupfen. Dann am Stiel festhalten und in den Teig tauchen. Öl oder Kokosfett in einer hohen Pfanne oder einer Fritteuse erhitzen. Backen Sie die Salbei-Mäusle oder -Muesli beidseitig goldbraun aus. Auf Küchenpapier abtropfen lassen. Wenn Sie es süß mögen, streuen Sie vor dem Servieren etwas Zimtzucker darüber.

Brauchtum: 8000 *Jahre Geschichte*

Salbei wurde von der lateinischen in die deutsche Sprache hineingeholt: Salvia kommt von *salvus* und heißt *gesund, salvare* bedeutet *heilen, retten.* Das ist ein deutlicher Hinweis auf die Wertschätzung als Heilpflanze. Der botanische Artname *officinalis* bezieht sich ebenfalls auf den Heilaspekt: Offizin ist ein alter Ausdruck für Apotheke. Bereits 6000 vor Christus findet sich in der ägyptischen Bilderschrift eine Pflanze, bei der es sich vermutlich um eine Salbeiart handelt. Sie kam bei Zahnschmerzen zum Einsatz und ihr Saft machte offenbar Frauen fruchtbar. Auch die alten Griechen und Römer nutzten Salbei ausgiebig. Dioskurides beschrieb ihn als wundheilend, harntreibend und die Menstruation fördernd. Außerdem erwähnte er, dass Salbei die Haare schwarz färbt und das Jucken an Genitalien mildert. Der Römer Plinius empfahl die heilkräftige Pflanze zur Reinigung von Wunden nach Schlangenbissen.

Essig der vier Diebe

Als 1630 in Toulouse die Pest wütete, plünderten vier Diebe die Häuser der Pestkranken und raubten sogar die Toten aus. Wie durch ein Wunder blieben sie von der Ansteckung verschont. Als sie schließlich gefasst und zum Tode verurteilt wurden, versprach man sie zu begnadigen, wenn sie das Geheimnis verrieten, wie sie sich vor dem Schwarzen Tod schützen konnten. Die Diebe gaben das Rezept eines Essigs preis, in dem sie antiseptische Kräuter wie Rosmarin, Raute, Salbei, Thymian und Lavendel ausgezogen hatten. Das Einatmen dieses Gemisches schützte sie vor einer Ansteckung.
Nehmen Sie jeweils 25 g frische Triebe von Salbei, Thymian und Rosmarin. Diese grob zerkleinern und in ein verschließbares Glas füllen. Dazu kommen noch 2 Knoblauchzehen und ein paar blühende Lavendelzweige. Mit 1 l Weißweinessig übergießen und 2 Wochen ausziehen lassen. Danach absieben und in kleine Flaschen füllen.

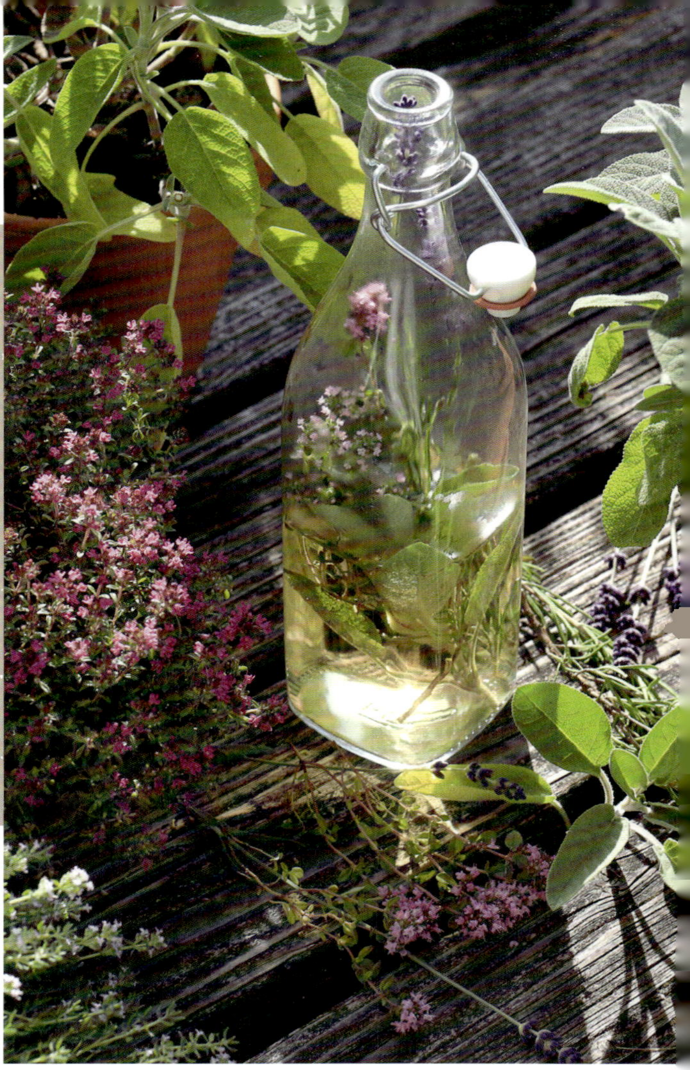

▲ *Der „Essig der vier Diebe" ist nach wie vor ein gesundes und heilsames Elixier – auch wenn wir uns damit heute nicht mehr die Pest vom Leib halten müssen.*

Nach Süddeutschland gelangte die Pflanze bereits im 2. Jahrhundert mit den Römern. Die endgültige Einbürgerung geschah im 8. Jahrhundert durch die Benediktinermönche, denen wir die Verbreitung vieler südeuropäischer Heilpflanzen verdanken. In den Klosteranlagen zählte der Salbei zu den besonders hoch geachteten Kräutern, weshalb er sich als *Gartensalbei* rasch in Bauern- und Hausgärten verbreitete.

Walahfrid Strabo (808–849) rühmte ihn in seinem Lehrgedicht *Hortulus* über alle Maßen: „Der Salbei leuchtet an erster Stelle hervor, lieblich im Geruch bedeutend an Kraft und heilsam als Trank, hilfreich ist er befunden bei den meisten Krankheiten der Menschen und hat es verdient, sich stets einer grünen Jugend zu erfreuen." Sowohl im Klosterplan der Benediktinerabtei von St. Gallen als auch im *Capitulare de villis* Karls des Großen (747–814) wurde er erwähnt: Der mit großem Gefolge von Pfalz zu Pfalz reisende König wollte sich und die Seinen auf seinen Gütern medizinisch gut versorgt wissen. Auch die Äbtissin Hildegard von Bingen (1098–1179) verordnete ihn: „Wer an starker Verschleimung oder an stinkendem Atem leidet, der koche Salbei in gutem Wein und trinke davon oft." Weiter schreibt sie: „Denn roh und gekocht ist er gut für jenen zu essen, den schädliche Säfte plagen, weil er diese unterdrückt. Nimm aber Salbei und pulverisiere ihn, iss dieses Pulver mit Brot, und es vermindert den Überfluss der schlechten Säfte in dir."

Kraut des Lebens und der Liebe

Unglaublich viele Lobpreisungen finden wir bei den Heilkundigen des Mittelalters. Das Kraut galt als Allheilmittel für alle möglichen Leiden. Einige gingen gar soweit, ihm eine lebensverlängernde

Wirkung zuzuschreiben. Bekannt ist der Merkspruch der Ärzteschule von Salerno aus dem 14. Jahrhundert: „Warum sollte der Mensch sterben / in dessen Garten Salbei wächst? / Gegen des Todes Macht fehlt Kräutern im Garten die Kraft." Die Antwort schmälert keineswegs das hohe Ansehen des Salbeis, denn wenn es ein Kraut gegen den Tod gäbe, dann wäre es der besagte Salbei. Bei uns gibt es den Spruch: „Wer auf Salbei baut, den Tod kaum schaut."

Die Pflanze spielte in der mittelalterlichen Magie eine große Rolle. Da sie auch als Aphrodisiakum galt, war sie im Liebeszauber sehr beliebt. Liebeszauber war oft ein Erzwingungszauber, wie man es auch beim nachfolgend beschriebenen Ritual aus dem Jahre 1727 vermuten kann: Um die Liebe eines Menschen für sich zu gewinnen, musste man mit einer ungebrauchten Nadel drei Löcher in ein Salbeiblatt stechen und ein Haar des Auserwählten zusammen mit einem eigenen Haar durch die Löcher fädeln. Wer aus Versehen das falsche Haar erwischt, gewann möglicherweise auch die Liebe des Falschen. Das Blatt wurde zusammengerollt und in Wachs getaucht. Für zauberische Handlungen durften nur neue, am besten nur für diesen Zweck gedachte Gegenstände genutzt werden. Es war also wichtig, eine ungebrauchte Nadel und ungebrauchtes Wachs zu verwenden.

Um die Kirche in den Zauber einzubeziehen, wurde das Ganze auf einen Taufstein gelegt und im Namen des Vaters, des Sohnes und des Heiligen Geistes getauft. Anschließend wurde das Salbeiblatt unter der Türschwelle des oder der Angebeteten vergraben. Sobald das „Opfer" die Schwelle überschritt, begann der Liebeszauber zu wirken. Türschwellen waren früher etwas leichter zugänglich. Sie lagen meist auf loser Erde. Heute im Betonzeitalter dürfte sich dieser Teil des Zaubers etwas schwieriger gestalten. Das aufwendige Ritual hat – so oder so – einen kleinen Haken: Was in den meisten Kräuterbüchern, möglicherweise aus Scham, nicht überliefert wurde, betrifft die Beschaffenheit der Haare. Die alte Hexenliteratur klärt darüber auf: Für einen solchen Liebeszauber benötigte man Schamhaare oder Haare aus der linken Achselhöhle …

Ein anderes Liebesrezept gestaltet sich etwas einfacher: „Um die Liebe einer Person zu erwecken, nimm drei Salbeiblätter und schreib auf das erste Adam + Eva, auf das andere Jesus + Maria und auf das dritte deinen + ihren Namen. Brenn diese Blätter zu Pulver und bring dies der Person beim Essen oder Trinken bei." Auch bei Krankheiten, oftmals Fieber, kamen die Blätter auf ähnliche Weise zum Einsatz: Meist waren es drei, sieben oder neun Blätter, die vor Sonnenaufgang geerntet wurden. Die Heilssucher beschrifteten sie mit magischen Worten oder mit Namen christlicher Heiliger und aßen sie anschließend. Zaubersprüche begleiten magische und heilkundliche Rituale seit Urzeiten, Magie und Heilen waren untrennbar verbunden. Zaubersprüche gewissermaßen körperlich einzunehmen, erhöhte die Wirksamkeit dem damaligen Weltbild gemäß noch wesentlich.

Salbei war einst ein bedeutsames Apothekenkraut – der Ehrentitel „officinalis" zeugt davon.

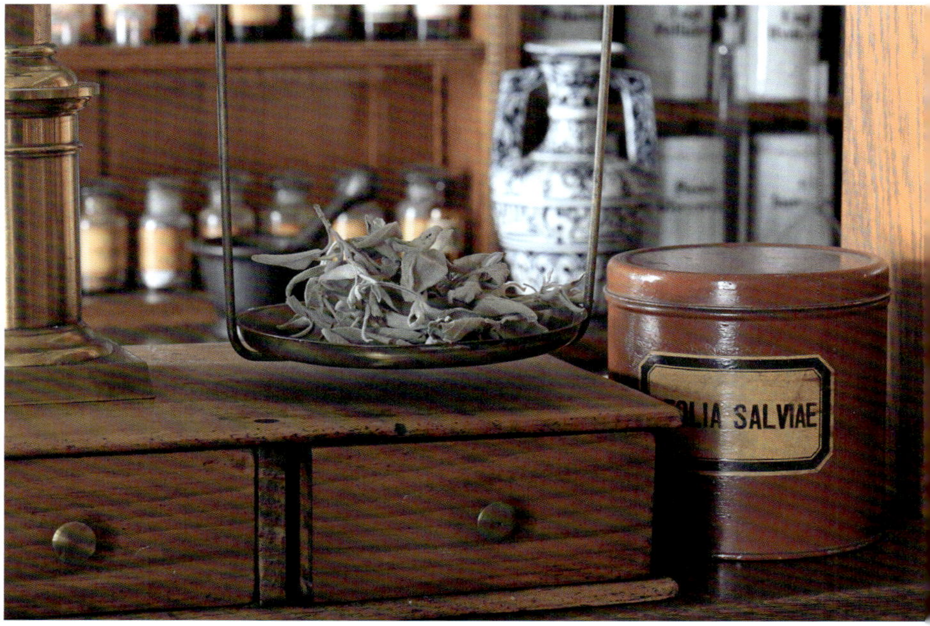

➤ *Zu einen bekannten Liebesritual aus dem Brauchtum des Volkes gehörte es, zunächst an eine Haarsträhne des Angebeteten zu kommen – um dann, mithilfe der Salbeikraft, auf ewig dessen Gunst zu erlangen.*

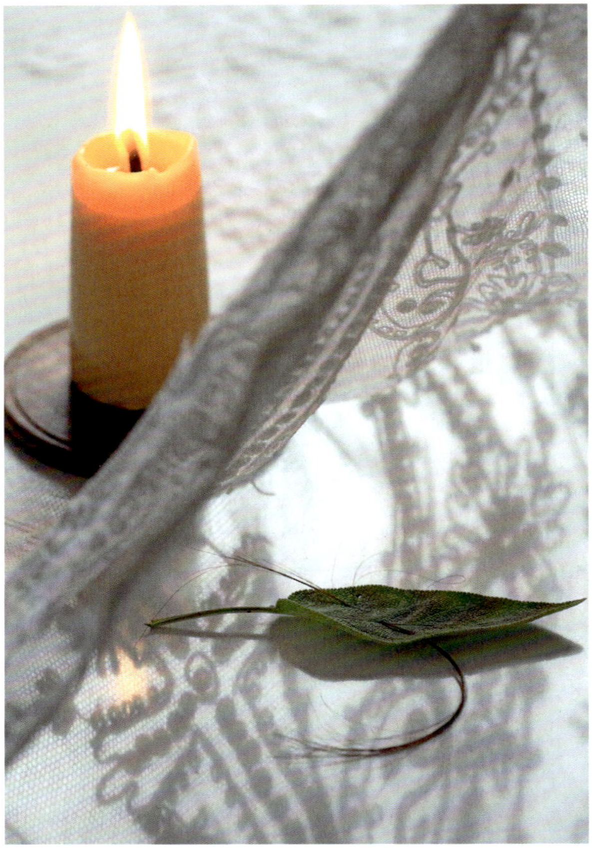

Salbei galt auch als Pflanze, die den Frauen Fruchtbarkeit spendet. So schreibt Mattioli (1501–1577): „Das Weib, das den vierten Tag nach der Reinigung (Menstruation) ein halb Pfund Salbeisaft mit etwas Salz trinkt und dann coitiert (Geschlechtsverkehr hat) wird zweifellos schwanger, so in Ägypten bei einer Pestilenz geschehen." Aus dem gleichen Grund wurde das magische Kraut mancherorts auch als Lebensrute genutzt: Auf die Geschlechtsteile junger Frauen geschlagen, sollten sie auf diese Weise fruchtbar werden und möglichst viele gesunde Kinder gebären. Bereits in der Antike war Salbei das Kraut der Gebärenden und ein bekanntes wie oft gebrauchtes Mittel, um Wehen einzuleiten.

Bei Kröten beliebt

Im Mittelalter gab es den Glauben, dass Kröten gerne Salbei mögen. Wer nun nichts Böses ahnend von einer Pflanze aß, in dem eine Kröte gesessen hatte, musste sterben. Deshalb gab es die Empfehlung, neben den Salbei die Weinraute *(Ruta graveolens)* zu pflanzen, die angeblich die Kröten vertrieb. Die winzigen Amphibien galten damals als gefährliche und giftige Hexentiere und waren dementsprechend gefürchtet.

In einer alten thüringischen Chronik gibt es folgende seltsam anmutende Geschichte: Ein 17-jähriges Mädchen brachte anstatt eines Kindes eine hässliche schwarze Kröte zur Welt, weil es zuvor von einer Hexe Salbeisuppe zu essen bekam. Das Mädchen wurde daraufhin als Teufelsweib verbrannt. Die schwarze Kröte war vermutlich in Wahrheit eine Miss- oder Totgeburt. Damals war die Kröte ein Symbol für die Gebärmutter.

Das unheilvolle „Kröten-Salbei-Thema" taucht auch in einer sehr alten Geschichte des italienischen Dichters Giovanni Boccaccio (1313–1375) auf. In der Novellensammlung *Decamerone* erzählt er unter anderem die tragische Geschichte des Liebespaares Simona und Pasquino. Es geschah folgendes: Das Liebespaar traf sich, wie damals üblich, heimlich in einem Park. Man zog sich diskret ins Gebüsch zurück. Die beiden legten sich unter einen Salbeistrauch und Pasquino putzte seine Zähne mit einem Blatt des Strauches. Plötzlich fiel er um und war tot. Simona wurde daraufhin des Giftmordes verdächtigt. Um dem Richter zu erklären, wie alles passiert war, führte sie ihn in den Park, putzte sich mit einem Salbeiblatt die Zähne – und fiel tot um. Der Richter befahl sofort, den unheimlichen Salbeistock auszugraben und zu verbrennen. Und siehe da, darunter saß eine große Kröte, durch die der Salbei wohl giftig geworden war. Simona und Pasquino wurden, obwohl nicht verheiratet, gemeinsam begraben.

Die rauen Blätter des *Zahnsalveis* als Zahnbürste und Erfrischer des Atems zu nutzen, hat in den

Mittelmeerländern eine Jahrhunderte alte Tradition, die auch Mattioli beschreibt: „Mit frischen Salvienblättern die Zähne und Zahnfleisch gerieben, behält sie steif und sauber.“ Probieren Sie die naturbelassene Zahnbürste einmal selbst aus: Wickeln Sie dafür ein Blatt mit der rauen Seite nach außen um den Zeigfinger und putzen Sie sich damit in kreisenden Bewegungen Zähne und Zahnfleisch.

Segnung durch Maria

In der katholischen Mythologie zählt der Salbei zu den Marienpflanzen. Das hängt mit der Legende zusammen, dass die heilige Familie auf ihrer Flucht vor Herodes Schutz unter einem Salbeistrauch fand. Maria hatte zuvor alle Blumen des Feldes um Hilfe gebeten, aber keine davon hatte der Familie Zuflucht gewährt. Nur der Salbei wölbte sich über die Flüchtenden, so dass die Verfolger sie nicht entdecken konnten. Daraufhin verlieh Maria dem *Tugendsalbei* seine große Heilkraft, indem sie sagte: „Von nun an bis in alle Ewigkeit wirst du eine Lieblingspflanze der Menschen sein, ich gebe dir die Kraft, die Menschen zu heilen von jeder Krankheit; errette sie vom Tode, so wie du es auch an mir getan hast.“

Als Marienkraut gehört der Salbei zu jenen Kräutern, die von den alten Frauen gerne im Gebetbuch mit in die Kirche mitgenommen wurden. Das Schnuppern an der *Altweiberschmeckete* oder am *Schmackenblatt* sollte sie vor dem Einschlafen während langer oder langatmiger Predigten bewahren. Genauso verwendeten manche auch die Eberraute *(Artemisia abrotanum)*.

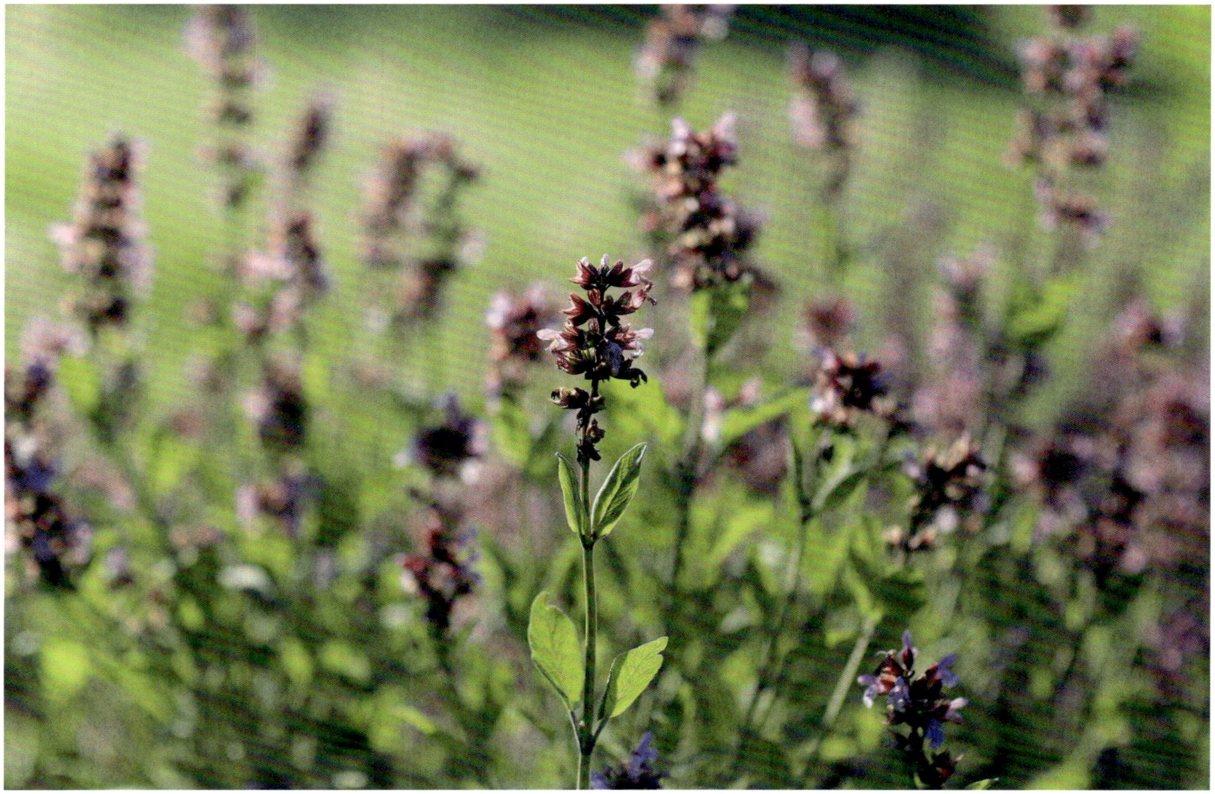

◄ Einer christlichen Legende zufolge erhielt die Meisterpflanze ihre Kraft aus der Geistwelt – von der Gottesmutter Maria.

Heilkunde: wider den Schweiß

Salbei verfügt über eine große Anzahl medizinisch wirksamer Inhaltsstoffe. Das ist auch der Grund, warum er problemlos die Anerkennung der Wissenschaft bekam. Die Kommission E bestätigt seine Wirkung bei vermehrter Schweißproduktion und bei Verdauungsbeschwerden. Außerdem erkennt sie die vorzügliche Wirkung bei Entzündungen in Mund und Rachen an. Die von der modernen Forschung entschlüsselten Wirkstoffe finden sich vor allem in den Blättern und Blüten. Diterpen-Bitterstoffe wirken appetitanregend und verdauungsfördernd. Sie verhindern Blähungen und lindern zusammen mit den Gerbstoffen Durchfall. Sehr stark vertreten ist die Wirkstoffgruppe der Polyphenole, zu denen Flavonoide, Gerbstoffe, Harze und die bitter schmeckende Carnosolsäure gehören. Diese Stoffe zeichnen sich vor allem durch ihre antioxidative und entzündungshemmende Wirkung aus.

▼ Waschungen mit Salbei helfen, eine übermäßige Schweißbildung in den Griff zu bekommen.

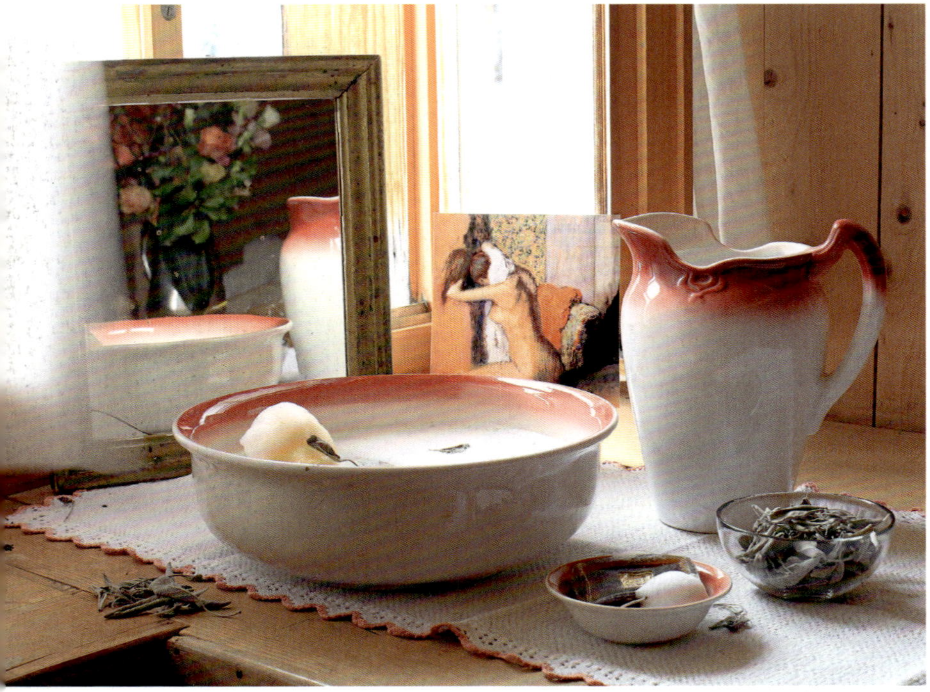

Der Salbei ist bekannt für seine außergewöhnlich starke antioxidative Wirkung, was ihn zu einem Radikalfänger macht. Begünstigt durch falsche Ernährung und Umweltgifte bilden sich im Körper ständig so genannte freie Radikale. Zuviel davon begünstigt beispielsweise die Entstehung von Krebszellen. Die Antioxidantien im Salbei zerstören nun diese zellschädigenden Radikale. Die Heilpflanze ist stärker wirksam als der dafür hochgelobte Grüne Tee. Mithilfe dieser natürlichen Antioxidantien können Sie auch die Haltbarkeit von Lebensmitteln verlängern.

Ein weiterer Hauptwirkstoff ist das ätherische Öl, das in den Drüsenschuppen der Blätter enthalten ist. Es hemmt erfolgreich das Wachstum von Bakterien, Viren und Pilzen. Von der innerlichen Einnahme des ätherischen Salbeiöles ist abzuraten: Es enthält bis zu 60 % Thujon, einen Stoff, der bei Überdosierung Vergiftungen verursacht. Das starke ätherische Öl wirkt aufgrund des Thujons abortiv und kann sogar epileptische Anfälle auslösen. Diese Warnung gilt jedoch nicht für den Teeaufguss und den Einsatz der frischen oder getrockneten Pflanze als Gewürz, sondern nur für das konzentrierte ätherische Öl.

Der Griechische Salbei *(S. triloba)* enthält wesentlich weniger Thujon als der Echte Salbei (5 % statt 40–60 %). In seinem ätherischen Öl finden sich vor allem 1,8-Cineol (60–70 %) und Kampfer (10–15 %), weshalb er deutlich nach Eukalyptus duftet. Er ist dadurch wesentlich verträglicher als der Echte Salbei und wird in der griechischen Volksheilkunde genauso eingesetzt. Im Europäischen Arzneibuch ist er als offizinell eingestuft. Der Muskateller-Salbei *(S. sclarea)* und der Spanische Salbei *(S. lavendulifolia)* enthalten kein Thujon. Es wäre falsch und unsachlich, den Wirkstoff Thujon grundsätzlich zu verteufeln, denn gerade er ist stark an der antiseptischen und verdauungsfördernden Heilwirkung beteiligt. Hier gilt einmal mehr die alte Regel des Paracelsus: „Die Dosis macht das Gift." Interessant ist auch: Obwohl

Salbei noch mehr Thujon als Wermut (siehe Seite 184) enthält, wurden bislang keine giftigen Wirkungen beschrieben.

Gurgelwasser, Zahnbürste und Deo

Ein klassisches Anwendungsgebiet sind Erkrankungen des Mund- und Rachenraums. Wegen seiner zusammenziehenden, entzündungs- und bakterienhemmenden Wirkung ist der Tee ein hervorragendes Gurgelmittel bei Entzündungen der Mandeln, Halsschmerzen und Heiserkeit. Sehr geeignet ist er auch als Spülung bei Entzündungen des Zahnfleisches. Die zusammenziehende Wirkung gründet sich auf die Gerbstoffe, die die Oberfläche der Schleimhäute verdichten, so dass eine schützende Barriere entsteht. Gerbstoffe wirken gleichzeitig keimhemmend. Auch das ätherische Öl stoppt die Vermehrung von Bakterien, Viren und Pilzen. Hier wird deutlich, warum der Salbei eine so geeignete natürliche Zahnbürste ist.

Er kommt seit eh und je auch bei der Reinigung von Wunden und zur Heilung entzündeter Haut zum Einsatz. Machen Sie am besten Waschungen oder Umschläge mit Tee oder einer verdünnten Tinktur. Da das Wunderkraut zudem pilzhemmende Eigenschaften besitzt, können Sie es sehr gut bei Fußpilz einsetzen. Durch seine schweißhemmende Eigenschaft normalisiert es übermäßiges Schwitzen und reguliert dabei das zentrale Nervensystem, das für die Steuerung der Schweißdrüsen zuständig ist. Als kalter oder lauwarmer, aber nicht heißer Tee getrunken, können Sie Nachtschweiß, feuchte Hände sowie Schweißausbrüche in Pubertät und Wechseljahren regulieren. Die schweißhemmende Wirkung tritt etwa zwei Stunden nach der Einnahme des Tees ein. Auch bei Akne können Sie Salbei äußerlich wie innerlich anwenden. Er wirkt regulierend auf die Talgdrüsen.

Für diese Zwecke sollten Sie den Tee mit zwei Teelöffeln Droge (2–3 g) pro Viertelliter hoch dosieren und nur drei bis vier Minuten ziehen lassen. Es ist schon erstaunlich, was in den Pflanzen steckt: Denn der Tee besitzt gleichzeitig eine schweißfördernde Wirkung. Doch nur, wenn Sie ihn heiß trinken und vor allem bei Menschen, die nicht zum Schwitzen neigen. Das obige Rezept können Sie auch für eine äußerliche Anwendung hernehmen: für die morgendliche Waschung bei Achselschweiß oder zum Haarewaschen bei fettiger Kopfhaut.

Tinktur für gesundes Zahnfleisch

Sammeln Sie zu Blühbeginn frische Blätter und stellen Sie sich daraus eine Tinktur her. Zum Gurgeln bei Entzündungen des Zahnfleisches geben Sie 15–20 Tropfen in warmes Wasser. Die Tinktur eignet sich auch für Umschläge und Waschungen oder – in Wasser verdünnt – als Ersatz für Tee: Dafür nehmen Sie 5–10 Tropfen.

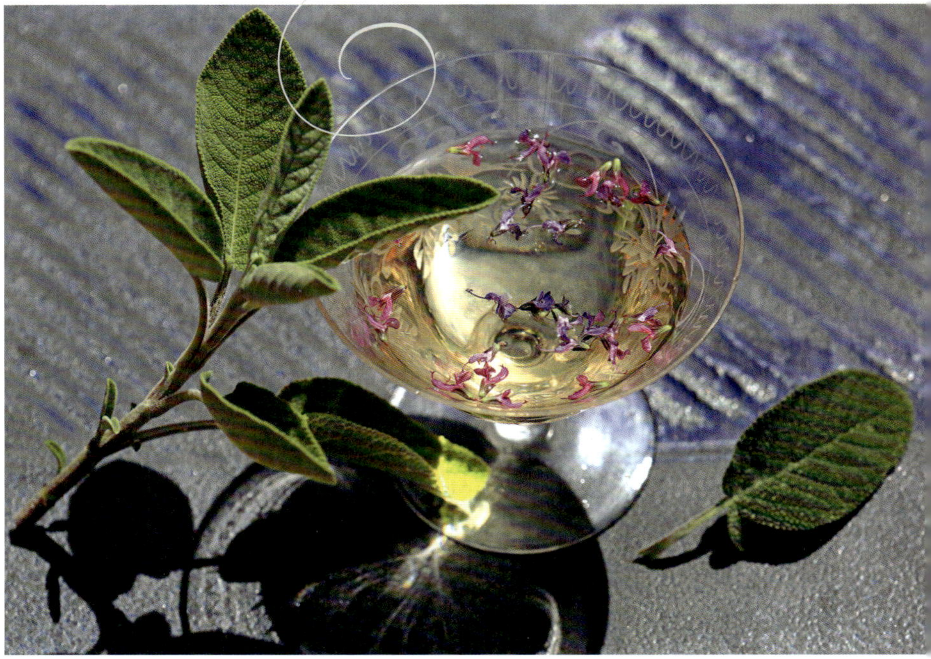

▼ Frische Blüten, in Wein ausgezogen, schenken neue Energie – ideal bei Müdigkeit oder chronischer Erschöpfung.

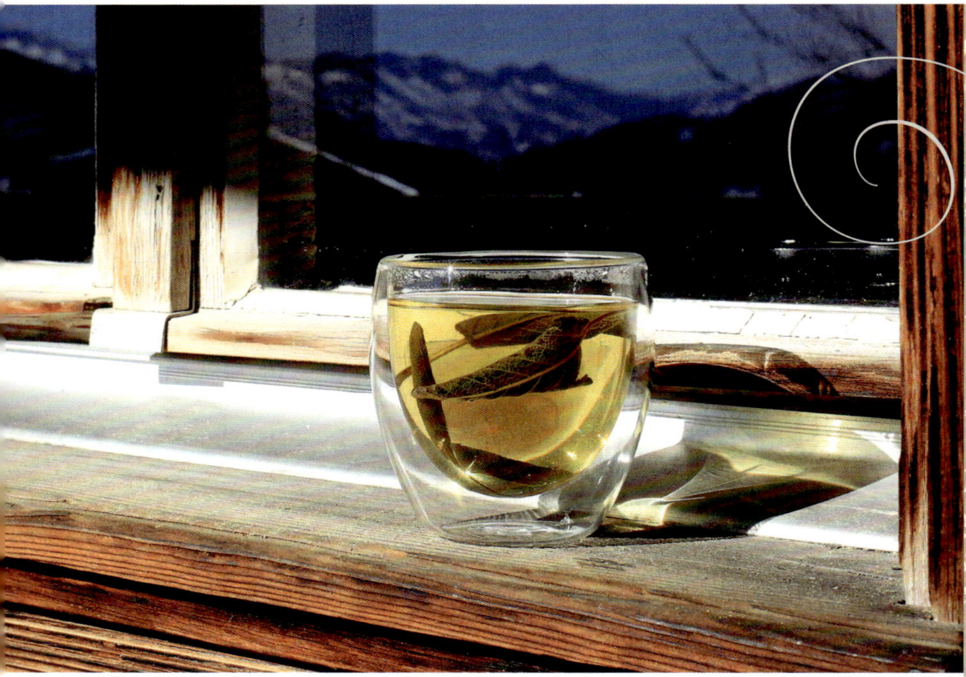

▲ *Wie lange die Blätter im heißen Wasser ziehen, spielt eine große Rolle für die beabsichtigte Wirkung.*

Tee: Auf die Dauer kommt es an

Bei der Zubereitung und Dosierung des Tees ist wichtig zu wissen, für was Sie den Salbei einsetzen wollen. Es kommt darauf an, welche Wirkstoffe Sie herauslösen. Für die *innerliche Anwendung* bei Erkältung, Verdauungsbeschwerden oder in der Frauenheilkunde benötigen Sie im Gegensatz zur Hemmung des Schweißes nur 4–5 g getrocknete Blätter auf 1 l Wasser (etwa 1 TL auf ¼ l). Sie lassen den Tee nur 4–5 Min. ziehen, damit nicht zu viele Gerbstoffe herausgelöst werden. Der Tee eignet sich nicht für eine längere Anwendung: Trinken Sie ihn höchstens vier Wochen.
Für *äußerliche Anwendungen* wie zum Gurgeln oder zur Behandlung von Wunden benötigen Sie dagegen einen stark aufgebrühten Tee: etwa 10–12 g getrockneter Salbei auf 1 l Wasser. Die Ziehzeit beträgt 10–15 Min., denn jetzt ist die ganze Wirkung der Gerbstoffe gefragt. Wenn Sie Salbei im eigenen Garten haben, ernten Sie von Mai bis September die frischen Triebspitzen. Tee aus frischen Blättern ist schmackhafter und auch weniger bitter als aus getrocknetem Pflanzenmaterial.

PHARMAKOLOGIE

Inhaltsstoffe: 1,5–2,5 % ätherisches Öl, bestehend aus Thujon, 1,8-Cineol und Kampfer; 0,4 % Diterpen-Bitterstoffe (wie Carnosol); 3–8 % Lamiaceen-Gerbstoffe (wie Rosmarinsäure); 1–3 % Flavonoide; Triterpene (wie Urolsäure), Phytoöstrogene
Wirkungen: zusammenziehend (adstringierend), antiseptisch, schweißhemmend, krampflösend, entblähend, entzündungshemmend, verdauungsfördernd, menstruationsfördernd; östrogenartige Wirkung
Kommission E: innere Anwendung bei dyspeptischen Beschwerden und vermehrter Schweißsekretion; äußere Anwendung zum Gurgeln und Spülen bei Entzündung der Mund- und Rachenschleimhaut

Die Kraft der pflanzlichen Hormone

In der Volksmedizin gehört der Salbei den Frauen – gerade aufgrund seiner östrogenähnlichen Wirkung. Seine Inhaltsstoffe mindern die Symptome der Wechseljahre und regulieren die Menstruation. Die Wirksamkeit können Sie durch die Kombination mit Schafgarbe und Frauenmantel verstärken. Wenden Sie die magische Pflanze innerlich als Tee und äußerlich in Form von Sitzbädern an. Trinken Sie Tee während der Schwangerschaft aufgrund des Thujongehaltes vorsichtshalber nicht über einen längeren Zeitraum. Zwar wurde er in der Antike als Mittel zur Abtreibung eingesetzt, doch erleichtert er – richtig dosiert – auch den Geburtsvorgang, fördert den Ausstoß der Nachgeburt und zeigt eine heilsame Wirkung auf die Gebärmutter. Regelmäßig als Tee getrunken, lässt Salbei die Muttermilch versiegen, was beim Abstillen von Nutzen ist. Wenn Sie stillen, verzichten Sie aber besser auf den Genuss des Tees.

Bedingt durch die antivirale Wirkung können Sie den Salbei, ähnlich wie Melisse, gut bei Lippenherpes (Herpes-simplex-Virus) einsetzen. Am besten gleich bei den ersten Anzeichen, dem Kribbeln oder Spannen der Lippen, die jeweiligen Stellen mit dem Saft betupfen. Dazu zerreiben Sie die Blätter so lange zwischen den Handflächen, bis Saft austritt. Der Dalmatinische Salbei ist eine Unterart des Echten Salbeis: Er eignet sich dafür besonders gut, denn er besitzt besonders viel Rosmarinsäure, die stark antiviral wirkt.

Ihre Intuition zählt …

Besuchen Sie einen alten Salbeistrauch, am besten während der Blühzeit im Juni. Atmen Sie den harzigen frischen Duft ein, berühren Sie die weichen jungen Triebe. Ertasten Sie wie einen Gegensatz dazu das knorrige Stämmchen. Kaum eine andere Pflanze verbindet so sehr das Greisenhafte und Alternde mit Jugend und der Fähigkeit, immer wieder lebendig auszutreiben. Während der Salbei im Winter nahezu wie abgestorben im Garten steht, strotzt er im Sommer vor Kraft. Wird er nicht gepflegt, dann stirbt das vergreisende Stämmchen ab. Doch vorher senken sich noch grünende Zweige zur Erde und bilden mit Absenkern die Grundlage für einen neuen Strauch. Dies fiel schon dem Abt Walahfrid Strabo auf, so dass er über die Pflanze schrieb: „Aber sie trägt verderblichen Zwist in sich selbst, denn der Blumen Nachwuchs, hemmt man ihn nicht, vernichtet grausam den Stammtrieb, lässt in gierigem Neid die alten Zweige ersterben."

Der geheimnisvolle Salbei verbindet das Erdige mit dem Luftigen: letzteres besonders in der Blühzeit, wenn er seine luftigen Blütentriebe wie kleine Antennen in die Höhe streckt und fleißig Insekten anlockt. Gleichzeitig erdet es uns und schärft die Wahrnehmung, wenn wir bei ihm verweilen. Besonders in den Blüten schlummert eine Kraft, die einen Gegenpol darstellt zu Niedergeschlagenheit, Erschöpfung, Trägheit und Antriebslosigkeit, wie es Menschen empfinden, die sich ausgebrannt fühlen. Eine Blütenessenz hilft, einen harmonischen Rhythmus zu finden: zwischen wiederbelebenden Impulsen für unsere seelische Innenwelt und einem kraftvollen Stehen in der modernen hektischen Außenwelt.

In der Kulturgeschichte zum Salbei taucht häufig das Thema Alter auf. Als „Lebensverlängerer" und „Botschafter der ewigen Jugend" gilt er, und tatsächlich scheinen seine Heilkräfte Seele wie Körper für das Alter zu rüsten. So besitzt er einen positiven Einfluss auf die Gedächtnisleistung. Manchen Heilkundigen zufolge vermitteln die Blüten Einsicht, Weisheit und inneren Frieden – Tugenden, die mit Reife und Alter einhergehen sollten.

▼ Unermüdliche, jugendliche Wuchskraft in vollkommenem Gleichklang mit der Weisheit des Alters

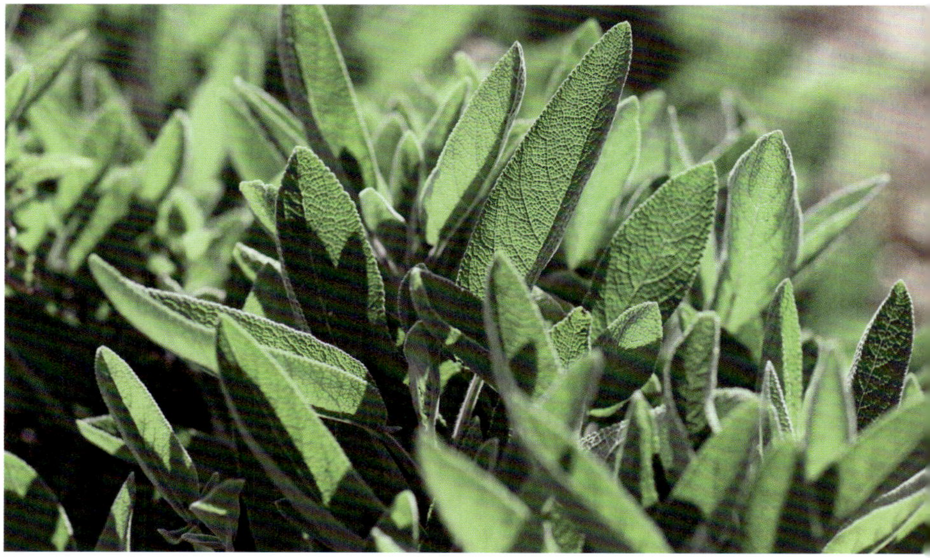

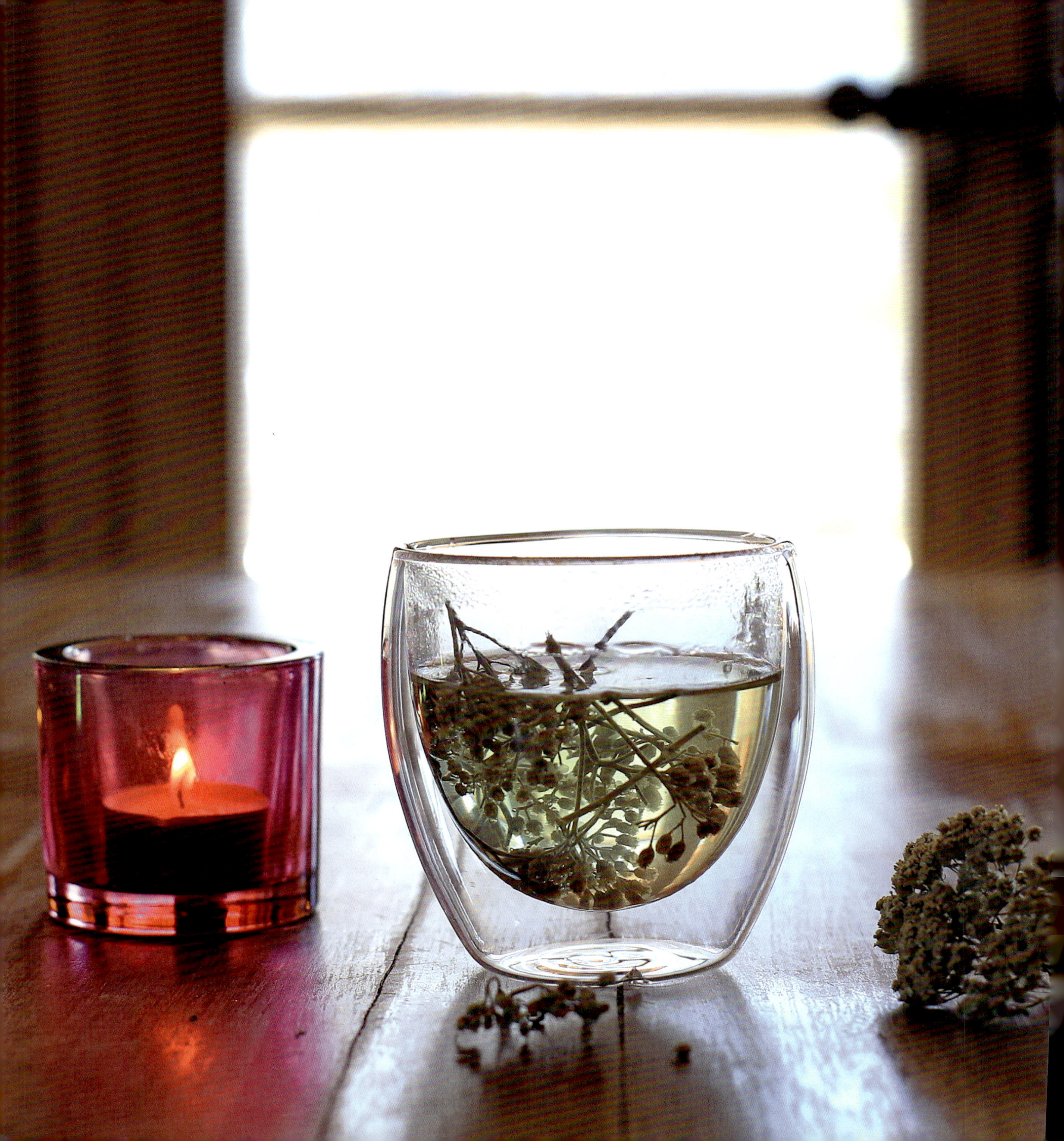

SCHAFGARBE

Achillea millefolium

Weiblich wie männlich

Die Schafgarbe war auf den Wiesen meiner Eltern häufig. Da ich als kleines Kind immer bei den Feldarbeiten draußen dabei war, spielte ich in der Natur, während meine Eltern in den Gemüsefeldern arbeiteten. Die Schafgarbe interessierte mich schon damals ganz besonders, weil sie im Gegensatz zu den anderen Pflanzen einen auffallenden und angenehmen Geruch hatte. Der krautige Duft ist sehr warm und löst Wohlgefühle aus. Erst im Nachhinein wurde mir bewusst, dass auf den heimischen Fettwiesen nicht viele Pflanzen mit einem nennenswerten Gehalt an ätherischem Öl wachsen. Die meisten Duftpflanzen holen wir uns aus anderen Ländern in unsere Gärten.

Durch die Wiesen zu streifen hatte für mich auch eine unangenehme Folge. Alljährlich bekam ich im Sommer eine zunächst unerklärliche Hautreizung, vor allem an den Armen und Beinen. An den Kontaktstellen mit der Pflanze rötete sich meine Haut zunächst streifenförmig und später bildeten sich schmerzhafte Blasen und Quaddeln. Irgendwann stellte sich heraus, dass es sich um eine Wiesendermatitis handelte – und zu den verdächtigten Pflanzen gehörten Schafgarbe und Bärenklau. In diesen Pflanzen stecken also ganz offenbar große und wirkungsvolle Kräfte.

Botanik: genau hingeschaut

Die Gewöhnliche Schafgarbe gehört zu den Korbblütengewächsen. Weltweit gibt es an die 85 *Achillea*-Arten, im deutschsprachigen Kulturraum etwa 20 Arten, von denen viele im Gebirge heimisch sind. Beispielsweise kommt auch die Moschus-Schafgarbe *(A. moschata)* als Heilpflanze zum Einsatz. Die Art *millefollium* ist eine Sammelart mit mehreren Unterarten, Kleinarten und Varietäten. Sie unterscheiden sich in ihrer Ploidiestufe, der Anzahl der Genome in einer Zelle; außerdem auch in ihren Inhaltsstoffen.

Im Frühling treibt aus dem kriechenden Wurzelstock eine Blattrosette hervor. Etwas später entwickelt sich daraus der stabile und sehr zähe Stängel mit seinen feinen Drüsenhaaren. Am Stängel sitzen wechselständig meist dreifach gefiederte Blätter. Die feingliedrigen Teilblättchen sind lanzettlich zugespitzt und behaart. Diese Blattform ist verantwortlich für viele volkstümliche Bezeichnungen wie *Katzenschwanz, Tausendblatt, Schafsrippe* oder *Sägekraut*. An der Spitze des bis zu 80 cm hohen Stängels erscheinen von Juni bis in den September hinein die weißen Korbblüten. Sie sitzen in schirmartigen Trugdolden.

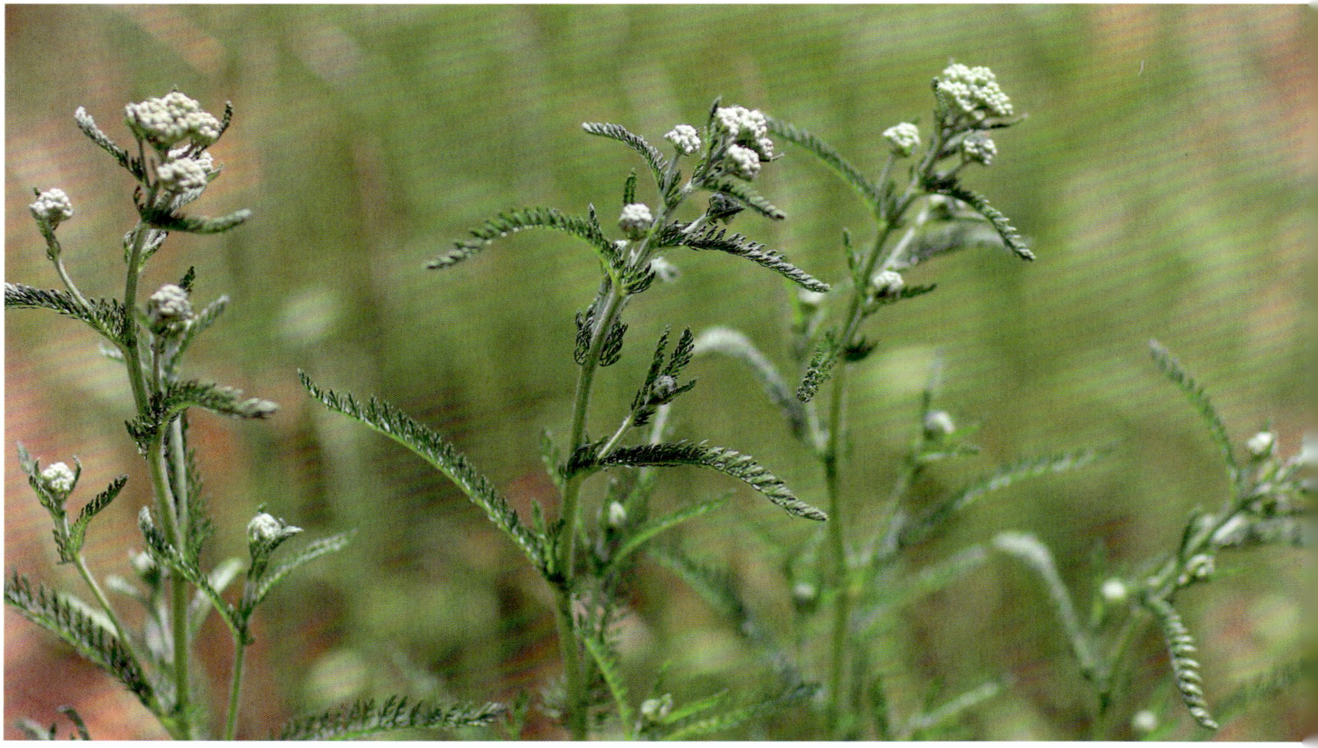

➤ *In der Mitte der Sommerzeit öffnen sich die filigranen weißen Blütenkörbchen.*

➤ *Für ein den Boden stärkendes Präparat trocknet der bio-dynamische Gärtner zunächst die Blüten. Danach befeuchtet er sie wieder mit Schafgarbentee und packt die Masse den Sommer über in Hirschblasen.*

Die Blütenköpfchen sind umgeben von einem becherförmigen Hüllkelch, dessen Hüllblätter dachziegelförmig angeordnet sind. Die einzelne Blüte hat außen 4 – 5 weiße Zungenblüten und innen 3–20 gelb-weißliche Röhrenblüten. Zwischen den Röhrenblüten stehen die goldfarbenen Staubgefäße. Ab und zu erscheinen Formen mit rosafarbenen Zungenblüten. Blüten wie Blätter besitzen einen charakteristischen aromatischen Duft. Die Gewöhnliche Schafgarbe wächst an Wegrändern, auf Weiden oder auf Brachland.

Im Garten ein belebender Akzent

Die Schafgarbe ist mehrjährig und sehr winterhart. Für viele Heilstoffe braucht sie viel Licht und Sonne. Sie bevorzugt mäßig nährstoffreiche Standorte: deshalb nur im Frühjahr mit etwas Kompost düngen. Am liebsten steht sie an trockenen Standorten. Gießen Sie sie nur bei lang anhaltender Trockenheit. Staunässe verträgt sie nicht. Lockern Sie lehmigem Boden etwas mit Sand. Ansonsten ist die Schafgarbe sehr anspruchslos. Da sie dazu neigt, Schwermetalle anzureichern, sollten Sie auf eine gute Versorgung des Bodens mit Kalk achten: Kalk blockiert die Aufnahme von Schwermetallen. pH-Werte zwischen 6,5 und 7 sind optimal.

Im Handel gibt es viele Zierformen mit unterschiedlichen Farben. Für Heilzwecke ist die weißblühende Wildform immer zu bevorzugen. Sie können sich auch ganz leicht auf einer Wiese eine Wildpflanze ausgraben und in Ihren Garten holen oder alternativ die Samen ab Mitte März in Anzuchtschalen ziehen. Den Lichtkeimer drücken Sie nur leicht in die angefeuchtete Erde, die Sie bis zur

Keimung feucht halten. Die Samen keimen nach etwa drei Wochen. Da die Inhaltsstoffe von Wildformen in ihrer Zusammensetzung schwanken, werden für medizinische Zwecke Züchtungen mit hohem Ölgehalt empfohlen, beispielsweise die Sorten 'Proa' und 'Alba'. Die herangewachsenen Jungpflanzen pflanzen Sie auf 40 cm Abstand aus.

Sie können ältere Pflanzen auch vermehren, indem Sie den Stock teilen. Aufgrund der unterirdischen Ausläufer eignet sich die Schafgarbe dafür sehr gut. Im Sommer können Sie sie auch über Stecklinge vermehren. Krankheiten und Schädlinge gibt es wenige, am ehesten noch Blattläuse. Die heilende Schafgarbe unterstützt sogar die Gesundheit des Gartens. Als Pflanze in Mischkulturen fördert sie Gesundheit und Wachstum ihrer Nachbarn. Im Winter frieren die Stängel zwar vollständig ab, doch treibt im kommenden Frühjahr wieder erneut eine Rosette aus.

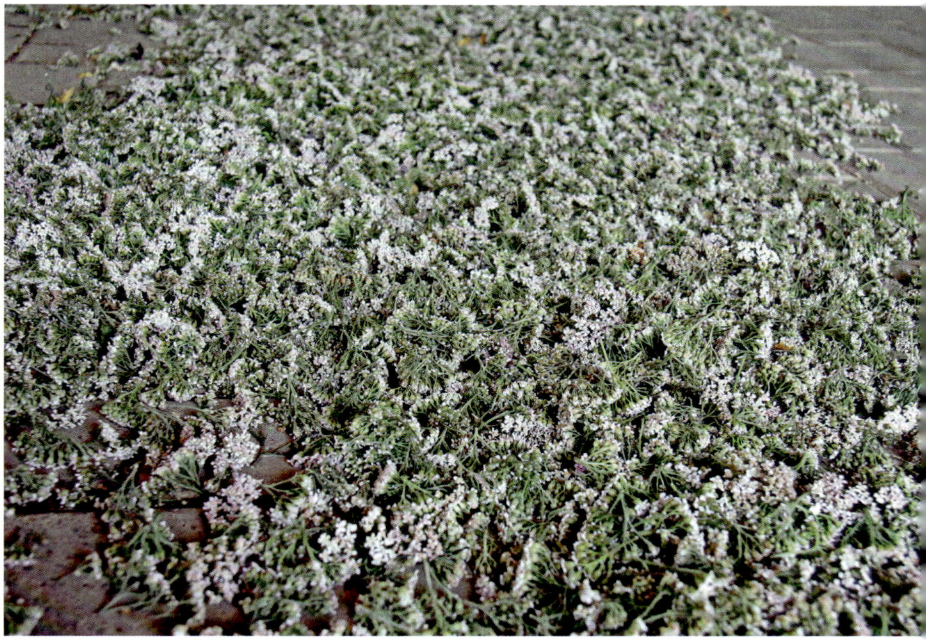

Bio-dynamisches Präparat für gesunden Boden
Die Schafgarbe ist die Grundlage für ein Kompostpräparat im biologisch-dynamischen Gartenbau, der vor nahezu 100 Jahren von Rudolf Steiner entwickelt wurde: Landwirtschaft gemäß Demeter beinhaltet ganz gezielt einige magische Handlungen, die auch außergewöhnlich wirken. Daran wird deutlich, wie verfehlt es wäre, Magie als etwas Verwerfliches oder Unwirkliches anzusehen.

Für bio-dynamische Präparate wird nach bestimmten Vorschriften Pflanzenmaterial in tierische Organhüllen gefüllt und sodann den unsichtbaren Kräftewirkungen aus dem Kosmos überlassen. So bauen sich feinstoffliche Wirkungen auf. Der bio-dynamische Gärtner füllt die getrockneten Blüten im Frühjahr in die Blase eines männlichen Rothirsches. Diese hängt er dann den Sommer über bis Johanni im Freien auf. Danach vergräbt er die Blase den Winter über in der Erde. Das messbare Ergebnis im Folgejahr: Das Präparat für den Komposthaufen beschleunigt die Verrottung und fördert auch die Lebendigkeit des Bodens.

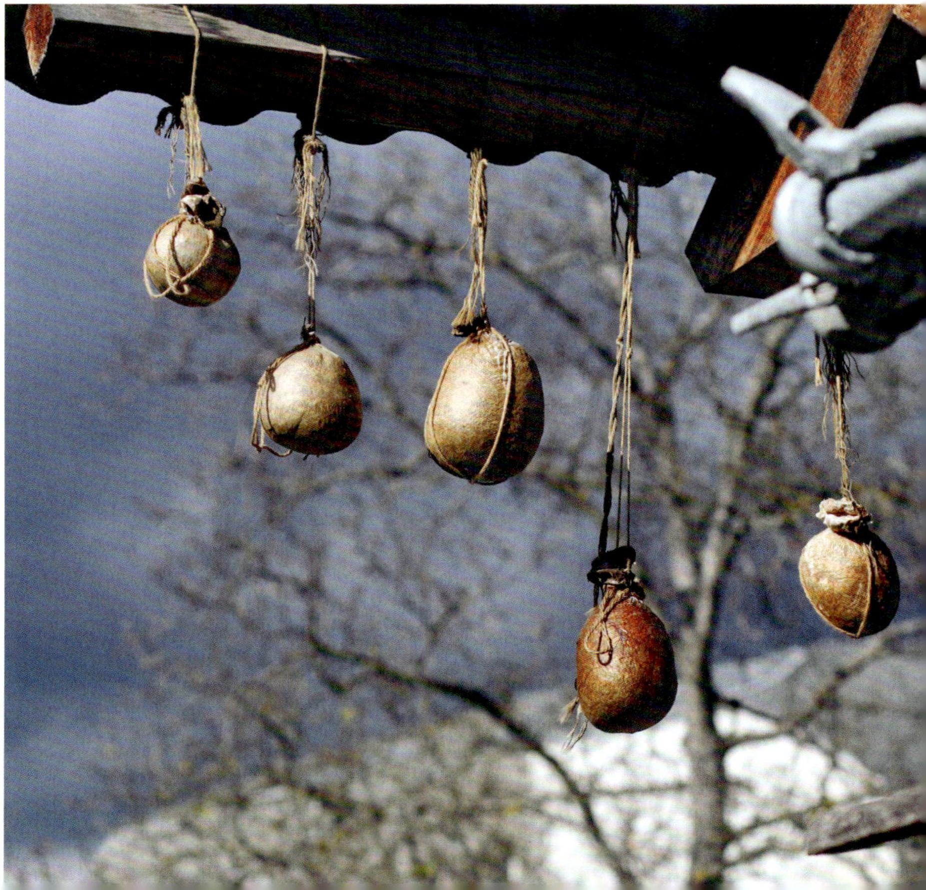

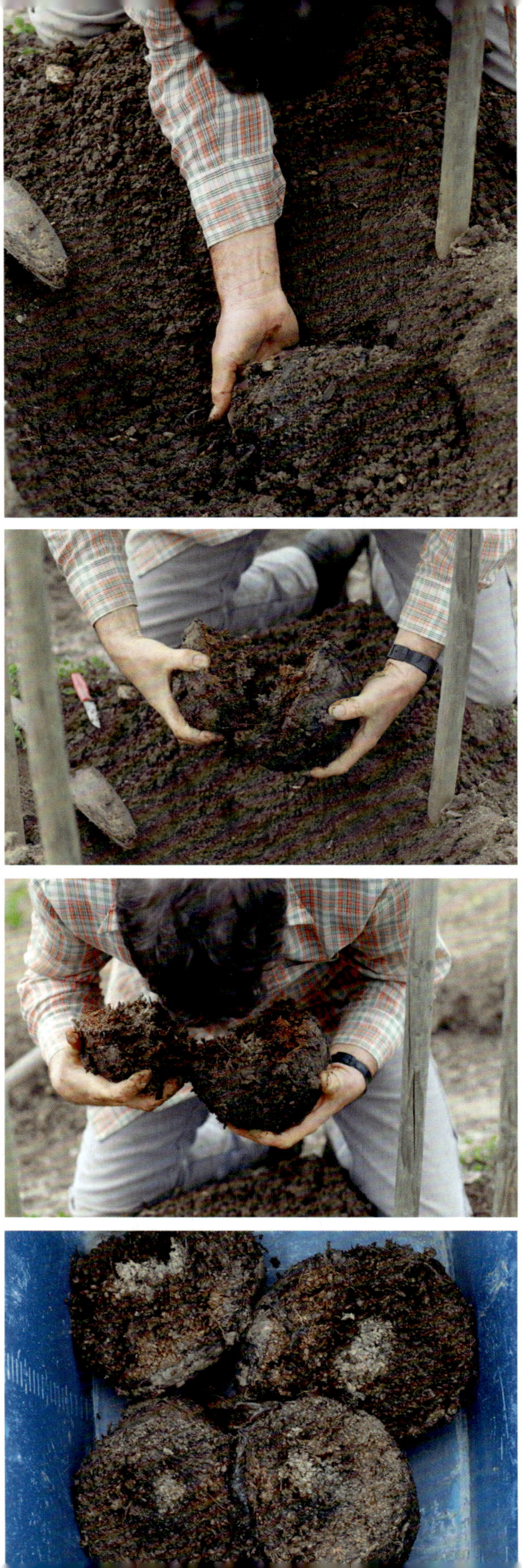

➤ *Die Winterzeit wird genutzt, um das Präparat den Kräften der Mutter Erde zu überlassen. In homöopathischen Dosen ausgebracht, ist es ein Lebenselixier für die Bodenorganismen.*

Tipps für die Ernte

Mit der Ernte beginnen Sie am besten während der Vollblüte ab Juli, und zwar um die Mittagszeit. Dann ist der Gehalt an ätherischem Öl am höchsten, vor allem in den Blüten. Sammeln Sie also vor allem die Blütendolden, wobei Sie auch immer gerne ein paar Blätter mitpflücken können. Schneiden Sie dazu den oberen Blühhorizont, etwa 20 Zentimeter, ab. Trocknen Sie dann die Zweiglein als Ganzes, im Schatten bei unter 35 Grad. Zerkleinern Sie die Blüten und Blätter erst kurz vor Gebrauch, dann bleiben die wertvollen Inhaltsstoffe erhalten. Bei Pflanzen, die älter als zwei Jahre sind, können Sie noch eine Herbsternte im Oktober machen.

Wenn Sie hautempfindlich sind, ist eine gewisse Vorsicht angesagt. Eine Schafgarben-Dermatitis ist zwar selten, aber für die Betroffenen recht unangenehm: Hautkontakt mit frischen Pflanzen können in Verbindung mit Sonnenschein juckende Entzündungen mit Bläschenbildung auslösen. Verantwortlich dafür sind die Sesquiterpenlactone.

Zarte Frühlingsblätter für die besondere Küche

Unsere Vorfahren ernteten die Schafgarbe bereits ab dem Frühling. Heute hat sie jedoch ihren einstmals hohen Rang in der Wildkräuterküche eingebüßt. Ein Grund mehr das zu ändern, sind doch die zarten jungen Blätter der Frühlingsrosette ein ideales Gewürz für Suppen, Kräuterbutter, Quark, Rührei, Bratkartoffeln und Salat. Aufgrund der stärkenden Wirkung auf die Verdauungsorgane passt das Heilkraut auch sehr gut zu fetten Speisen. Der Geschmack ist feinwürzig mit herben Nuancen. Je älter die Blätter sind, umso bitterer sind sie. Dann tritt die Bedeutung für die Küche in den Hintergrund, jene für Heilzwecke dagegen in den Vordergrund. Die Blüten eignen sich zum Aromatisieren von Limonade, Likören und Aperitifs. Sie können frische Blüten auch ganz einfach in gutes Wasser legen und, zusammen mit einer Zitronenscheibe, zwei Stunden ziehen lassen. Das Wasser übernimmt den fein-würzigen Geschmack.

Wilder Wiesenlikör

Erwärmen Sie ganz vorsichtig 1 l Wodka auf lauwarme Temperatur, höchstens 40 Grad. Lösen Sie darin 300 g Blütenhonig auf. Damit übergießen Sie etwa 100 g frische Blüten der Schafgarbe sowie die Schale einer frischen Zitrone und lassen alles an einem warmen Ort 2 Wochen ziehen. Danach abfiltern und in kleine Fläschchen füllen.

Brauchtum: Gesundmacher von Mensch wie Tier

Der deutsche Name *Schafgarbe* setzt sich aus dem Wort *Schaf* und dem althochdeutschen Wort *garwe* zusammen, was *gesundmachen, heilen* bedeutet. Das häufig auf unseren Wiesen und Weiden anzutreffende Kraut, stand also im Ruf, Schafe wieder gesundzumachen. Andere volkstümliche Namen sind *Schafrippe* oder *Schafszunge*.

Der botanische Gattungsname *Achillea* geht auf den griechischen Helden Achilles zurück, dem Homer mit dem Thema des Trojanischen Krieges ein Denkmal setzte. Als Schüler des heilkundigen Zentauren Chiron lernte er die wundheilende Kraft der Schafgarbe kennen. Die Zentauren waren mythologische wilde Tiermenschen mit einem Pferdeleib. Das *Achilleskraut* war damals ein wichtiges Kraut für die Soldaten der antiken Armeen. Sie stillten mit seiner Hilfe Blutungen. Einer Legende nach hat Achilles damit den König Telephos geheilt, den er zuvor selbst verwundet hatte. Der Artname *millefollium* heißt soviel wie *Tausendblatt*. Er bezieht sich auf die vielen kleinen zierlichen Blattfiedern des Blattes. *Millefollium* wurde die Schafgarbe bereits im 5. Jahrhundert genannt.

Bei der Schafgarbe offenbart sich das große Dilemma, vor dem die Botaniker des 16. und 17. Jahrhunderts standen: Sie bemühten sich, die ihnen bekannten mitteleuropäischen Heilpflanzen in der antiken Kräuterliteratur zu entdecken. Damals waren die Schriften von Dioskurides und Plinius das Nonplusultra der Heilkunst. Sie prägten die mittelalterliche Medizin nachhaltig. Nun waren aber die Beschreibungen der Pflanzen aus dem 1. Jahrhundert für heutige Maßstäbe sehr oberflächlich. Außerdem kannte keiner der deutschen Botaniker die Flora des Mittelmeerraumes, um die es in den Büchern der antiken Ärzte maßgeblich ging.

Das vom Militärarzt Dioskurides als Wundkraut beschriebene Tausendblättrige Soldatenkraut „Stratiotes chiliophyllos" kommt in seinen Ausführungen der Schafgarbe sehr ähnlich, gleichermaßen aber auch das als „Eisenkraut des Achilles" erwähnte „Achilleios sideritis", das ebenfalls als Wundmittel der Soldaten galt und bei Durchfall zum Einsatz kam. Die Quellen geben also keine Klarheit.

▼ Instinktiv suchen gerade bei Schwächezuständen oder Krankheiten Schafe – und andere Tiere ebenso – die gesund machenden feinen Blätter des Heilkrautes.

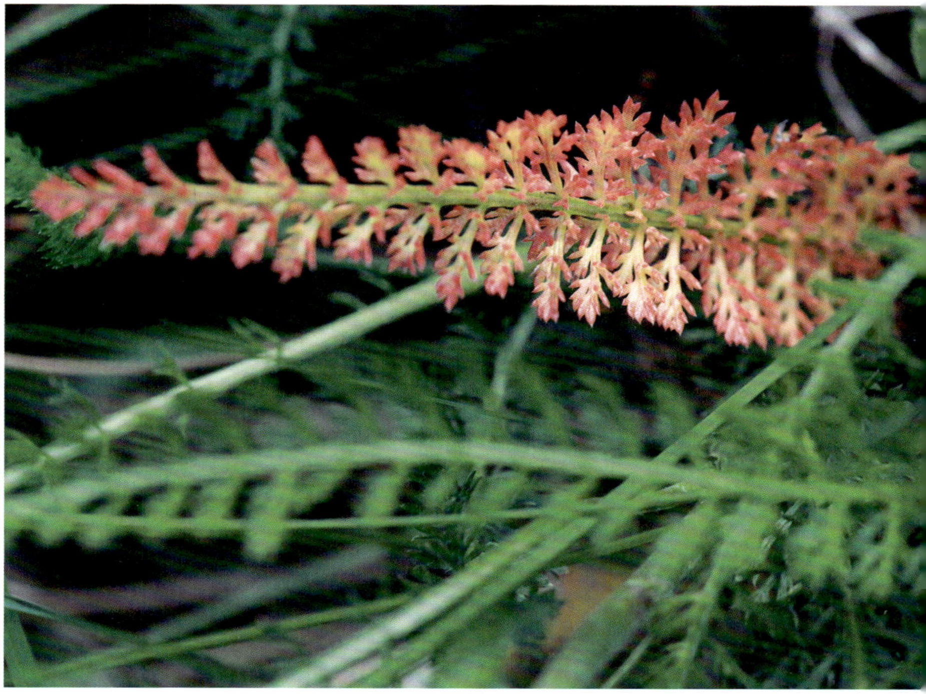

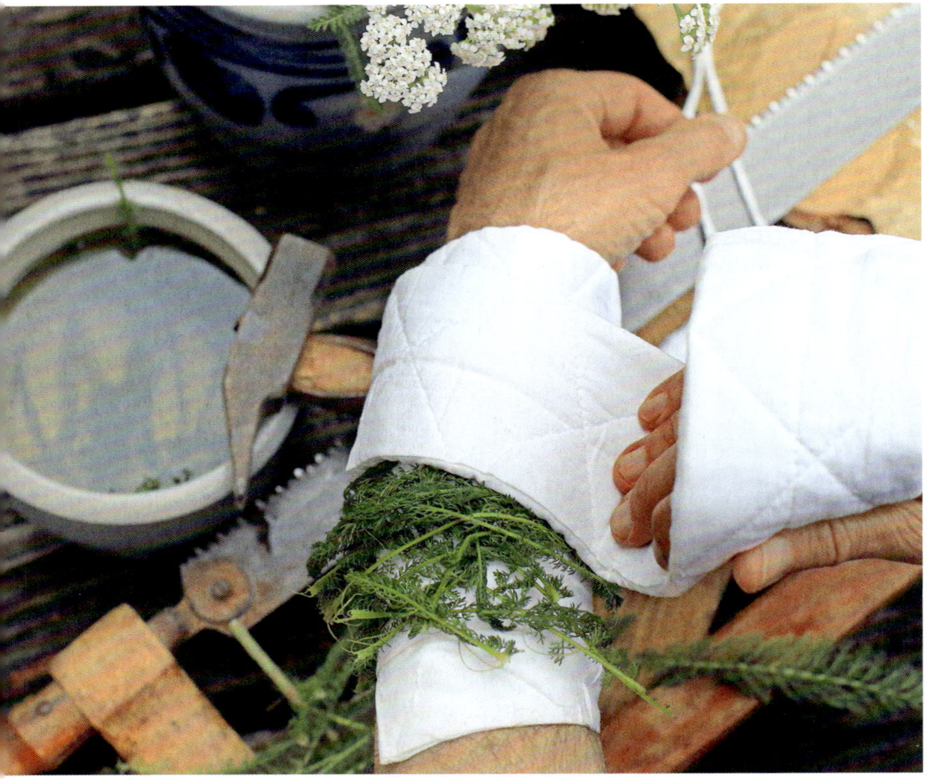

▲ *Das Zimmermannskraut oder Soldatenkraut stillt Wunden und Verletzungen. Es gehörte zur Grundausrüstung von Handwerkern und Kriegern.*

Ein Problem war es, dass die Gewöhnliche Schafgarbe *(A. millefolium)*, die die deutschen Botaniker im Auge hatten, im Mittelmeerraum nur sehr selten vorkommt. Vermutlich handelt es sich bei den Pflanzen des Dioskurides um *Achillea*-Arten wie die Edle Schafgarbe *(A. nobilis)*, um *A. ligustica* oder um *A. cretica*. Da sich die Inhaltstoffe der verschiedenen Schafgarben ähneln, war die Anwendung in der Heilkunde wohl auch ähnlich.

Die Schafgarbe steht uns schon viel länger helfend zur Seite: Im fernen Asien war sie Teil des Kultes. Fünfzig getrocknete Stängel dienten im alten China als Hilfsmittel, um weiszusagen. Das *I Ging Orakel* hat seine Ursprünge etwa 1000 vor Christus. Vermutlich war sie aber bereits in der Steinzeit eine Heilpflanze. In dem etwa 50.000 Jahre alten Neandertalergrab von Shanidar im Irak ist der Tote auf zahlreiche Blüten gebettet, die ihn wohl auf seiner letzten Reise begleiten und schützen sollten. Darunter ist auch eine bestimmte Schafgarbenart zu finden, die die Iraker noch heute volksmedizinisch nutzen.

Obwohl sie in Mittel- und Nordeuropa häufig vorkommt, gibt es aus der keltischen und germanischen Heilkunde nur spärliche Hinweise auf sie. Bei den Kelten war sie dem Heil- und Lichtgott Belenos geweiht. Erst im Mittelalter taucht ihr Name so richtig auf. Sie war für unsere Vorfahren eine wichtige Kraftpflanze und gehörte in vielen Gegenden zu den kultischen Frühjahrskräutern: als Zutat in der Gründonnerstagssuppe, die für das weitere Jahr Gesundheit und Kraft gab. Der Zahlenmagie zufolge mussten neun Kräuter in die Suppe hinein, weshalb die Schafgarbe den volkstümlichen Namen *Neunkraft* bekam.

Sie hatte seit dem Altertum völkerübergreifend auch eine bedeutsame Rolle als Blutstillerin, wie die Namen *Blutstillkraut, Soldatenkraut* oder *Beilhiebkraut* andeuten. Vor allem bei Hieb- und Stichwunden, die durch Eisen entstanden, half der Wundheiler besonders gut. Dass die blutstillende Wirkung an die mythischen Helden Achilles und Chiron gekoppelt war, trug mit Sicherheit zur Verstärkung der Heilwirkung bei. Einer christlichen Legende nach kam die Schafgarbe folgendermaßen zu ihren Namen *Josephskraut* und *Zimmermannskraut:* Einst hatte sich der heilige Joseph, der ja Zimmermann war, bei seiner Arbeit verletzt. Da brachte ihm Jesus die Schafgarbe, die die Wunde schnell heilte. Einer anderen Legende zufolge war Jesus sogar der Schöpfer der Kraftpflanze – ein Umstand, der für ihre Heilwirkung nicht unterschätzt werden darf. Eine göttliche Pflanze muss ein Allheilmittel sein ...

Heilrituale mit Ringzauber

Der Gallier Marcellus Empiricus, der um 400 lebte, überlieferte uns ein magisches Heilritual: „Wer häufig an Augenentzündungen leidet, der soll das

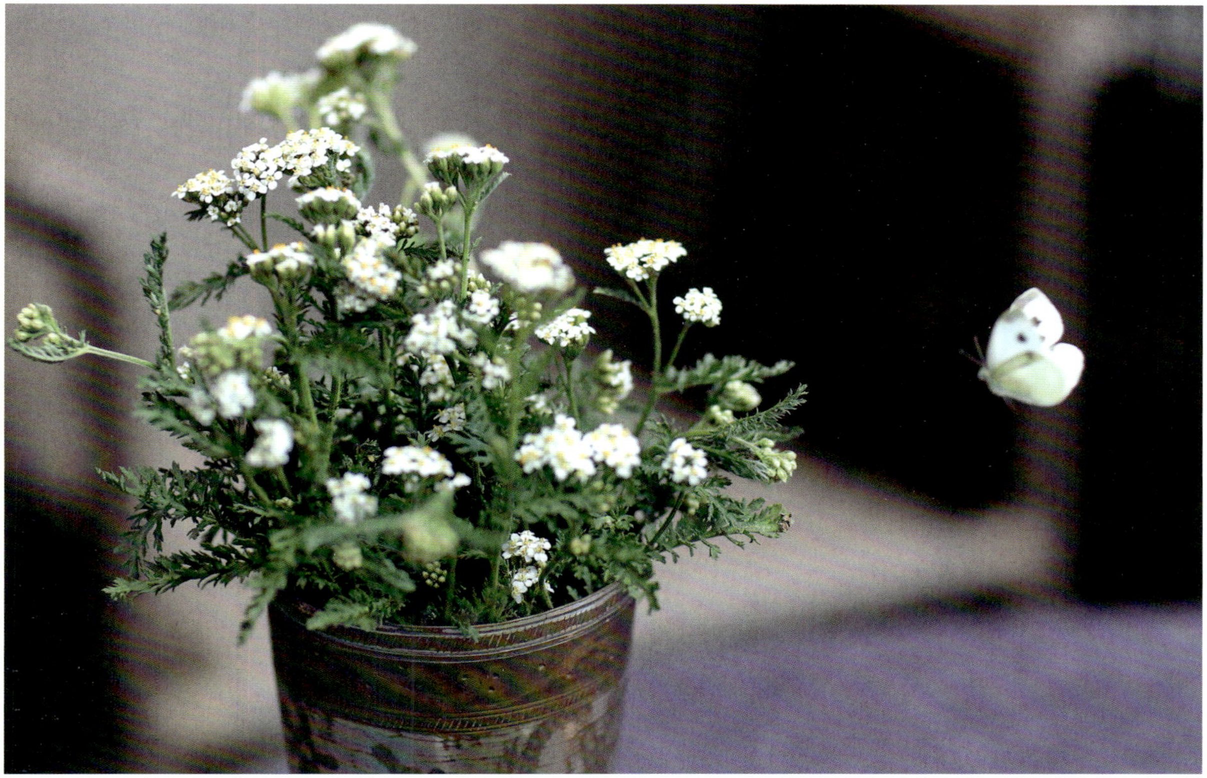

◄ *Heilzauber wurde früher ganz selbstverständlich auch bei der Schafgarbe angewendet. So wurde die ohnehin schon mächtige Heilkraft noch potenziert.*

Kraut millefolium mit der Wurzel ausreißen und daraus einen Ring formen, durch diesen hindurchschauen und dreimal sprechen: Excicumacrisos, und ebenso oft soll er den Ring an seinen Mund bringen, durch die Mitte des Ringes hindurchspucken und dann das Kraut wieder einpflanzen. Wenn es sich wieder bewurzelt hat, dann wird derjenige, der das Mittel gebraucht hat, niemals mehr Augenschmerz leiden, er soll dies für beide Augen machen. Er muss sich aber Mühe geben, dass das Kraut nicht allzu sehr abgebogen wird, damit es sich, wenn es eingepflanzt worden ist, leichter wieder aufrichte."

Das Zauberwort „Excicumacrisos" ist eine Art verstümmeltes Griechisch und bedeutet in etwa: „Aus dem Ring mögest du gesund werden." Dieses vermutlich sehr alte Ritual ist spannend, weil es viele magische Elemente enthält. Zum einen die heilige Zahl Drei: dreimal beschwören, dreimal spucken. Dann die Ring- oder Kreissymbolik mit ihrer schützenden und bannenden Wirkung. Schließlich das Übertragen der Krankheit auf die Pflanze durch das Durch-den-Ring-Spucken. Und: Nur, wenn die Pflanze wieder anwuchs, war das Ritual gelungen.

Auch im christlichen Mittelalter waren magische Rituale noch ein ganz selbstverständlicher Teil des Alltages. Manchmal waren die Vorschriften dafür so schwierig, dass es kaum vorstellbar ist, dass das Ritual überhaupt durchführbar war. In einem altenglischen Medizinbuch wird beispielsweise ein Trank empfohlen, „wenn der Teufel von einem Menschen Besitz genommen hat oder ihm eine Krankheit zugefügt hat".

➤ *Der Tee tut einfach wohl – besitzt er doch ein sehr breites Wirkungsspektrum.*

Neben der Schafgarbe waren noch andere Kräuter Teil des Geschehens. Zunächst wurden sieben Messen über die Kräuter gelesen. Der Trank musste unbedingt aus einer Kirchenglocke genossen werden. Dazu wurden die Kräuter unter dem Messtuch versteckt – was allerdings der Pfarrer nicht merken durfte, denn auch die christliche Volksmagie wurde von der Geistlichkeit nicht gern gesehen. All das musste siebenmal gelingen, was alleine schon sehr unwahrscheinlich ist. Aber eine Kirchenglocke als Trinkgefäß zu bekommen, ist vielleicht die größte Herausforderung.

Helferin bei Frauenleiden

Hildegard von Bingen erwähnt neben der Wirkung als Wundkraut auch die Heilkraft bei Fieber und bei „verdunkelten Augen“. Den Bauern half der Tee besonders gut bei Rückenschmerzen und Kreuzweh. Sie tranken ihn vor allem im Sommer, da sie sich bei der Ernte beständig bücken mussten: Daher der Name *Herrgotts Ruckenkraut*. In Bayern und Österreich war die Meinung verbreitet, die rötlich blühenden Pflanzen seien für die Männer, die weißblühenden für die „Weiber“ heilsam. Die Frauen nahmen die weißen Garben meist bei zu starker Regel und bei Menstruationskrämpfen.

Dass die Schafgarbe seit eh und je ein beliebtes Frauenkraut ist, spiegelt sich in *Frauendank* und in dem alten Sprichwort: „Schafgarbe im Leib, tut wohl jedem Weib.“ Der Name *Augenbraue der Venus* weist auch in diese Richtung. Die Rolle der Venus übernahm später die Jungfrau Maria: Das *Venuskraut* wurde zum *Jungfrauenkraut* und durfte im geweihten Kräuterbüschel nicht fehlen. Doch auch die heilige Margareta übernahm die Nachfolge der Venus. Die christliche Märtyrerin starb im Jahr 300 für ihren Glauben. Sie gehört bis heute zu den 14 Nothelfern und ist die Schutzpatronin der Jungfrauen, Hebammen und Gebärenden. Die Frauen riefen sie bei Schwangerschaft und Geburt an – und sie konnten sich auf die Hilfe des *Sankt Margaretenkrauts* verlassen.

Der Allheil, das *Pestillenzkraut* sollte sogar die Pest aufhalten. In der Zeit des Schwarzen Todes banden die Menschen daraus Kränze, die sie an der Haustür über der Schwelle aufhingen. Sträuße, die an Johanni mit dem Sprung über das Sonnwendfeuer geweiht wurden, nagelten sie zum Schutz vor Krankheit und bösen Geistern an den Türrahmen.

▼ *Bevor das „Reinheitsgebot“ kam, gehörte das würzige Pflänzlein zu den beliebten Bierkräutern.*

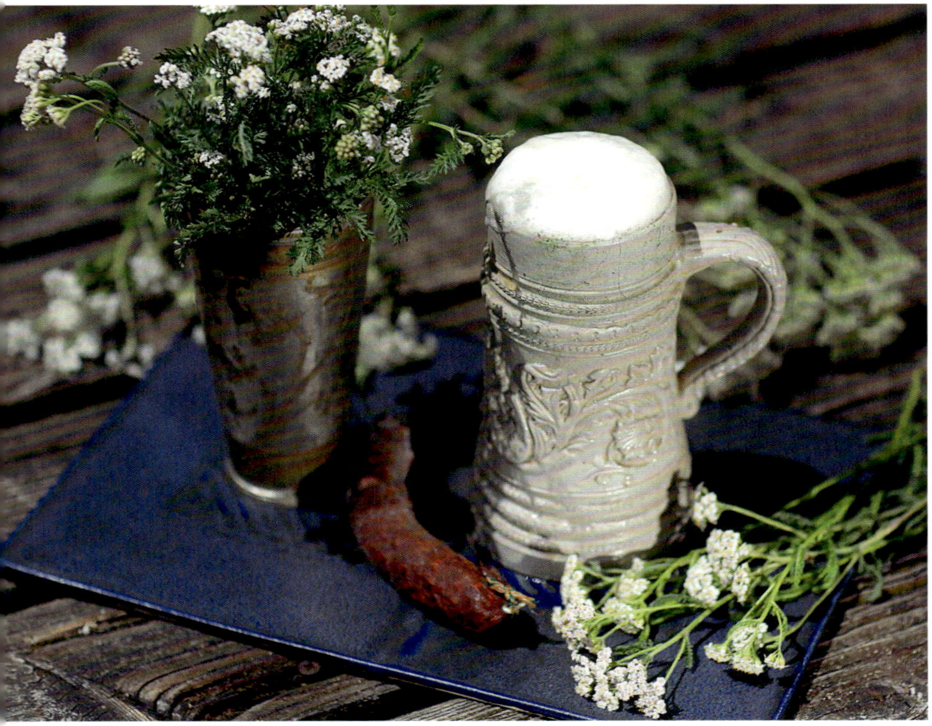

Blutige Nasen, schöne Träume und würziges Bier

Auch in vielen alten Kinderspielen und Liebesorakeln spielt die Wiesenpflanze eine Rolle. Aus dem Jahr 1692 ist uns ein kurioser Brauch mit dem *Blutkraut* überliefert: Kinder, die der Schule überdrüssig waren, steckten sich die steifen Blätter in die Nase und schlugen solange mit dem Zeigefinger auf die Nasenflügel, bis die Spitzen der Blättchen die Nase zum Bluten brachten. Bei Nasenbluten war es damals offenbar erlaubt, den Unterricht zu verlassen. Hieronymus Bock greift bereits 1551 das Thema Nasenbluten auf: „Dies Kraut ist einer widerwärtigen Natur / also wenn man das Kraut zerknirscht und auf blutige Wunden legt / so stoppt das Blut / wiederum wenn man ein Blättlein in die Nase tut / über eine kleine Weile folgt das Blut hernach." In England taugte ein Blättchen von *Nosebleed* in der Nase für ein Liebesorakel. Es ging darum, es in die Nase zu stecken, es darin dreimal zu drehen und dabei an den Liebsten zu denken. Wenn die Nase blutete, war das ein gutes Zeichen für eine Verbindung ...

Die Schafgarbe hat auch einiges mit der Schlafstatt zu tun. In Südtirol flochten die jungen Frauen in der Johanninacht einen Kranz und zwar unbedingt mit der linken Hand. Diesen Kranz legten sie beim Zubettgehen unter den Kopf, um mithilfe der magischen Pflanzenkraft im Traum den Zukünftigen zu sehen. Besonders gut funktionierte das Orakel offenbar, wenn die Pflanze vom Grab eines Jünglings stammte. In Frankreich gab es den Brauch, den Kindern beim Schlafengehen ein Blättchen auf jedes Auge zu legen, damit sie schöne Träume hatten. Schließlich gab es die Sitte, ein Pflänzlein ins Bett zu legen oder über das Bett zu hängen – als Garant für ein lustvolles Liebesleben in der Ehe. Einem Bericht des Malers Anton Ritter von Perger zufolge, wuchs die Schafgarbe in besonderem Maße dort, wo die Christen nach dem Weihnachtsessen das Tischtuch ausschüttelten. Das Verteilen der Brotkrumen und Essensreste an Weihnachten war ursprünglich eine Opfergabe an die Vegetationsgeister, eine Bitte nach baldigem Frühling und dem erneuten Ergrünen der Pflanzenwelt. Opfergaben zur Wintersonnwende und andere Weckrituale zeigen ganz deutlich, wie das Volk die Vegetation früher als beseelt wahrnahm.

In nordischen Ländern kennt man sie als *Feldhopfen* oder *Erdhopfen*. Die leicht bittere Pflanze war also einst ein Bierkraut. Bevor sich der Hopfen durchsetzte, waren bei uns neben der Schafgarbe beispielsweise auch Gundermann, Dost und das Bilsenkraut eine verbreitete Bierwürze.

Angewandte Heilkunde: Tee und Sitzbad

Für einen Tee benötigen Sie 2 TL Pflanzengut auf ¼ l heißes Wasser. Den Tee 8–10 Min. zugedeckt ziehen lassen. Durch Kombination mit anderen Heilkräutern können Sie seine Wirkung je nach Indikation noch verstärken.

Tee bei zu starker Menstruation: Mischen Sie 20 g der Blüten mit jeweils 10 g der Blätter vom Frauenmantel, Gänse-Fingerkraut und Hirtentäschel. Trinken Sie davon kurz vor und während der Menstruation täglich 3 Tassen. Der Heiltee reguliert nicht nur die Regelblutung, sondern lindert auch schmerzhafte Menstruationskrämpfe.

Tee bei Magen-Darmbeschwerden: Bei empfindlichem Magen, Völlegefühl und Verdauungsstörungen nehmen Sie eine Mischung aus den Blüten der Schafgarbe, Kamille und Pfeffer-Minze zu gleichen Teilen.

Sitzbad: Es ist sehr hilfreich bei Beschwerden während der Menstruation und bei Hämorrhoiden. Überbrühen Sie 100 g des Krautes mit 2 l heißem Wasser und gießen Sie den Absud nach 20 Min. Ziehzeit ins Badewasser.

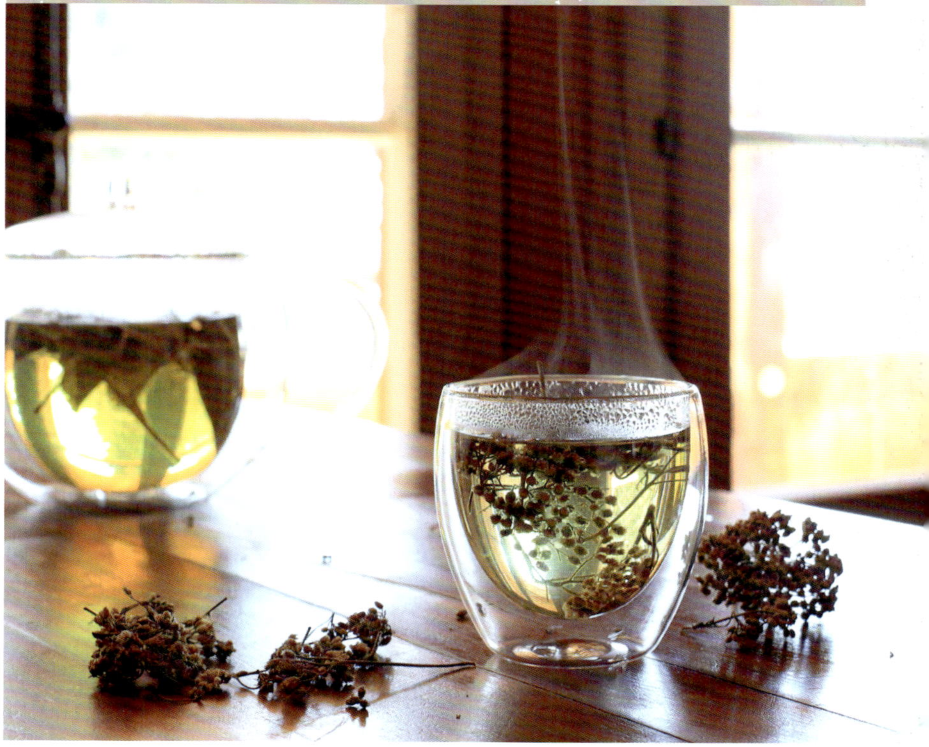

PHARMAKOLOGIE

Inhaltsstoffe: 0,2–1 % ätherisches Öl mit über 40 Komponenten wie Pro-Azulen, Kampfer und Cineol; 3–4 % Gerbstoffe; Flavonoide; 0,35 % Cumarine; Sesquiterpen-Bitterstoffe; Polyne; Phenolcarbonsäuren wie Kaffeesäure und Salicylsäure
Wirkungen: entzündungshemmend, krampflösend, die Gallensekretion fördernd, antibakteriell, wundheilend, blutstillend
Kommission E: Appetitlosigkeit, dyspeptische Beschwerden wie leichte krampfartige Beschwerden im Magen-Darmbereich, schmerzhafte Krampfzustände im kleinen Becken der Frau

Heilkunde: vom Volk hoch verehrt

Die Schafgarbe bekam in der modernen Pflanzenheilkunde nur noch eine untergeordnete Rolle, obwohl ihre eindrucksvolle Wirkung bei Appetitlosigkeit, Völlegefühl, Blähungen sowie bei schmerzhaften Krämpfen im kleinen Becken der Frau wissenschaftlich bestätigt wurde. Die Wirkung entspricht in etwa jener der Kamille: Die Inhaltsstoffe beider Pflanzen sind weitgehend identisch.

Im Vordergrund steht das ätherische Öl, das – abhängig von der Herkunft und von der Varietät – ganz verschieden zusammengesetzt sein kann. Es besitzt über 40 Komponenten, wahrscheinlich sogar an die 100, die zu ganz unterschiedlichen Chemotypen führen. Es gibt deshalb Formen, die das entzündungshemmende Pro-Azulen nicht ent-

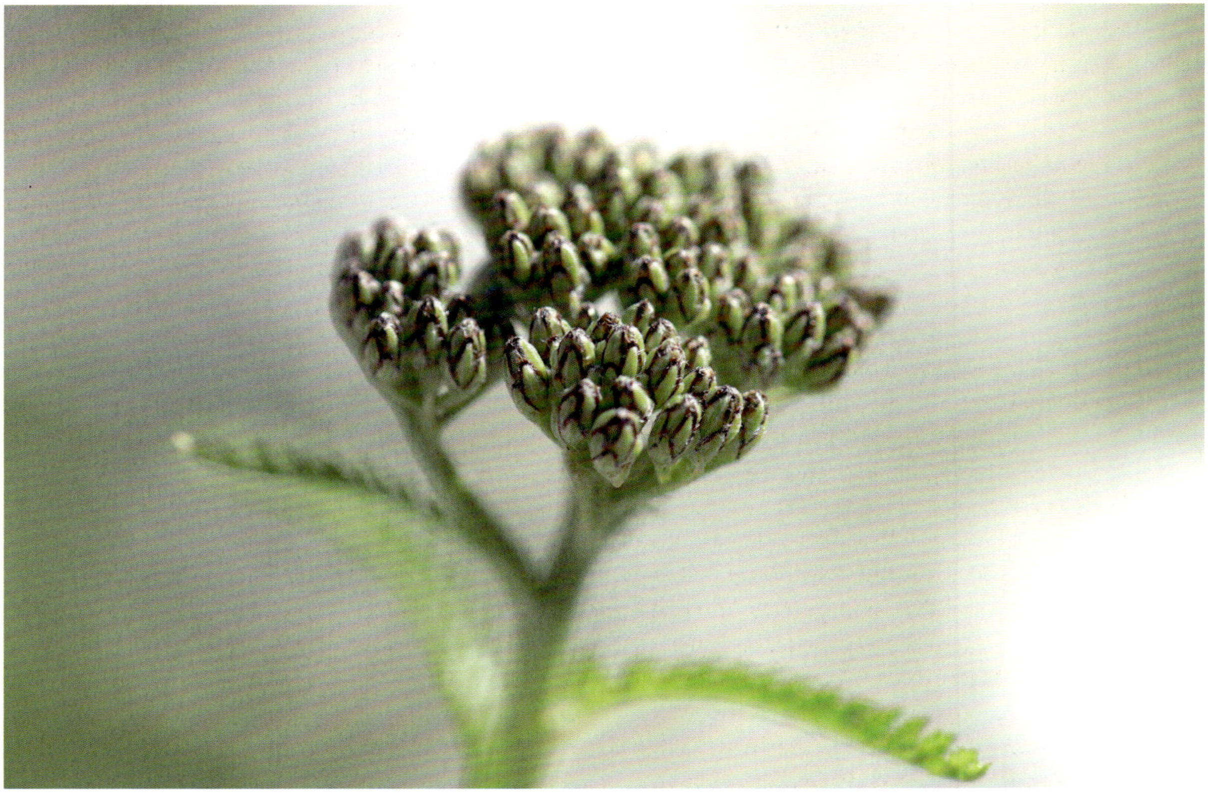

➤ *Wunderschön und feengleich – der dachziegelartig aufgebaute Hüllkelch der noch verschlossenen, zarten Blüten*

halten, und solche, die relativ viele allergieauslösende Sesquiterpene in sich tragen. Bei der Destillation entsteht aus dem farblosen Pro-Azulen das intensiv blaue Cham-Azulen. Neben dem ätherischen Öl sind es vor allem die Bitterstoffe, die verdauungsfördernde, die Gallensekretion anregende sowie krampflösende Eigenschaften entfalten.

Aufgrund der vielen heilkräftigen Inhaltsstoffe könnten die Empfehlungen der Kommission E durchaus umfassender sein. Es gibt keinen Zweifel, dass die Kraftpflanze auch die Wundheilung unterstützt und ihr Einsatz bei Entzündungen von Haut oder Schleimhaut sehr sinnvoll ist. Die Erfahrungen, die sich in der Volksheilkunde spiegeln, gehen darauf sehr viel stärker ein. Wer eine Allergie gegen Korbblütengewächse besitzt, sollte die Pflanze allerdings als Medikament meiden.

Im Volk hieß die Schafgarbe *Heil aller Schäden*. Die Liste der Einsatzgebiete ist also groß: Neben den Indikationen des *Bauchwehkrautes* im Bereich der Verdauungsorgane sind das Erschöpfungszustände, Entgiftung der Leber, mildes Venenmittel, Durchfall, Erkältungen, Fieber, Rheuma und vieles mehr. Der Stellenwert der magischen Pflanze in der Frauenheilkunde ist enorm: vor allem als Helferin bei schmerzhaften Menstruationskrämpfen und zur Regulierung einer zu starken Regel. Pfarrer Künzle gab den Ratschlag, das krampflösende Kraut jedem Frauentee beizumischen. Die äußerliche Anwendung zielt auf Entzündungen, Geschwüre, Hämorrhoiden und kleine Verletzungen.

Ihre Intuition zählt ...

Setzen Sie sich im Sommer in eine Wiese mit möglichst vielen blühenden Schafgarben. Vermutlich spüren Sie auf Anhieb eine freundlich warme Ausstrahlung. In diesem Kraftfeld können Sie förmlich Energie tanken. Halten Sie eine Hand ganz nahe über die Blütenstände. Vielleicht nehmen Sie bereits beim Näherkommen ein feines

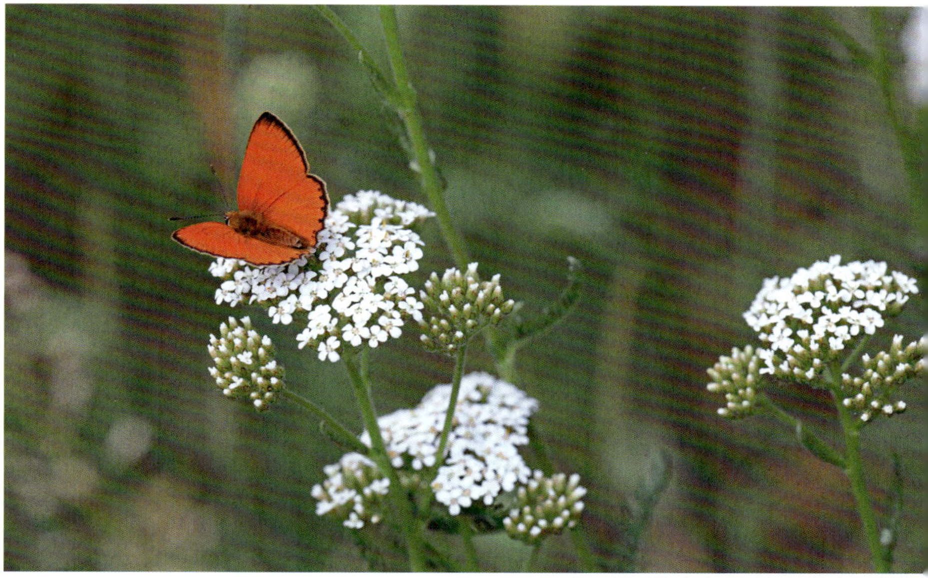

▲ *Eine besondere Nähe zur Tierwelt – auch das zeichnet die Augenbraue der Venus aus.*

Kribbeln wahr, so als ob Sie die Blüten schon berührt hätten. Genießen Sie den unverwechselbaren Duft. Spüren Sie dabei, was er bei ihnen auslöst.

Aus den Überlieferungen unserer Vorfahren lernen wir, dass in dieser Pflanze eine starke Polarität zutage tritt. Sie war ein Heilkraut für Männer wie Frauen, wie es im Wunden versorgenden *Soldatenkraut* und in der die Menstruation regulierenden *Augenbraue der Venus* zum Ausdruck kommt. Ringen hier zwei Götter um eine Pflanze – der Kriegsgott Mars und die Liebesgöttin Venus? Die polare Signatur drückt sich im Aufbau der Pflanze aus: beispielsweise im Gegensatz des harten derben Stängels zu den feingliedrigen Blättchen. Auch die Wirkung der Blätter spiegelt das: Sie lösen Nasenbluten aus und können es auch stillen.

Die dem Göttlichen nahestehende Pflanze kann auch seelische Wunden und Verletzungen heilen. Mit ihrer Kraft können Sie – innere Stabilität vorausgesetzt – alte Wunden ans Licht der Bewusstwerdung holen und heilsam verarbeiten. Auch der Duft des ätherischen Öles kann dazu hilfreich sein und gleichzeitig die Lust am Leben neu entfachen.

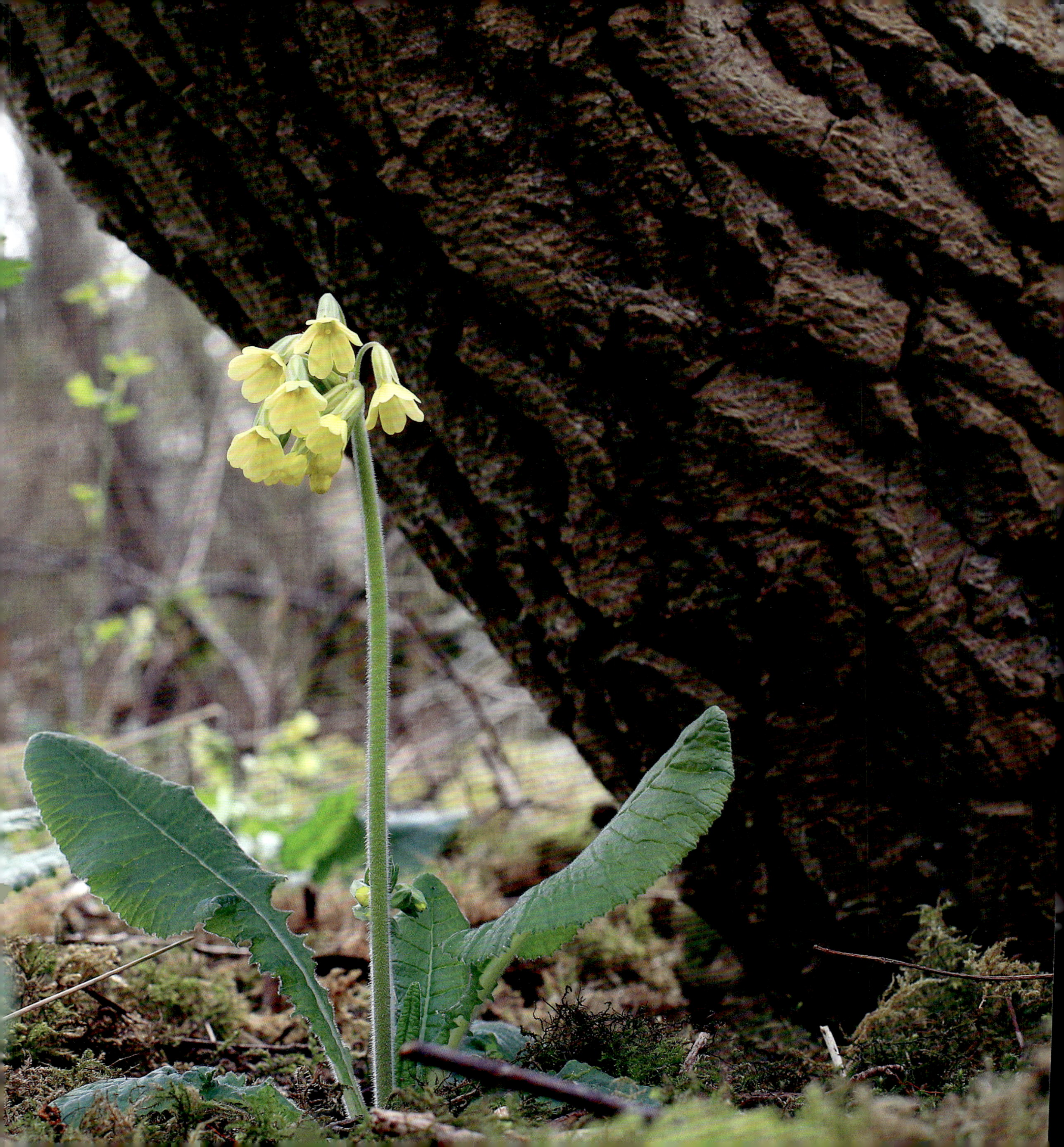

SCHLÜSSEL BLUME

Primula spec.

Vermittelnd und öffnend

Zur Schlüsselblume fühlte ich mich bereits als Kind hingezogen. Mit ihren freundlichen sonnigen Blüten war sie für mich schon damals ein Türöffner zur Welt der Pflanzen. In ganz lebendiger Erinnerung geblieben sind mir die seltenen Frühlingsspaziergänge mit meinen Eltern, bei denen wir in den Auwäldern kleine Sträußchen aus den hübschen Blumen pflückten. Damals fragte ich mich nicht, ob es die Wald-Schlüsselblume oder die ähnlich aussehende Echte Schlüsselblume war. Nur wenige Primelarten besitzen – wie diese beiden – Blütenstände, die so deutlich an einen Schlüsselbund erinnern: Die einzelnen Blüten sind am Stängelende wie an einem Bund aufgereiht. Sie ähneln in ihrer Form dem im Mittelalter gebräuchlichen Hohlschlüssel. Daher der Name!

Botanik: genau hingeschaut

Die Schlüsselblume gehört zur Familie der Primelgewächse. Von den 13 Primelarten, die bei uns heimisch sind, kommen nur drei etwas häufiger vor: die Stängellose Schlüsselblume *(P. vulgaris)*, die Echte oder Wiesen-Schlüsselblume *(P. veris)* und die Hohe oder Wald-Schlüsselblume *(P. elatior)*. Die zahlreichen bunten Gartenformen stammen von der Stängellosen Schlüsselblume.

Die Echte Schlüsselblume wächst vor allem auf mageren Wiesen, an Rainen und in lichten Wäldern. Sie wird 10–30 cm hoch und hat in einer Grundrosette angeordnete Blätter. Diese sprießen aus einem kurzen fleischigen Wurzelstock mit zahlreichen langen Faserwurzeln. Die Wurzel schmeckt bitter und kratzend. Beim Trocknen beginnt sie, anisartig zu duften. Die runzeligen Blätter haben eine länglich-eiförmige Form und sind am Rand wellig gekerbt. Bei jungen Blättern ist der Rand etwas nach unten umgebogen. Die Blätter sind oberseits dunkelgrün und unterseits hellgrün mit einer weichen Behaarung.

Die aufrechten blattlosen Blütenstängel sind dünnfilzig behaart. Von März bis Mai öffnen sich die Blüten. Sie stehen zu fünf bis 20 am Stängelende in einseitswendigen Dolden. Das heißt, die Blüten neigen sich nach einer Seite. Jede Einzelblüte hat einen verwachsenen 5-zipfeligen weißlichgrünen Kelch, der glockig aufgeblasen erscheint. Er liegt nicht direkt an der Blütenröhre an. Die röhrenförmige Blütenkrone weist fünf Zipfel auf. Sie ist dottergelb mit fünf orangefarbenen Tupfern am Schlund.

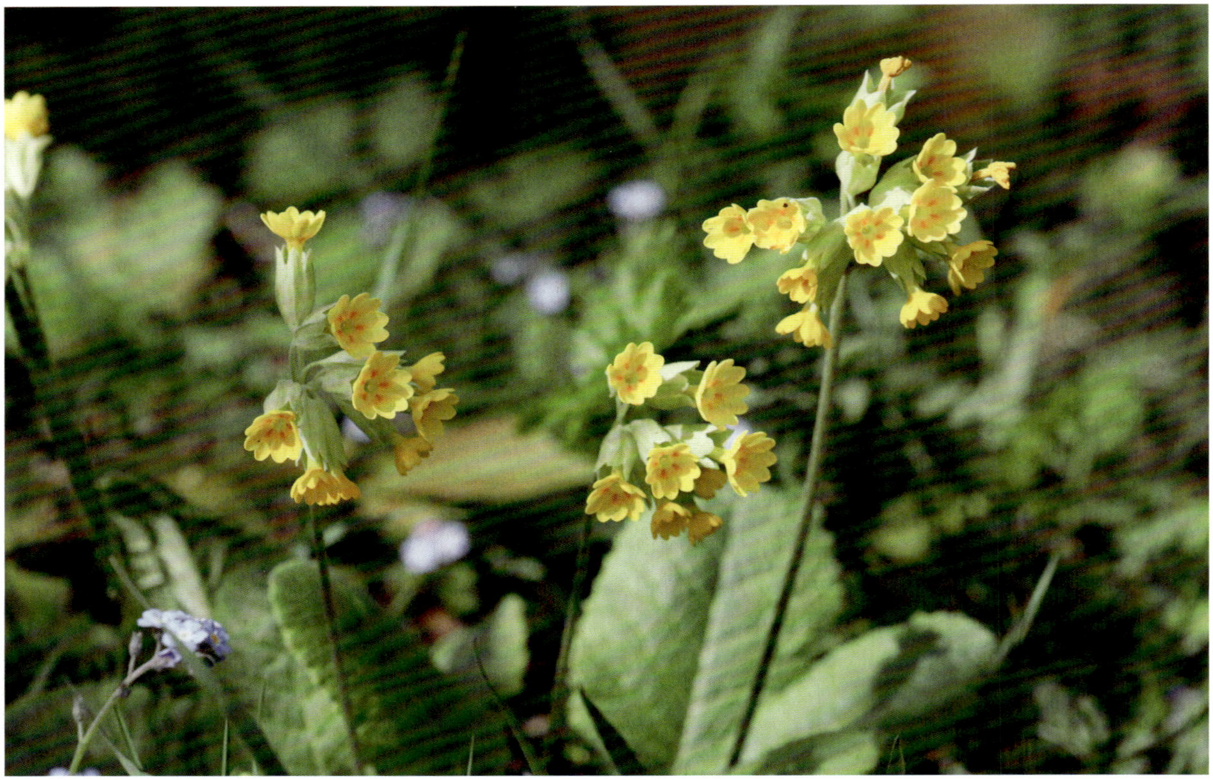

➤ *Typisch Echte Schlüsselblume: glockig aufgeblasener Kelch, der aber nicht an der dottergelben Blüte anliegt*

Diese Schlundflecken wurden mit den Kreuzigungswunden Jesus in Verbindung gebracht, daher der Name *Fünfwundenblume*. Es gibt kurzgriffelige und langgriffelige Blüten. Das dient dazu, Selbstbestäubung zu vermeiden und die Fremdbestäubung zu unterstützen: Den Nektar am Grund des Fruchtknotens erreichen nur Insekten mit einem langen Rüssel, wie Hummeln, Schwebfliegen und Schmetterlinge. Der Duft der Blüten ist wohlriechend und erinnert an Honig. Ihr Geschmack ist süßlich.

Die Hohe Schlüsselblume wächst vor allem in Wäldern mit krautigem Unterwuchs. Ihre Blüten sind blassgelb und besitzen keine orangefarbenen Punkte im Blütentrichter. Der Kelch liegt im Gegensatz zur Echten Schlüsselblume eng an der Blütenröhre an. Ein Blütenduft ist kaum wahrnehmbar. Die Wurzel riecht eigenartig, etwas medizinisch.

Die Echte Schlüsselblume war früher weitverbreitet. Heute findet man sie, mit wenigen Ausnahmen, nur noch recht selten. Schuld daran sind vor allem die Intensivierung der Landwirtschaft und die Überdüngung vieler Wiesen. Inzwischen sind alle Arten in vielen Gegenden Europas geschützt. Auch bei uns stehen wilde Populationen unter Schutz und dürfen nicht gesammelt werden.

Im Garten eine zarte Zier

Am besten siedeln Sie für die eigene medizinische Versorgung einige Exemplare im Garten an. Besonders schön für das Auge ist es, wenn Sie sie auf einer wiesenähnlichen Fläche in größeren Gruppen auspflanzen. Auf einem Quadratmeter können Sie

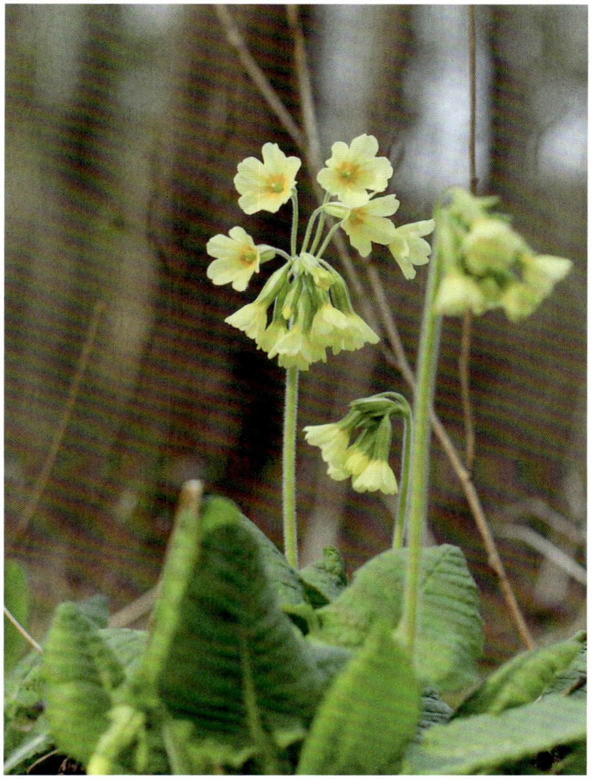

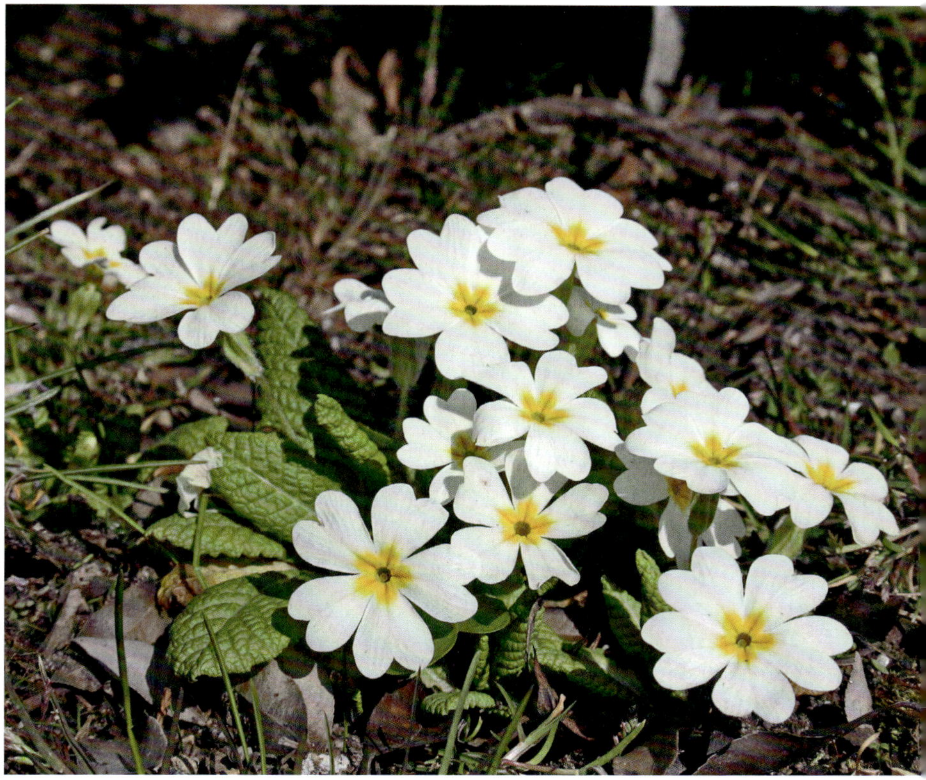

etwa 14 bis 16 Pflänzchen unterbringen. Beachten Sie dabei: Die beiden medizinisch genutzten Arten haben – trotz ihrer Verwandtschaft – ganz unterschiedliche Ansprüche an Licht, Boden, Wasserversorgung und Düngung.

Die Echte Schlüsselblume bevorzugt vor allem sonnige, trockene Standorte. Der Boden sollte durchlässig und kalkhaltig sein. Ein pH-Wert um 7 ist optimal. Geben Sie am besten etwas Algenkalk ins Pflanzloch. Schweren Boden können Sie mit etwas Sand lockern. Gedüngt wird nur sehr wenig, Gießen ist nur bei dauerhafter Trockenheit nötig. Ganz anders ist es bei der Hohen Schlüsselblume: Sie bevorzugt feuchte, lehmhaltige Böden und halbschattige Standorte. Der optimale pH-Wert liegt bei 6 bis 6,5. Sie verträgt etwas mehr Düngung als ihre Schwester.

Sie können im Fachhandel Pflänzchen wie Saatgut kaufen. Allerdings ist die Vermehrung durch Selbstaussäen nicht ganz einfach: Das Saatgut ist nicht allzu lange keimfähig. Selbstgewonnenen Samen säen Sie am besten noch im gleichen Jahr aus. Beste Saatzeit im Freien ist der Herbst ab September, denn die Samen des Kaltkeimers benötigen zur Keimung einen mehrwöchigen Kältereiz. Das erledigt die Natur im Winter von selbst. Zur Blüte kommen die Pflanzen dann erst im folgenden Jahr. Sie können auch bereits im Frühjahr säen, wenn Sie den Winter vortäuschen. Man nennt diesen Vorgang Stratifizieren (siehe Seite 161). Beachten Sie, dass alle Schlüsselblumen Lichtkeimer sind. Das heißt, die kleinen Samen nicht mit Erde abdecken, sondern nur in die feuchte Erde legen, festdrücken und gleichmäßig feucht halten.

▲ Die Hohe Schlüsselblume (links) liebt halbschattige Plätze. Die Stängellose Schlüsselblume (rechts) ist die Urform der zahlreichen Gartensorten.

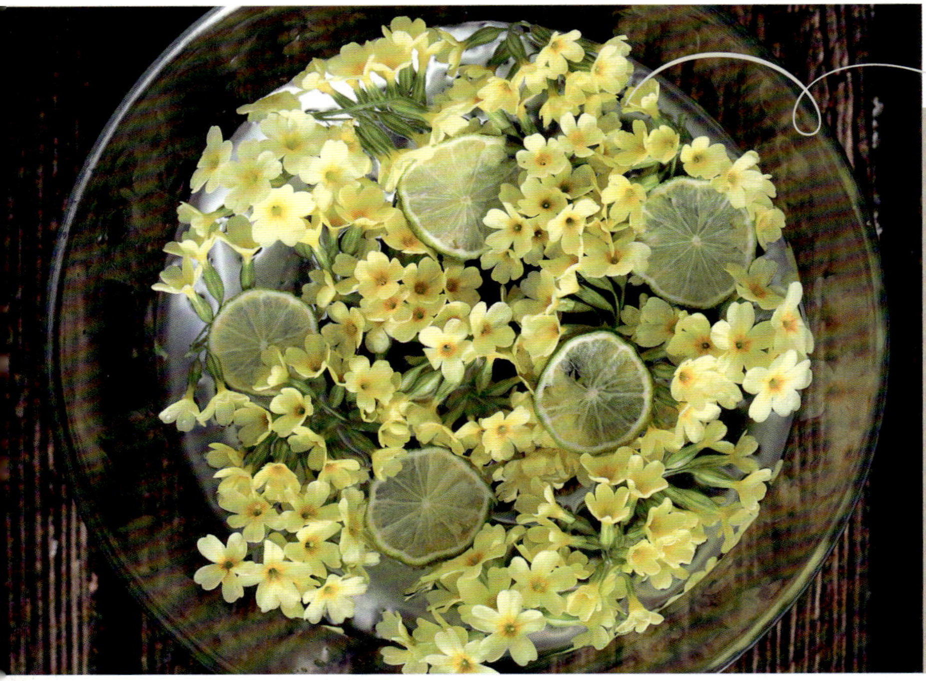

Stärkender Vin de Coucou

Füllen Sie ein großes, breithalsiges und verschließbares Glas locker mit Blüten. Gießen Sie guten Bio-Weißwein darüber, so dass alle Blüten bedeckt sind. Für 1 l Wein benötigen Sie etwa 50–100 g Blüten. Dazu kommt noch eine in Scheiben geschnittene Bio-Zitrone und – zur Konservierung – 100 ml Armagnac, Calvados oder Wodka. Lassen Sie alles verschlossen etwa 7 Tage durchziehen. Dann filtern, in Flaschen füllen und kühl lagern. Der gelbfarbige Krafttrunk stärkt – esslöffelweise genommen – das Herz. In der französischen Küche gilt er gekühlt auch als sommerlicher Aperitif.

▲ *Die Blütenstände der Märzblume in Wein ausziehen zu lassen, ist seit Jahrhunderten ein heilkundlicher Brauch.*

Eine Vermehrung durch Teilung ist recht einfach. Dazu den Wurzelstock im Herbst mit einem Messer in zwei Hälften schneiden und beide Stücke neu einpflanzen. Krankheiten und Schädlinge sind recht selten. Lediglich die Blätter werden unterseits häufig von Mehltau befallen.

Erntetipps

Die Blüten können Sie schon ab dem zweiten Jahr ernten. Sammeln Sie sie mitsamt dem Kelch, wenn sie sich vollständig geöffnet haben. Trocknen Sie sie möglichst rasch im Schatten, damit sie ihre Farbe behalten. Falls Sie die Wurzeln nutzen wollen, sollten diese mindestens drei Jahre alt sein. Im Herbst ist der Saponingehalt am höchsten. Waschen Sie sie und schneiden Sie sie in Scheiben. Anschließend gut trocknen, am besten mit Hilfe künstlicher Wärme. Sie können dafür beispielsweise ein Trockengestell in die Nähe einer Heizquelle stellen.

Empfindliche Menschen können beim Kontakt mit den oberirdischen Pflanzenteilen allergisch reagieren, denn die Drüsenhaare enthalten eine ölhaltige Substanz, die Hautrötungen, Jucken und Bläschen hervorrufen kann. Eine Primelallergie können Sie testen, indem Sie einige Blätter zerreiben und den Saft in die Ellenbeuge tupfen. Bei allergischer Reaktion tritt eine Rötung ein.

Schlüsselerlebnisse in der Küche

Schon unsere Vorfahren sammelten im Mittelalter die Blätter im Frühling gerne als Salat. Probieren Sie das einmal selbst aus, es lohnt sich. Sie können die jungen Blätter auch sehr gut ähnlich wie Spinat dünsten oder fein geschnitten in Suppen geben. Sie schmecken ein wenig scharf, leicht bitter und erinnern entfernt an Anis. Die Gesundmacher enthalten viel Vitamin C und Magnesium – und ergeben eine wunderbar knusprige Leckerei, wenn Sie sie in heißem Öl frittieren.

Die hübschen Blüten sind eine schöne Verzierung für Nachspeisen sowie für Salate. Besonders mild und süß schmecken sie, wenn Sie zuvor die Kelchblätter entfernen. Sie eignen sich auch gut zum Kandieren und für einen Blütenessig.

Brauchtum: Kraftblume der Elfen

Primula ist die Verkleinerung von *Prima*, der *Ersten*. *Veris* bezieht sich auf den *Frühling*. Wir können also übersetzen: *die kleine Erste des Frühlings*. Welch schöner Name! In der alten Kräuterliteratur wird selten zwischen der Echten Schlüsselblume *(P. veris)* und der Hohen Schlüsselblume *(P. elatior)* unterschieden. Früher wurden beide Arten gleichermaßen genutzt.

Bereits die keltischen Druiden brauten mit Schlüsselblume, Eisenkraut, Blüten vom Klee, Heidelbeeren und Honig ein berauschendes Heilgetränk. Sie nannten es den „Trank der Begeisterung". Er war offenbar vor allem für Einweihungsriten vorgesehen. Wie es damals bei „Zaubertränken" üblich war, sprachen die Menschen naturnaher Kulturen beim Pflücken magische Beschwörungsformeln. Sie sammelten vor Neumond, unterzogen sich davor Reinigungsritualen wie etwa längerem Fasten und schritten mit bloßen Füßen zur Ernte. Der Überlieferung nach verliehen neun jungfräuliche Priesterinnen dem Trank erst durch Anhauchen seine Kraft.

Die Kelten weihten die Pflanze ihrer Lichtgöttin Brigid, die Germanen der nordischen Göttin Freya. Wenn die Frühlingssonne an Kraft gewinnt, streckt die *Märzblume* ihre fröhlichen gelben Köpfchen aus der noch schlafenden Vegetation. Ihr Erscheinen zeigt seit eh und je für naturverbundene Menschen das Ende des Winters und die Ankunft der Frühlingskraft oder Frühlingsgöttin an. Gerade die ersten Boten der nach der dunklen Winterzeit wiedererwachenden Natur galten als besonders heil- und zauberkräftig.

In vielen Gegenden galten so die ersten drei gefundenen Schlüsselblumen als besondere Arznei. Wer die Blüten schluckte, war das ganze Jahr über gegen Fieber und Halsschmerzen gefeit. Ähnliche Überlieferungen gibt es vom Buschwindröschen, Veilchen oder Gänseblümchen. Wichtig ist immer die Dreizahl: Die uralte Glückszahl trägt eine magische Kraft in sich, mit der sich die Wirkung der Frühlingsmedizin vervielfachte. Die *Kraftblume* weist darauf hin. Häufig waren die dem Göttlichen nahestehenden Frühlingsblumen mit einem Tabu belegt. Als Pflanzen der Frühlingsgöttin waren sie heilig. Den Elfen, Nixen und Undinen – den germanischen Luft- und Wassergeistern –, war sie eine Lieblingsblume, die sie beschützten.

▼ Der Frauenschlüssel ist eine Lieblingspflanze der Frühlingsgöttin.

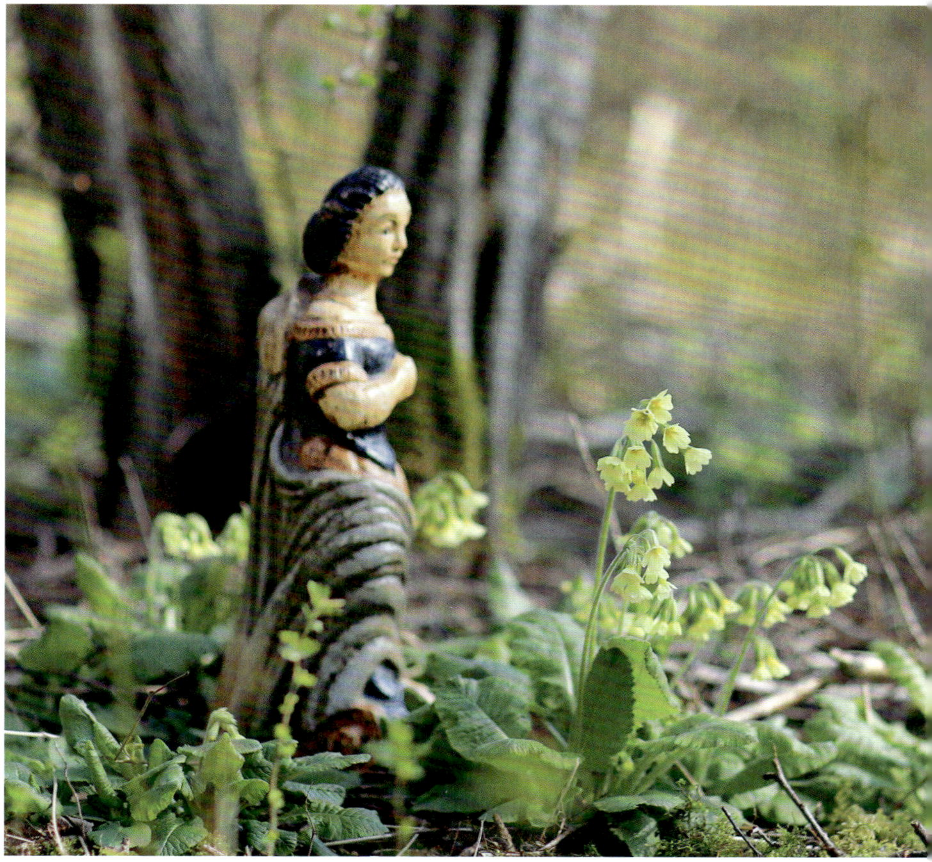

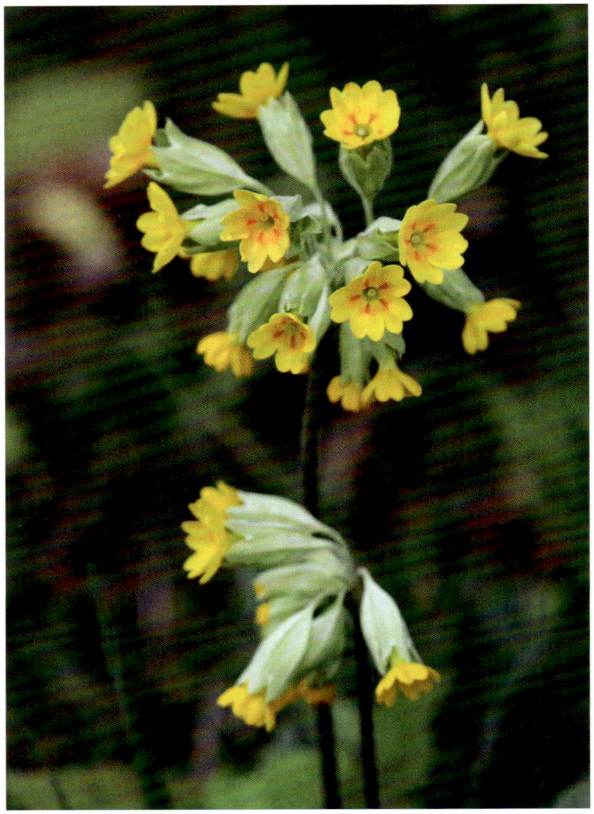

➤ *So wurde früher spielerisch orakelt: je mehr Blüten, desto mehr Kinder.*

War sie für Zauber- und Heilrituale durchaus unbeschadet nutzbar, konnte sie gleichzeitig, wenn sie auf unbedachte Weise für gewöhnliche Zwecke ausgerissen wurde, Schaden bringen. Es gab sogar den Glauben, dass ins Haus gebrachte Schlüsselblumen Unheil brächten. Häufige Überlieferungen, dass dann beispielsweise die Hühnerküken nicht ausschlüpften oder krank wurden, scheinen das zu bestätigen. Auf derartige Erfahrungen geht der Name *Hühnerblind* zurück.

Freya war nicht nur für den Frühling, sondern auch für die Liebe zuständig. Ursprünglich galten die Blüten der Liebesgöttin als Mittel für Fruchtbarkeit, auch als Symbol der Verbindung und damit auch der Hochzeit. Sie landeten oft in Liebestränken. Daran änderte sich auch mit der Christianisierung durch die römische Kirche nichts. Die Schlüsselblume war das ganze Mittelalter Teil von Liebes- und Heiratsorakeln. Man nannte sie in manchen Gegenden deshalb *Heiratsschlüssel*. Fand eine unverheiratete Frau in der Karwoche eine blühende Schlüsselblume, so hieß es in Siebenbürgen, würde sie noch im gleichen Jahr den Mann heiraten, den sie liebt. Da Liebesheiraten damals nicht unbedingt üblich und an der Tagesordnung waren, machten sich in der Osterzeit vielleicht nicht wenige junge Frauen auf die Suche.

Die Anzahl der Blüten am „Schlüsselbund" der *Osterblume* entsprach dann der Anzahl der Kinder. Es war also mindestens mit fünf bis zehn Kindern zu rechnen, was durchaus üblich war, denn Großfamilien waren damals die Regel. In Frankreich füllten Mädchen die Blüten in ein Gefäß mit Wasser. Jede Blüte bekam den Namen eines anwesenden Mädchens. Schwamm die Blüte aufrecht im Wasser, war das ein Zeichen für kommenden Glück. Kippte sie dagegen um, dann war das Unglück nicht mehr fern. Auch in Orakeln für den Landbau spielte die Schlüsselblume eine Rolle. Es hieß: Hatte sie lange Blütenstiele, dann wuchsen im gleichen Jahr auch Gerste und Hanf hoch. Bei kurzen Blütenstängeln blieben die beiden Pflanzen dagegen ebenso niedrig.

Der Schlüssel zum Himmelstor

Ab dem 8. Jahrhundert, im Zuge der römischen Christianisierung, kam die Schlüsselblume immer mehr mit der Gottesmutter in Verbindung. Maria übernahm nach und nach viele Aufgaben, die zuvor die heidnischen Göttinnen erfüllten. Auch die kultische Bedeutung vieler Pflanzen veränderte sich. Aus germanischen Sagen wissen wir, dass die Göttin Freya Schlüssel bei sich trug. Maria übernahm die Schlüsselgewalt. Christlichen Legenden gemäß öffnete sie – das ist nun neu – durch die Geburt Jesu den Menschen das Tor zum Himmel: eben mit ihrem Türöffner aus der Pflanzenwelt, dem *Marienschlüssel*, *Himmelsschlüssel* oder *Frauen-*

schlüssel. Die Norweger nennen den Blütenstand *Schlüsselbund der heiligen Maria.* Die mittelalterlichen Maler griffen dieses Bild auf. Die Schlüsselblume ist sehr oft auf Marienbildnissen zu sehen.

Es gibt zahlreiche Sagen und Legenden, die sich um die einem Schlüsselbund ähnliche Gestalt des Blütenstandes und seine Rolle als Toröffner in den Himmel ranken. Aus Österreich stammt die Geschichte, dass sich einst ein junger Bursche von ihm wohl gesinnten Geistern einen goldenen Schlüssel anfertigen ließ, um damit die Himmelspforte zu öffnen. Er stieg also hinauf in den Himmel, hatte beim Klettern aber keinen Erfolg und stürzte wieder zurück auf die Erde. Als er wieder zu sich kam, war sein wertvoller Schlüssel zur Schlüsselblume geworden, die sich mit ihren Wurzeln nun in der Erde verankerte.

Eine Sage aus Siebenbürgen berichtet vom heiligen Petrus, der dem katholischen Volksglauben nach die Himmelspforte hütet und dafür sorgt, dass nur fromme Seelen Eingang finden. Eines Tages erfuhr der ehemalige Apostel, dass auf Initiative des Teufels ein Nachschlüssel für die Hinterpforte in den Himmel angefertigt worden war. Damit hatten nun auch alle Unholde Zugang zum Paradies. Vor Schreck über diese bedrohliche Nachricht fiel ihm sein goldener Schlüsselbund aus der Hand. Der Schlüsselbund hüpfte nun förmlich von Stern zu Stern, bis er schließlich auf der Erde aufschlug. Ein von Petrus gesandter Engel konnte ihn zwar wieder zurückholen, aber sein Abdruck auf der Erde ließ von da an die golden blühenden Schlüsselblumen entstehen – die der Form des heiligen Schlüsselbundes gleichen.

▼ *Der Blütenstand erinnert an einen Schlüsselbund. Zahlreiche Legenden und Mythen ranken sich um diese auffällige und einzigartige Form.*

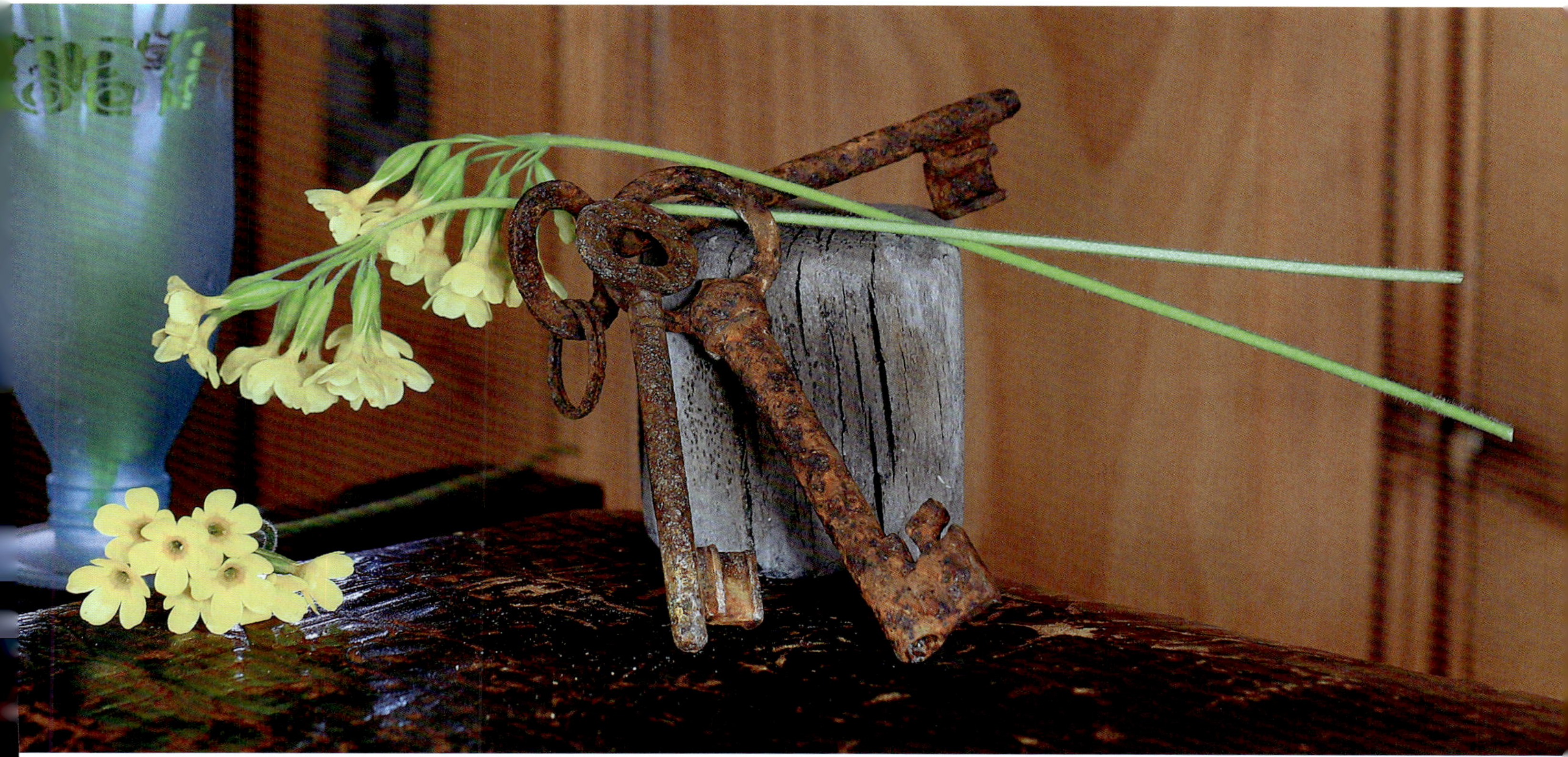

Solche Legenden und Sagen klingen für uns heute oftmals seltsam und vielleicht schmunzeln wir darüber. Doch ist immer auch die Frage, was im Kern, auf der symbolischen Ebene, dahinter steckt. Für gläubige Menschen, gerade in der damaligen Zeit, hatte die Pflanze jedenfalls eine große Bedeutung, stand sie doch in direkter Verbindung zum Himmel. Sie muss unglaublich zauberkräftig und heilsam gewesen sein. So können wir die Namen *Petriblume* oder *St. Peters Schlüssel* verstehen.

Verwandlungen und Übergänge

Die Schlüsselblume hatte nicht nur eine Verbindung zur Himmelstür: Sie galt auch als Türöffnerin zu verborgenen unterirdischen Schätzen. Davon berichten sehr viele Sagen, in denen einer Jungfrau sozusagen die Schlüsselrolle zukommt: In Baden wurde ein Schäfer von einer geheimnisvollen weiß gekleideten Jungfrau zu einem Platz mit einer wunderschönen Schlüsselblume geführt. Mit ihrer Hilfe konnte er eine verborgene Tür in einem Felsen öffnen, die ihm die Jungfrau gezeigt hatte. Dort fand er einen seltsamen „Schatz“: drei Kisten, bis zum Rand gefüllt mit Schafszähnen. Widerwillig steckte er ein paar davon ein, ging von dannen und ließ die Zauberblume zurück. Doch über Nacht ereignete sich eine magische Verwandlung: Die Schafszähne wurden zu purem Gold. Der Schäfer konnte aber nicht mehr zum Schatz zurückkehren, denn die Türe in den Felsen war verschlossen – das eigentlich Wertvolle, den Schlüssel dafür, hatte er dummerweise dort liegengelassen.

Eine ähnliche Geschichte wird in Schwaben erzählt. Ein Kuhhirte fand bei einer Ruine eine Schlüsselblume, die er sich flott auf seinen Hut steckte. Da verwandelte sie sich in einen silbernen Schlüssel. Damit nicht genug: Plötzlich stand eine Jungfrau in weißem Gewand vor ihm und zeigte ihm eine verborgene Tür in einem Hügel, die mit dem Silberschlüssel zu öffnen war. Drinnen durfte er nun mitnehmen, was er nur wollte. „Das Beste“ aber sollte er auf keinen Fall vergessen! Der Hirte stopfte sich alle Taschen mit den Schätzen voll. Aber auch er vergaß, trotz Hinweis durch die Jungfrau, die Blume. So blieb die Tür für immer verschlossen.

Die ältesten Drehschlüssel sind über 2000 Jahre alt und stammen aus der Römerzeit. Andere Schlüsselarten gab es bereits noch früher, im 3. Jahrtausend vor Christi Geburt. Schlüssel symbolisierten gerade früher Macht. Aus diesem Grund trug man sie auch öffentlich, als Zeichen von Herrschaft und Würde. Auf antiken Abbildungen sind Priesterinnen ganz oft mit einem Schlüssel dargestellt. Sie hatten das Amt der Tempelschließerin inne. Der Schlüssel steht auch für einen Zugang zu einem Geheimnis, zur Erleuchtung oder zu einem Mysterium, dadurch auch für das Wissen über das Leben nach dem Tod.

Den Schlüssel zur Unterwelt besaß ursprünglich die Göttin Persephone, die dort den Winter verbrachte. Die germanische Freya weckte mit ihrem Schlüssel die schlafenden Naturkräfte. Im 5. und 6. Jahrhundert legten die Germanen mancher Stämme verstorbenen Frauen häufig ein Paar Zierschlüssel mit in das Grab. Noch im Mittelalter gab es diesen Brauch: Die Angehörigen legten einen geweihten Schlüssel unter den Kopf von Sterbenden, um den Übergang der Seele ins Jenseits zu erleichtern. Doch auch für das Werden, den Eintritt ins Leben, war der Schlüssel das Symbol: Gebärende Frauen umklammerten in einer Hand einen Schlüssel, damit der Schoß gut aufgeschlossen wurde und die Geburt möglichst leicht verlief. Unglaublich viel Schlüsselaberglaube in Verbindung mit Ehe, Schwangerschaft und Geburt ist überliefert: als Sinnbild für Übergänge in einen anderen Lebensabschnitt oder in eine andere Welt, gleichzeitig auch als Schutzamulett dafür.

Weiß gekleidete Schlüsseljungfrauen sind Spuren der sich wandelnden Urgöttin. Sie weilt im Winter in ihrem unterirdischen Reich, um im Frühling mit der ergrünenden Vegetation aufzusteigen. Die Göttin der Unterwelt ist gleichzeitig die Hüterin der Seelen, die in ihrem unterirdischen

Reich auf die Wiedergeburt warten. Im Märchen der Frau Holle können wir nachlesen, dass es dem Glauben unserer Vorfahren nach da unten nicht so schrecklich zuging wie in der katholischen Hölle: Nachdem die Goldmarie durch den Brunnen in die Unterwelt stieg, kam sie auf eine wunderschöne Blumenwiese, Sinnbild für den Frühling und die ewige Erneuerung. Mit der Christianisierung durch die katholische Kirche veränderte sich die Bildersprache: Die Unterwelt der Göttin Hel oder der Frau Holle war von jetzt an die qualvolle Hölle. Das Jenseits dagegen lag im Himmel, für den Petrus und Maria den Schlüssel verwalteten.

Einen Nachtgeist fangen

Schlüsselblumen besaßen dem Glauben nach wie viele andere Frühlingspflanzen auch eine dämonenabwehrende Kraft. Im mittelfränkischen Ansbach gehörten sie zu einem Blumenstrauß mit neunerlei Blumen. Der Strauß wurde in eine Truhe gelegt. Drangen des Nachts Geräusche aus der Truhe, war ein Drud, ein Nachtgeist mit weiblichen Attributen, gefangen. Solche Geister waren gefährlich, setzten sie sich doch auf die Brust der Schlafenden und bescherten Albträume. Auch bei verhextem Vieh waren die Blumen hilfreich, wenn sie der Bauer an Walpurgis vor Sonnenaufgang pflückte und an das Vieh verfütterte.

Als besonders zauberkräftig galt eine um die Weihnachtszeit oder zu Fasnacht blühende Schlüsselblume. Für heutige Klimabedingungen ist das nicht vorstellbar. Doch gab es von 900 bis etwa 1300 eine außergewöhnliche Warmphase, die man als Mittelalterliche Warmzeit bezeichnet. Damals waren unglaublich milde Winter die Regel. In alten Chroniken können wir immer wieder von an Weihnachten blühenden Obstbäumen lesen.

Neben Schutz sorgte die Pflanze auch für einen klaren Kopf. Seiltänzer kauten während ihrer Darbietung die Wurzel des *Schwindelkrautes*. Ein Seiltänzer stürzte 1649 in Paris vom Seil in die Seine, weil er offenbar vergessen hatte, jene Wurzel zu kauen, die vor Schwindel schützt. Die Seiltänzer, meist fahrendes Volk, schauten diese Wirkung den Steinböcken und Gämsen ab – so wird berichtet. Die Gebirgstiere fraßen die Blätter, bevor sie hohe Gipfel erkletterten. Der kühle botanische Blick weist an dieser Stelle darauf hin, dass damit am ehesten die Zwerg-Primel *(P. minima)* gemeint sein musste. Sie ist in den Alpen heimisch.

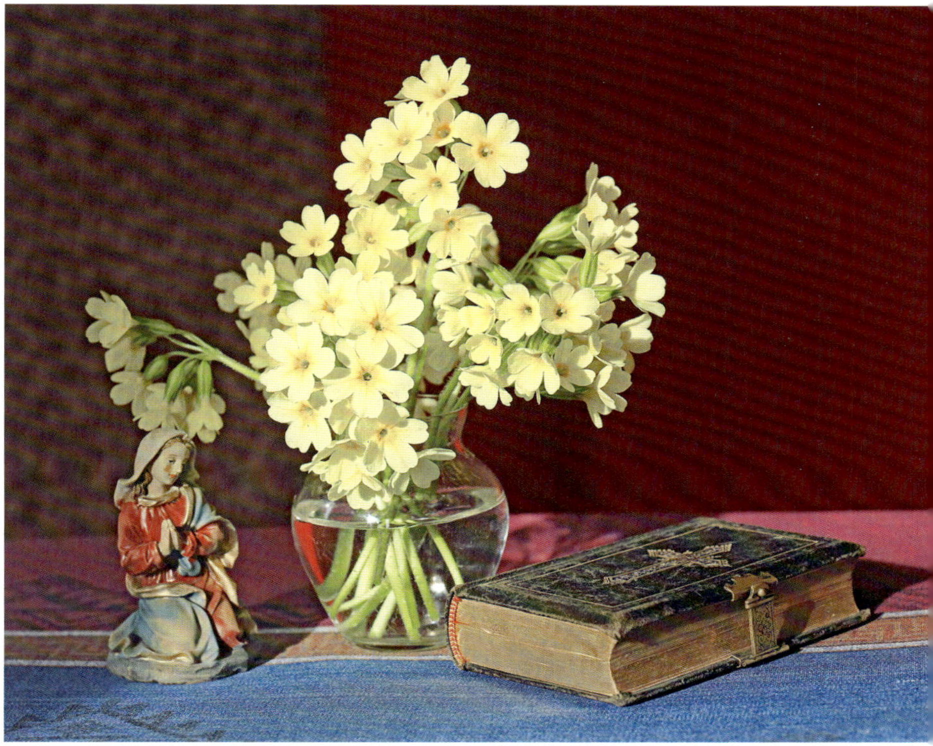

▲ *Ganz eng mit Maria wie Petrus verbunden – sind die beiden doch die Schlüsselverwahrer, die am Eingang zum Himmel stehen.*

Heilkunde: Wurzeln wie Blüten im Einsatz

Sowohl die Echte als auch die Hohe Schlüsselblume bekamen eine positive Monographie der Kommission E. Sie sind damit zugelassene pflanzliche Arzneimittel. Die anerkannte Indikation bezieht sich für beide auf Katarrhe der Luftwege.

Die Echte hat den Ruf, besser zu wirken. Nicht umsonst trägt sie die Namen *Apothekerprimel* oder *Primula officinalis*. Offizin, der alte Ausdruck für Apotheke, betont die arzneiliche Nutzung.

Die wirksamen Stoffe der Wurzel sind vor allem Triterpen-Saponine, Phenolglykoside, Kohlenhydrate und Gerbstoffe. Die Saponine fördern reflektorisch die Wassersekretion in den Bronchien: Der festsitzende Schleim verflüssigt sich und kann leichter abgehustet werden. Wird die Wurzel angeschnitten und getrocknet, beginnt der enzymatische Abbau der Phenolglykoside. Dabei entstehen Salicylsäure-Abkömmlinge, wie sie in ähnlicher Form in Aspirin vorkommen. Sie wirken entzündungshemmend, weshalb sie Heilkundige seit eh und je bei Entzündungen in den Gelenken – wie Gicht und Rheuma – einsetzen. Wegen des hohen Gehaltes an Saponinen sollten Sie die Wurzel stets nur schwach dosiert einnehmen. Sie pulverisieren Sie, setzen sie mit kaltem Wasser an, bringen alles zum Sieden und lassen es fünf Minuten ziehen. Es genügt eine Teelöffelspitze des Pflanzenguts, also etwa 0,5 Gramm Pulver auf einem Viertelliter Wasser. Überdosierungen reizen die Magenschleimhaut und führen zu Übelkeit. Die Wurzel wird deshalb nur noch selten verordnet.

PHARMAKOLOGIE

Inhaltsstoffe: 5–10 % Triterpensaponine (Wurzel); 1–2 % Phenolglykoside (Wurzel); Kohlenhydrate (Wurzel); Gerbstoffe (Wurzel); Flavonoide (Blüten); Carotinoide (Blüten); ätherisches Öl (Blüten)
Wirkungen: auswurffördernd, schleimlösend, harntreibend, entzündungshemmend
Kommission E: Katarrhe der Atemwege

▼ Heilsamer Hustentee durch eine Mischung mit Gänseblümchen und Spitz-Wegerich

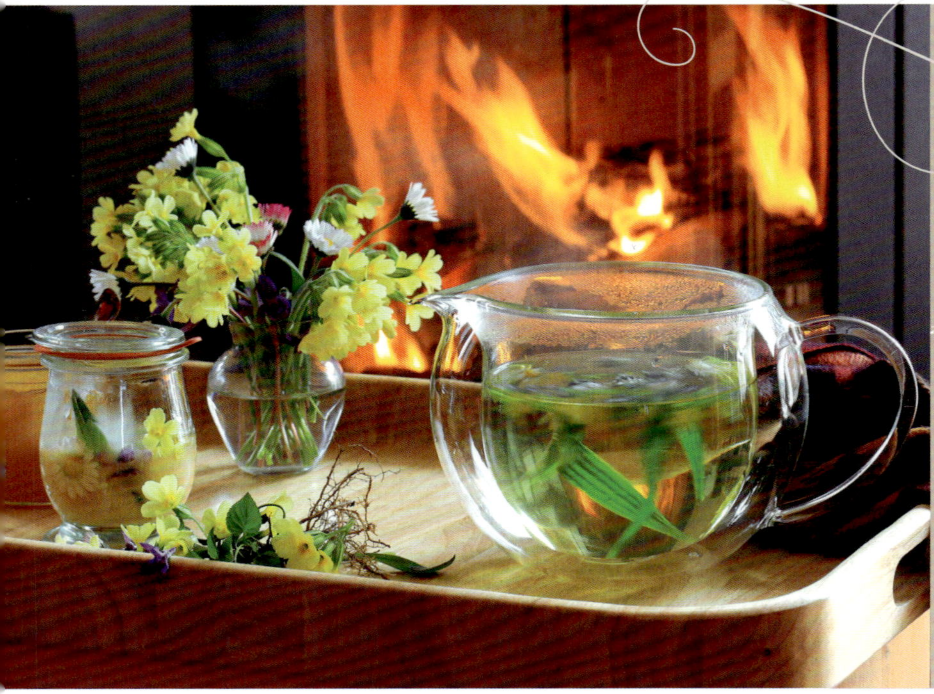

Tee bei Husten oder Unruhe

Bei Husten: Mischen Sie 20 g Blüten der Schlüsselblume, 20 g der Blätter vom Spitz-Wegerich, 10 g Blüten des Gänseblümchens und 10 g Zweigchen vom Thymian oder Quendel. Zerkleinern Sie das Pflanzengut erst zur Zubereitung: 4 g der Mischung übergießen Sie mit 1 l heißem Wasser. 8–10 Min. ziehen lassen und danach mit etwas Honig süßen. Der Tee eignet sich auch hervorragend für Kinder.
Zur Beruhigung am Abend: Mischen Sie 15 g Blüten der Schlüsselblume, 20 g Blätter der Melisse, 15 g Linden- und 10 g Lavendelblüten. Zubereitung und Dosierung wie oben. Mit dem wohlschmeckenden Tee können Sie in Ruhe den Tag ausklingen lassen. Bei Kindern sorgt er für einen ruhigen Schlaf.

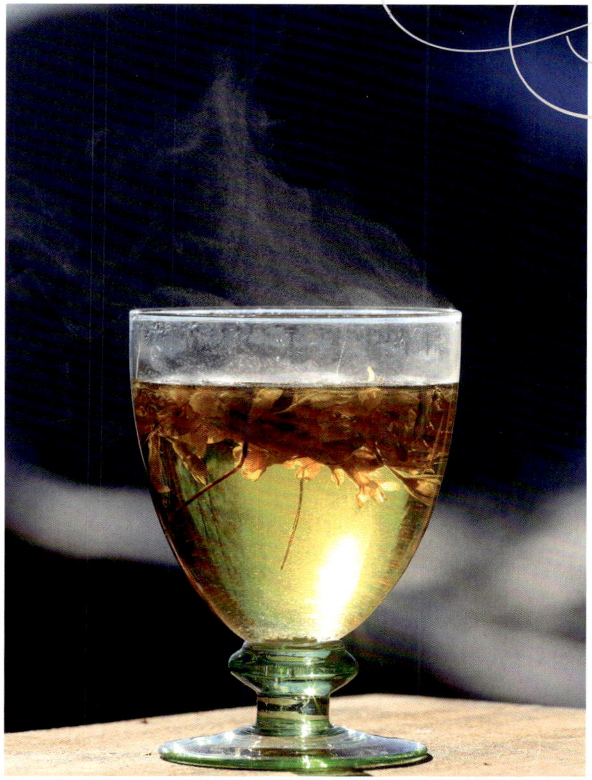

◄ *Reiner, feiner Tee aus den Blüten: wirkungsvoll bei Herzbeschwerden, Gicht oder Schlafstörungen*

Süße Medizin aus den Blüten

Zupfen Sie die gelben Blüten vorsichtig aus dem Kelch. Geben Sie dann 3 EL frische Blüten und 3 EL Zucker in einen Mixer und pürieren Sie kurz. Die Masse auf ein Backblech schütten und bei 50 Grad und leicht geöffneter Ofentür schonend trocknen. Während des Trocknens den Zucker ab und zu etwas zerbröseln. Eventuell müssen Sie abschließend nochmals kurz mörsern oder mixen. Das Ganze können Sie auch mit getrockneten Blüten ausprobieren, wobei die Blütenaromen beim Frischverfahren besser zur Geltung kommen.

Die Blüten enthalten hauptsächlich Flavonoide, Carotinoide und etwas ätherisches Öl. Die Blütenblätter selbst sind saponinfrei, der Kelch enthält etwa zwei Prozent. Deshalb ist es sinnvoll, die gesamte Blüte mit Kelch zu ernten und zu trocknen. Aufgrund des geringeren Saponin-Gehaltes können Sie die Blüten höher dosieren. Nehmen Sie zwei Teelöffel auf einen Viertelliter heißes Wasser. Lassen Sie sie zehn Minuten ziehen.

Bei Gelbsucht und Gicht

Der gelben Blume sind magische Kräfte geschenkt. Hildegard von Bingen (1098–1179) war die Erste, die den Namen *Himmelsschlüssel* erwähnt: als *hymelsloszel*. In ihren Augen bezog er seine ganze Grünkraft von der Sonne. Die wärmende Kraft der Sonne, eingefangen in den Blüten, war hilfreich bei Melancholie und wehrte Einflüsterungen der Luftgeister ab: Dafür musste man sich die Blüten drei Tage lang auf das Herz oder die Brust binden.

Die *Gelbsuchtblume* kam damals auch bei Gelbsucht (Ikterus) zum Einsatz. Gemäß der Signaturenlehre schützen gelbe Blüten auch vor einer Gelbfärbung der Haut und Bindehaut. In den Kräuterbüchern des 16. Jahrhunderts wird vom Gebrauch der Blüten des *Schlagkrautes* bei Schlaganfall und den damit verbundenen Lähmungen berichtet. Darauf bezieht sich auch der alte Name *Herba paralysis*. Die *Gichtblume* war auch ein schmerzlinderndes Mittel bei der weit verbreiteten Gicht: in Form eines Weines aus den Blüten. In einer Anweisung der herzoglichen Hofkammer in Mecklenburg heißt es (1698): „Eine Quantität von den sogenannten Schlüsselblumen zum Behufe unseres Hofweinkellers sammeln und selbige ungesäumt noch frisch und gut an den Hofweinschenk liefern zu lassen.“ Bei den Zigeunern galt der Wein als Mittel zur Stärkung der männlichen Potenz. Für vornehme Damen war es dagegen ein Schönheitsmittel.

Feiner Likör für besondere Anlässe

Füllen Sie einen 1-Liter-Messbecher locker mit frischen Blüten. Zerkleinern Sie 2 Zweige Pfefferminze und zermörsern Sie 1 EL Anissamen. Stellen Sie aus 500 ml Wasser und 500 g Zucker eine Zuckerlösung her, die Sie nach dem Aufkochen abkühlen lassen. Mischen Sie die Lösung 1:1 mit Wodka und übergießen Sie damit das Pflanzengut. Es sollte vollständig bedeckt sein. Nötigenfalls gießen Sie etwas Wodka nach. Lassen Sie den Auszug 10 Tage verschlossen ruhen. Filtern Sie anschließend durch einen Kaffeefilter ab. Der Likör eignet sich sowohl als süße Medizin als auch zum Aromatisieren von Sekt und besonderen Nachspeisen.

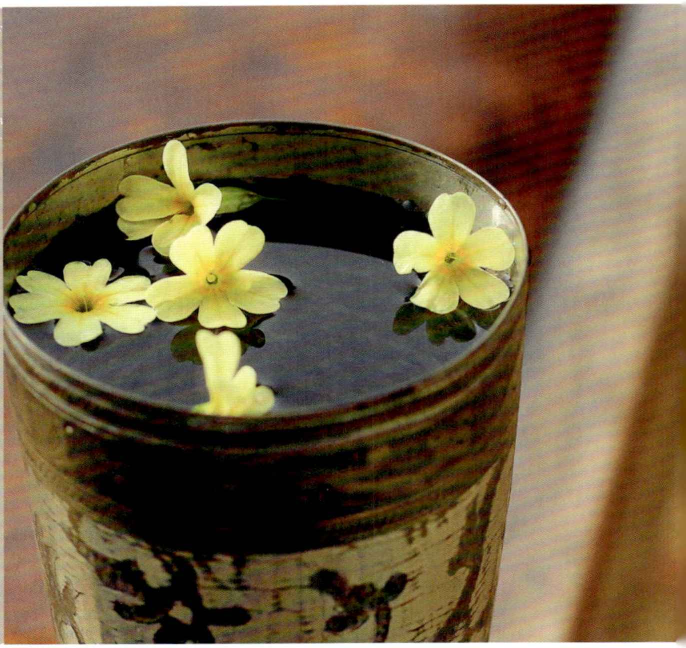

➤ *Die süßlich duftenden Blüten verstärken die Kraft „geistiger" Getränke.*

So schrieb Hieronymus Bock 1546 in seinem Kräuterbuch: „Die stolzen Weiber lassen sich allein die ausgerupften Blümlein destillieren, zuvor mit Wein besprengt. Mit solchem Wasser waschen sie ihre Gesichter, in der Hoffnung, es sollen alle Flecken, Falten, Pickel, und anderes, dadurch mit täglichem Nutzen ausgetilgt und vertrieben werden." Bock erwähnt noch eine Arznei zur Stärkung: In Zucker eingelegte Blüten nehmen das Aroma auf. Die süße Medizin war ein Labsal nach langer Krankheit (siehe Kasten S. 141).

Vom Wissen der Alten lernen

In der neueren Volksheilkunde stehen die gleichen Anwendungsgebiete wie im Mittelalter im Vordergrund. Tee aus den Blüten ist gut bei Rheuma und Gicht, auch äußerlich in Form von Umschlägen mit Brei. Der Tee wirkt auch bei Nervosität und Schlafstörungen, ist stärkend bei Herzschwäche und lindernd bei Spannungskopfschmerz und Migräne. Der Schweizer Pfarrer Johann Künzle (1857–1945) hat eine „herrliche Medizin gegen Rheumatismus" anzubieten, den *Schlüsseli*-Likör: „Man nimmt frische Schlüsseli, also nicht gedörrte, bringt sie in eine große Flasche, gießt dazu ein Viertel Feinsprit (96%-iger Alkohol) und drei Viertel Wasser, so dass die Blüten zugedeckt sind. Dazu mischt man etwas Pfefferminze oder gewöhnliche Minzen, verkorkt es gut und stellt das Ganze acht Tage an die Sonne. Nach dieser Zeit schüttet man die Flüssigkeit ab und mischt Zucker dazu und zwar pro Liter ein Pfund. Dann ist der Likör fertig und übertrifft an Feinheit und Güte den weltberühmten Schartrös (Chartreuse)." Hier gehen Genuss und Gesundheit Hand in Hand.

Jahrhundertelang standen für Arzneien die Blüten im Fokus. Erst im 20. Jahrhundert kam die Wurzel hinzu. Mit ihr trat eine neue medizinische Nutzung in den Vordergrund: ein Mittel bei Bronchitis und Keuchhusten. Bald wurden die Saponine als Wirkstoffe entdeckt. Beliebt ist bis heute der Einsatz eines Wurzelsirups. Bei den Blüten gibt es zwar ebenso eine hustenlösende Wirkung, doch in abgemilderter Form. Gerade deshalb – auch wegen des süßlichen, milden Geschmacks – sind sie vor allem für die Kinderheilkunde geeignet. Außerdem wirken sie harntreibend und beruhigend.

Ihre Intuition zählt ...

Eine Wiese voll Schlüsselblumen lädt ein zum Hinlegen. Es kommt der Impuls auf, auf die gleiche Ebene wie die neugierig emporgereckten Blütendolden zu kommen. Wäre es nicht schön, Hummel zu sein, um die Freude und Wärme ausstrahlende Blütenfarbe förmlich einzusaugen? Die Blüten suchen das Licht und die Sonne – gleichzeitig ducken sich die Blätter zur Erde hin und geben der Pflanze etwas Stabiles, Beständiges.

Ist die Gestalt der Blüten wirklich der einzige Grund für die zahlreichen Sagen und Legenden über den Himmelsschlüssel? Oder gibt es jenseits der Form nicht vielmehr einen geistigen Impuls für wie auch immer geartete Schlüsselerlebnisse? Die magische Pflanze galt ganz offenbar seit jeher als Schlüssel zum Erschließen geheimer Mysterien. Verweilen Sie einmal bei ihr. Schenken Sie ihr Ihre ganze Aufmerksamkeit. Vielleicht hilft Sie Ihnen, das Wesentliche zu finden. „Vergiss das Beste nicht", sagt doch die Schlüsseljungfrau in den Legenden ... Es fällt jedenfalls auf, dass unsere Vorfahren diesem Blümchen einiges zutrauten: nämlich trennende Grenzen zu überbrücken und verschlossene Türen zu öffnen. Das öffnet den Zugang in andere Wirklichkeiten und Welten, wobei die Pflanze beim Übergang gleichzeitig Schutz bietet. Sie hilft beim Übergang vom Stofflichen in das Feinstoffliche.

Hildegard von Bingen erkannte, dass die Schlüsselblume ihre Kraft aus der Sonne bezieht und damit die Schwermut vertreibt. Die Sonnenkraft spiegelt sich in der Farbe der Blüte, die durch das Orange und Gelb emotionale Wärme vermittelt. Neben der Licht- und Sonnenkraft der Blüte weisen die robuste Grundrosette und der kräftige Wurzelstock gleichzeitig auf starke Erdkräfte. Durch die feste Verwurzelung können sich die Blüten mit Urvertrauen ganz spielerisch über den Wiesenhorizont in die Welt hineinstrecken. So helfen sie auch, Gefühle von Einsamkeit und Verlassensein zu überwinden.

Welche Türen und Tore wollen in Ihrem Leben mithilfe des Himmelsschlüssels geöffnet werden ...?

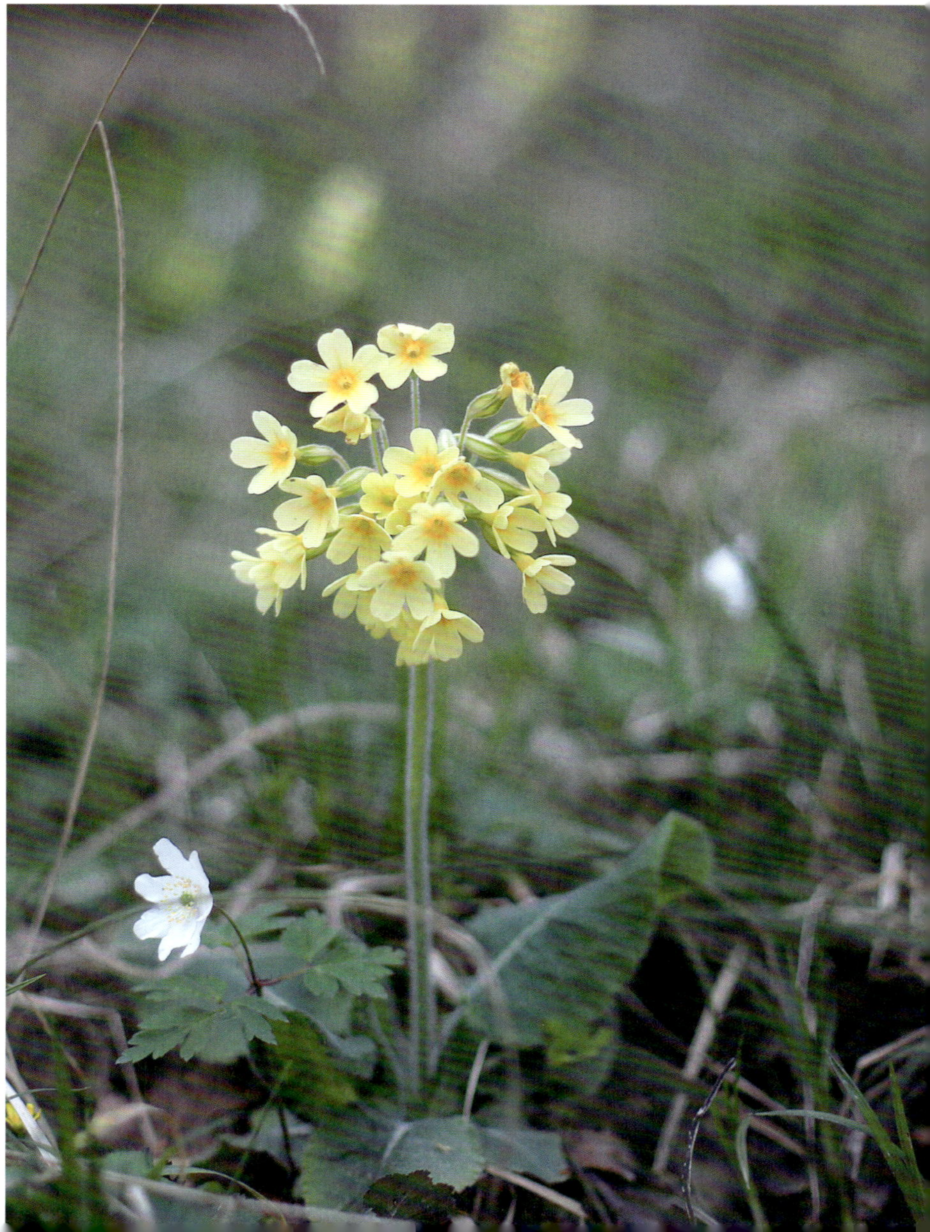

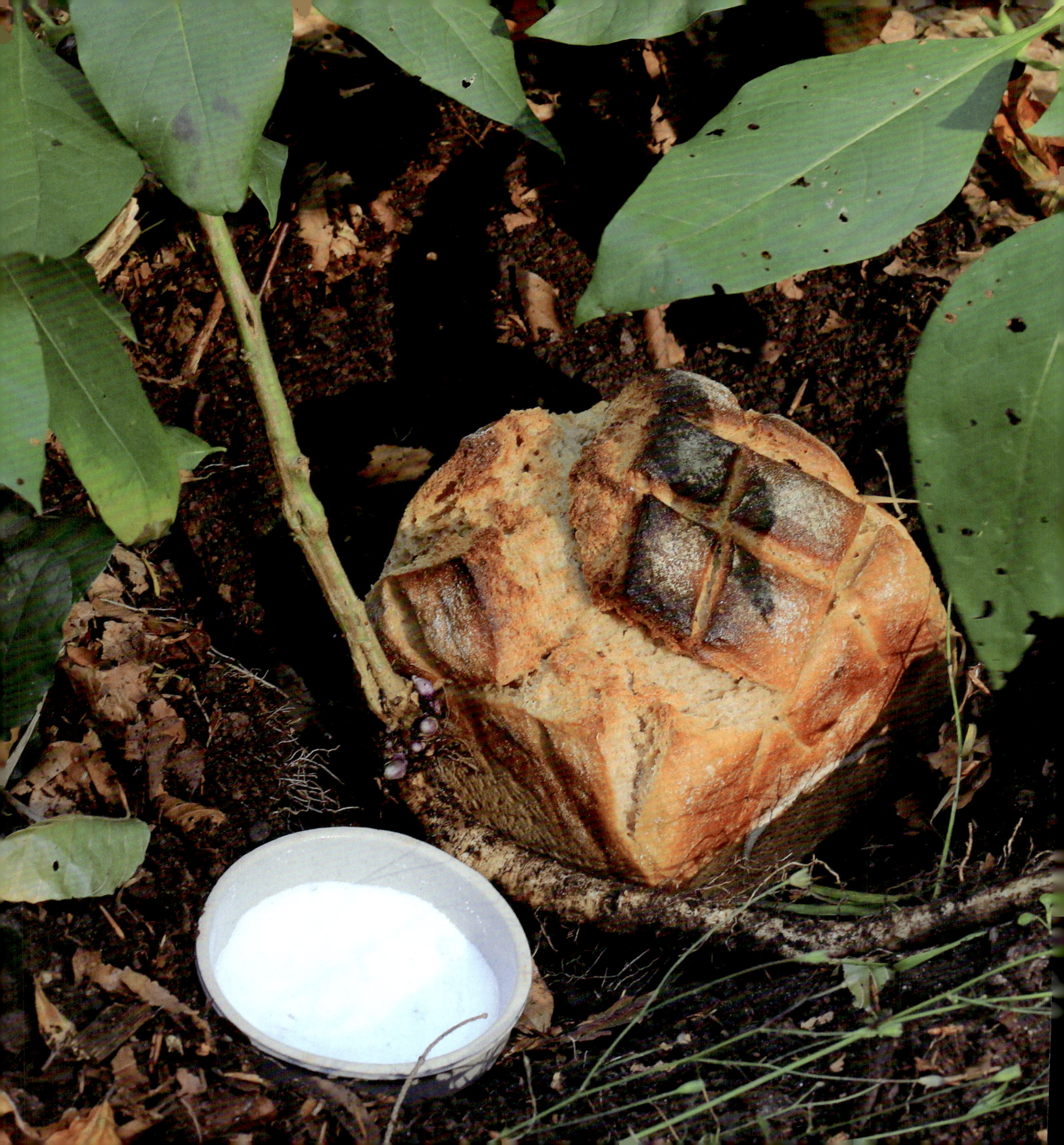

TOLLKIRSCHE

Dunkel und hell

Atropa belladonna

Auf die Tollkirsche traf ich in einer Zeit, als ich als Jugendlicher – voller Aufbruchstimmung und mit dem Drang nach Freiheit – visionäre Erfahrungen mit Rauschdrogen suchte. Aus heutiger Sicht war vieles, was damals als harmloser Geheimtipp galt, lebensgefährlich. Auch heute kursieren noch viele unkritische Informationen über die Wirkung psychotroper Substanzen. Besonders bei Nachtschattengewächsen, zu denen die Tollkirsche gehört, stoße ich in Internetforen wie in Büchern immer wieder auf Dosierungen, die äußerst gefährlich sein können.

Zum einen sind verniedlichende Aussagen wie „kommt unheimlich gut" für die meisten dieser Gewächse schlichtweg unzutreffend – und verantwortungslos: Die tatsächlichen Erfahrungen sind häufig unheimlich und bedrohlich. Zum anderen sind Vorschläge wie „vier Beeren der Tollkirsche gelten als psychoaktives Aphrodisiakum" ein absoluter Unsinn, da jeder Mensch ganz unterschiedlich reagiert. Der eine mag kaum eine Wirkung merken, der andere dagegen landet in einer Psychose. Der Wirkstoffgehalt variiert teilweise deutlich: Eine Pflanze, die beispielsweise auf einem stickstoffreichen und gut besonnten Standort in etwa 800 Höhenmetern steht, besitzt ein Vielfaches an Giftstoffen im Vergleich zu einer Pflanze, die an einem tief gelegenen, mageren, eher schattigen Standort wächst. Ebenso enthält eine nicht ganz ausgereifte Beere mehr Alkaloide als eine vollreife.

Botanik: genau hingeschaut

Die Tollkirsche gehört zu den Nachtschattengewächsen und steht damit in allerbester Gesellschaft mit vielen weiteren Giftpflanzen, aber auch mit bekannten Nahrungspflanzen wie Kartoffel oder Tomate. Neben der bei uns heimischen schwarzbeerigen Tollkirsche *(Atropa belladonna* var. *belladona)* gibt es noch eine seltene Varietät mit blassgelben Blüten und gelben Beeren *(A. belladonna* var. *lutea)*. Aufgrund des seltenen Vorkommens war sie einst für magische Zwecke besonders begehrt. In ganz Europa wächst nur noch eine weitere Art namens *Atropa baetica*. Sie blüht gelblich und ist in Spanien beheimatet.

Die heimische Pflanze hat einen dicken Wurzelstock mit einer langen Pfahlwurzel. Daraus treibt ein stumpfkantiger Stängel, der unten oft etwas rötlich angelaufen ist und nach obenhin durch eine feindrüsige Behaarung auffällt.

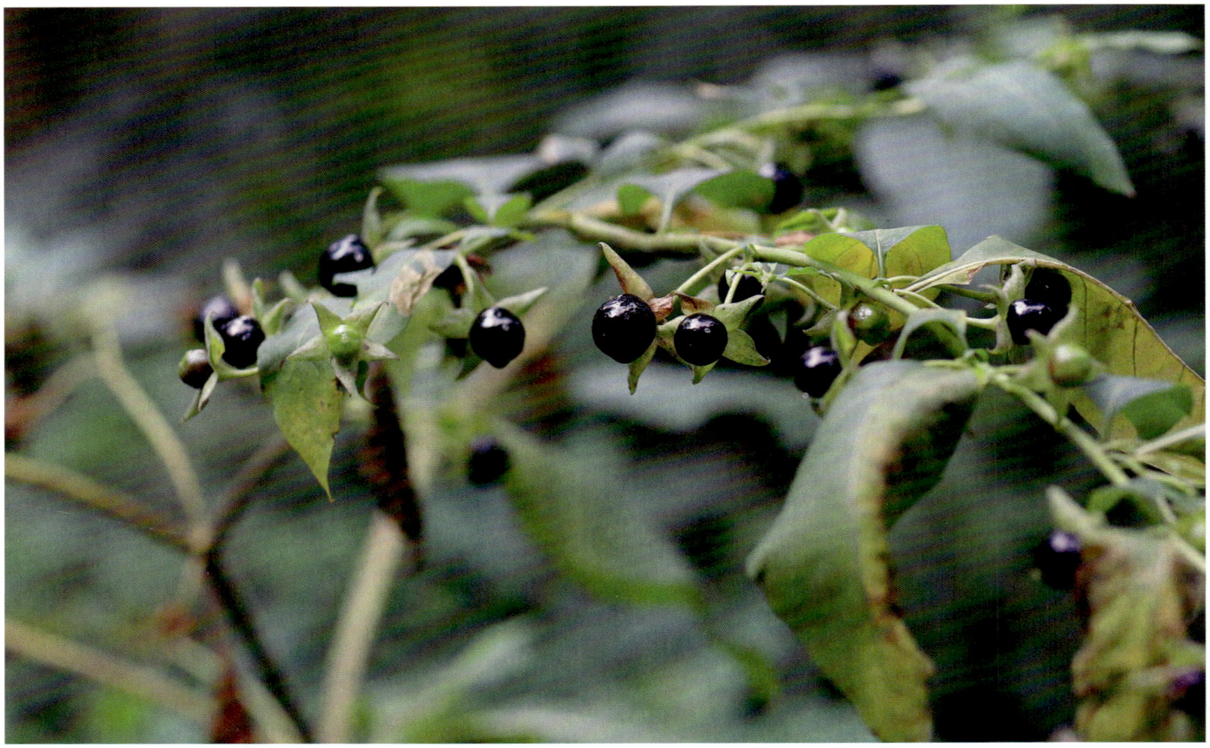

➤ *Magische Anziehungskraft: schwarzglänzende Früchte, umgeben von einem sternförmigen Kelch*

Eine Besonderheit ist die Art der Verzweigung. Der Hauptstängel verzweigt sich ab der Mitte in drei waagerecht abstehende Seitenäste, die sich zweigabelig teilen. Sie wird je nach Standort 50–150 cm hoch. Die ganzrandigen, eiförmigen Blätter sind zugespitzt. Vor allem im jungen Zustand sind sie behaart. Sie duften leicht muffig. An der Stängelbasis stehen die Blätter wechselständig, im oberen Stängelbereich dagegen stehen sie sich nahezu paarweise gegenüber. Dabei ist ein Blatt immer wesentlich größer als das andere. Bereits im Sommer sehen die Blätter gar nicht mehr frisch grün, sondern eher welk und gelblich aus.

Die hängenden Blüten wachsen einzeln aus den oberen Blattachseln. Sie sind glockig-röhrenartig mit 5-zipfeliger zurückgebogener Krone. Außen ist die Blütenkrone braunviolett gefärbt, innen in der Röhre ist sie schmutzig gelb und purpurrot geädert. Im Innern sitzen fünf bogige Staubfäden. Die Blüten bieten bei schlechtem Wetter vielen kleinen Insekten ein Ruheplätzchen. Die Blühzeit beginnt ab Juni und dauert bis September. Hauptbestäuber sind tagsüber Hummeln. Die in dieser Zeit kaum duftenden Blüten locken nachts mit einem betörenden Duft zahlreiche Nachtfalter an. Die Blüh- und Fruchtzeiten überschneiden sich, so dass gleichzeitig Blüten sowie grüne und schwarze Beeren zu sehen sind.

Als Frucht entwickelt sich ab August eine kirschgroße, schwarzglänzende saftige Beere, die viele Samen enthält. Vögel verbreiten sie, besonders Amseln und andere Drosseln. Das Fruchtfleisch ist violett durchfärbt, weshalb die Tollkirsche auch *Tintenbeere* heißt. Die Frucht selbst ist von einem 5-spaltigen Kelch umschlossen, der sich zur Reife vergrößert und sternfömig ausbreitet. Der

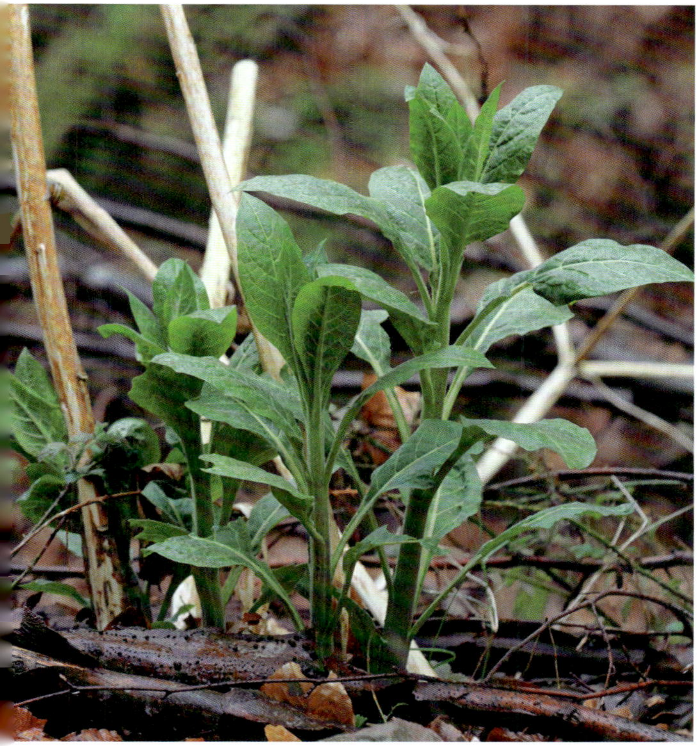

◄ *Die im Frühjahr erscheinenden, kräftigen Triebe riechen „eigentümlich".*

Geschmack wird als leicht süßlich, aber fad und etwas zusammenziehend beschrieben. Die Tollkirsche fühlt sich vor allem in Buchenwäldern, auf Waldlichtungen und auf Kahlschlägen wohl.

Geheimnisvoller Gast im Garten

In früheren Zeiten hatte die Tollkirsche trotz ihrer Giftwirkung durchaus eine Berechtigung, im Garten zu stehen. Allein die Anwesenheit der magischen Pflanze brachte offenbar Glück. Wenn Sie sie in ihr Gartensortiment aufnehmen, wählen Sie am besten eine Stelle, die für Besucher und vor allem für Kinder nicht zugänglich ist. Immer wieder gibt es die Versuchung, von den Beeren zu essen. Die nachfolgenden Informationen über Ernte und Trocknung haben einen rein informativen Charakter. Dringend ist davon abzuraten, die giftige Pflanze selbst zu verarbeiten!

Sie bevorzugt humusreichen, kalkhaltigen Boden und halbschattige Standorte. Als Tiefwurzler benötigt sie tiefgründige lockere Böden. Der Alkaloidgehalt ist von der Düngung abhängig. Vor allem Stickstoff und Kalium begünstigen – wie auch eine höhere Lage – eine stärkere Konzentration. Das gilt für alle Pflanzen, die Alkaloide enthalten. Saatgut gibt es sowohl von der schwarz- als auch von der gelbfrüchtigen Varietät. Der Samen keimt sehr langsam und unzuverlässig, ein Teil oft erst nach Monaten. Die besten Ergebnisse erzielen Sie, wenn Sie den Lichtkeimer kaum mit Erde bedecken. Auch wenn die Pflanze kein spezifischer Kaltkeimer ist, so scheint Kälte die Keimung zu fördern. Säen Sie die Samenkörner oder getrocknete Beeren also am besten im Herbst oder stratifizieren Sie im Frühjahr. Die jungen Pflanzen vereinzeln Sie später auf einen Abstand von 40 cm.

Die mehrjährige Pflanze wird bis zu acht Jahre alt. Nach Versuchen von Dr. Madaus (1890–1942) fördert die Vergesellschaftung mit Beifuß oder Geißraute sowohl das Wachstum als auch die Konzentration der Inhaltstoffe. Senf als Partner hemmt dagegen das Wachstum. Obwohl die Tollkirsche in unseren Breiten heimisch ist, gibt es vor allem bei jungen Pflanzen in harten Wintern einige Ausfälle. Als Schädlinge treten vor allem Blattläuse und Erdflöhe auf. Auch der Kartoffelkäfer verschmäht das Grün nicht, ist die Pflanze doch wie die Kartoffel auch ein Nachtschattengewächs.

Für pharmazeutische Zwecke werden die Blätter während der Blüte ab Juli geerntet, wobei der Alkaloidgehalt gegen Ende der Blühzeit im September am höchsten ist. Ein älterer Bestand kann zweimal im Jahr geschnitten werden: im Juni und im September. Die Gärtner achten darauf, dass der Ernte, die möglichst in den frühen Morgenstunden stattfindet, eine Schönwetterperiode vorausgeht. Die meisten Alkaloidpflanzen besitzen am Morgen die höchste Wirksamkeit.

Die Wurzeln werden im September gegraben oder im zeitigen Frühjahr. Um den enzymatischen Abbau zu unterbinden, trocknen die Pharmazeuten die Blätter wie die Wurzel möglichst schnell bei Temperaturen um 50 Grad. Diese hohe Temperatur geht nicht mit einem Verlust an Qualität einher, da die Tollkirsche kein ätherisches Öl enthält. Alkaloide sind sehr hitzeresistent.

Brauchtum: Nomen est omen

Der Name Tollkirsche kommt zum einen von der Ähnlichkeit der Früchte mit Kirschen und zum anderen von der alten Bedeutung des Wortes *toll* im Sinne von *wahnsinnig.* Verantwortlich dafür ist die starke Giftwirkung, die Geistesverwirrung, Halluzinationen und Tobsucht auslösen kann. Viele Volksnamen wie *Tollwurz, Tollbeere, Giftkirsche* oder *Irrbeere* beziehen sich darauf. *Atropa* leitet sich von *Atropos* ab, der ältesten der drei Moiren (Schicksalsgöttinnen). In der griechischen Mythologie spann Klotho den Schicksalsfaden, Lachesis – die Loserin – legte die Länge des Fadens fest und Atropos hatte die Aufgabe, ihn schließlich wieder abzuschneiden. Die drei Schicksalsgöttinnen sind ein Anklang an die archaische Anschauung der dreifachen Göttin. *Atropos* bedeutet die *Unabwendbare,* was ziemlich deutlich auf die tödliche Wirkung der Tollkirsche hinweist.

Belladonna heißt soviel wie *schöne Dame* oder *schöne Frau.* Das mag mit dem Gebrauch der Pflanze in der Renaissance als kosmetisches Mittel zu tun haben. Zum einen haben sich Frauen mit dem Saft der Beeren die Wangen gerötet, zum anderen sollte der Genuss des mit Wasser verdünnten Saftes dazu führen, den Männern mit träumerisch dunklen Augen zu gefallen: In das Auge geträufelt, erweitern sich die Pupillen. Die Lähmung des Ziliarmuskels beeinträchtigt das Sehvermögen erheblich. In diesem Fall macht Liebe wirklich blind! ... Mattioli verglich 1586 die Beeren mit den Verführungskünsten der Frauen: „die einen Unwissenden leicht locken und reizen / werden deshalb zu Venedig Herba belladonna genannt." Andere Vermutungen aus früheren Zeiten über *Belladonna* gehen davon aus, dass ein schöner weiblicher Dämon in der Pflanze haust, der glücklich machen, aber auch in Wahnsinn und sogar in den Tod treiben kann. Einige Sprachforscher sehen einen Zusammenhang mit der römischen Kriegsgöttin *Bellona* und der kultischen Verwendung des Saftes bei Zeremonien. Schließlich gibt es auch noch die keltische Variante, die den Sonnengott *Belenus* als Namensgeber ins Spiel bringt.

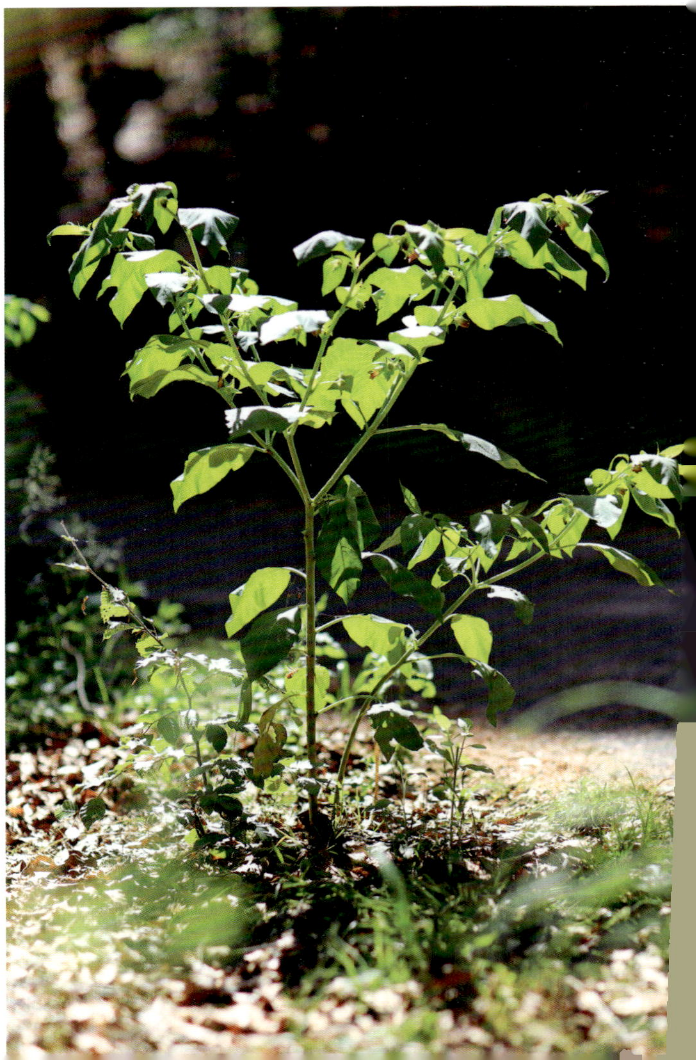

➤ *Die etwas andere Gartenpflanze – mit Vorliebe für halbschattige Standorte*

Eine europäische Schamanenpflanze

Immer wieder ist vom Zusammenhang mit Hexensalben zu hören. Das deutet darauf hin, dass die Tollkirsche bereits seit der Frühzeit eine klassische Schamanenpflanze ist. Sie diente dazu, in andere Welten zu reisen, um dort nach Rat und Heilung zu suchen. Namen wie beispielsweise *Wutbeere, Wutkirsche* oder *Rasebeere* deuten das an. Der Schamanengott Wotan (Odin), auch Wuotan genannt, weist auf eine direkte Verbindung zu Wut – was ursprünglich einen Zustand der Ekstase, der Raserei oder des Rausches meinte.

Begleitet wurde der nordische Gott von den zwei Wölfen Geri und Freki, dem Gierigen und dem Gefräßigen. Der Wolf spielte in der schamanischen Tradition als Begleit- und Krafttier eine wichtige Rolle. *Wolfsbeere* oder *Wolfskirsche* sind weitere Namen. Wolfspflanzen galten einst als mächtige, oft auch als giftige und gefährliche Zauberpflanzen. *Walkerbaum* und *Walkerbeere* sind Namen, die bereits in früheren Zeiten mit den Walküren in Verbindung gebracht wurden, weiblichen Geistern aus dem Gefolge Wotans. Sie geleiteten die Seelen der auf dem Schlachtfeld Gefallenen in die Welt der Ahnen. Wer zu viele Beeren isst, hat auch heute gute Chancen, auf die Walküren zu treffen!

Bei Giftmischern begehrt

Erstmals schriftlich erwähnt wird die Tollkirsche vom griechischen Naturforscher Theophrast vor etwa 2300 Jahren. Er beschreibt eine Frucht namens *mandragoras*, die eine schwarze Farbe, einen weinbeerähnlichen Geschmack und einen weinfarbenen Saft habe. Die Alraune oder Mandragora kann er aber nicht gemeint haben, denn diese besitzt gelbe Beeren. Vermutlich sah man damals zwischen beiden Pflanzen so etwas wie verwandtschaftliche Beziehungen, was aufgrund der Inhaltsstoffe nicht abwegig ist. In Rumänien heißt die Tollkirsche auch heute noch *Madraguna*.

Im Mittelalter war die Tollkirsche zweifellos bekannt, zumal sie in Mitteleuropa auch häufiger vorkommt als in Griechenland. Hildegard von Bingen bezeichnete sie als *Dolo:* doll bedeutet toll. Sie brachte sie mit den Einflüsterungen des Teufels in Verbindung und beschrieb sie dementsprechend als gefährlich, „weil sie den Geist zerrüttet". Gleichzeitig lobt sie die Wirkung des Saftes in einer Salbe gegen sich in die Haut fressende Geschwüre. Die Nähe zum Teufel bescherte der Giftpflanze Namen wie *Teufelsbeere* oder *Teufelsauge*.

Mattioli schrieb 1586, dass der Genuss der Beeren den Menschen „so fast doll und unsinnig mache, als hätte ihn der Teufel besessen". Er überlieferte, dass „etliche Knaben, so diese Beeren für Weintrauben gegessen haben, gestorben sind". Auch im ältesten in deutscher Sprache gedruckten und mit Bildern versehenen Kräuterbuch *Gart der Gesundheit* von 1485 wird die psychoaktive Wirkung der *Dollwortz* hervorgehoben, mit besonderer Beziehung zum weiblichen Geschlecht.

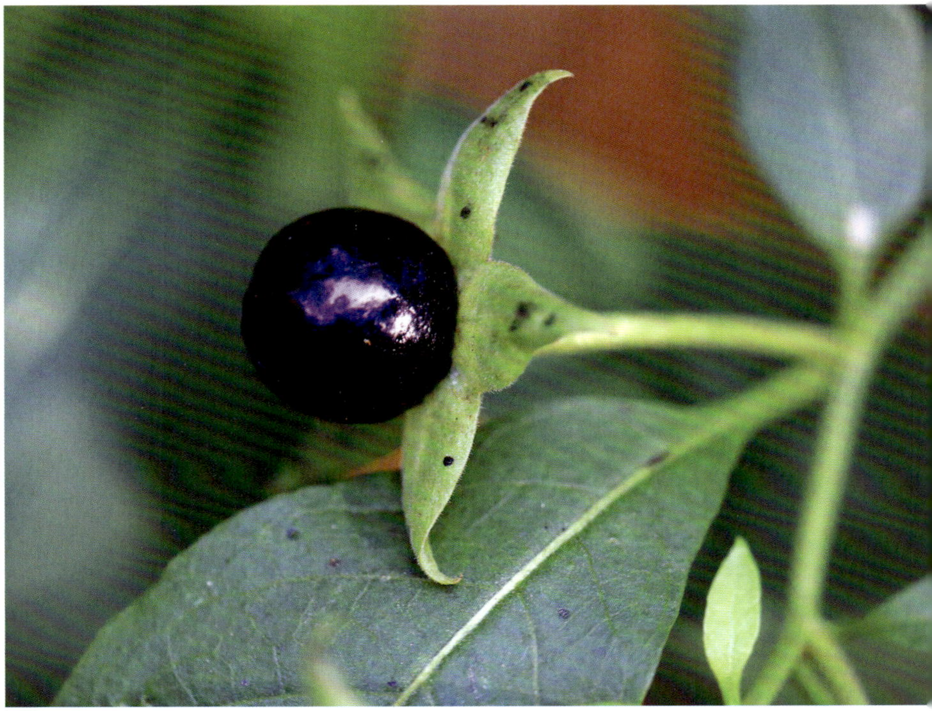

▲ *Hier bewahrheitet sich der Spruch „Auge in Auge" mit einer magischen Pflanze. Das unheimliche Teufelsauge lockt …*

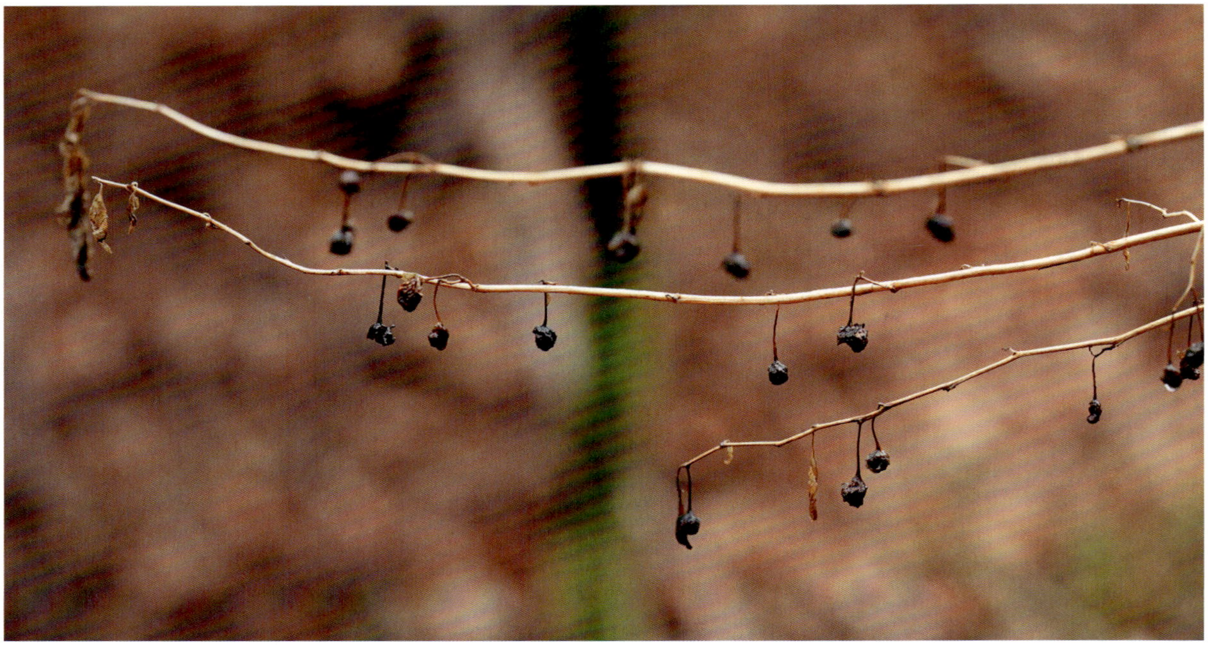

➤ *Die Mörderbeere steht für Vergänglichkeit. Ihr Gift brachte so manchem Menschen den Tod.*

„Item (kurzum), welche Frauen dies Kraut oder Wurzel nutzen, die fallen gerne in eine Krankheit Mania (Wahnsinn) genannt, das ist tobsüchtig. Und darum sollen alle Menschen dies meiden, die von Natur kalt und trocken sind und besonders die Frauen, wenn ihr Hirn kalt und feucht ist." Es gab außerdem die Ansicht, dass die Tollkirsche die Melancholie verstärke, weshalb sie depressive Menschen meiden sollten.

Hieronymus Bock beschrieb 1551, dass das *Saukraut* als „köstliche Arznei" für Schweine sogar in Gärten angebaut wurde. Eine andere, ähnlich wirkende Giftpflanze, das Bilsenkraut, hieß ebenfalls *Schweinekraut* – allerdings, weil die Zauberin Kirke die Gefährten des Odysseus mithilfe des Nachtschattengewächses in Schweine verwandelte. Bock beschreibt sehr ausführlich einen von ihm beobachteten Vergiftungsfall: „Wann du aber dessen zuviel wolltest brauchen / so würde es dir bekommen wie dem Mann von Erbach bei Hohenburg, anno 1541: Ging derselbe Mann in den Wald und als er von ungefähr dies Gewächs mit seinen lustigen Beeren sah / aß er derselben eine gute Schüssel voll / war aber danach am anderen Tag so doll und ungeschickt ... Ich entschied / man sollt ihm den stärksten Wein zu trinken geben / also geschah, dass er entschlief / und war wiederum gesund / und lebt noch zu dieser Zeit."

Der schottische König Duncan, dessen Konflikt mit seinem Cousin Macbeth durch William Shakespeare zur Weltliteratur wurde, soll im Jahre 1034 mithilfe der Tollkirsche den dänischen König Knut besiegt haben. Die Dänen belagerten die Stadt Duncans, der daraufhin zu einer Kriegslist griff. Er schickte während der Übergabeverhandlungen den Belagerern Brot, Wein und Gerstenschnaps, welcher allerdings mit dem Saft der Tollkirsche vergiftet war. Die siegessicheren Dänen ließen alle Vorsicht außer Acht und tranken Unmengen. Viele starben – der Rest war vollkommen verwirrt und ließ sich leicht überwältigen. König Knut konnte mit dem Schiff entkommen. Knut der Große war damals Herrscher über ein nordisches Großreich, das das heutige England, Dänemark, Norwegen und Südschweden umfasste.

Die Giftwirkung der Beeren wurde im Lauf der Geschichte vermutlich so manches Mal für Mordzwecke genutzt. Mit den heutigen Methoden der Gerichtsmedizin wäre der Nachweis recht einfach zu führen. Auch in der jüngeren Kriminalgeschichte tauchen immer wieder Fälle auf, bei denen sich die Täter mithilfe der *Mörderbeere* ungeliebter Mitmenschen entledigten.

Interessant ist eine Geschichte, über die 1931 in den „Münchner Neuesten Nachrichten" berichtet wurde. Hier spielte sogar Zahlenmagie eine Rolle. Eine Frau aus dem Chiemgau war angeklagt, ihren Mann mit Tollkirschen vergiftet zu haben. Er war Epileptiker, nicht mehr arbeitsfähig und galt als gewalttätig. Als er nach einem Anfall die Kinder brutal misshandelte, ging die Frau in den Wald und holte 13 Beeren. Eine Wahrsagerin hatte ihr gesagt, dass eine ungerade Zahl Glück im Unglück bringe. Unterwegs verlor sie eine Beere, weshalb sie ihrem Mann nach eigener Aussage schließlich nur elf Beeren gab, um wieder auf eine ungerade Zahl zu kommen. Sie wollte ihn damit angeblich lediglich „damisch machen", also benebeln oder beruhigen. Der Mann aß die Tollkirschen im Bett, sozusagen als Betthupferl – und starb. Die Frau wurde zu acht Jahren Zuchthaus verurteilt. Dass der Tod offenbar doch kein Versehen war, ergab die Obduktion der Leiche: Die Mediziner fanden die Reste von etwa 30 Tollkirschen. Außerdem hatte ein reicher Bauer, mit dem die Verurteilte ein Verhältnis hatte, ihr die Ehe versprochen – wenn ihr Mann verschied.

Liebeszauber mit der *Matraguna*

Eine besondere Rolle als Zauberpflanze hatte die Tollkirsche in Südosteuropa inne. Vor allem in der Bukowina sammelten Volkskundler im 19. Jahrhundert zahlreiche volksmagische Rituale. Die *Bukowina,* was übersetzt *Buchenland* heißt, ist eine historische Landschaft, die heute zu Rumänien und der Ukraine gehört.

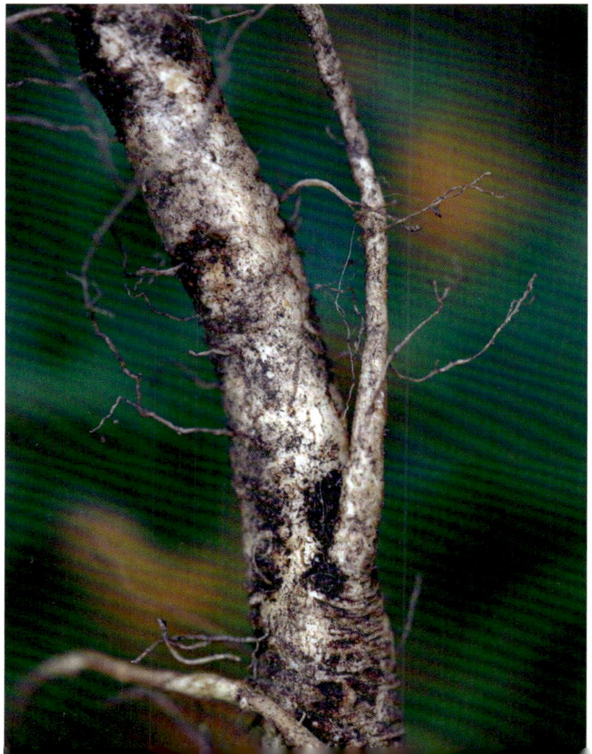

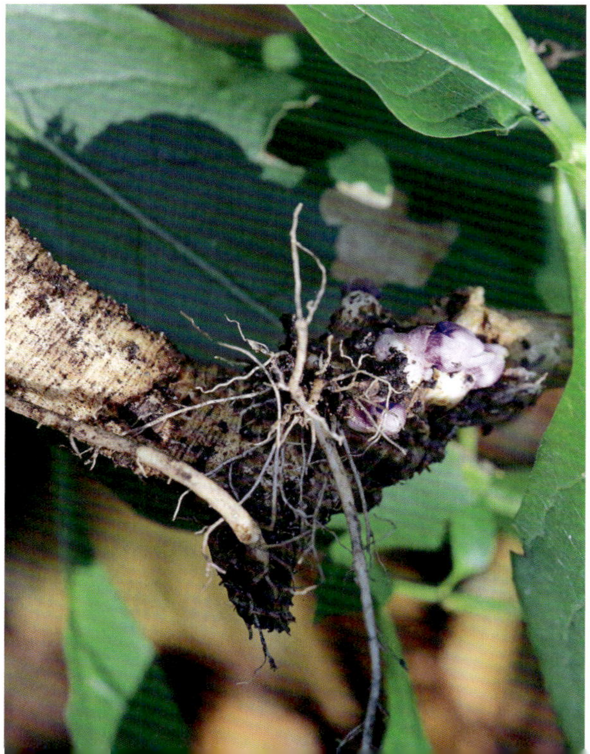

◄ Die andere Seite der Tollkirsche: als Glücksbringer für die Liebe und im Spiel. Vor allem die Wurzel war einst für magische Amulette begehrt.

Lange Zeit, von 1774 bis 1918, war dieser Landstrich unter österreichischer Herrschaft. Die Pflanze hieß dort *matraguna* und war ein bekanntes Zaubermittel. Der Name erinnert wieder stark an die berühmte Mandragora oder Alraune. Trotz ihrer bekannten Giftigkeit war die Tollkirsche dort und an vielen anderen Orten auch für Liebestränke beliebt, die die Einheimischen unter Sprüchen und Beschwörungen brauten. Damit die beabsichtigte Wirkung eintrat, durfte sie nur vor oder nach Sonnenuntergang gegraben werden. Dem Glauben nach wirkte sie auf Frauen erotisierend, während sich bei Männern die Libido verringerte. Wer früher den Trank genoss, veränderte sich offenbar nicht nur in Liebesangelegenheiten. Denn zu Menschen, die sich albern benahmen, sagte man: „Ich denk, du hast Buchert gesoffen." *Buchert* ist eine andere Bezeichnung für die Tollkirsche.

Auch rituell spielte sie eine Rolle. Um einem Burschen zu gefallen, suchten die Mädchen an einem Sonntag im Fasching gemeinsam mit der Mutter in Sonntagskleidern eine Tollkirsche auf. Sie gruben die Wurzel aus und ließen an der Stelle Salz, Brot und Branntwein zurück – klassische Opfergaben. Auf dem Heimweg musste die junge Frau dann die Wurzel auf dem Kopf tragen und jeden Zank und Streit vermeiden. Für den Fall, dass sie unterwegs gefragt wurde, was sie da nach Hause trug, gab es klare rituelle Anweisungen: Sie durfte auf keinen Fall die Wahrheit sagen, sonst war der Zauber gefährdet. Trug sie – nach Beachtung aller Regeln – die Wurzel dann an ihrem Busen, so zog sie alle begehrten Burschen an.

Um 1900 gab eine Zigeunerin darüber Auskunft, wie man vorzugehen habe, um sich mithilfe der Tollkirsche beliebt zu machen: „Ich habe von einem Mann gelernt, auf welche Art man die kostbare und seltene Wurzel gewinnen muss, und ich darf es wiederum nur einem Manne lehren, welche Worte man dabei zu sagen hat, das ist so Brauch. Von der rechten Seite muss man die Matraguna ausgraben und darf sich dabei nicht umwenden, sondern muss nach der linken Seite wieder fortgehen. Man darf nicht mehr als neun Tollkirschen essen, sonst verliert man den Verstand."

Auch Giftpflanzen bringen Glück

Die magische Pflanze war trotz ihrer Gefährlichkeit eine wichtige Glückspflanze. Sie im Hausgarten zu haben, war nicht ungewöhnlich. Für die Pflanzung gab es wiederum eine rituelle Vorschrift: Die Hausleute gruben vor Sonnenaufgang ein Loch, legten zu der Wurzel einen Kreuzer, ein Stückchen Brot sowie Salz – und dachten dabei an das, was sie sich am meisten wünschten. Um von der Glückswurzel einen Ableger zu machen, mussten sie sich sofort nach Sonnenuntergang bei abnehmendem Mond ein Stück abschneiden. Sprechen war nicht erlaubt, außer zu der Pflanze selbst: „Ich geb von dieser Wurzel ein Stück, aber nicht von meinem Glück!"

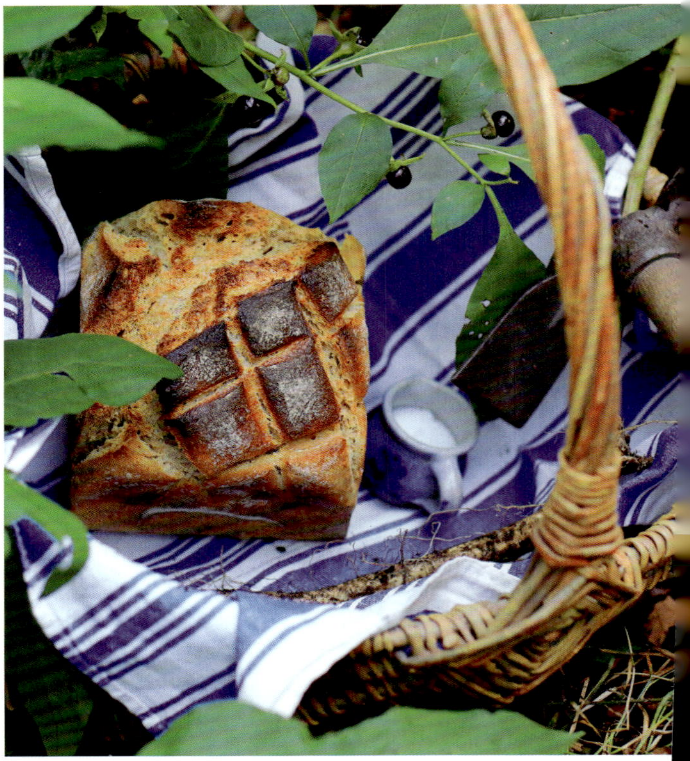

➤ *Der alte Brauch der Opfergabe beim Wurzelgraben: Salz und Brot sollen den Pflanzengeist und sogar den Teufel besänftigen.*

Die Rumänen aus der Bukowina gruben die Tollkirsche nicht ohne eine Opfergabe im Garten aus, mussten doch sonst alle im Haus lebenden Frauen sterben. Das könnte ein Hinweis darauf sein, dass sie in der Pflanze einen Hausgeist oder Ahnengeist vermuteten, mit dem das Schicksal der Hausgemeinschaft eng verbunden war. Auffallend ist, dass hierbei nur die Frauen benannt sind. Offenbar waren sie es, die sich hauptsächlich mit Geistern und der Zauberei auseinandersetzten.

In Ungarn gab es den Glauben, mit der Wurzel als Amulett am nackten Leib jedes Kartenspiel zu gewinnen – solange sie in der Georgisnacht, der Nacht auf den 23. April, auf einem Berg gegraben wurde, der ein Versammlungsort der Hexen war. Als Gabe legten die Wurzelgräber wieder ein Stückchen Brot in die Erde, in das sie ein Pfefferkorn und Salz eingeknetet hatten. Ohne Opfer wurde man vom Teufel geholt ...

Bei einem böhmischen Ritual mussten außergewöhnlich viele Ritualvorschriften beachtet werden. Erst dadurch wurde der Zauber wirksam, womit man seine Pferde fett und mutig zu machen glaubte: Die Wurzelgräber zogen zunächst einen Schutzkreis um die Pflanze und sich selbst, den der Teufel nicht überschreiten konnte. Der Teufel galt als der Wächter des *Schlafkrautes*. Sie ernteten die Wurzel in der Neujahrsnacht um Schlag Mitternacht. Bevor sie aus dem Schutzkreis traten, mussten sie dem Teufel ein schwarzes Huhn hinwerfen, ihn im Glauben wiegend, dass er damit die Seele des Gräbers erwischt hatte. Genau jetzt rannte dieser – ohne sich umzudrehen – davon. Das war wichtig, hätte ihn der Teufel sonst doch noch schnappen können, sobald er den Betrug bemerkte. Auch diesem Brauch liegt ein Opfer an den Pflanzengeist zugrunde, der damit für sein freizügiges Geben entschädigt wurde. Schwarze Hühner waren beliebte Opfertiere. Es war wohl das Ergebnis der katholischen Missionierung, dass aus dem Pflanzengeist ein Dämon und irgendwann sogar der Teufel selbst wurde.

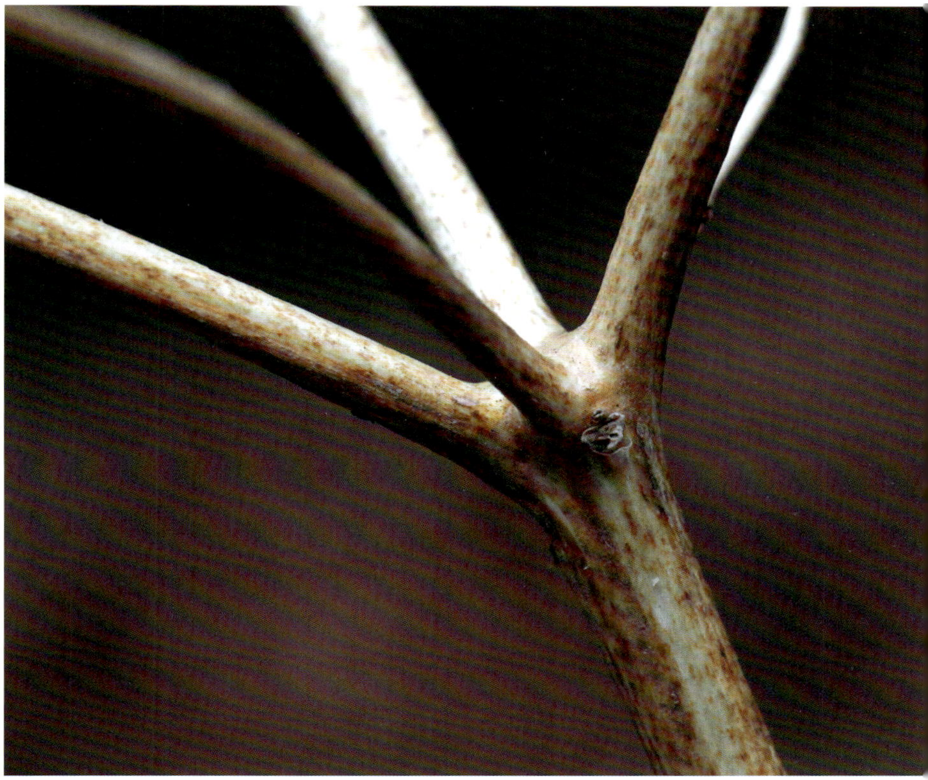

▲ *Pflanzenlandschaften – der verholzte Stängel erinnert fast an einen menschlichen Knochen.*

Stets wohldosiert

Auch in der magischen Heilkunde spielte die Tollkirsche eine Rolle. Um bei Gicht wirksam zu sein, musste sie nach Sonnenuntergang gesammelt werden – und zwar von jemandem, der über 60 Jahre alt war. Die Regel war: Für eine Frau sammelte ein alter Mann, für einen Mann sammelte eine alte Frau. Die Gedanken hatten dabei unbedingt anständig und vernünftig zu sein, sonst ging ein schlechter Geist in den Trank und damit in den Kranken über. Es ist ein uralter Glaube, dass bei Ernte wie Verarbeitung die Gedanken als geistige Wirkungen von Zauberpflanzen aufgenommen wurden und dann weiterwirkten. Der Trank der *Rasebeere* machte den Gichtkranken zunächst tobsüchtig. Doch nach einigen Stunden verging die Tobsucht, und zwar mitsamt der Gicht.

In einem anderen Gichtrezept wird vorgeschrieben, drei Scheibchen der Beere in Wein zu kochen und bei abnehmendem Mond dreimal davon zu trinken. Neben der Zahlenmagie rund um die heilige Drei kommt hier noch Analogiezauber zum Einsatz: So wie der Mond abnimmt, nimmt auch die Krankheit ab. Die Dosierung war so gewählt, dass eine tödliche Vergiftung ausgeschlossen war. Unsere Vorfahren waren sich durchaus bewusst, wo die Grenzen liegen. In einem Kräuterbuch von 1610 heißt es: „Die Wurzel eines halben Quentleins (1,8 g) schwer mit Wein getrunken, macht dass einem vergnügliche und liebliche, jedoch eitle Fantasien und Bildnisse vorkommen in den Gedanken und Gemüt. Derselben Wurzel zwei Quentlein (etwa 7 g) schwer in Wein getrunken, macht eine Bewegung des Gemüts und eine Unsinnigkeit drei Tage lang, vier Quentlein (etwa 14 g) eingenommen töten den Menschen."

▼ Die Blätter sind voller Alkaloide. Diese sind für die psychedelische Wirkung der Hexensalben verantwortlich.

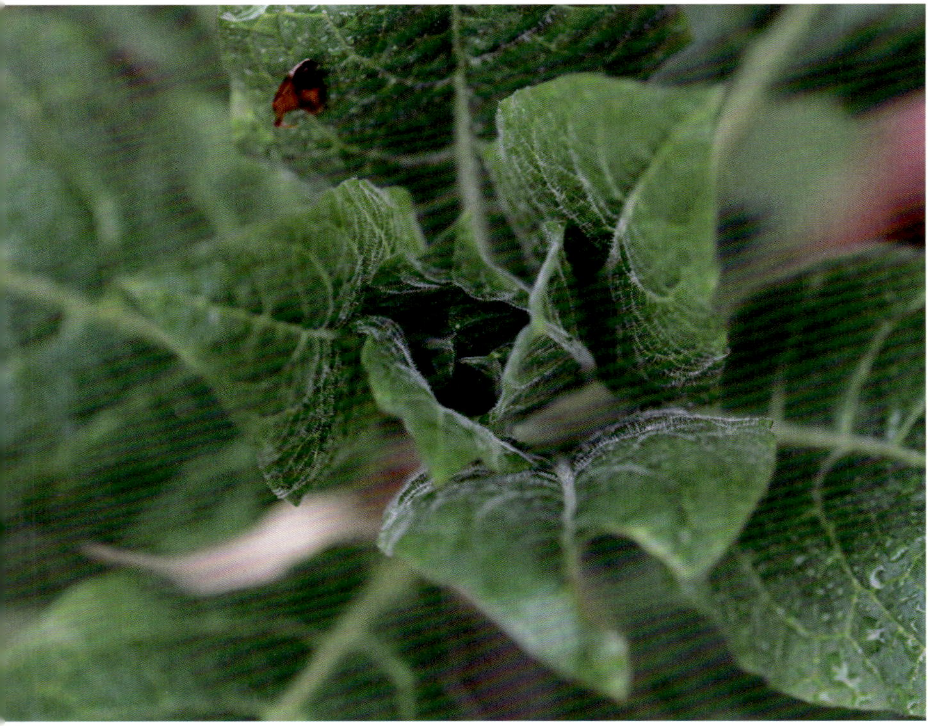

Gefährliche Hexenpflanze

Die Tollkirsche war ein Bestandteil der berüchtigten Hexensalben. Die Hexen rieben sich damit ein, um zu Zusammenkünften zu fliegen oder um sich in Tiere zu verwandeln. Neben dem *Hexenkraut,* der *Hexenbeere* waren noch andere Nachschattengewächse wie Stechapfel oder Bilsenkraut beliebt. Sie alle können Halluzinationen hervorrufen, wie es heute manche ausdrücken würden. Früher sprach man dagegen eher von Reisen mit der Seele. Dass die Hexen nicht im sprichwörtlichen Sinn flogen, berichtet schon Giambattista Porta aus Neapel, der 1589 die Rauschvisionen einer „Vettel", eines alten Weibes beschrieb. Durch einen Spalt in der Tür beobachtete er, wie sie sich auszog, und mit einer Salbe einschmierte. Unter der Wirkung der enthaltenen Pflanzenkräfte fiel sie zu Boden und sank in einen tiefen Schlaf. Sie merkte nicht einmal, wie Porta und seine Begleiter ins Zimmer gingen und ihr „die Haut gerbten". Als sie aufwachte, erzählte sie felsenfest, wie sie über Berg und Tal gefahren sei und ließ sich davon auch von den kritischen Mannsbildern nicht abbringen.

Der experimentierfreudige Völkerkundler Will-Erich Peukert (1895–1969) probierte zusammen mit einem befreundeten Rechtsanwalt ein von Porta überliefertes Salbenrezept mit halluzinogenen Pflanzen wie Bilsenkraut und Tollkirsche selbst aus. Beide fielen daraufhin in einen rauschähnlichen Schlaf. Anschließend berichteten sie von wilden Träumen, in denen Flugerlebnisse und ausschweifende orgiastische Feste vorkamen. Solche Versuche, die auch von anderen Personen überliefert sind, erfüllten sehr häufig die Erwartungshaltungen der Experimentatoren, die wohl bereits im Vorfeld von derartigen Flugerlebnissen ausgehen – freilich auf Grundlage eines naturwissenschaftlichen Weltbildes und nicht eines mittelalterlichen oder gar archaischen. Durch Tollkirschen ausgelöste Wahrnehmungen besitzen häufig erotische Inhalte, werden oft aber auch als bedrohlich, dunkel und dämonisch erlebt.

Zu Zeiten der Hexenverfolgung war es nicht ungefährlich, mit einer Pflanze magisch zu hantieren. Selbst die bereits 50 Jahre lang im Kloster Unterzell lebende Nonne Maria Renata Singer wurde 1749 angeklagt, „Hexenschmiere“ mit Tollkirschen aus dem Klostergarten nicht nur hergestellt, sondern auch genutzt zu haben. Sie gestand den Inquisitoren – mit ihrem brutalen Repertoire an Folter – alle Vorwürfe, einschließlich Hexenversammlung und Schändung von Hostien. Die Kirchenleute ließen sie enthaupten, den Rumpf verbrennen und den Kopf auf eine Stange stecken. Bereits Jahre zuvor war sie verdächtigt worden, eine Hexe zu sein, da sie drei schwarze Katzen besaß. Überliefert ist pikanterweise auch, dass die Inquisitoren bei Hexenprozessen selbst die Tollkirsche einsetzten, um leichter an die erwünschten Geständnisse zu kommen ...

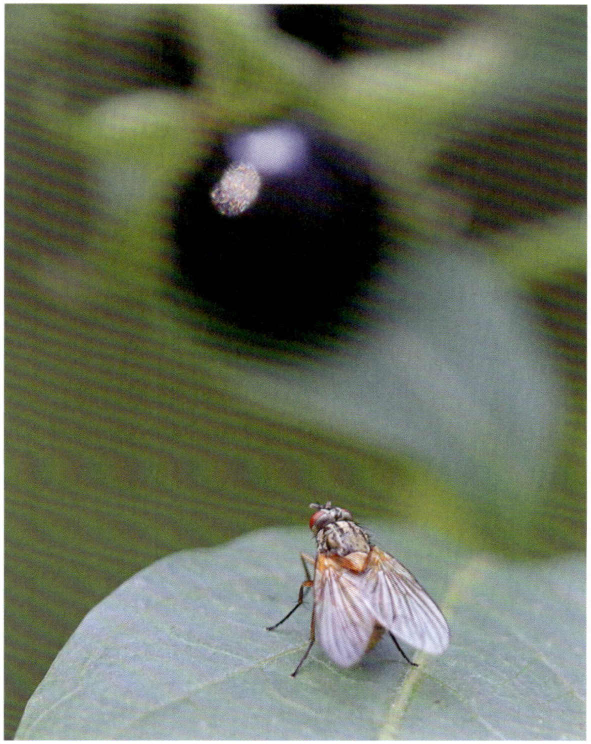

◄ Herrin der Fliegen? Die hypnotische Anziehungskraft scheint auch auf Insekten zu wirken.

Heilkunde: standardisierte Präparate

Pharmazeutisch interessant sind die giftigen Blätter und Wurzeln. Sie sind verschreibungspflichtig und bekamen eine Monographie der Kommission E: bei Spasmen und kolikartigen Schmerzen im Bereich des Magendarmtraktes und der Gallenwege. Die Zubereitungen sind standardisiert, um eine genaue Dosierung zu gewährleisten. Die Pflanze entfaltet ihre Wirkung vor allem über die Tropan-Alkaloide. Sie enthält außerdem Gerbstoffe, Flavonoide und Cumarine. An Alkaloiden finden sich hauptsächlich das S-Hyoscyamin und in geringen Mengen Scopolamin, Atropin und Apoatropin. Bei der Verarbeitung, vor allem beim Trocknen, wandelt sich das S-Hyoscyamin in Atropin, das korrekt als (R,S)-Hyocyamin bezeichnet wird. Deshalb überwiegt im frischen Kraut S-Hyoscyamin und im getrockneten Zustand das wesentlich weniger giftwirksame Atropin. Dies erklärt, warum in Marokko auch heute noch ganz selbstverständlich ein Tee aus wenigen getrockneten Beeren und mit viel Zucker zubereitet wird, der sowohl die Manneskraft als auch die Konzentration stärken soll.

Der Alkaloidgehalt der Pflanze schwankt sowohl mengenmäßig als auch von der Zusammensetzung erheblich. Verantwortlich sind der Standort der Pflanze und der Zeitpunkt der Ernte. Deshalb ist von Selbstversuchen dringend abzuraten! Alle Teile der Tollkirsche sind giftig, wobei in Wurzeln, Blättern und unreifen Beeren der höchste Gehalt an Gesamtalkaloid anzutreffen ist, in vollreifen Beeren und Blüten dagegen weniger. Dennoch: Reife Beeren sind für uns so giftig, dass bei Kindern bereits vier oder fünf, bei Erwachsenen zehn bis 15 davon tödlich wirken. Vögel können sie gefahrlos sogar in großen Mengen fressen. Sie verbreiten über den Kot die Samen. Auch andere Tiere – wie Schweine, Schafe, Ziegen oder Kaninchen – sind gegen das Gift resistent.

➤ *Viel Stängel und viel Blatt – auch das macht die Meisterpflanze aus. Der Geruch ist nicht unbedingt angenehm.*

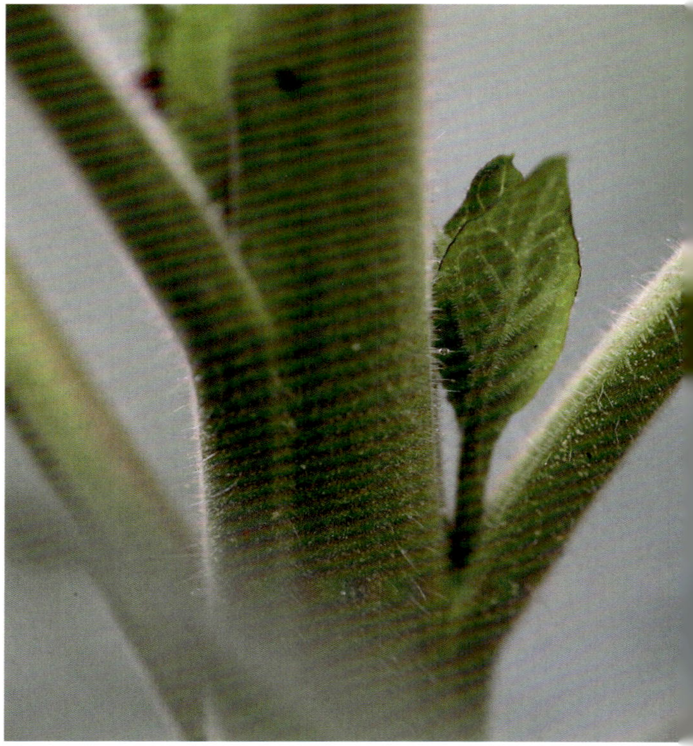

Vergiftungen durch die verlockenden Beeren gehören zu den häufigeren Pflanzenvergiftungen. Zum einen, weil sie wegen ihrer psychoaktiven Wirkung bewusst eingenommen werden, zum anderen aber auch, weil sie sogar relativ gut schmecken, was bei Kindern immer wieder Vergiftungen nach sich zieht. Zunächst zeigen sich Symptome wie Unruhe, Heiterkeit, Verwirrtheit, Halluzinationen (oft mit erotischer Färbung), Mundtrockenheit, erweiterte Pupillen, Sehstörungen, Herzrasen und Schwindel. Bei stärkerer Dosierung kann es zu Tobsuchtsanfällen und Psychosen kommen, gefolgt von zunehmender Bewusstlosigkeit und einem narkoseähnlichen Schlafzustand. Bei letalen Dosen tritt der Tod durch Atemlähmung ein. Erste-Hilfe-Maßnahmen sind: Erbrechen auslösen und medizinische Kohle einnehmen, um das Gift zu binden. In tropischen Ländern scheint die Pflanze ein anderes Wirkstoffprofil auszubilden. Dort wird sie in höheren Dosierungen vertragen.

Das isolierte Atropin ist aus der modernen Medizin nicht mehr wegzudenken und wird regelmäßig eingesetzt: beispielsweise in der Augendiagnostik, um die Pupillen zu erweitern. Auf diese Weise lassen sie sich besser untersuchen und behandeln. Da die Substanz die Drüsentätigkeit hemmt – für Speichel oder Magensäure, auch in den Bronchien –, spielt es bei in der Anästhesie bei der Einleitung der Narkose eine Rolle. Auch ist reines Atropin ein wichtiges Antidot bei Vergiftungen mit Pflanzenschutzmitteln, Nervenkampfstoffen oder bei einer Vergiftung mit dem Mutterkorn-Pilz.

PHARMAKOLOGIE

Wirkstoffe: 0,2 – 1,5 % Tropan-Alkaloide, insbesondere (S)-Hyoscyamin, Atropin, Apoatropin und Scopolamin; außerdem 8 – 9 % Gerbstoffe, Flavonoide, Cumarine, Anthocyane in der reifen Beere
Wirkungen: krampflösend, schmerzlindernd
Kommission E: Spasmen und kolikartige Schmerzen des Gastrointestinaltraktes und der Gallenwege

Heilkraft durch Homöopathie

Für die Volksheilkunde spielte die Tollkirsche vermutlich aufgrund ihrer starken Giftigkeit keine große Rolle und kam nur selten zum Einsatz. Ein Sirup aus den Beeren galt als Schlafmittel, daher die Namen *Schlafkirsche* und *Schlafkraut*. Ein narkoseähnlicher Schlafzustand ist typisch für die hohe Dosierung des Alkaloides Hyocyamin. Innerlich waren Epilepsie, Lähmungen, Keuchhusten und Gicht Anwendungsgebiete, äußerlich Entzündungen der Augen, Geschwüre und Hauterkrankungen. Außerdem war die Tollkirsche ein gebräuchliches Abortivum. Um 1900 machte ein Geheimrezept des bulgarischen Kräutersammlers und Wunderheilers Ivan Raeff Schlagzeilen. Die so genannte „Bulgarische Kur“ enthielt unter anderem die Wurzel der Tollkirsche und linderte einige Symptome des Parkinsonsyndroms.

In der Homöopathie spielt sie als Mittel „Belladonna“ eine bedeutsame Rolle. Der verdünnte Saft aus der frischen blühenden Pflanze – allerdings ohne die Wurzel – wird bei stürmisch einsetzenden Entzündungen mit Hitzegefühl und hohem Fieber eingesetzt. Trotz der großen Verdünnung ist das Mittel bis einschließlich der Potenz D3 verschreibungspflichtig.

Ihre Intuition zählt …

Setzen Sie sich möglichst im frühen Morgenlicht zu einer Staude. Vermutlich fallen Ihnen recht bald einige Merkmale auf, die zur Vorsicht mahnen. Die purpurfarbenen Blüten mit ihrem gelblichen Schlund haben eine beunruhigende Ausstrahlung. Gleichzeitig schwingt darin eine magische Anziehungskraft. Der Geruch der Blätter ist unangenehm, etwas einschläfernd. Obwohl die Pflanze im Sommer in voller Blüte und Frucht steht, hinterlassen die Blätter bereits den deutlichen Eindruck des Vergehens, Sichverabschiedens.

Die tiefschwarzen Beeren wiederum, mit ihrem auffallenden Kelch, haben in ganz auffälliger Weise etwas den menschlichen Augen ähnliches. Fast scheint es, als ob sie den Betrachter selbst förmlich anstarren: Die Namen *Teufelsauge* oder *Wolfsauge* kommen nicht von ungefähr. Die Signaturenlehre findet hier eine Bestätigung, bewirkt doch das in den Beeren enthaltene Atropin die Erweiterung der Pupillen. Sie können die einzigartige Erfahrung machen, Auge in Auge mit einer Pflanze zu stehen. Das pflanzliche Auge der verführerischen Tollkirsche lockt und verspricht süße Genüsse, Grenzerfahrungen, inneres Schauen.

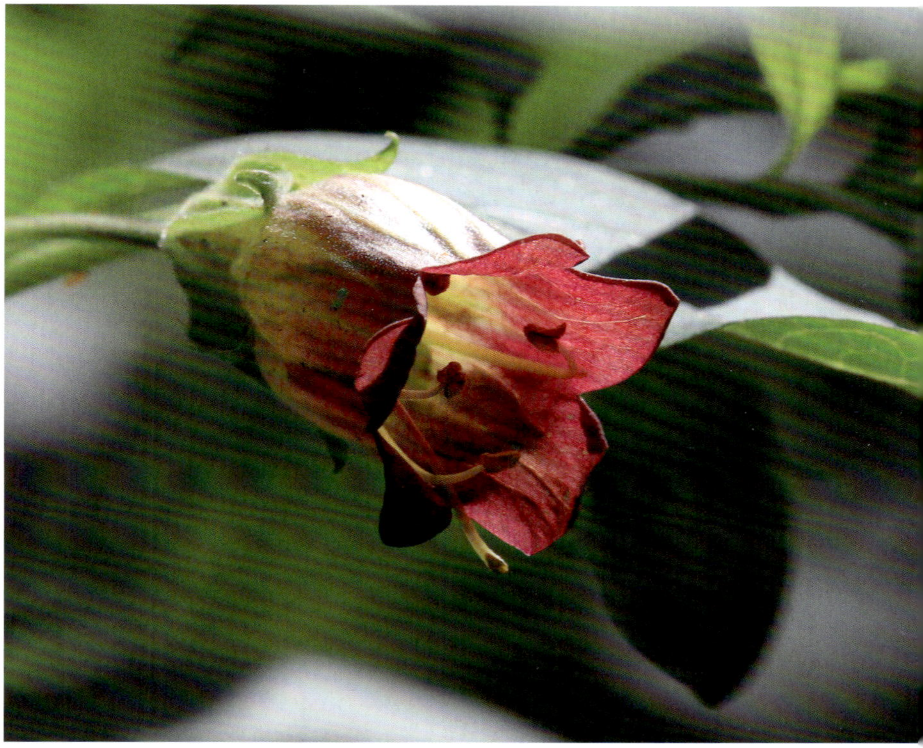

▲ *Fast möchte man hineinkriechen – in das Tor zu einer anderen Welt. Besser nicht …*

Die magische „Kirsche“ bewegt sich wahrhaft an der Grenze zwischen Licht und Dunkelheit: Sie ist lebensgefährlich giftig und gleichzeitig eine starke Heilpflanze, sie induziert erotische Bilder wie rasende Anfälle und Tobsucht, sie kann erregen und lähmen, sie macht hellwach und führt in einen tiefen Schlaf. Ja, die Belladonna ist eine betörende Verführerin – und bringt den Tod. Holen Sie sich die geheimnisvolle Pflanze, den Sitz von Haus- oder Ahnengeistern, in den Garten – als einen spirituellen Helfer für die geistige Versenkung. Die Lieblingspflanze der Todesgöttin Atropas berührt uralte Themen des Menschseins: Tod und Wiedergeburt. Die Todesgöttin galt in den alten Kulturen auch als Göttin der Geburt. Unser Sterben ist, wie auch das Sterben der Vegetation, die Vorbedingung für eine Wiedergeburt, ein Wiederkommen in einem neuen Frühling des Seins.

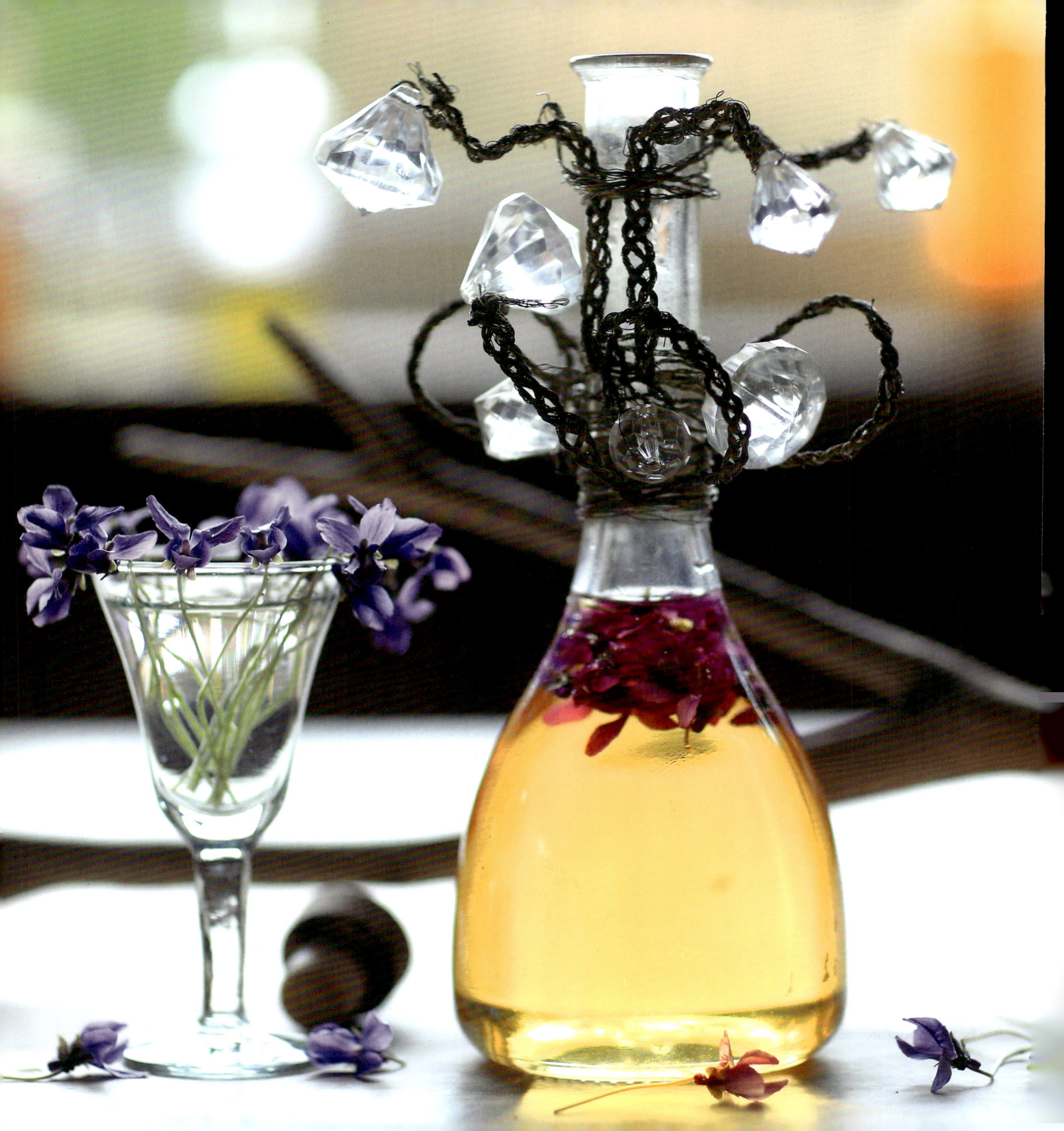

VEILCHEN

Viola odorata

Duftend und ausgleichend

Meine erste Erfahrung mit dem Veilchen war eher enttäuschend. In der Grundschule hatten wir Frühlingsgedichte gelernt, in denen unter anderem der unglaubliche Veilchenduft beschrieben wurde. Unweit von unserem Haus wuchsen zwar die dazugehörigen Pflänzchen, doch konnte ich ihnen beim besten Willen keinen Duft entlocken, der den Lobpreisungen der Dichter auch nur annähernd entsprach. Damals wusste ich allerdings noch nicht, dass es mehrere sehr ähnliche Arten gibt, die gar keinen Duft entwickeln ...

Botanik: genau hingeschaut

Das März-Veilchen gehört zur Familie der Veilchengewächse. Weltweit gibt es an die 550 Arten. Zwölf davon kommen bei uns in Mitteleuropa vor. Das März-Veilchen wächst in lichten Laubwäldern, Hecken, Gebüschen und an Bach- und Wegrändern. Sie müssen vielleicht etwas genauer hinschauen, wenn sie es entdecken wollen, denn die kleine, 10–15 cm hohe Pflanze versteckt sich oftmals im Gestrüpp. Die langgestielten dunkelgrünen Blätter sitzen in einer grundständigen Rosette. Sie sind nierenförmig bis herzförmig, fein behaart und am Rand schwach gezähnt. Sie sprießen aus einem kurzen Wurzelstock, der kriechende Ausläufer bildet. Die Blütenstängel kommen aus den Blattachseln der am Grund stehenden Blätter hervor. Sie tragen in der Mitte zwei kleine schuppenförmige Deckblätter.

Die blau bis dunkelviolette Blüte ist wohlriechend. Sie duftet blumig, parfümartig, und etwas nach Lakritze. Die fünf Kronblätter der Blüte sind am Grund weiß. Zwei sind himmelwärts, zwei seitwärts und eines zur Erde gerichtet. Letzteres hat einen dicken geraden Sporn. Das Veilchen blüht im März und April. Der angenehme Duft ist ausnahmsweise nicht für bestäubende Insekten gedacht: Das Veilchen ist ein Selbstbestäuber. Es blüht im Sommer ein zweites Mal, jedoch ganz unscheinbar, so dass es kaum auffällt. Denn dabei bleiben die Blütenblätter verschlossen, innerhalb der Blüte findet nun die Bestäubung statt. Danach bilden sich kugelige Kapseln mit runden Samen. Jedes Samenkorn besitzt ein fleischiges fett- und zuckerreiches Anhängsel – eine Lieblingsspeise der Ameisen. Das sorgt für die Ausbreitung, denn die fleißigen Tierchen schleppen den Samen zu ihrem Bau und trennen auf dem Weg oder erst dort das begehrte Anhängsel ab.

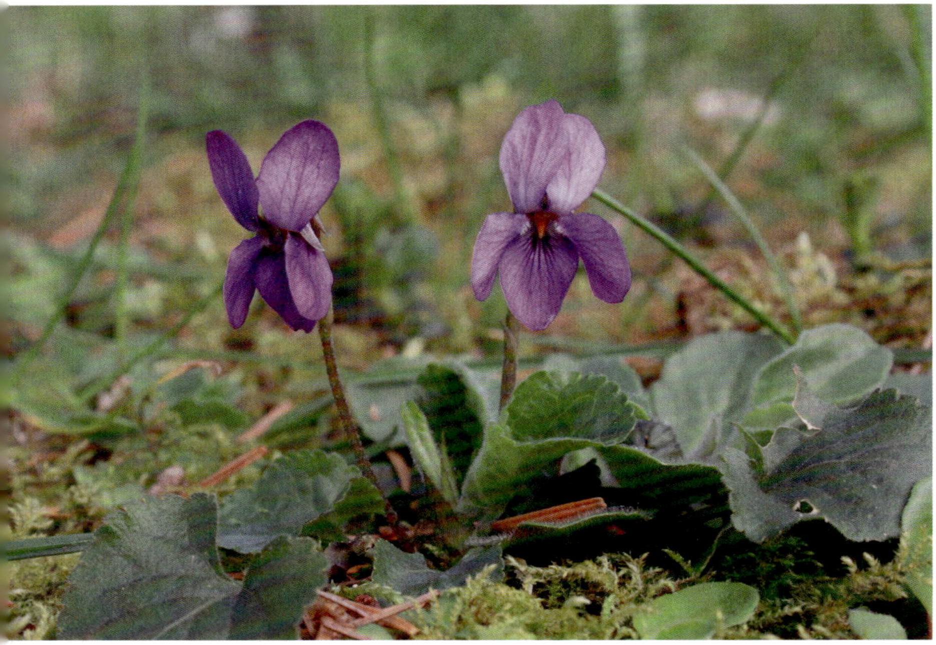

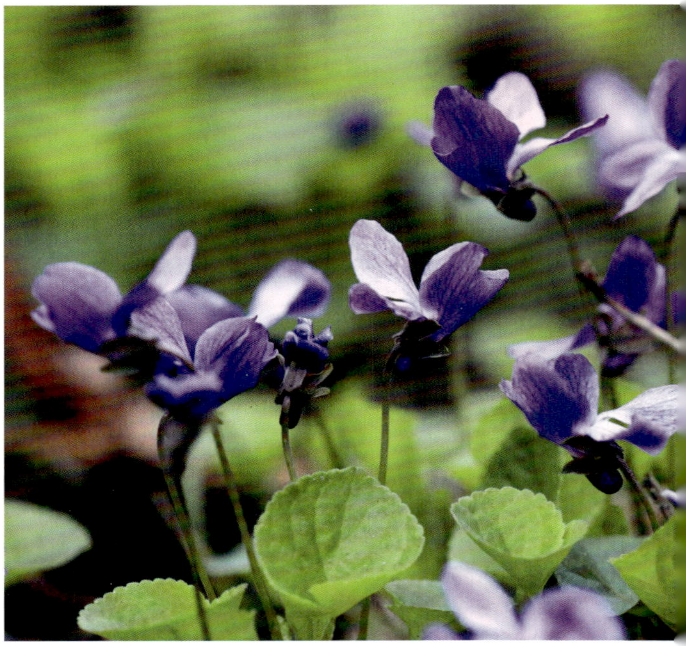

▲ *Die Blütenstängel des März- oder Duft-Veilchens kommen direkt aus dem Wurzelstock (links); bei anderen Veilchenarten dagegen aus den Blattachseln der Stängelblätter (rechts).*

Es gibt viele ähnlich aussehende Arten, die jedoch alle nicht duften. Sie können sie ebenso verwenden. Dazu gehören das Hundsveilchen *(V. canina)*, das Wald-Veilchen *(V. reichenbachiana)* und das Hain-Veilchen *(V. riviniana)*. Ein gutes Erkennungsmerkmal, außer dem fehlenden Duft, ist folgendes: Diese Veilchen besitzen nicht nur Grundblätter, sondern auch Blätter an den Stängeln. Ihre Blütenstiele stehen in den Blattachseln der Stängelblätter und kommen nicht direkt aus dem Wurzelstock. Das einzige Veilchen, das ebenfalls nur Grundblätter hat, das Rauhaarige Veilchen *(V. hirta)*, ist dagegen an Stängeln und Blättern stark behaart.

Blaue Farbtupfer für halbschattige Gartenplätze

Für den Ziergarten gibt es viele Züchtungen, die den Duft bewahrt haben. Sehr intensiv duftend ist beispielsweise die alte Sorte ‚Admiral Avellan' aus dem 19. Jahrhundert. Oder die Sorte 'Königin Charlotte', die als einzige noch einmal im Herbst blüht. Die Wildform hat aber einen ganz besonderen Charme – und ist überdies winterhart und ausdauernd. Wenn Sie das Duft-Veilchen also in Ihren Garten holen, dann gönnen Sie ihm einen Platz im lichten Schatten, zum Beispiel an einem Gehölzrand, an Zäunen oder unter Bäumen. Einige Stunden Sonne kommen beim Veilchen auf jeden Fall gut an. Im tiefen Schatten kümmert es bloß dahin. Der Boden darf etwas nährstoffreicher und die Erde sollte immer etwas feucht sein. Am besten ist ein schwachsaurer Standort mit einem pH-Wert zwischen 6 und 6,5, obwohl auch kalkhaltige Standorte toleriert werden.

Sie können Veilchen gut aussäen, müssen aber beachten, dass es sich um einen Kaltkeimer handelt. Der Samen beginnt erst nach einer längeren Kälteeinwirkung im Frühjahr zu keimen. Deshalb am besten im Spätherbst oder ganz früh im Frühjahr aussäen. Bedecken Sie das Saatgut nur ganz wenig mit Erde, obwohl es kein spezifischer Lichtkeimer ist. Sie können es auch stratifizieren. Das ist sinnvoll, wenn Sie nur wenig Saatgut besitzen und auf Nummer Sicher gehen wollen. Säen Sie dafür den Samen in eine kleine Saatkiste und halten Sie ihn eine Woche bei 15 bis 20 Grad feucht und warm. Dann packen Sie die Kiste in eine Plastiktüte und stellen sie vier Wochen in den Kühlschrank. Danach kommt die Kiste ins Freie und ins Licht: Die Keimung setzt nun, dadurch angeregt, langsam ein. Hohe Temperaturen sind dafür nicht günstig, optimal sind 15 Grad.

Am einfachsten ist es natürlich, einige Pflänzchen in der Gärtnerei zu kaufen. Sie setzen sie in kleinen Gruppen im Abstand von 20 Zentimetern aus. In Gesellschaft fühlen sie sich am wohlsten. In das Pflanzloch geben Sie noch guten Kompost. Sind die Pflanzen dann etwas älter und fühlen sich am Standort wohl, vermehren sie sich sehr gut selbst durch oberirdisch wurzelnde Ausläufer. Sie können den Bestand auch durch Teilung des Wurzelstockes vergrößern, am besten im Herbst oder Frühling. Krankheiten gibt es bei Veilchen nur selten – die jungen Pflänzchen sollten Sie aber unbedingt vor Schnecken schützen.

Erntetipps

Blätter und Blüten können Sie im Frühjahr während der Blühzeit ernten. Am aromareichsten sind die Blüten, wenn sie sich gerade geöffnet haben. Die beste Erntezeit ist zwischen zehn und elf Uhr. Am besten ist es, wenn Sie das Erntegut ganz frisch verwerten, wobei Sie es natürlich für Tee auch gut trocknen können. Trocknen Sie die Blüten möglichst schnell im Dunklen: So behalten sie ihre wunderschöne Farbe. Das funktioniert am einfachsten und verlässlichsten mit einem Trockengerät oder im Trockenschrank. Der Duft dagegen lässt sich leider kaum konservieren. Die Wurzeln graben Sie im Spätsommer und im Herbst aus. Sie waschen sie, schneiden sie in Scheiben und trocknen sie an der Heizung.

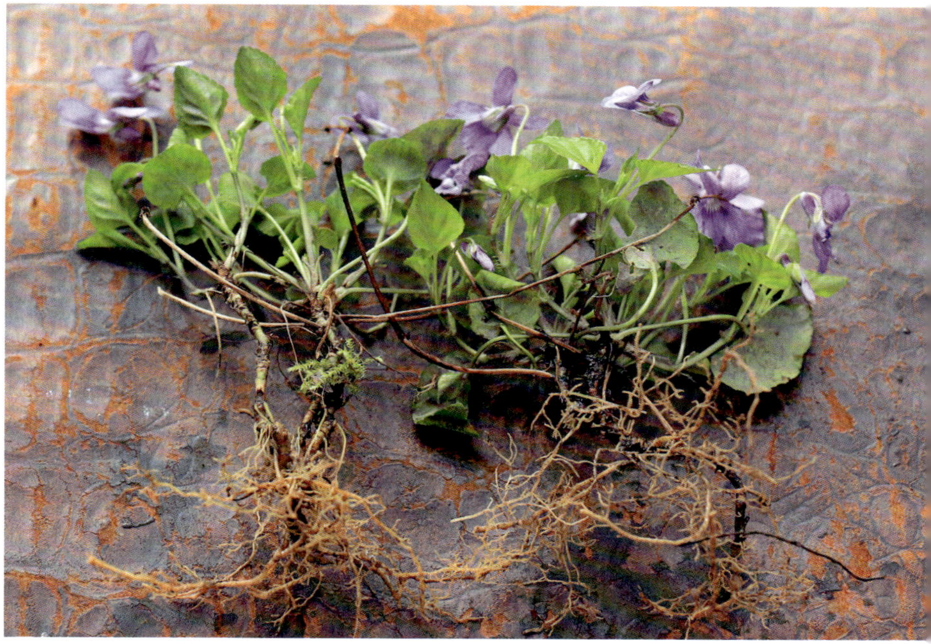

▲ *Ein zartes Wesen, bis in die Wurzelspitzen hinein*

Milde Süße für die Küche

In einem der ältesten Kochbücher überhaupt – es ist etwa 2000 Jahre alt – übermittelt uns der Römer Apicius ein Rezept für Veilchenwein. Angeblich war die Lieblingsspeise von Nero ein Sorbet aus den Blüten. Der Tyrann und Feinschmecker ließ sich dafür extra aus den Alpen Eis nach Rom bringen. Im Mittelalter gehörten die Blätter zu den grünen Frühjahrsspeisen, die vor allem in der Osterzeit auf den Tisch kamen. Daher der Name *Osterveilchen*. Die Blüten sind seit Jahrhunderten ein beliebtes Färbemittel für Süßspeisen aller Art: In einem Buch aus dem 14. Jahrhundert wird beispielsweise ein Veilchenpudding aus Mandelmilch, Reismehl und Schmalz beschrieben.

Die Wildkräuterküche räumt dem Veilchen zu Recht einen großen Platz ein. Die milden und zarten Blätter können Sie sehr gut für Salate, Suppen und spinatähnliche Zubereitungen nehmen. Aufgrund der Pflanzenschleime eignen sie sich auch vorzüglich zum Eindicken von Suppen.

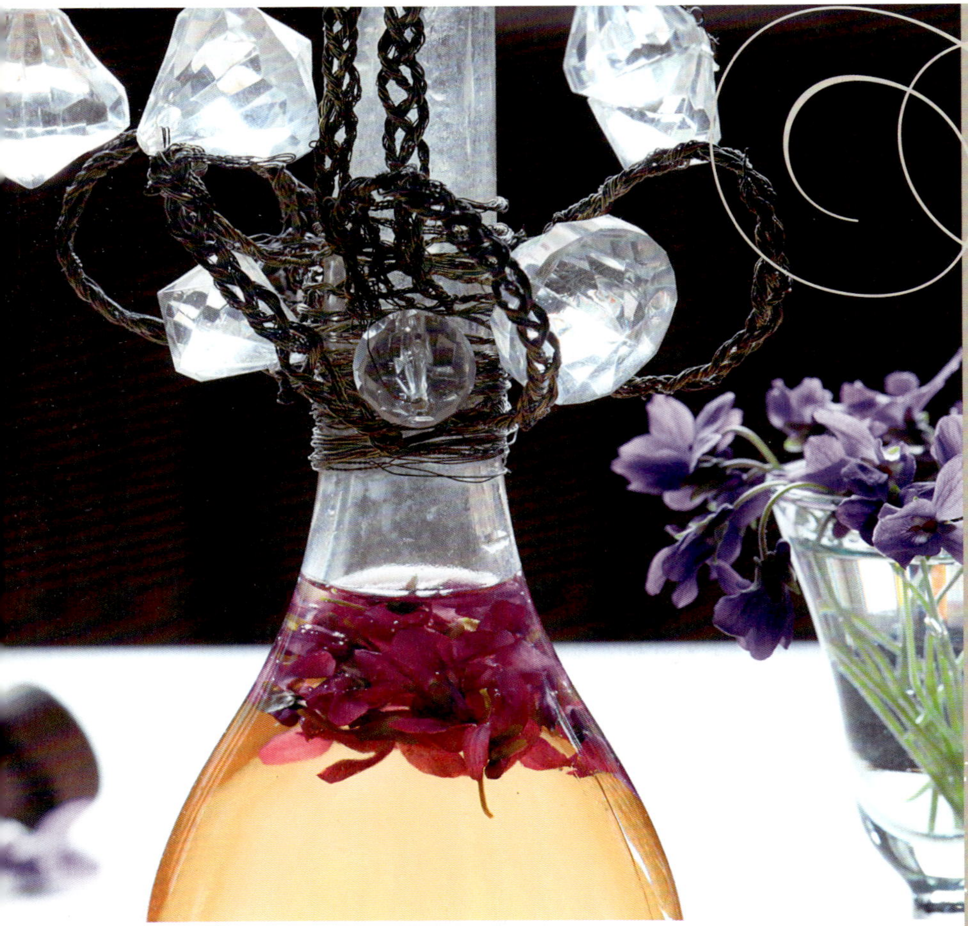

▲ *Bald wird sich der Essig ins Rosarot hinein verfärben.*

Duftender Essig

Sie benötigen 2–3 Handvoll frische Blüten, 1 l besten Weinessig, 1 EL Akazienhonig und ½ Bio-Zitrone. Geben Sie Veilchen, Honig und Zitronenscheiben in ein Glas und übergießen Sie alles mit dem Essig. Sie können gerne auch mehr Blüten hinzufügen. Ganz wichtig ist jedoch, dass alles gut mit Essig bedeckt ist. Nun lassen Sie das verschlossene Glas 2 Wochen ausziehen. Der rosafarbene Essig verleiht dem Salat nicht nur einen besonderen Duft, sondern er erfreut auch das Auge. Eine interessante Variation für Experimentierfreudige ist, anstelle der Zitrone ½ Vanilleschote zu nehmen …

Verführerischer Likör

Sie benötigen 70 g frische Blüten, dazu 10 g getrocknete Rosenblüten (von Duftrosen), 1 Vanilleschote, ½ Bio-Zitrone, 1 EL Koriandersamen und 0,7 l Wodka oder Korn. Den Koriander im Mörser anstoßen, die Zitrone in Scheiben schneiden. Dann alle Zutaten mit Alkohol übergießen und 3 Wochen ziehen lassen. Danach absieben und eine Zuckerlösung aus 300 g Zucker und 300 ml Wasser zugeben. Das Ergebnis: ein betörendes Getränk – nicht nur für Verliebte.

Die zart duftenden Blüten mit ihrem süßlich-milden Geschmack sind ideal zum Aromatisieren und Färben von Süßspeisen, Konfitüren, Sirup, Likör, Tee, Essig und Öl. Mit in Eiswürfeln eingefrorenen Blüten können Sie Cocktails aufwerten. Als liebreizende Dekoration können Sie die duftenden Blumen über Speisen streuen oder – kandiert – für besondere Desserts und Kuchen verwenden: Bestreichen Sie dafür die Blüten mit halbsteif geschlagenem Eiweiß. Überstreuen Sie sie mit feinem Zucker. Dann vorsichtig im Backofen bei 40 Grad trocknen und möglichst bald – mit viel Genuss – verspeisen.

Brauchtum: Die göttliche Herkunft schenkt Lebenskraft

Das *Duft-Veilchen* heißt auch *März-Veilchen, Wohlriechendes Veilchen* oder botanisch *Viola odorata*. Das lateinische *Viola* bezieht sich auf die Farbe, das *Violett*. Daraus wurde dann im mittelhochdeutschen *Veiel* und schließlich im 17. Jahrhundert *Veil-*

chen. Odorata meint *wohlriechend*. Die Heimat des duftenden Pflänzchens ist das Mittelmeergebiet. Dort wurde es bereits in der Antike in Gärten kultiviert, gerade auch, weil es in religiösen Ritualen und in der Heilkunde sehr häufig Anwendung fand. Vermutlich war es dann im 9. Jahrhundert im Reisegepäck von Benediktinermönchen, als diese nach Norden über die Alpen kamen. Aus den Gärten der Klöster, wo es gerne mit Lilie und Rose angepflanzt wurde, gelangte es schließlich als Ausreißer in die heimische Natur.

Das Veilchen war bei den alten Griechen und Römern für kultische Zwecke sehr beliebt. Das ging so weit, dass sich der griechische Dichter Homer über die Vernachlässigung der Olivenhaine beschwerte, da der Anbau von Veilchen – und auch Rosen – so stark im Vordergrund stand. Es gibt kaum ein antikes Werk über Heilpflanzen, in dem das Veilchen nicht gepriesen wird.

In antiken Sagen taucht es sehr häufig in Verbindung mit der Götterwelt auf. Nach einem phrygischen Mythos entstand es aus dem Blut des Attis: Kybele, die Große Muttergöttin der Phrygier, verliebte sich in den schönen Jüngling Attis, den Sohn einer Nymphe. Dieser wollte jedoch eine Sterbliche ehelichen. Die eifersüchtige Kybele tauchte bei der Hochzeit auf und machte Attis so verrückt und rasend, dass er sich entmannte und starb. Aus dem Blut seines Penis entsprossen Veilchen und er selbst verwandelte sich in eine Pinie. Der Kybele-Kult wurde später auch in Griechenland und Rom sehr populär. Der Tempel der Muttergöttin stand auf dem heutigen Vatikanhügel. Jährlich zu Frühlingsbeginn wurden ihr zu Ehren Feste gefeiert, bei denen das Veilchen, die *Kybele-Blume*, eine zentrale Rolle spielte.

In einem anderen Mythos soll die schöne Tochter des Atlas, Träger der Himmelskuppel, vom Lichtgott Apollon bedrängt worden sein. Der Göttervater Zeus, selbst ein bekannter Schwerenöter, kam ihr zu Hilfe und verwandelte das verzweifelte Mädchen in das wohlduftende Veilchen. So verbarg sie sich geschützt im Unterholz des Waldes vor den Zudringlichkeiten des Apollon. In einer anderen Geschichte ist es Zeus selbst, der seine Begierden nicht zügeln konnte. Er verliebte sich in die Königstochter und Priesterin Io. Sie war nicht gerade glücklich darüber, konnte aber dem mächtigen Gott nicht entkommen. Damit seine Ehefrau Hera von dem Techtelmechtel nichts mitbekam, verbarg er sich mitsamt seinem Opfer unter dichtem Nebel. Als Hera den ungewöhnlichen Nebel sah und neugierig wurde, verwandelte er Io schnell in eine schöne weiße Kuh – die die argwöhnische Hera nun allerdings als Geschenk forderte. Um sich nicht zu verraten, willigte er ein, ließ aber für seine verwandelte Geliebte eine ganze Wiese voller wohlschmeckender Veilchen wachsen.

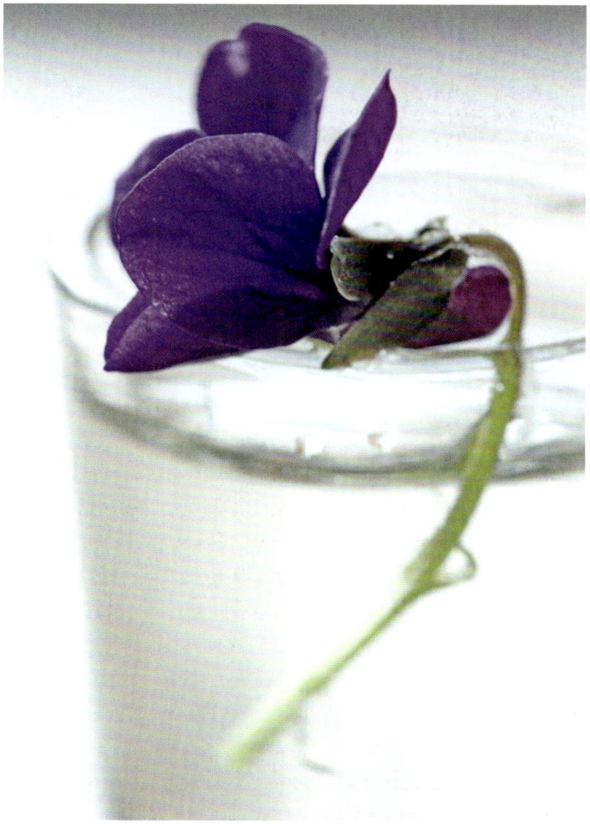

◄ *Das erste Veilchen des Frühlings zu finden, bedeutet Glück. Es bringt Farbe und neues Leben in die Wohnung.*

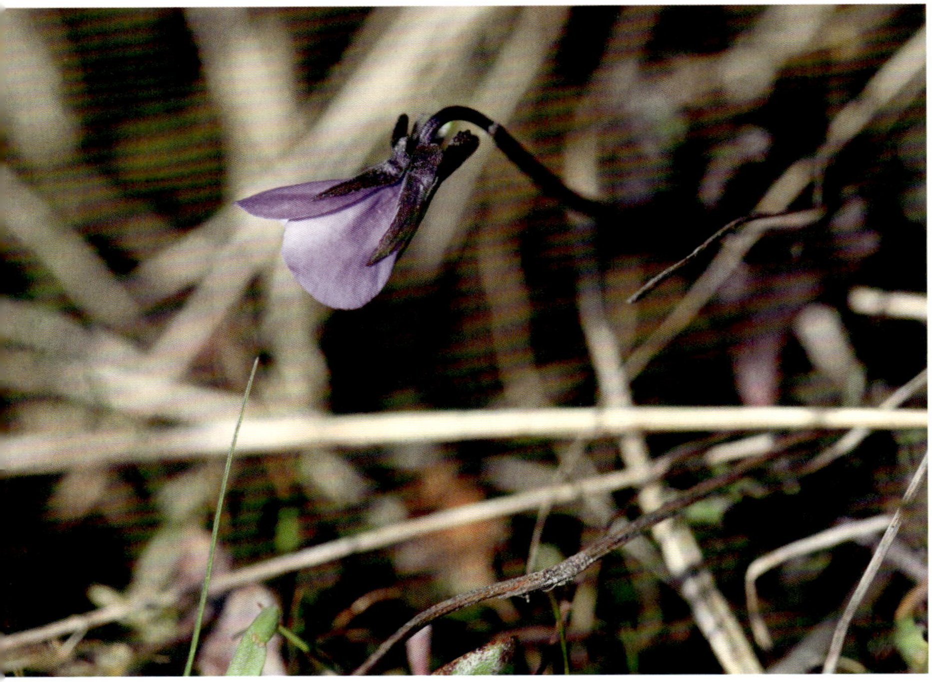

▲ *Fast schüchtern reckt die Jungfrauenblume das Blütenköpfchen in die Höhe: der ideale Gleichklang von Schönheit und Demut.*

Mythen, bei denen es um die für heutige Begriffe oft gewaltsam anmutende Verführung von Königstöchtern, Priesterinnen oder Göttinnen geht, haben einen geschichtlichen Hintergrund. Die indoeuropäischen Eroberer, die vor etwa 5000 Jahren mit ihrem von männlichen Göttern dominierten Pantheon in Griechenland einwanderten, fanden überall nur weibliche Gottheiten vor, die sie sich untertan machten. Bei einer römischen Göttergeschichte geht es ebenfalls um die betörende Liebesblume: Der römische Gott des Feuers und der Schmiedekunst, Vulcanus, hatte sich über alle Maßen in die wunderschöne Venus verliebt, die ihm aber aufgrund seines hässlichen Äußeren immer wieder einen Korb gab. Da griff der vor Liebesqualen geplagte, hinkende Gott zu einer List. Er rieb seinen ganzen Körper mit Veilchenblüten ein – und konnte mit diesem verführerischen Duft die Liebesgöttin auch tatsächlich für sich gewinnen. Allerdings trug der Duft offenbar nicht besonders lange auf, denn seine Gattin Venus betrog ihn recht bald mit dem Kriegsgott Mars.

Venus, in der griechischen Kultur Aphrodite genannt, war die *Veilchenbekränzte* oder *Veilchenhaarige*. Erotische Anspielungen liegen im Namen *Priaposblume*. Priapos, Sohn der Aphrodite, war mit einem gewaltigen, erigierten Glied ausgestattet. Sein abgebildeter Phallus, auf Statuen meist aus Holz gefertigt und rot bemalt, sollte in Obst- und Weingärten als Glücksbringer eine reichhaltige Ernte garantieren. Solche Darstellungen wirkten damals aber viel weniger obszön als heute. Bei all diesen Göttersagen geht es um Liebe, Fruchtbarkeit und Lebenskraft.

Milde und Demut des Frühlingspflänzchens

Gleichzeitig war das Veilchen in den antiken Kulturen auch Sinnbild von Unschuld, Bescheidenheit, Schüchternheit und Jungfräulichkeit: Ein Thema, das später vom Katholizismus aufgegriffen und in Verbindung mit Maria besonders ausgeschmückt wurde. Wie viele andere Frühlingsblumen auch wurde das Veilchen eine Pflanze der Gottesmutter: *Marienstängel* oder *Jungfrauenblüte* weisen darauf hin. Die Eigenschaften der Demut und Bescheidenheit des im Verborgenen blühenden Veilchens glichen der Milde und Demut Mariens. In vielen Mariendarstellungen taucht das hübsche wie duldsame Blümchen auf, bis in die Renaissance hinein. Die Farbe des schützenden Marienmantels war veilchenblau. Maria selbst trägt die Gegensätzlichkeit des Veilchens in sich: einerseits demütig-unauffällige Magd des Herrn, andererseits herrlich-strahlende Himmelskönigin. Gegensätze schließen sich nicht aus, solange es eine verbindende Mitte gibt. In den Schwalben, Vögeln des Frühlings, wird eine weitere Verbindung zwischen Veilchen und Maria deutlich. Die Schwalbe ist der *Muttergottesvogel*, das Veilchen ist die *Schwalbenblume*.

Das kleine Blümchen steht auch mit der griechischen Vegetationsgöttin Persephone, der römischen Proserpina, in Verbindung. Sie pflückte gerade Veilchen und Narzissen, als der Unterweltsgott Hades sie kurzerhand entführte. Sie wurde zur Herrscherin der Unterwelt: Im Winter nimmt sie die Vegetation mit in ihr Reich, erweckt sie durch ihre Wiederkunft im Frühling aber auch wieder zu neuem Leben. Unter ihren Schritten blühen, der Mythologie nach, die Veilchen in großen Mengen auf. Die Göttin ist wie ihre Lieblingspflanze auch ein Sinnbild für Tod und Wiedergeburt, für Ersterben und Erblühen der Vegetation. Die Verbindung zum Frühling äußert sich auch im Namen *Tagundnachtblümchen* als Hinweis auf die Tagundnachtgleiche im Frühling.

Die mit der Natur und den Mythen verbundenen Menschen feierten das Erscheinen der Frühlingsgöttin in Form ihrer Lieblingspflanze jedes Jahr mit großer Freude. Das Veilchen war vielerorts ein Symbol für Glück. Unsere Vorfahren schmückten damit Stangen, die sie auf dem Dorfplatz aufrichteten und veranstalteten ein fröhliches Tanzfest. Aus dem Jahr 1200 kennen wir dazu folgende Geschichte aus Österreich: Es war damals üblich, das erste Veilchen zu suchen und den Fund unverzüglich der Herzogin zu melden. Nun war Ritter Neidhart der Glückliche, der als Erster das Pflänzchen fand. Er bedeckte es – als Markierung – mit seinem Hut und eilte von dannen, um den Fund der Herzogin von Österreich zu künden. Diese reiste mit ihrem gesamten Hofstaat an, um den ersten Frühlingsboten feierlich zu pflücken. Doch hatten zuvor einige Bauern den Ritter beobachtet. Sie nutzten die Gelegenheit für einen üblen Streich: Die Scherzbolde pflückten das Veilchen und setzten an dessen Stelle einen deftigen Kothaufen unter den Hut.

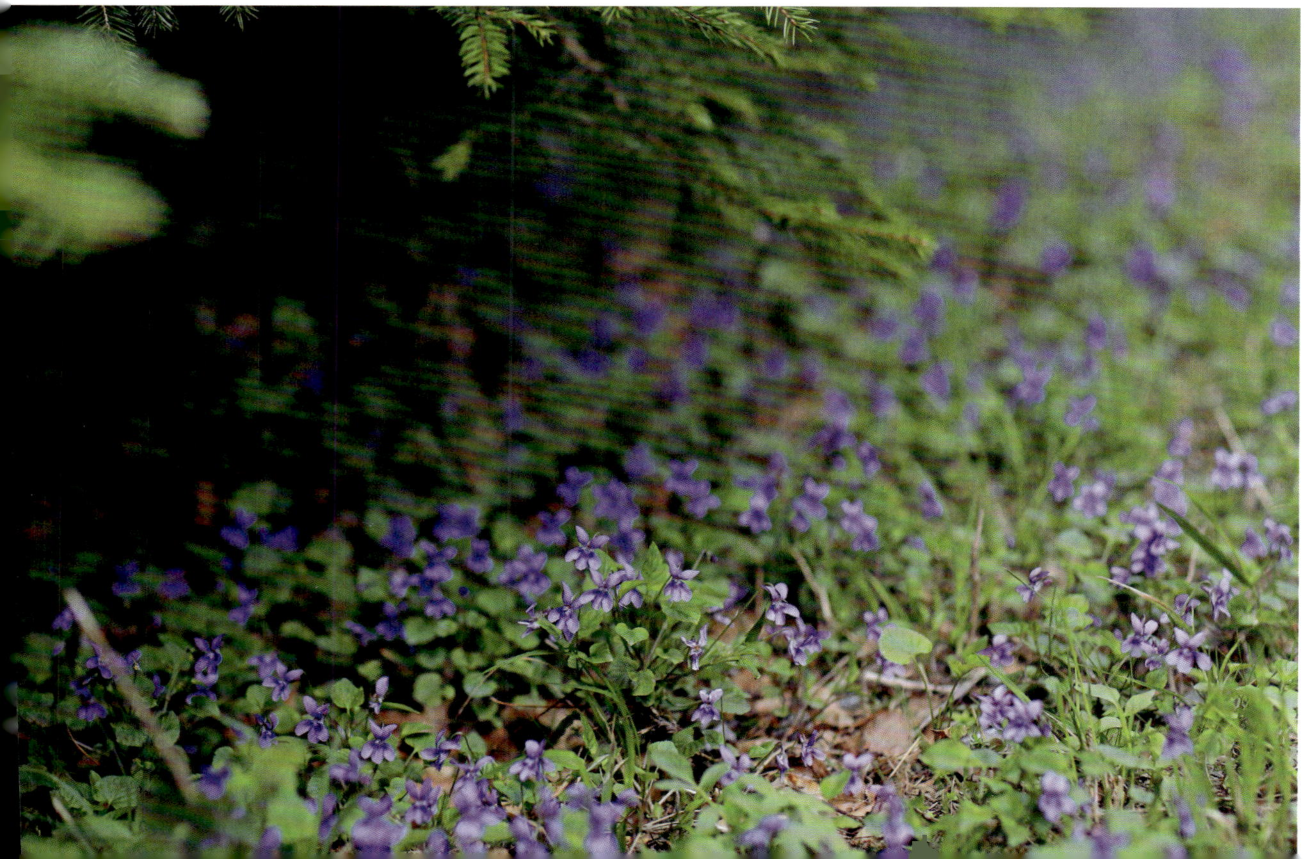

◄ Ein Blütenteppich für Persephone, der Göttin der Unterwelt: Hier war sie offenbar unterwegs …

Als der gesamte Hofstaat, begleitet von Pfeifern, Fiedlern und Flötenspielern, zur besagten Stelle kam, sprach Ritter Neidhart stolz und weihevoll zu der Herzogin: „Kniet euch hin und hebt den Hut auf und lasst uns den Glanz des Sommers sehen, denn das lieben wir alle!“ Es kam, wie es kommen musste ... Die Herzogin war natürlich über die vermeintliche Frechheit ihres Ritters empört. Als der beschämte Edelmann sein Veilchen später schließlich an einer Stange im Dorf entdeckte und die Bauern darum tanzen sah, rächte er sich erbarmungslos: Er ließ einem jeden von ihnen das linke Bein abhacken.

Das Veilchen war ganz offenbar also etwas sehr Wertvolles, mit dem nicht zu spaßen war. Teil des Frühlingsbrauchtums rund um das magische Pflänzlein war die Vorstellung, dass die ersten drei gefundenen Blüten besonders heilkräftig sind. Wer sie verschluckte, bekam das ganze Jahr über kein Fieber. In manchen Gegenden war es ein Schutz vor Erkrankungen der Augen, so genannten „bösen Augen“, sich dieselbigen damit zu bestreichen. Damit die Rituale auch wirklich wirkten, musste es unbedingt das echte Duft-Veilchen und nicht das Hundsveilchen sein. Die geruchslosen Veilchenarten wurden vom Volk allesamt – was wenig schmeichelhaft gemeint ist – Hundsveilchen genannt, vermutlich aufgrund unangenehmer Erfahrungen wie folgender überlieferter Szenarien: Wer an einem Hundsveilchen roch, bekam Sommersprossen, wer eines in den Mund nahm, verlor sogar seinen Geruchssinn.

Wie bei der Schlüsselblume, so gibt es auch beim Veilchen zahlreiche Sagen und Märchen von Schätzen. Einst fand ein Schäferjunge ein recht großes Veilchen. Sein Vater nahm ihm die Pflanze aber weg. Denn er hatte in der Nacht zuvor geträumt, dass er an einer Blume, die er erhalten würde, dreimal riechen solle. Geträumt, getan: Da erschien ein Zwerg und lud ihn ein, ihm zu folgen. Er führte ihn in eine geheime Höhle, wo zwölf weitere Zwerge saßen und tafelten. Der Schäfer feierte fröhlich mit und half den Zwergen noch bei einigen Reparaturen. Als er spät in der Nacht wieder zu sich nach Hause ging, fand er dort Geld, Schafe und Pferde. All das hatten ihm die Zwerge als Dank für sein Vertrauen und seine hilfsbereite Art geschenkt.

Für Feinsinnige eine Offenbarung

Im 18. und 19. Jahrhundert war das Veilchen ein Liebling der großen deutschen Dichter. Zu den bekanntesten zählen Ludwig Uhland, Theodor Storm, Eduard Mörike und natürlich Johann Wolfgang von Goethe. Kaum eines der romantischen Frühlingsgedichte kam ohne die symbolträchtige Pflanze aus. Goethe (1749 – 1832) schätzte sie ganz besonders, er war auf eine ganz innige Weise mit ihr verbunden. Stets trug er etwas Veilchensamen bei sich und streute sie bei seinen Spaziergängen in Weimar immer wieder verschwenderisch aus. So war der einzigartige Naturkenner vielleicht der erste Guerilla-Säer überhaupt.

Die hübsche Pflanze war die absolute Lieblingsblume von Josephine Beauharnais (1763 – 1814). Bei ihrer Hochzeit mit Napoleon Bonaparte am 9. März 1796 trug sie ein mit Veilchen besticktes Kleid und hielt einen Veilchenstrauß in der Hand. Alljährlich schickte ihr Napoleon am Hochzeitstag ein Veilchenbukett. Als er sich 1809 wegen Kinderlosigkeit von ihr scheiden ließ, blieb er jedoch der Lieblingsblume seiner ehemaligen Frau treu. Sie wurde Wappenblume Napoleons und politisches Kampfzeichen der Bonapartisten. In seiner Verbannungszeit auf Elba legte er sich den Decknamen *Corporal violette* zu – und verkündete, er käme eines Tages mit den Veilchen zurück nach Frankreich. Tatsächlich zog er im März 1815 erneut in Paris ein, wo ihn seine Anhänger mit Veilchen im Knopfloch stürmisch begrüßten. Die Nachfrage nach dem kleinen Blümchen mit der großen Kraft war damals so riesig, dass sie bei den Blumenhändlern ausverkauft waren. Selbst in seine endgültige Verbannung nach St. Helena soll der Diktator wieder Veilchen mitgenommen haben, und zwar von Josephines Grab. In ganz Frankreich waren sie beliebte Friedhofsblumen. Ist das ein Zufall? Gehören die geheimnisvollen violetten Blumen doch nach wie vor der Göttin der Unterwelt ...?

In dieser Zeit waren die Blüten auch in der Kosmetik sehr beliebt, vor allem für Duftwässer. Weil es für vornehme Leute unschicklich und verpönt war, sich zu waschen, übertünchten sie den Körpergeruch, indem sie sich verschwenderisch einsprühten: die Haut wie die Kleider. Das ätherische Öl der Blüten ist etwas Besonderes. Aufgrund seiner Empfindlichkeit kann es ausschließlich durch eine Extraktion mit Lösemitteln gewonnen werden: Aus einem Kilo Blüten fließen nur 0,003 Gramm absolutes Öl. Immerhin ist es auch möglich, aus den Blättern das Öl zu gewinnen. Der Duft gilt in der Aromatherapie als ausgleichend, harmonisierend, betörend und inspirierend.

Bereits Jahrhunderte zuvor kam das Veilchen auch heilerisch zum Einsatz. Bei den antiken Ärzten in Griechenland und Rom war es Grundlage für Mittel, um die Nebenwirkungen des Alkoholgenusses zu lindern. Bereits ein Kranz der Blumen auf dem Haupt verhinderte einen Kater – so die Quellen. Das gesamte Mittelalter hindurch war die Pflanze als wirksame Medizin bei Kopf- wie Ohrenschmerzen sehr gefragt, außerdem bei Schlaflosigkeit und als Mittel bei Husten: Sehr beliebt war ein süßer Sirup (Kasten Seite 168). Hildegard von Bingen verordnete einen Ölauszug von Veilchen bei „Verdunkelung der Augen", also Sehschwäche. Damit wurden die Augenlieder gesalbt. Auch Kopfschmerz und sogar den Körper zerfressende Geschwüre wurden damit gelindert. In Wein gekochte Veilchen empfahl sie bei Melancholie und Erkrankungen der Lunge.

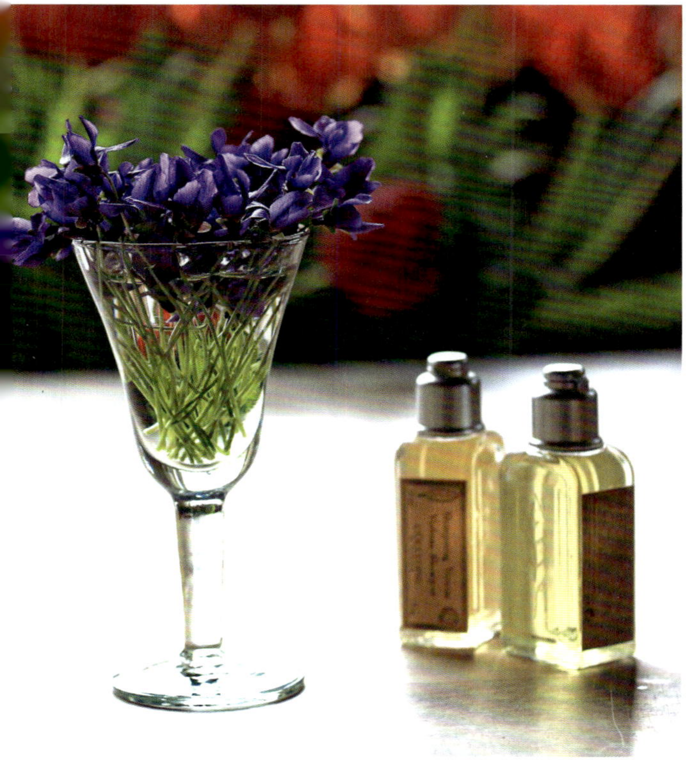

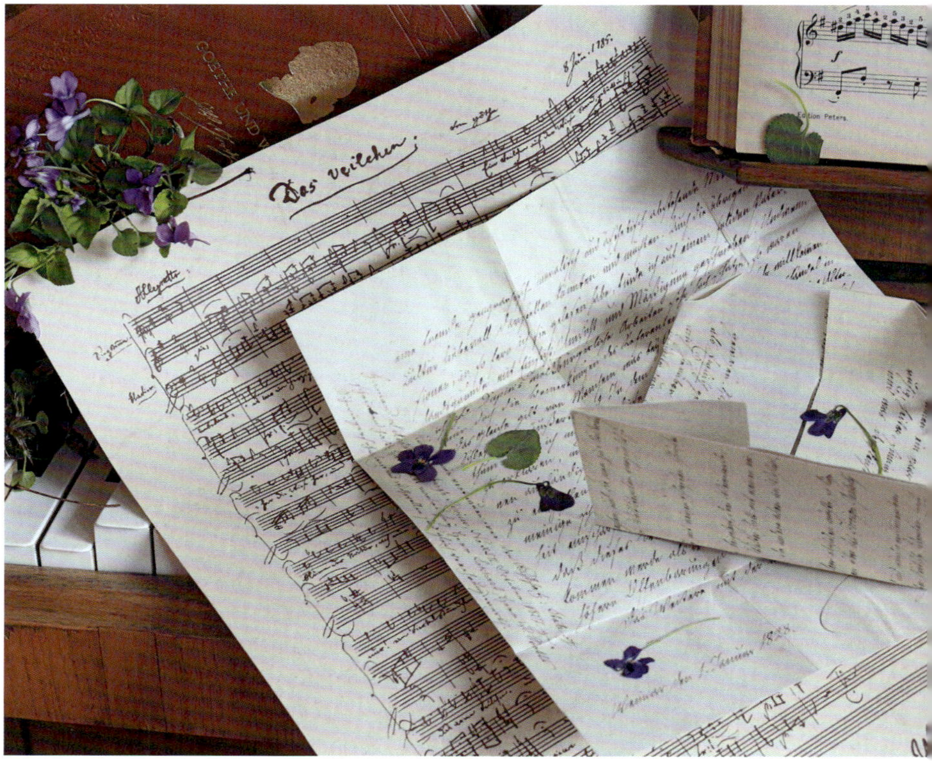

▼ *Feiner Duft, verspielte Musik und gefühlvolle Gedichte: Die Meisterpflanze verströmt die Kraft der Inspiration und führt in die Tiefe der Seele.*

Heilkunde: Nachholbedarf der Kommission E

Trotz all der Erfahrungen über viele Jahrhunderte hinweg, bekam das Veilchen bisher nicht den Segen der modernen Naturwissenschaft. Aufgrund fehlender Studien erhielt das bescheidene Pflänzchen keine Monographie der Kommission E. Das bedeutet erst einmal lediglich, dass die Wirksamkeit nicht wissenschaftlich belegt ist – aber nicht, dass die alte Erfahrungsmedizin falsch wäre. Denn die Pflanze enthält wertvolle Inhaltsstoffe, die die Naturwissenschaftler bei anderen Pflanzen als wirksam anerkennen: beispielsweise beim Stiefmütterchen und bei der Schlüsselblume.

In den Blüten findet man ätherisches Öl, Flavonoide, Anthocyane, Salizylsäuremethylester, Schleimstoffe, sehr wenig Saponine und das Alkaloid Violin. In den Blättern befinden sich Schleimstoffe, Triterpene, Salicylsäuremethylester, Phenolcarbonsäuren und Violin. Erst vor wenigen Jahren entdeckte man in den Blättern Cyclotide, die gegen Krebszellen wirksam sind. Das ist eine umso spannendere Entdeckung, als die Blätter bereits früher als Breiumschlag bei Geschwüren zum Einsatz kamen. Obwohl damals nichts von Cyclotiden bekannt war, taten die Heilkundigen intuitiv das

PHARMAKOLOGIE

Inhaltsstoffe: Saponine (Wurzel); Salicylglykoside (alle Pflanzenteile); ätherisches Öl (alle Pflanzenteile); Alkaloid Odoratin (Wurzel); Flavonoide (Blätter); Anthocyane (Blüte); Schleimstoffe (Blüte, Blätter); Alkaloid Violin (Blüte, Blätter); Cyclotide (Blätter)
Wirkungen: schleimlösend, entzündungshemmend, harntreibend, schmerzlindernd
Kommission E: keine Monographie

Gemeinsam mit Honig muss der Husten weichen.

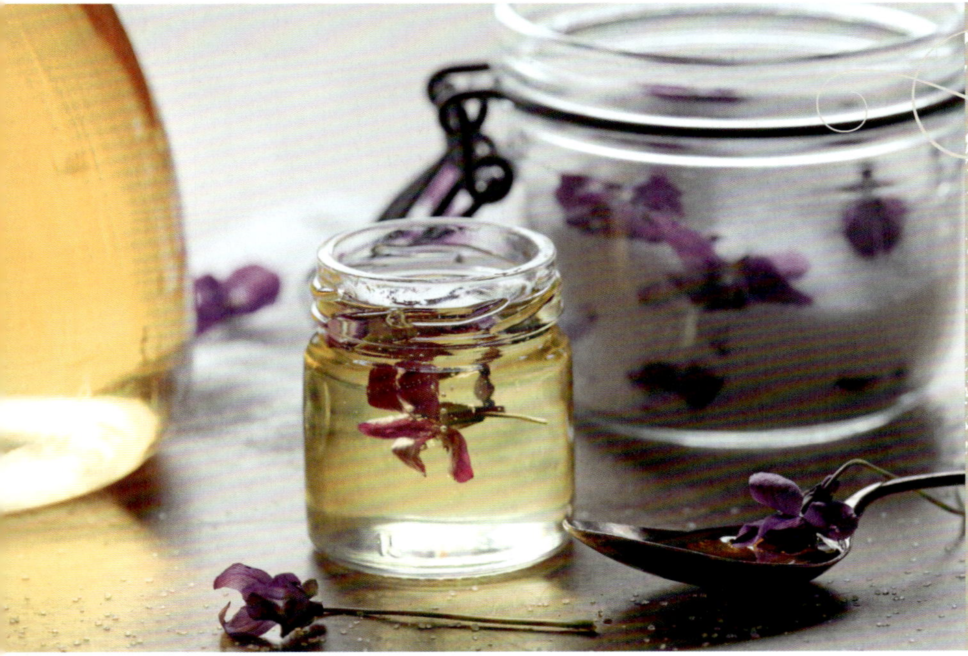

Bewährter Sirup für freie Atmung

Geben Sie 2 Kaffeetassen voll frischer Blüten in ein Glas und gießen Sie ½ l heißes Wasser darüber. Nach 2 Stunden Ziehzeit die Flüssigkeit absieben, nochmals erhitzen und mit 500 g Zucker oder Honig mischen. Die heiße Flüssigkeit nun über eine weitere Tasse frischer Veilchen gießen und 1 Stunde stehen lassen. Den blauen Sirup abfiltern und zum Abfüllen kurz erhitzen. In Flaschen füllen und fest verschließen. Wenn Sie lieber mit Gewichten arbeiten, dann benötigen Sie insgesamt etwa 150 g Blüten auf 1 l Wasser und 1 kg Süßmittel. Der Sirup wurde schon von Mattioli bei Brustleiden empfohlen. Er ist bei Kindern sehr beliebt. Dosierung: 3 x täglich 1 EL.

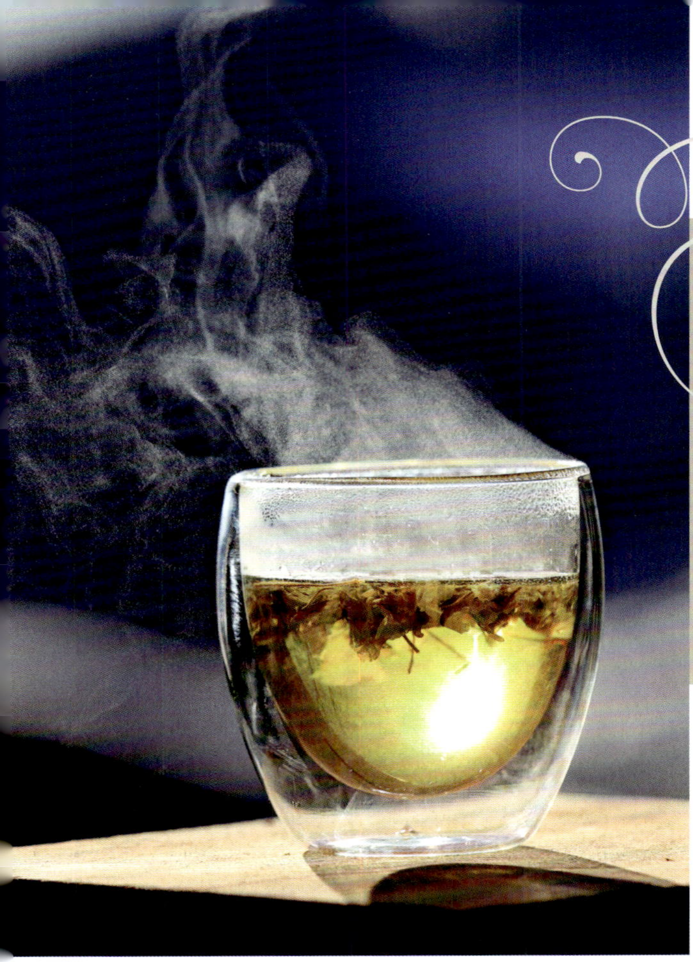

◄ *Eine Mischung mit dem nah verwandten Stiefmütterchen ergibt einen Heiltee – eine alte Hausrezeptur für Erkrankungen der Haut.*

Tee bei Erkrankungen der Haut

Mischen Sie je 10 g Blüten vom Veilchen, Stiefmütterchen, Gänseblümchen und Malven. Der Heiltee ist innerlich wie äußerlich eine Wohltat bei Erkrankungen der Haut, etwa bei Akne oder Ekzemen. Nehmen Sie 2 TL auf 250 ml Wasser und lassen Sie alles 10 Min. ziehen. Dann als Tee trinken oder damit die Haut abtupfen. Sie können die Mischung auch sehr gut als lindernden Hustentee einsetzen.

Richtige. Auch Kneipp (1821–1897) war auf dieser Spur: „Veilchenblätter zerquetscht und überbunden, kühlen und verteilen erhitzte Geschwülste, in Essig abgekocht dient solcher Absud, wenn man ihn zu Auflagen benützt, zur Heilung von Podagra (Fußgicht)."

Die Wurzel enthält sehr viele Saponine, Salicylglykoside, ätherisches Öl und das Alkaloid Odoratin. Vor allem die Saponine und das Odoratin sorgen dafür, dass hohe Dosierungen eine abführende und brechreizerregende Wirkung besitzen. Die Wurzel war früher ein Ersatz für die Brechwurzel Ipecacuanha. Die Dosierung dafür betrug 15 Gramm Wurzel auf einen Viertelliter Wasser. Um Husten zu lösen kamen aber nur vier Gramm auf eine Tasse Tee, also auch etwa ein Viertelliter Wasser. Das Wurzelgut wird als Kaltansatz bereitet und dann aufgekocht. Anschließend 15 Minuten ziehen lassen. Da Blüten und Blätter wesentlich verträglicher sind, sollten Sie für Ihre Hausapotheke besser die oberirdischen Pflanzenteile nehmen: für einen Aufguss zwei Teelöffel Blüten oder Kraut auf einen Viertelliter heißes Wasser. Das Ganze lassen Sie zehn Minuten ziehen.

Löst Husten, lindert Schmerzen

Das kleine Blümchen enthält ein ganzes Arsenal an Inhaltsstoffen. Bezogen auf die Inhaltsstoffe, werden die Anwendungen in der Volksheilkunde größtenteils bestätigt. Die Saponine und Schleimstoffe lösen Schleim, fördern den Auswurf und stillen den Hustenreiz: Das Veilchen wird seit jeher bei Husten, Bronchitis und als Gurgelmittel bei Halsentzündungen genommen. Die Salicylsäuremethylester wirken schmerzlindernd und krampflösend: Das entspricht dem traditionellen Einsatz bei Kopfschmerz und rheumatischen Beschwerden. Die Flavonoide wirken entzündungshemmend und harntreibend. Tee und Umschläge bei Hauterkrankungen sind seit langem bekannt. Das ätherische Öl schließlich wirkt antiseptisch und beruhigt die Nerven. Kein Wunder also, dass das kraft- wie lichtvolle Veilchen einst bei Schwermut und Schlaflosigkeit verordnet wurde.

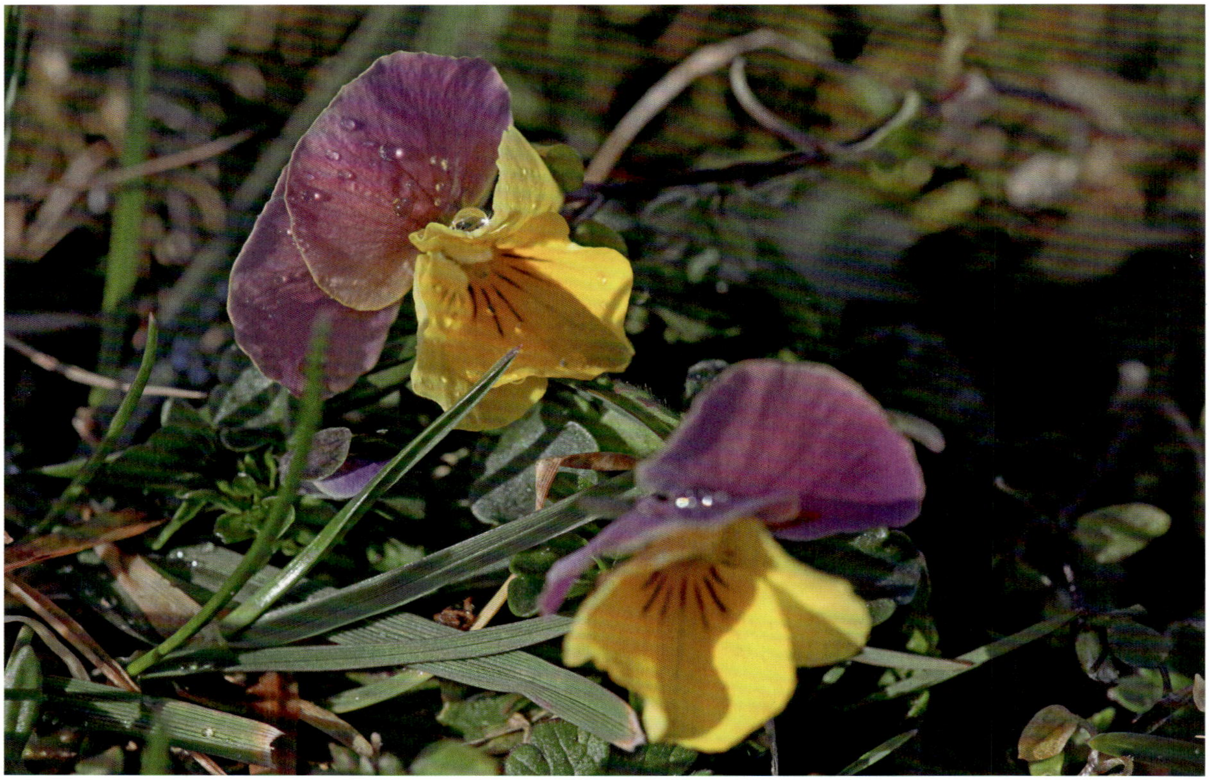

➤ *Das Wilde Stiefmütterchen duftete in alten, vorhistorischen Zeiten viel intensiver als seine „Schwester". So ist es in einer Legende überliefert.*

Eine sehr nahe Verwandte des Veilchens ist das Stiefmütterchen *(Viola tricolor)*. Es ist in der modernen Pflanzenheilkunde etwas bekannter. Wirkungsweise und Inhaltsstoffe der beiden Veilchengewächse sind sich sehr ähnlich. Es ist wissenschaftlich belegt, dass das Stiefmütterchen ein sehr gutes Mittel bei Erkrankungen der Haut ist, vor allem bei Milchschorf und Säuglingsekzemen. Darüber hinaus wirkt es harntreibend und schleimlösend.

In einer hübschen christlichen Legende kommen beide Pflänzchen vor: Vom Stiefmütterchen wird erzählt, dass es einst viel feiner und intensiver duftete als das März-Veilchen. Es wuchs damals hauptsächlich zwischen dem Getreide auf den Feldern. Da nun die Menschen auf der Suche nach ihm immer das ganze Korn zertrampelten, tat das dem Stiefmütterchen sehr leid. Es wandte sich an den Himmel und bat die heilige Dreifaltigkeit darum, ihm den Duft zu nehmen, damit das liebe Korn nicht mehr zertreten werde. Wegen seiner großen Demut wurde ihm schließlich die Bitte erfüllt – es hieß fortan *Dreifaltigkeitsblume*.

Ihre Intuition zählt …

Wenn Sie sich mit Ruhe und Muße auf das kleine bescheidene Blümchen einlassen, merken Sie schnell: Es weiß sich durchzusetzen. Was beispielsweise die Ausbreitung betrifft, ist es ziemlich zielstrebig. Mithilfe seiner Ausläufer verschafft es sich Platz und bildet kleine violette Inseln aus. Das Große erwächst aus dem Kleinen … Gerade in den Überlieferungen wird immer wieder angedeutet,

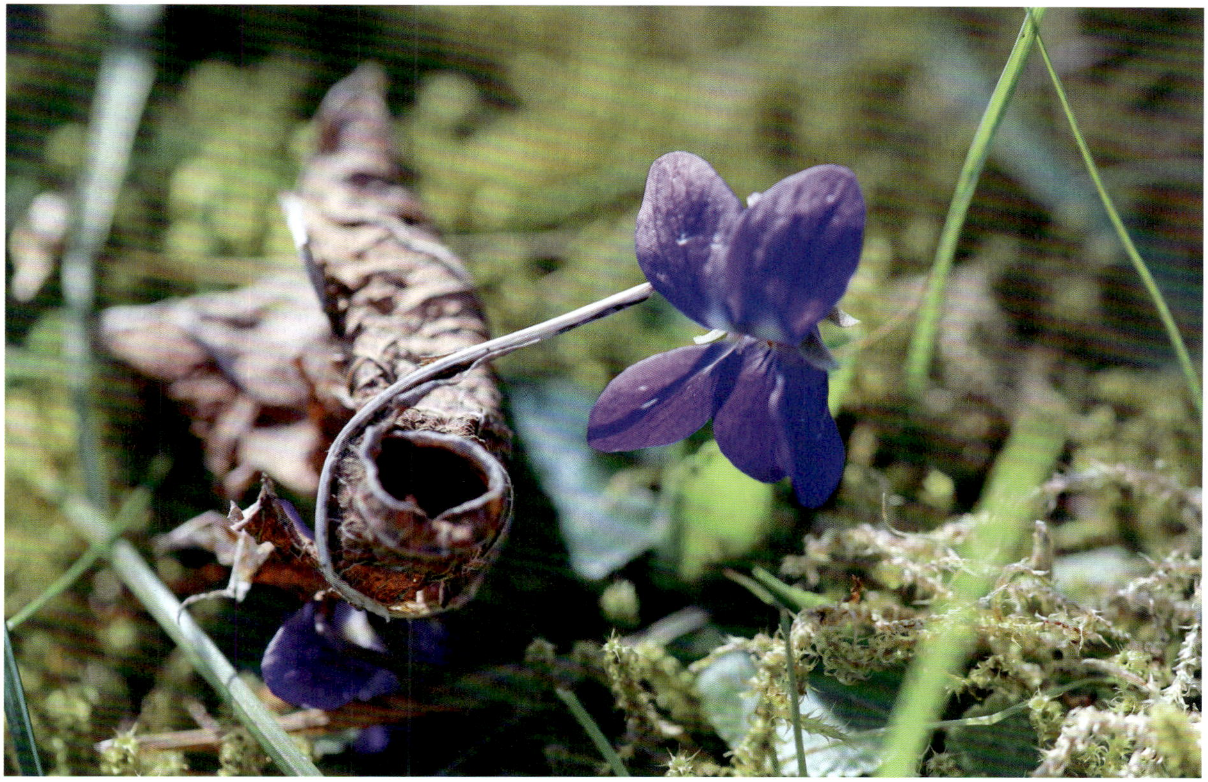

◄ *Ein Pflänzchen der Übergangszeit, das nicht zu unterschätzen ist. Es steht voll im Leben – und kennt auch Tod und Vergehen.*

dass es das kleine Blümchen faustdick hinter den Ohren hat! Es ist ein züchtiges, demütiges Marienpflänzchen, gleichzeitig auch ein verführerisches und betörendes Aphrodisiakum. Das sind zwei vermeintlich weit entfernte Pole. Doch der Duft der Blüte besitzt etwas Verbindendes, er gleicht aus und harmonisiert.

Das Veilchen verbindet die Gegensätze: kalten Winter und milden Frühling, Abschluss und Neuanfang, Altes und Neues, das frische Lebendige mit dem Absterbenden. Wer würde dem zarten Veilchen zutrauen, sich mutig mit der Unterwelt auseinanderzusetzen, mit jenem Ort, in dem die Seelen auf die Wiedergeburt warten – und die Vegetation auf den Neubeginn. Das Veilchen bewegt sich souverän im Übergangsbereich zwischen Leben und Tod. Es ist eine Pflanze der Grenzerfahrung.

Der Duft wie die Farbe der Blüten führen uns tief in die innere Versenkung. Violett steht für spirituelle Sehnsucht. Sie steht wie die gesamte Pflanze auch für die Harmonie der Gegensätze: Das Violett ist die Sakralfarbe der Bischöfe und gleichzeitig die Kampffarbe des Feminismus. Offenbar überwindet die sanfte Kraft des Veilchens Barrieren, bricht sogar Blockaden auf und baut Ängste und Stress ab. Gerade Menschen, die schüchtern, bescheiden, zurückgezogen leben, spricht es an. Es ist in der Lage, sie aus dem Grübeln und unterdrückten Gefühlen herauszulocken, mehr aus sich herauszugehen. Es lohnt sich, eine Blütenessenz selbst herzustellen und damit Erfahrungen zu sammeln. Das Spannende dabei ist wie immer: Wer sich intuitiv zum Veilchen hingezogen fühlt, hat damit eine persönliche Kraftpflanze entdeckt.

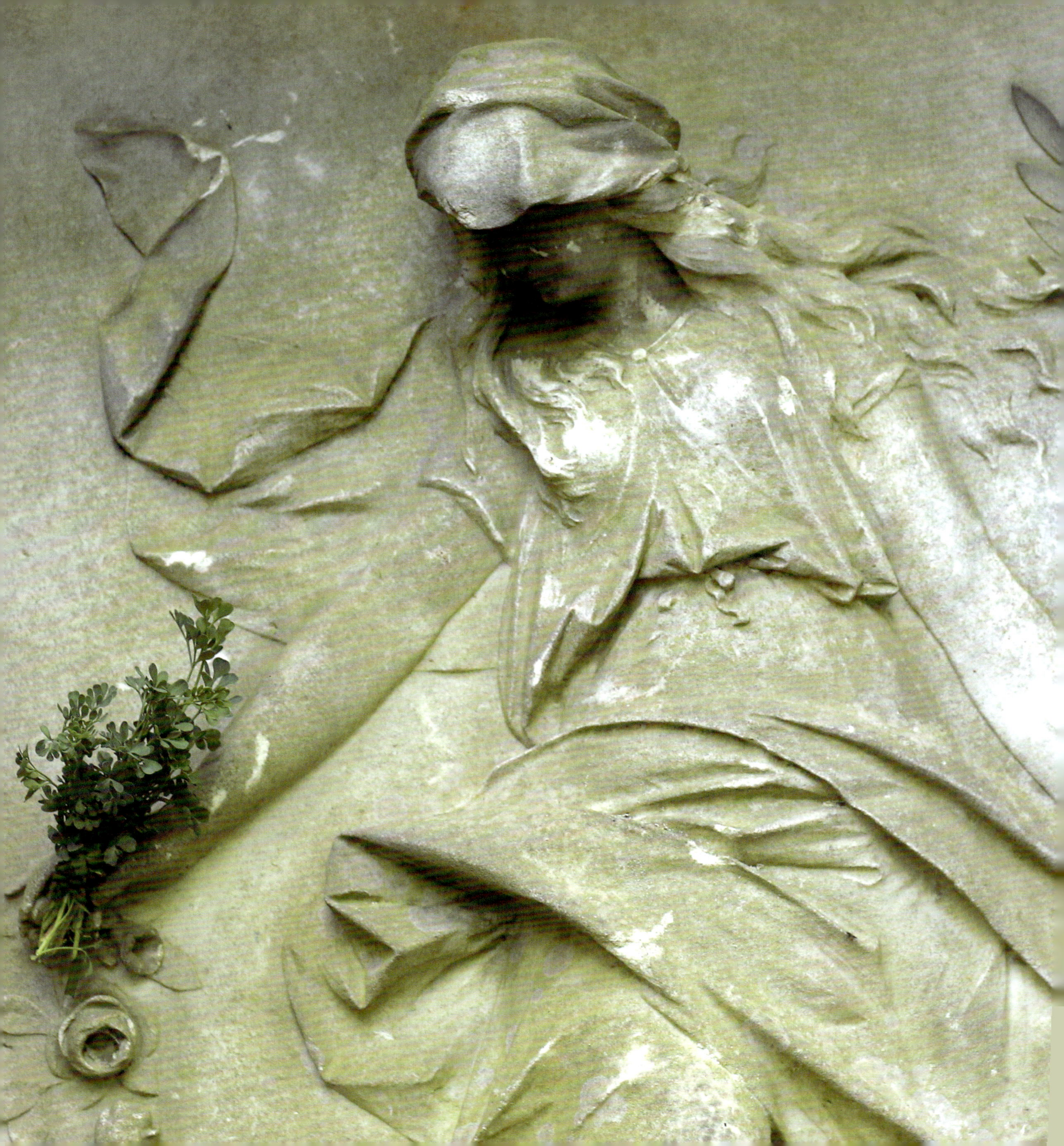

WEINRAUTE

Ruta graveolens

Wehrhaft und kraftvoll

Der Weinraute begegne ich immer mit viel Achtung. Vor vielen Jahren, beim Anlegen einer Kräutermauer, bekam ich ihre Kraft mit aller Wucht zu spüren. Es war ein heißer sonniger Tag und die Arbeit war schweißtreibend. Auf der Mauer fanden zwei kräftige Rautenbüsche ihr neues Zuhause. Später, nach getaner Arbeit, fielen mir beim Duschen an beiden Unterarmen rote Flecken und Striemen auf, die unangenehm spannten. Nach einiger Zeit bildeten sich daraus schmerzhafte, juckende, mit Sekret gefüllte Blasen, die nur sehr langsam abheilten. Diese ausgeprägte phototoxische Reaktion hatte ich, wie ich später erfuhr, der Raute zu verdanken.

Bei direktem Kontakt mit der Haut und gleichzeitiger Sonneneinstrahlung kann es bei empfindlichen Menschen zu einer Photosensibilisierung mit schweren Entzündungen kommen. Verantwortlich dafür sind die Furanocumarine, die an der Blattoberfläche lagern. Bereits im 1. Jahrhundert erwähnte Dioskurides, dass die wilde Raute so scharf sei, dass sie auf der Haut der Sammler Blasen und Entzündungen verursache. Der kluge Naturbeobachter empfahl deshalb, Gesicht wie Hände zu schützen. Leider kannte ich diese antike Schriftquelle damals nicht.

Eine weitere Erfahrung, die ich der Raute verdanke, ist, dass der Geschmack nicht immer das Versprechen des Duftes erfüllt. Der lateinische Artname *graveolens* bedeutet *stark duftend* oder *schwer riechend*. Die Bezeichnung kommt nicht von ungefähr, denn der starke herb-süßliche Duft ist mit keinem anderen Kraut zu vergleichen. Ganz anders aber der Geschmack – er ist ganz bitter.

Botanik: genau hingeschaut

Die Weinraute *(Ruta graveolens)* gehört zur Familie der Rautengewächse, wozu auch die Zitronen zählen. Die Gattung *Ruta* enthält lediglich sechs Arten. Der 50–70 cm hohe immergrüne Halbstrauch ist bei uns nicht heimisch, verwildert aber ab und zu in Weinbaugebieten. Die verzweigten, rundlichen Stängel verholzen im unteren Teil. Die derben kahlen Blätter sind 2-fach gefiedert. Die eiförmigen Teilblättchen haben eine blaugrüne Farbe, die von einer Wachsschicht herrührt. Sie duften streng aromatisch und haben einen beißend bitteren Geschmack. Hält man sie gegen das Licht, kann man die durchscheinenden Öldrüsen erkennen, in denen das ätherische Öl lagert.

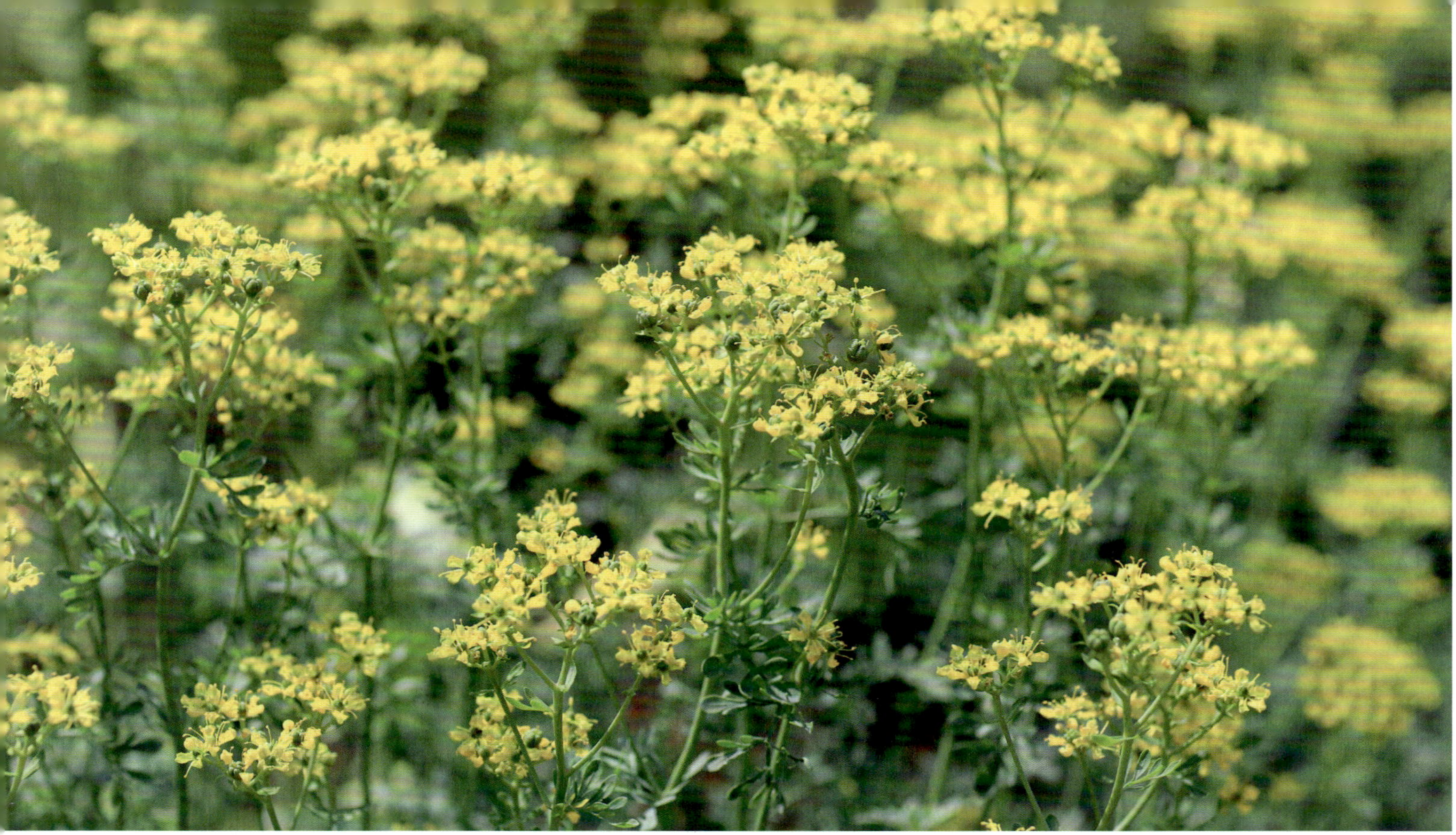

▲ *Im Sommer entfalten sich die gelbgrünen Blüten. Ihr Duft ist „eigenwillig".*

Die Raute blüht von Juli bis August. Die kleinen gelbgrünen Blüten sitzen in Trugdolden. Sie haben keinen Kelch. Eine botanische Besonderheit ist die Tatsache, dass die zuerst aufblühende mittlere Endblüte der Trugdolde 5-zählig ist und zehn Staubfäden aufweist. Alle anderen Blüten besitzen nur vier Kronblätter und acht Staubfäden. Wegen der Kreuzform der Blüte heißt die Raute auch *Kreuzraute*. Die Kronblätter der Blüte sind löffelartig vertieft und drüsig punktiert. Der eigenwillige Blütengeruch lockt vor allem Fliegen an, woher der Name *Ekelblume* rührt. Ab und zu findet man bei der Pflanze die Raupe des Schwalbenschwanzes.

Die Kapselfrüchte sind kugelartig und 4-lappig, wobei die Endblüte wiederum 5-lappige Kapseln bildet. In den Kapseln befinden sich kantige Früchte. Unsere Vorfahren fertigten aus drei 5-lappigen Kapseln Schutzamulette gegen Blitze. Sie pflückten die Kapseln an Johanni und transportierten das wertvolle Erntegut in einem weißen Tüchlein.

Sehr gut geeignet für den mediterranen Garten

Die Raute ist mehrjährig und winterhart. Am besten gedeiht der wärmebedürftige Südländer an sonnigen Plätzen mit durchlässigem, kalkhaltigem und magerem Boden. Trockenheit zieht er einem feuchten Standort vor. Mischen Sie dafür bei lehmiger Erde einfach etwas Sand und Steine unter. Die Pflanze ist für Steingärten sehr dekorativ. Die Sorte 'Jackmans Blue' hat blaugraue Blätter und einen kompakteren Wuchs.

Sie können die Raute ab Mitte März unter Glas aussäen. Die Raute ist weder ein typischer Licht- noch Dunkelkeimer. Das beste Keimergebnis erzielen Sie, wenn Sie den Samen ganz leicht mit Erde bedecken. Dann gut feucht halten, bis die ersten Keimblätter erscheinen. Im Sommer können Sie die Pflanze durch Stecklinge vermehren. Sie setzen sie im Abstand von 30 cm aus. Im Winter häufeln

Sie am Stock etwas Erde an und schützen ihn mit Stroh. Im Frühjahr schneiden Sie sie etwas in Form. Passen Sie dabei auf, nicht das alte Holz zu verletzen. Den Sommer über befällt gelegentlich Mehltau die Pflanze. Dann sind Spritzungen mit Zwiebel- oder Knoblauchtee sinnvoll.

Erntetipps

In der Blühzeit befinden sich in der Pflanze die meisten Aromen und Wirkstoffe. Sie können Blätter wie Blüten verwenden. Beim Ernten sollten Sie vorsichtig sein und vor allem nicht bei starker Sonne mit den Blättern in Berührung kommen. Um eine Reizung der Haut zu vermeiden, ist es sinnvoll, Handschuhe zu tragen. Das Kraut trocknen Sie möglichst schnell im Schatten, damit die Blätter ihren Duft behalten.

Als Küchenwürze zu empfehlen

Bei den alten Römern war die *Edelraute* ein beliebtes und edles Würzmittel, für Käse, Fleisch und Wein. Heute jedoch ist sie als Küchengewürz fast vollkommen in Vergessenheit geraten. Sie hat ein ungewöhnliches, eigenwilliges Aroma, kann auch sehr streng bitter schmecken. In geringer Menge vorsichtig eingesetzt jedoch, bereichert sie durch ihre besondere Note Fleischgerichte, Fisch, Eierspeisen, Kräuterbutter, Kräutersoßen und Salat. Lassen Sie die Blättchen immer nur kurz mitgaren, damit nicht zu viele bittere Stoffe in die Speise gelangen.

Sehr gut eignen sich die frischen Zweige zum Aromatisieren von Essig, Likören und Spirituosen. Bekannt geworden ist die Raute als Aromageber von Grappa con ruta, einem italienischen Schnaps aus Traubentrester. Die Äthiopier nutzen die scharf schmeckenden Früchte als Gewürz noch heute. Die der Pflanze innewohnende Giftigkeit ist für die Küche kein Thema: Die wenigen frischen Blätter für eine Speise zeitigen keine Nebenwirkung.

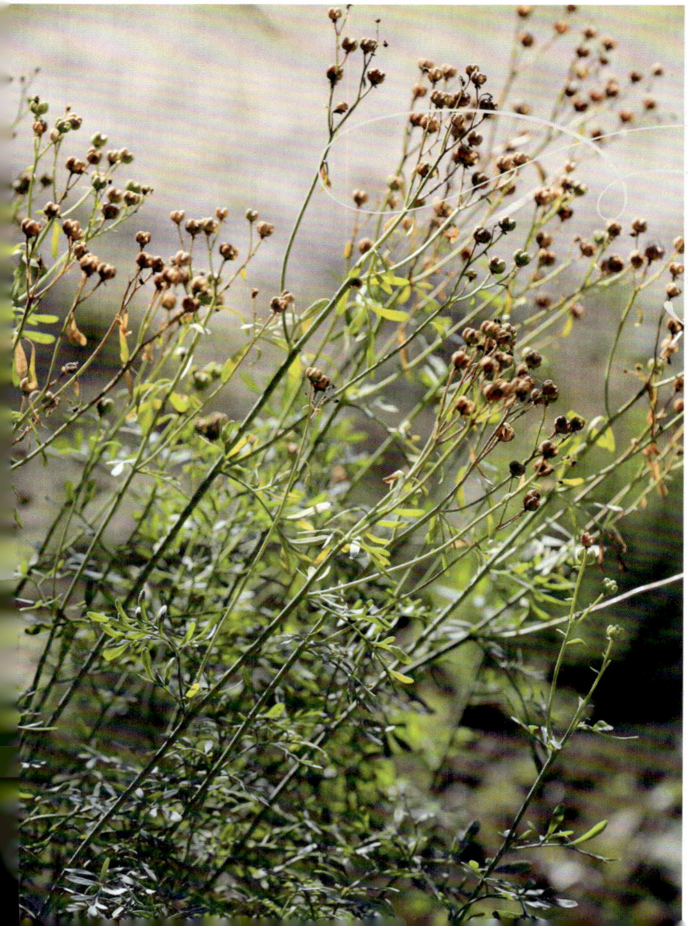

◄ In Schönheit sterben: Auch abgeblüht wertet die Staude jeden mediterranen Garten auf.

Altrömisches Gericht: Moretum

Für das Gericht benötigte man traditionell einen Steinmörser. Die Reibschüssel mit rauer Innenfläche nannte sich *Mortarium*, daher der Name *Moretum*. Sie benötigen 150 g geriebenen Schafskäse (Pecorino), 50 g Fetakäse, 20 ml Olivenöl, 20 ml Balsamico-Essig, 3 zerdrückte Knoblauchzehen, feingehackte Blätter von 1 Zweig Weinraute, 2 Zweige Koriandergrün, 1 Zweig Thymian, 1 Zweig Bohnenkraut, etwas Selleriekraut und je 1 Prise Salz und Pfeffer. Falls Sie Koriander nicht mögen, können Sie ihn durch Petersilie ersetzen.

Zerdrücken Sie Käse und Knoblauch im Mörser zu einer Paste und mischen Sie die restlichen Zutaten darunter. Wenn Sie es einfacher haben wollen, geben Sie alles in einen Mixer. Die Käsecreme dann zu Kugeln formen und mit Fladenbrot servieren. Falls Ihnen die Paste zu weich ist, können Sie geröstete und anschließend gemahlene Mandeln hinzufügen – oder die fertigen Kugeln in der Mandelmasse rollen.

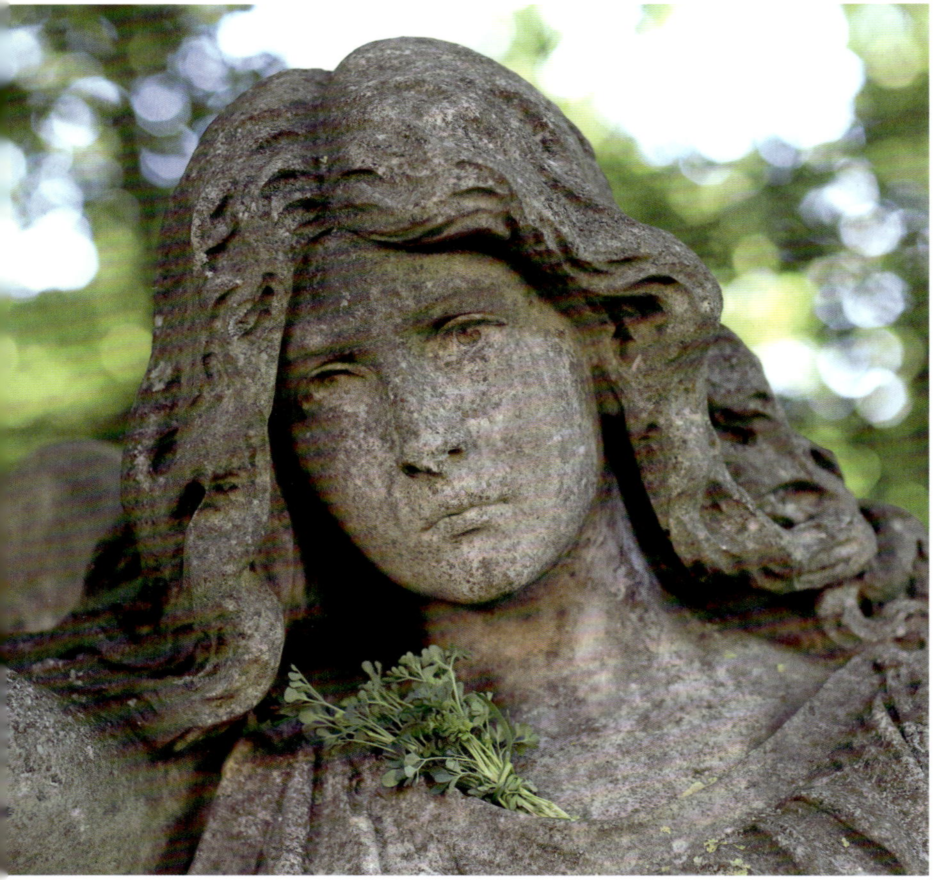

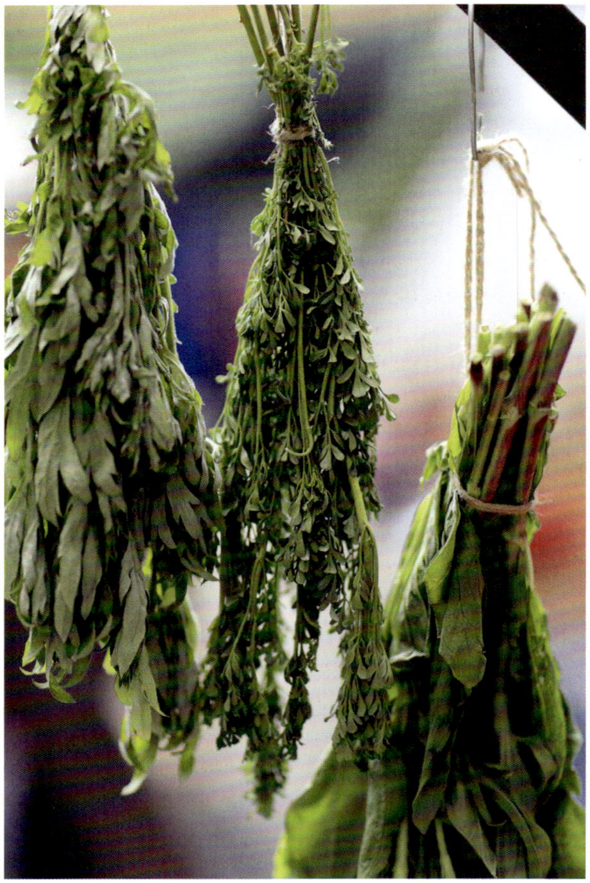

▲ *Das früher ganz bedeutende Schutzkraut begleitete die Seelen auf ihrem Weg in die Anderswelt. Als Sträußchen aufgehängt, hielt es Hexen fern.*

Brauchtum: Freund der Steinmetze, Maler – und Tyrannen

Die Weinraute oder einfach nur Raute war eine der beliebtesten Heilpflanzen des Altertums. Sie gehört zur Flora des Mittelmeerraumes und spielte bei den damaligen Hochkulturen eine wichtige Rolle. In den Büchern der damaligen Zeit gibt es einige Hinweise für den Anbau der bereits frühzeitig kultivierten *Gartenraute:* Eine gestohlene Raute würde im eigenen Garten besonders gut gedeihen, liest man da. Oder: Die Raute wachse besser, wenn der Bauer sie fluchend und schimpfend aussät. Von den Griechen Theophrast und Hippokrates, vom berühmten Arzt Dioskurides und auch vom römischen Autor Plinius gibt es ausführliche Beschreibungen, auch in einigen landwirtschaftlichen Büchern aus der römischen Zeit.

Nach Dioskurides gibt es nur wenige Krankheiten, bei denen die Raute nicht hilft. Sie galt als Mittel gegen alle tödlichen Gifte und war ein bekanntes Kraut für Abtreibung und bei Augenleiden. Einen besonderen Stellenwert hatte sie für die Sehkraft. Die Steinschneider und Maler bedienten sich der Heilpflanze, um ihre Augen zu schärfen. Auch die beiden Ausnahmekünstler Leonardo da Vinci und Michelangelo sollen – sehr viel später – darauf zurückgegriffen haben. Die Geschichte kursierte, dass sie die Wildziegen fräßen, um besser zu sehen. In der Volksheilkunde hat sich die *Augenraute* bis in die Neuzeit hinein gehalten. In einem alten Spruch heißt es: „Der Rauten Tugend ist, die Augen heiter machen / durch Hilf der Rauten sieht der Mensch die schärfsten Sachen."

Zahlreiche Geschichten und Empfehlungen setzen sich mit der Gift abwehrenden Kraft auseinander: Plinius berichtet, dass sich das Wiesel, bevor es mit einer Schlange kämpft, mit der Raute gegen einen Giftbiss stärke. Es gab auch die Empfehlung, mit der Rautenkraft Hühner und Tauben vor Katzen, Mardern und Füchsen zu schützen – indem man die Pflanze entweder im Stall aufhängte oder an die Flügel der Tiere band.

Es gab kaum ein Gift, gegen das die Weinraute nicht wirkte: Eisenhut, giftige Pilze, Schlangengifte, Skorpionstiche, Spinnenbisse, Bienen-, Hornissen- und Wespenstiche sowie sogar tollwütige Hunde – jedes Gift war schwächer als das magische Kraut. Diese Wirkung klingt auch in vielen mittelalterlichen Lehrsprüchen immer wieder an. „Merkt und rühmt die edle Raute / Neiget euch vor ihrem Kraute / Das für soviel Landesgiften / kann so heilsam Arznei stiften." So dichtete Friedrich von Logau (1605–1655). Ein weiteres Sprichwort erklärt den Namen *Weinraute:* „Salbei und Rauten vermengt mit Wein / Lassen dir den Trunk nicht schädlich sein." Das Kraut war also vorbeugend gegen Kater wirksam. Auch hierbei geht es um die Wirkung als Gegengift. In Gärten wurde sie nicht nur wegen ihrer starken Heilwirkung gepflanzt, sondern auch, um durch ihren Geruch „schädlich giftig Ungeziefer" fernzuhalten. Aus diesem Grund pflanzten sie die Alten stets neben den Salbei, wurde dieser doch von den Kröten heiß und innig geliebt, wobei er durch den amphibischen Besuch selbst giftig werden konnte (Seite 112).

Im berühmten Gegengift des Herrschers Mithridates von Pontos (132–62 vor Christus) war die Raute natürlich auch enthalten. Der Tyrann, der selbst gerne Konkurrenten mittels Gift aus dem Weg räumte, hatte – berechtigterweise – selbst Angst davor, vergiftet zu werden. Er ließ sich also von seinen Ärzten ein Gegengift brauen, das später den Namen *Mithridat* erhielt. Er nahm das Gebräu auch brav und regelmäßig ein, was ihm aber zum Verhängnis wurde. Denn als er von den Römern besiegt wurde und der schmählichen Gefangenschaft mithilfe von Gift zu entgehen trachtete, wirkte dieses beim mittlerweile immun gewordenen Herrscher nicht mehr. Doch Mithridates war kreativ: Er ließ sich stattdessen von einem seiner Diener erdolchen.

Beistand in schwierigen Phasen

Was stärker war als Gifte, musste auch gegen das Böse wirksam sein: Die Kraftpflanze hielt Hexen und sogar den Teufel fern. Besonders in den sensiblen Lebenszeiten wie Schwangerschaft, Geburt, Hochzeit und Beerdigung, hatten unsere eng mit den Elementarkräften verbundenen Vorfahren das Bedürfnis nach Schutz. Schwangere nahmen die Spitzen von neun Rautenblättern zu sich: drei nach den ersten drei Monaten der Schwangerschaft, drei nach wiederum drei Monaten und schließlich drei nach nochmals drei Monaten. Die Zahlenmagie ist hier nicht zu übersehen. Krankheiten, gerade die dramatisch wirkenden wie Krämpfe oder Epilepsie, wurden damals als eine Art Besetzung durch böse Geister angesehen. Auch Kinder waren natürlich besonders gefährdet. Das Kraut der Weinraute in der Wiege oder im Kopfkissen schützte sie vor dem Nachtvolk, dem Mahr und dem Alb, die für die schrecklichen Albträume verantwortlich gemacht wurden. Als Talisman in kleine Beutel genäht und auf der Brust getragen, half sie gegen Hexen.

Hochzeitler legten sich die Raute in die Hochzeitsschuhe oder ins Brautbett, damit der Braut „nichts Unrechtes an den Leib könne". Die Mutter Gottes half dabei, denn sie segnete die Pflanze „alle hundert Stund", wie es heißt. Die Weinraute war, wie der Rosmarin, eine wichtige Pflanze des Brautkranzes und Brautstraußes.

Für Verstorbene war sie ein Schutzkraut, damit die entschwindende Seele auf ihrer Wanderschaft unversehrt bleibt: Die Hinterbliebenen legten das *Totenkräutel* als Kranz in den Sarg und auf das Grab – oder das Kraut direkt auf die Brust des Toten, damit es sich beim Jüngsten Gericht in lauter Goldblumen verwandelte. Mattioli schrieb um 1600: „Wenn man die toten Leichnam mit Rauten einwickelt, so bleiben sie lange unverwesen." Wermut und Rosmarin, zwei weitere klassische Totenpflanzen, waren oftmals mit dabei.

Keine Angst vor Beelzebub

Die Kraftpflanze vertrieb sogar den Teufel höchstpersönlich. In einem Hexenprozess im Elsass aus dem Jahr 1589 wurde über die Angeklagte protokolliert: „Als sie vermerkt, dass der Teufel, ihr Buhle, nicht mehr nachlassen, sondern mit ihr viel und großen Schaden tun wolle, hat sie Rauten, geweihtes Salz ihr genommen, ihren Buhlen damit vertrieben, dass derselbige nicht mehr zu ihr kommen konnte." In vielen Sagen wird der Teufel durch die Raute auf Abstand gehalten. In einer badischen Legende heißt es: Der Teufel erwischte einst eine Frau, die den heiligen Sonntag durch Jäten im Garten entweihte. Zu ihrem Glück wuchs im Garten die Raute. So konnte Beelzebub nur missmutig ausrufen: „I wollt es wär nit selli Rute, i wollt dir au krute!" (Ich wollt, es wäre nicht diese Raute, dann wollte ich dich auch jäten!). Jäten ist hier nicht als Hilfsangebot, sondern als eine eindeutige Todesdrohung gemeint.

Häufig wurde der lüsterne Teufel, der es vor allem auf junge hübsche Frauen abgesehen hatte, mit der magischen Pflanze am Einsteigen in das Schlafgemach gehindert. In diesen Fällen rief er erbost: „Edelraut, edles Kraut, Weinkraut, du hast mich bracht um mei Braut!" Eine Beschwörung verstärkte die Schutzkraft: In einer Klosterhandschrift wird empfohlen, die Raute mit Benediktenkraut, Kerzen und Salz zusammenzubinden und dreimal zu weihen. Das Päckchen unter der Tür-

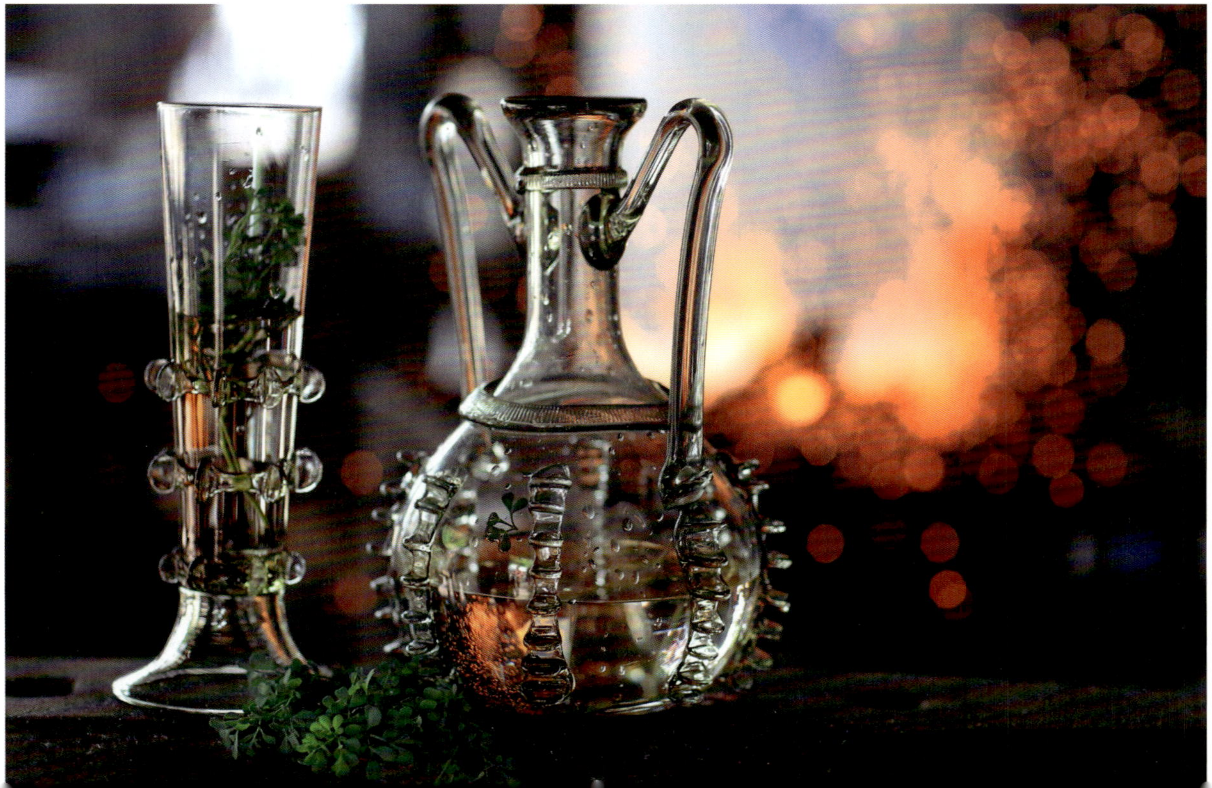

➤ *Als alte Rezeptur gegen Katerstimmung gilt ein Auszug in Wein. Heute ist das nicht mehr zu empfehlen!*

schwelle vergraben, verwehrte dem Bösen den Eintritt. Beim Pflücken der beiden Schutzkräuter war folgende Beschwörung angeraten: „Ich brich euch edle Kräuter schon / durch des himmlischen Vaters Kron / und durch den heiligen Geist / dass du behälst deine Kraft und Tugend mit ganzem Fleiß / dass du mir seiest in Sicherheit / vor dem Teufel und allen Zauberleut."

Aus der Schweiz ist ein anderer Türschwellenbrauch überliefert: Die Raute wurde gemeinsam mit Hutzelbrot, Salz und Eichenkohlen in ein Tüchlein gepackt und in ein Loch in der Türschwelle gesteckt, das abschließend mit einem hölzernen Rechenzahn gut verpfropft wurde. Diese Fütterung versöhnte die Geister, die als Gewürm im Schwellenholz hausten. Das waren ursprünglich keine bösen Geister, ganz im Gegenteil: Die hier „begrabenen" Ahnengeister sorgten am Eingang der Schwelle für Schutz – zum Dank opferten ihnen die Hausbewohner.

Im Orient war die Raute eines der wichtigsten Mittel gegen den bösen Blick. Älteste Überlieferungen über ihn finden sich bereits auf 5000 Jahre alten sumerischen Keilschrifttafeln. Der Glaube, dass Zauberer und Magier alleine durch Blickkontakt Schaden zufügen können, durchwebte die gesamte magische Zeit der Kulturentwicklung – und tut das in vielen Regionen der Erde bis heute. Da die Rautenblätter häufig fünf Blattfiedern besitzen, waren sie ein naturgegebenes Sinnbild für eine abwehrende Hand. Die Hand mit den fünf gespreizten Fingern ist eine uralte Abwehrhaltung gegen den bösen Blick.

Bringt Keuschheit – und erzwingt Liebe

Die in Mitteleuropa nicht heimische Raute war zwar bereits im Gepäck der römischen Besetzer Germaniens. Nachhaltig eingeführt wurde sie aber erst mit den Benediktinermönchen. Sie pflanzten sie in ihre Klosteranlagen. Es dauerte nicht lange und der hilfreiche Südländer war auch fester Bestandteil der Bauerngärten. Aus dem lateinischen

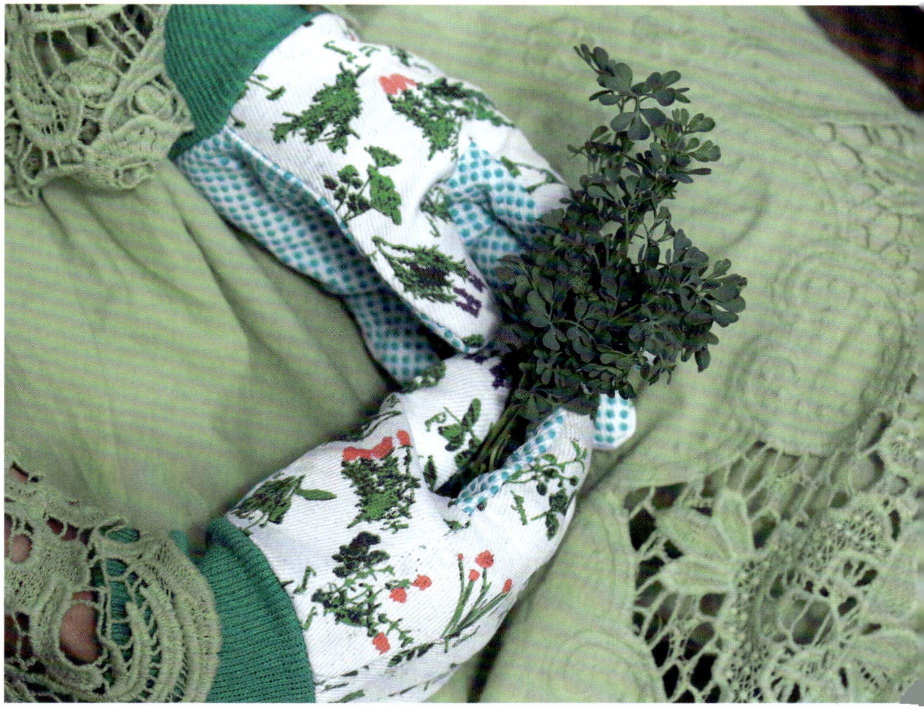

▲ *Das Frauenkraut hat es in sich. Zu viel davon wirkt schädlich und sogar abortiv.*

Ruta wurde das deutsche *Raute*. Überhaupt kann man jene Pflanzen, die sich im Reisegepäck der Mönche befanden, oftmals gut an ihrem Namen erkennen: Der lateinische Name wurde schlichtweg eingedeutscht. Aus *salvia* wurde der Salbei, aus *thymus* der Thymian, aus *melissa* die Melisse.

Die Raute fehlt in keinem der Klosterbücher des frühen Mittelalters: Wir finden sie im *Capitulare de villis* Karls des Großen (748–814), im *Hortulus* des Abtes Walahfrid Strabo (809–849), im Klosterplan von St. Gallen (820) und im berühmten *Lorscher Arzneibuch* (795). Auch Hildegard von Bingen (1098–1179) nimmt sich ihrer an. Sie empfahl sie bei triefenden Augen und gegen Melancholie: „Denn die Wärme der Raute vermindert die unrechte Wärme der Melancholie und mäßigt die unrechte Kälte der Melancholie. Und so wird es dem Menschen, der melancholisch ist, besser gehen, wenn er sie nach anderen Speisen isst."

Eine Wirkung der pflanzlichen Kost wurde vor allem von der kirchlichen Geistlichkeit geschätzt. Die anaphrodisische Pflanze war „gegen die wollüstigen Träume und den Samenfluss wirksam“ und schränkte offenbar auch die Zeugungsfähigkeit ein. Der berühmte Dominikaner Albertus Magnus (1193–1280) schrieb: „Sie trocknet das Sperma aus und beseitigt es und vertreibt das Verlangen nach Begattung.“ Der Botaniker Hieronymus Bock empfahl 1551 in seinem Kräuterbuch: „Das sollten alle Kloster- und Ordensleut, welche keusch sein wollen und Reinlichkeit zu halten vermesslich geloben, stets in ihrer Speis und Trank gebrauchen.“

Darüber hinaus kam sie für Zaubereien zur Erzwingung von Liebe zum Einsatz. Aus dem 16. Jahrhundert heißt es: „Man gehe vor Sonnenaufgang zu einer Raute, beharne sie im Namen der Geliebten, bestreue sie mit Salz, trage sie nach Haus, werfe sie in heiße Asche und spreche dabei: El, El, Omel! Die ihr die Meister der Liebe seid, ich beschwöre euch, wie diese Raute in Asche verbrennt, dass ihr so den Sinn der *(Name der Angebeteten)* in Liebe zu mir entbrennen lasst, dass sie keine Ruhe hat, bis sie mir zu Willen ist.“ El ist ein orientalischer Gottesname, der mindestens bereits um 1400 vor Christus benutzt wurde. Er versteckt sich in Isra-El und ist die Wortwurzel des arabischen Gottestitels Allah. In einem anderen Ritual richtete man sich dreimal mit folgendem Spruch an die Kraftpflanze: „Rautenstaude, du adeliges Kraut, schöne gelbe Blume, ich, der ich geschaffen bin durch denselben, tu dir gebieten und beschwöre dich beim lebendigen Gott und durch die hohe Güte Gottes, dass du die Tugend an dir hast, so ich eins damit anrühre, mich so lieb hat, als Maria ihren Sohn liebte, da sie ihn gebar.“

Ein nicht ungefährliches Frauenkraut

Seit der Zeit des klassischen Altertums gab es auch die Verbindung mit der Geschlechtlichkeit der Frau. Die alten Römer glaubten, wenn eine menstruierende Frau eine Raute berühre, dann würde die Pflanze zugrunde gehen. Hier spielt die patriarchale Überzeugung eine Rolle, dass Frauen während der Regel unrein seien. Bis in das Mittelalter hinein galt Menstruationsblut als eine Art Gift, das sogar Lebensmittel verderben konnte. Die Regelblutung deutete in diesem Denken auf die Minderwertigkeit des weiblichen Geschlechts hin. Die Raute spielte dabei eine besondere Rolle, denn einer christlichen Legende zufolge hatte Maria ihre erste „Monatsrose“, also ihr erstes Menstruationsblut, unter dieser Pflanze verborgen – was dem Kraut viel Segenskraft übertrug.

Aus dem 5. Jahrhundert ist ein Ritual überliefert, das Frauen für die monatliche Reinigung ausüben sollten: „Mache um die Raute mit Gold, Silber und Elfenbein einen Kreis, reiße sie aus und binde sie unter dem Knöchel an“. Die Edelmetalle und das Elfenbein waren natürlich höchst wertvolle und magische Kräfte vermittelnde sakrale Werkzeuge. In vielen alten Kräuterbüchern gibt es den Hinweis, dass Kräuter nicht mit Eisen berührt werden dürfen: „Rauten leidet nit dass mans anrüre mit ysen oder ein Messer“, schrieb der Mediziner Otto Brunfels (1488–1534). Erlaubt waren dagegen neben den obigen Materialien auch Geweihe von Hirschen oder Rehen.

Aufgrund ihrer abtreibenden Wirkung heißt sie in Frankreich *herbe à la belle fille*, also *Kraut des schönen Mädchens* – war sie doch bei „leichten Mädchen“ beliebt. Aus diesem Grund schützte im Pariser *Jardin de Plantes* ein Eisengitter das Rautenbeet. Überlieferungen zufolge wurde es dennoch ständig von ungewollt schwangeren jungen Frauen geplündert. Die abortive Kraft war – so hieß es – so stark, dass schwangere Frauen, die die Pflanze versehentlich mit ihrem Kleid berührten, ihr Kind verloren. Hebammen nutzten auf fachfrauliche Art die Kraft des magischen Kräutleins bei der Geburtshilfe. Beispielsweise brachten sie damit Geburten vorsichtig in Gang. Auch die Monatsblutung anzuregen, war Teil des pflanzlichen Könnens. Die besondere Beziehung der Raute zu den weiblichen

Organen zeigt sich in einem alten Segensspruch, der bei Schmerzen der Gebärmutter angewendet wurde: „Ein alter Schnurrenkopf (Pferdemähne), ein alter Leibrock, ein Glas voll Rautenwein, Bärmutter lass das Grimmen sein."

Heilkunde: Vorsicht Nebenwirkungen

Teil der berühmten Pestmedizin des Mittelalters, dem *Essig der Vier Diebe* (Seite 110), war auch die giftwidrige Weinraute. Das ist ein schönes Beispiel dafür, welche Bedeutung Pflanzen in den verschiedenen Zeiten und Kulturen hatten. Einst mitverantwortlich für die Wirkung dieses Wundertranks, führt sie in der heutigen Medizin ein absolutes Schattendasein. Die Kommission E urteilte negativ und argumentierte vor allem mit der abtreibenden, abortiven Wirkung. Das Risiko von teilweise sehr gefährlichen Nebenwirkungen ist so hoch, dass das Rautenkraut vollkommen aus dem Arzneibuch gestrichen wurde. Außerdem ist es apothekenpflichtig. Während der Schwangerschaft darf es gar nicht eingenommen werden. Kritisch gesehen wird vor allem das reine ätherische Öl, das schwere Vergiftungen von Leber und Niere verursachen kann und leicht narkotisch wirkt.

PHARMAKOLOGIE

Inhaltsstoffe: 0,5–1 % ätherisches Öl mit Methylonylketon und Terpenderivaten; Gerbstoffe; Cumarine; Furanocumarine (z. B. Bergapten); Pyranocumarine; etwa 40 Alkaloide; Flavonoide (7–8 % Rutin); Lignane
Wirkungen: krampflösend, appetitanregend, verdauungsfördernd, menstruationsfördernd, entzündungshemmend
Kommission E: Negativ-Monographie

▼ Das ätherische Öl in den Blättern ist für viele unerwünschte Wirkungen verantwortlich. In der Volksmedizin kamen deshalb auch die Kapselfrüchte und Samen zum Einsatz.

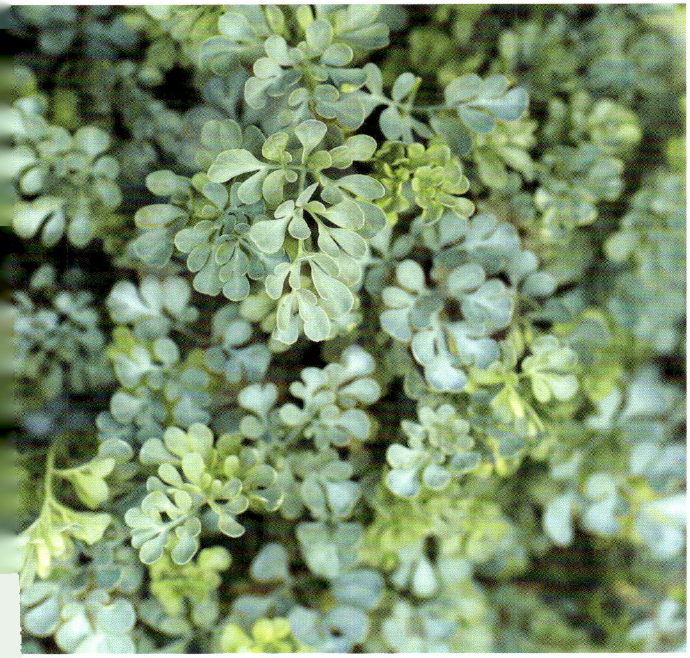

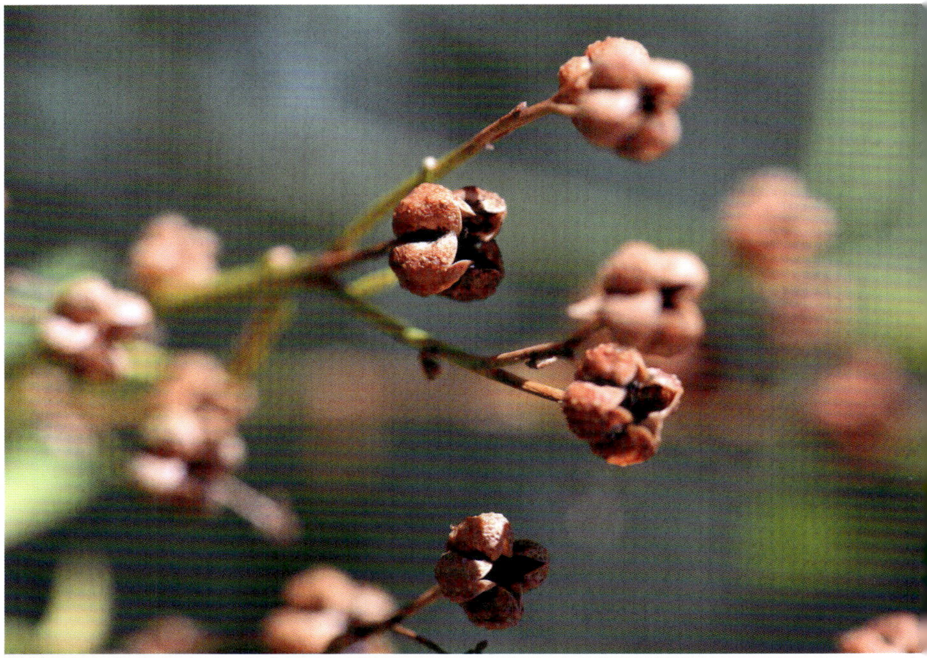

Die Pflanze enthält große Mengen des Flavonoids Rutin, das die Kapillargefäße geschmeidiger macht und den Blutdruck senkt. Hier könnte eine naturwissenschaftliche Erklärung dafür liegen, dass sie einst ein klassisches Mittel bei nachlassender Sehkraft und Erkrankungen des Venensystems war. Einige Zeit gab es sogar Forschungen zur Wirkung bei Multipler Sklerose.

Falsch wäre es, die Weinraute zu verteufeln, war sie doch bis vor wenigen Jahrzehnten ein wichtiger Bestandteil der Erfahrungsheilkunde. Wie immer gilt der Spruch „Die Dosis macht das Gift". Umso mehr lässt sich heute sagen, dass sie sich für die medizinische Selbstmedikation nicht eignet! Auch in der früheren Heilkunde wurde das Kraut – richtig angewandt – sehr sparsam dosiert: ein Teelöffel Kraut auf einen Viertelliter Wasser, als Abkochung oder als Aufguss, der 15 Minuten zog. Höchstens zwei Tassen am Tag war die Empfehlung – und für Schwangere war diese Medizin tabu. Eine Überdosierung konnte zu einer Fehlgeburt führen. Noch geringer war die Dosierung für Augenbäder: Der Tee wurde 1:5 mit Wasser verdünnt.

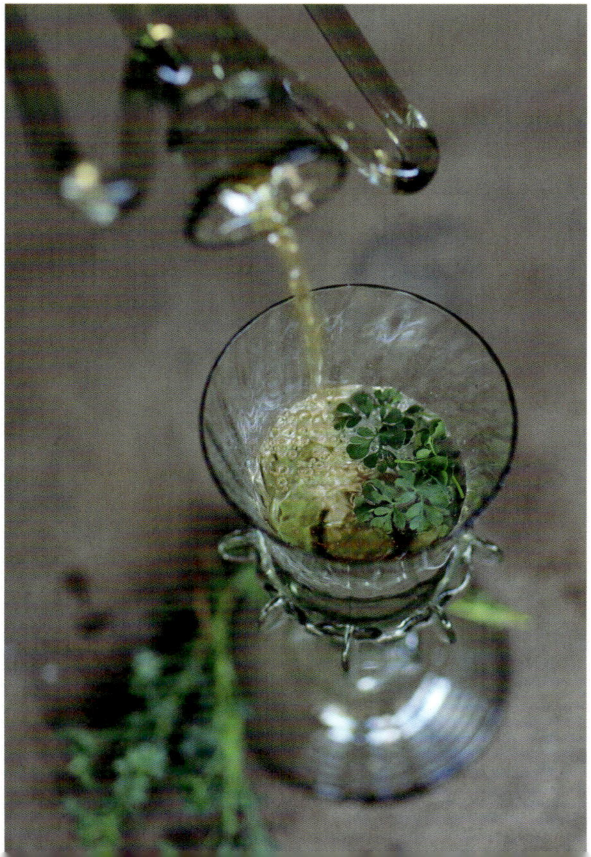

➤ *Im Mittelalter waren alkoholische Auszüge und Destillate an der Tagesordnung. Heute geht es um die rein äußerliche Anwendung.*

Stärkt die Venen

Auch in der Volksmedizin spielt das Kraut nur noch eine geringe Rolle. Die meisten Anwendungen stammen aus dem Mittelalter: Einsatz bei Appetitlosigkeit, Störungen der Verdauung, Leber- und Galleleiden, kapillaren Durchblutungsstörungen, Schwindel, Epilepsie, zur Reinigung von Geschwüren, bei Krämpfen, Rheumatismus der Gelenke, zur Stärkung der Augen, zur Förderung der Regelblutung; äußerlich – ähnlich wie Arnika – als verdünnte Tinktur bei Verstauchung, Quetschung und Verletzungen der Knochen (siehe Rezept).

Sebastian Kneipp verordnete sie bei Stauungen im venösen Gefäßsystem. Er hielt sehr viel von der stärkenden und kräftigenden Pflanze. Die Heilwirkung erkannte er an ihrem Geruch: „Die Pflanzen reden zu uns durch ihren Geruch. Wie klar und durchdringend meldet die Raute uns ihren guten Willen, uns Menschen, für die sie geschaffen, zu helfen, verschieden Leid zu lindern."

Tinktur für äußerlichen Gebrauch

Zerkleinern Sie das frische Kraut, gerne mit einigen Blüten, mit dem Wiegemesser. Übergießen Sie es rasch mit soviel Alkohol, etwa Korn oder Wodka, dass alles gut bedeckt ist. Das verschlossene Glas stellen Sie dann 2 Wochen an einen warmen Ort und schütteln den Ansatz ab und zu durch. Danach absieben und in dunkle Tropffläschchen füllen. Die Tinktur stets nur äußerlich anwenden! Für Umschläge nehmen Sie 5 ml (1 TL) auf ½ l Wasser.

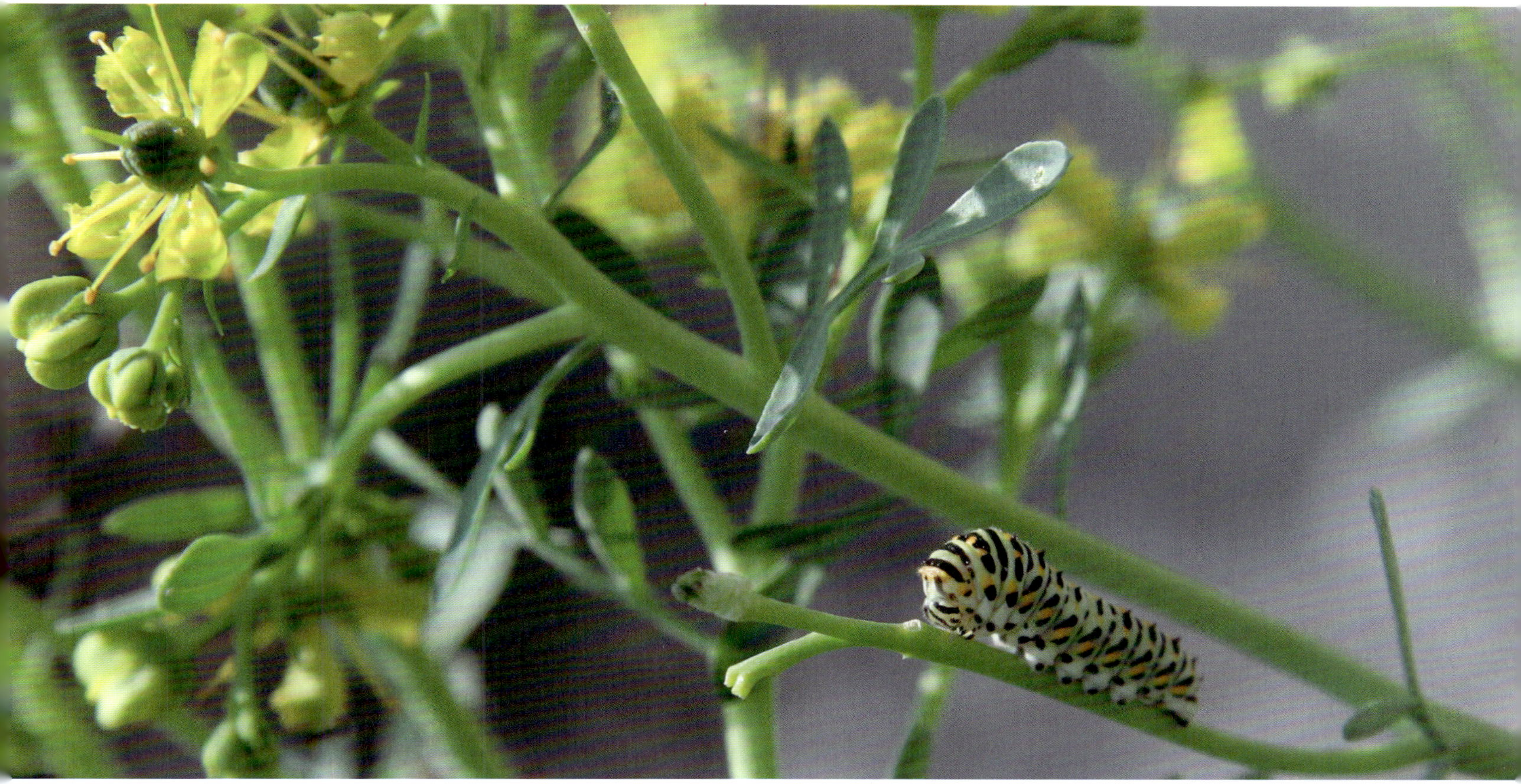

Ihre Intuition zählt …

Gesellen Sie sich zu einer blühenden Weinraute – und vergessen Sie dabei nicht, dass sie mit ihren Furanocumarinen sehr wehrhaft ist. Schutz ist das große Thema der mächtigen Zauberpflanze. Gifte, Krankheiten und selbst Dämonen mussten einst vor ihr weichen. Doch der Umgang mit einem starken Schutzkraut ist nicht ungefährlich, wie die abtreibende Kraft und die aggressive Wirkung auf unser Grenzorgan Haut deutlich anzeigen. Die magische Pflanze verlangt also höchste Aufmerksamkeit und Achtsamkeit.

Die Struktur und der Aufbau der Blüten regen die Meditation und Versenkung an. Ordnung und Klarsicht – so könnte ihre Botschaft lauten. Dabei auch zu unterscheiden, was wichtig und was unwichtig ist, und klare Entscheidungen zu treffen, ist Teil dessen. Die Blütenfarbe strahlt einerseits etwas Leichtes und Fröhliches aus, hat andererseits aber auch etwas Hartes und Abweisendes. Probieren Sie vorsichtig ein kleines Blattspitzchen, riechen und schmecken Sie sich ein, achten Sie auf aufkommende Gedanken und Bilder. Kaum ein ätherisches Öl weckt so viele Assoziationen in Gedanken und Gefühlen, wie das der Raute. Eine feinstoffliche Blütenessenz der wehrhaften Pflanze könnte hilfreich sein, wenn Sie sich verwundbar und verletzlich fühlen, wenn Sie seelisch sehr dünnhäutig sind.

▲ *Dem aufmerksamen Beobachter wird sie selbst im Gewirr der vielen Blüten nicht entgehen – die prächtige Raupe des seltenen Schwalbenschwanzes.*

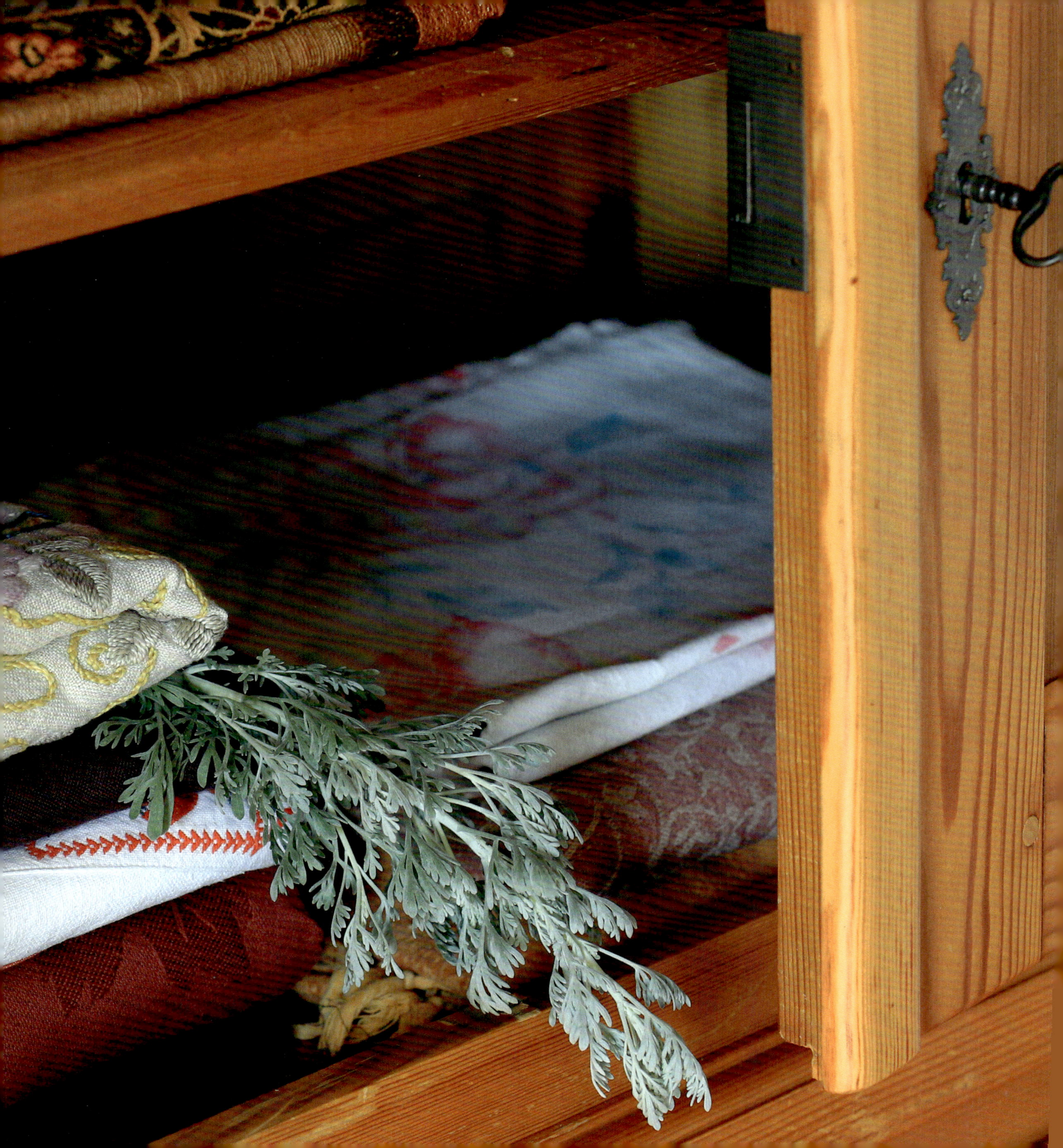

WERMUT

Artemisia absinthium

Bitter und belebend

In meinem ersten eigenen Kräutergarten stand voller Stolz ein selbstbewusster Wermutstock. Den streng-aromatischen Duft fand ich so angenehm, dass ich gleich einige kleingeschnittene Blätter unter den Salat mischte: Duft und Geschmack können so weit auseinander liegen ... Damals wusste ich noch nicht, dass ich großzügig mit einer der bittersten Pflanzen überhaupt gewürzt hatte. Der erste Salat im neuen Heim landete auf dem Kompost. Weitere Würzexperimente auf Wermutbasis startete ich erst wieder nach einigen Monaten Abstinenz.

Botanik: genau hingeschaut

Der Wermut *(Artemisia absinthium)* gehört zur großen Familie der Korbblütengewächse und befindet sich in guter Gesellschaft mit anderen berühmten Heilpflanzen wie Kamille, Ringelblume oder Arnika. Die Gattung *Artemisia* teilt er mit Beifuß, Estragon und Eberraute. Es gibt über 300 *Artemisia*-Arten. Wermut stammt aus dem Mittelmeergebiet und den trockenen Gebieten Zentralasiens. Bei uns flüchtet er recht häufig aus den Gärten und verwildert in für ihn günstigen Gegenden. Er wächst gerne an Wegrändern und auf Ödland.

Aus dem kräftigen Wurzelstock treibt der bis zu 1,20 m hohe, sich verzweigende Stängel. Im unteren Teil verholzt er und ist graufilzig behaart. Die unteren Blätter sind groß und lang gestielt, nach oben hin werden sie kleiner. Die Blätter sind 1–3fach gefiedert und dicht behaart. Durch die seidige Behaarung erscheinen sie schimmernd silbriggrau und fühlen sich sehr weich an. Die Teilblättchen sind lanzettlich. Zerreibt man die Blätter, so riecht es stark und schwer aromatisch. Von Juni bis September erscheinen die kleinen kugeligen Blüten in lockeren vielblütigen Rispen. Sie hängen nickend am Stängel. Die unscheinbaren Blüten sind kurzgestielt und besitzen wollig-grauhaarige Hüllblätter. Die darin sitzenden Röhrenblüten sind gelblich.

Im Garten nicht der beste Nachbar

Der mehrjährige und winterharte Wermut braucht viel Sonne. Er liebt sandige, kalkreiche und trockene Böden. Stauende Nässe verträgt er nicht. Achten Sie deshalb auf eine gute Dränage. Mit einer mittleren Nährstoffversorgung kommt er gut zurecht. Eine einzige Staude reicht meist für den Bedarf eines Haushaltes aus.

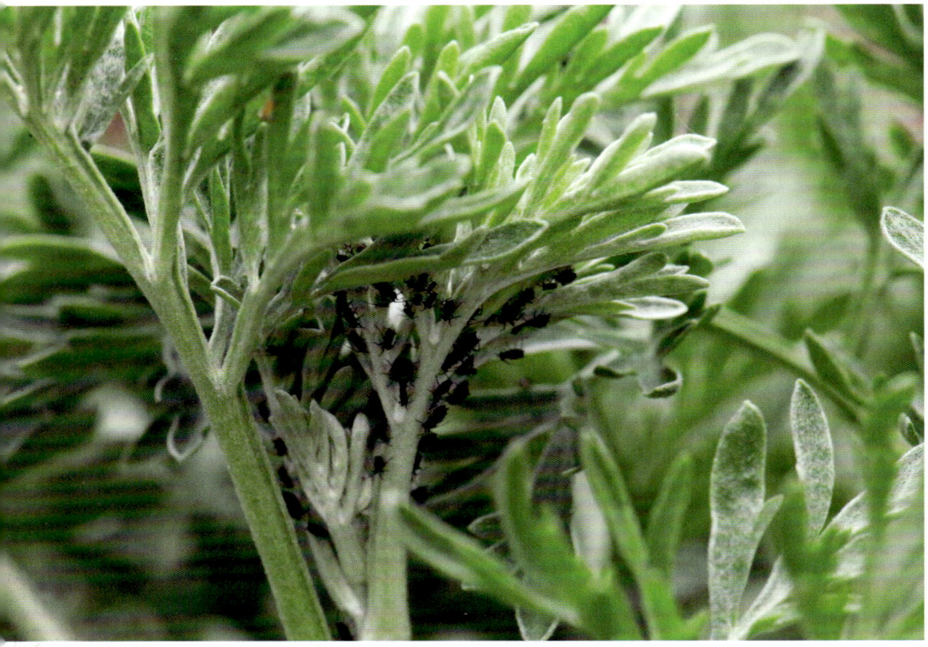

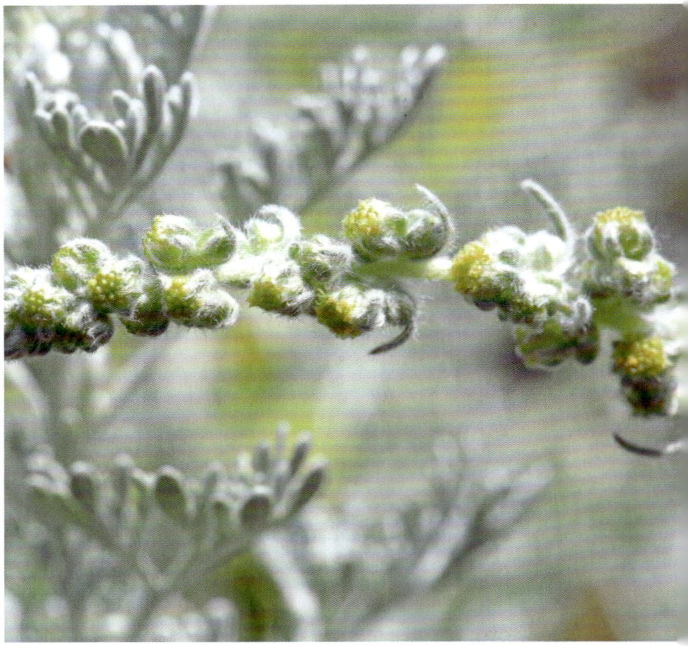

▲ *Die weichen Triebspitzen sind ein Paradies für Läuse. Die kugeligen Blütenstände setzen sich aus vielen kleinen, gelben Röhrenblüten zusammen.*

Falls Sie über Aussaat vermehren wollen, können Sie die Samen ab Mitte März in Saatschalen anziehen. Den Lichtkeimer dabei nicht mit Erde bedecken, sondern leicht andrücken und dann feucht halten. Die pikierten Pflänzchen im Garten im Abstand von 50 Zentimeter auspflanzen. Im Sommer können Sie Wermut sehr gut durch Stecklinge vermehren. Im Frühjahr stutzen Sie die Staude kräftig um die Hälfte zurück, damit sie wieder schön austreibt.

Bedenken Sie, dass Wermut durch bestimmte Ausscheidungen das Wachstum benachbarter Pflanzen beeinträchtigt. Gönnen Sie ihm deshalb einen Einzelstand. Eine der wenigen Pflanzen, die gut mit ihm klar kommt, ist die Johannisbeere. Sie profitiert sogar von seiner Nachbarschaft, weil er den Säulchenrost vertreibt. Der Wermut ist ein Läusefänger, das heißt er zieht Läuse magnetisch an. So werden andere Pflanzen vom Befall verschont und gleichzeitig können sich am Wermut die Nützlinge vermehren.

Obwohl sich Läuse einerseits besonders gerne dem Wermut zuwenden, wird ein daraus hergestelltes Spritzmittel andererseits gegen die saugenden Plagegeister eingesetzt. Seine Inhaltsstoffe wirken von außen aufgebracht auf kleine Insekten giftig, weshalb Biogärtner Wermutbrühe oder -tee gerne auch gegen Erdflöhe und Milben einsetzen: dafür einen Teeaufguss aus 30 Gramm Wermut (getrocknet) mit zehn Liter Wasser bereiten.

Erntetipps

Für die Vorratshaltung das Kraut bei Vollblüte ernten. Dann sind die Heilstoffe am stärksten verdichtet. Der Bitterstoffgehalt ist im Juli meist optimal. Am bittersten sind die Blätter an der Spitze der Sprosse. Deshalb ernten Sie am besten den Blühhorizont, die oberen 30 Zentimeter der Zweigspitzen. Danach die Blätter und Blüten abstreifen und schonend trocknen. In der magischen Heilkunde unserer Vorfahren war der Bartholomäustag der beste Erntezeitpunkt, das ist der 24. August. Gesammelt wurde damals in den frühen Morgenstunden. Wer sich weniger an magischen Zeiten, als vielmehr am Wirkstoffoptimum orientieren möchte, erntet am frühen Nachmittag.

Sie können auch andere heilkräftige Wermutarten in den Garten holen und ernten: Der Römische Wermut *(A. pontica)* stammt aus Südeuropa und hat die gleichen Gartenansprüche. Er eignet sich mit seinem bitteren Geschmack vor allem für Schnäpse und Weine. Das Aroma ist etwas zarter und feiner als beim Echten Wermut. Mit seinem filigranen Blattwerk besitzt er zudem einen Zierwert im Garten. Auch der bei uns heimische Beifuß *(A. vulgaris)* ist ein interessantes Heil- und Würzkraut für den Kräutergarten. Er ist dabei wesentlich weniger bitter als sein Bruder. Deshalb heißt Wermut auch *Bitterer Beifuß*.

Bitterstoffe für die gesunde Küche

Wermut ist extrem bitter. Deshalb ist es wichtig, dass Sie ihn nur in kleinsten Mengen einsetzen. Dann ist der würzig bitterere Geschmack durchaus ein genusslicher Höhepunkt. Durch die verdauungsfördernde Wirkung eignet er sich sehr gut für fette Speisen, hauptsächlich als Würze für Fleischgerichte, Geflügel, Fisch, Wild und Eintöpfe. Auch Speiseöl können Sie vorsichtig aromatisieren.

Sehr spannend ist das Aromatisieren von Wein, Likör oder Spirituosen. Wermutweine finden seit der Antike unter den Kennern interessierte Abnehmer. Dioskurides erwähnt einen Wermutwein aus Thrakien als sehr der Gesundheit zuträglich. Noch heute enthalten viele Aperitifweine Auszüge der Pflanze, beispielsweise Cinzano oder Martini. Sie können ja einmal einen Versuch mit einer Eigenmarke starten: Nehmen Sie dafür eine Handvoll frische Blätter sowie einen Zweig Pfeffer-Minze und übergießen Sie alles mit einem Liter Bio-Weißwein. Sie lassen dann alles drei Tage lang ziehen, filtern die Flüssigkeit ab und füllen sie in Flaschen. Bewahren Sie ihren Trank kühl auf und genießen Sie ihn likörglasweise.

Gesunder Bitterlikör

Zerkleinern Sie 75 g frisch geerntete Wermutknospen und -blüten, 15 g Samen vom Anis und 10 Wacholderbeeren grob im Mörser. Füllen Sie alles in ein Glasgefäß und übergießen Sie das Pflanzengut mit 1 l Wodka. Nach 3 Wochen absieben. Eine Lösung aus 200 ml Wasser und 200 g Zucker durch 10-minütiges Kochen herstellen. Abgekühlt in den Alkoholauszug gießen. Je länger der Likör lagert, desto besser wird er.

▼ *Als Gewürz sollten Sie das bittere Kraut stets vorsichtig dosieren.*

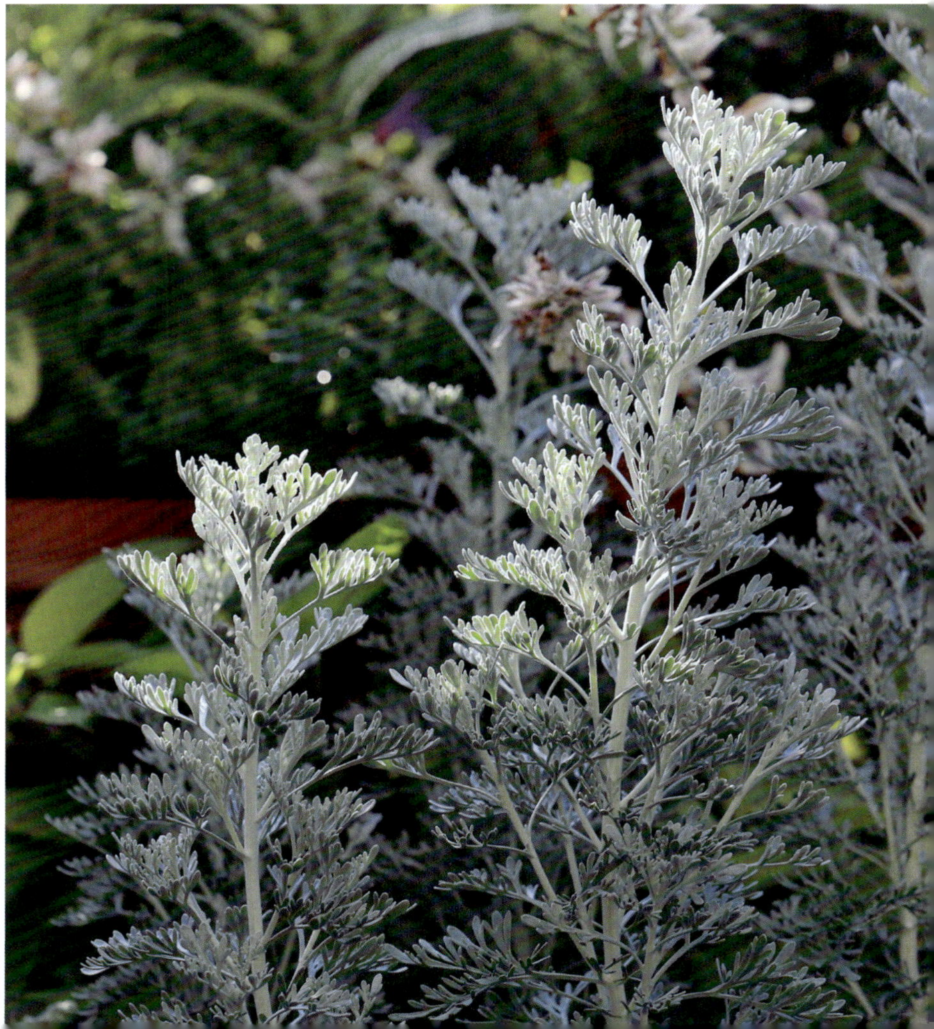

Brauchtum: bereits im Papyrus Ebers erwähnt

Über die Bedeutung des Namens zerbrechen sich Pflanzenfreunde schon seit Jahrhunderten den Kopf: Das deutsche *Wermut* entwickelte sich aus dem germanischen *wermoda*. Einige sehen darin eine Beziehung zur „wärmenden" Kraft des Krautes, womit Wermut also der Wärmende wäre. Andere entdecken eher eine Verbindung zum Wurm: Eine Heilanwendung als Wurmmittel ist immerhin über Jahrhunderte nachweisbar. Auch Volksnamen wie *Wurmkraut* und *Wurmtod* weisen darauf hin.

Der botanische Gattungsname *Artemisia* leitet sich vermutlich von der griechischen Göttin Artemis ab. Das ergibt Sinn, denn der Wermut besitzt eine die Wehen treibende Kraft – und Artemis war die Schutzgöttin der Hebammen. Eine andere Deutung bezieht sich auf die Königin Artemisia. Sie war die Gattin und Schwester des Herrschers Mausolos von Halikarnassos (das heutige Bodrum in der Türkei). Sein Grabmahl, das Mausoleum, zählte zu den Weltwundern der Antike. Artemisia war heilkundig und kannte natürlich auch den Wermut als hilfreiche Pflanze. Der Artname *absinthium* kommt vermutlich vom griechischen *apsinthos,* was *unerfreulich,* oder von *apinthos,* was *untrinkbar* bedeutet: deutliche Hinweise auf die Bitterkeit. Möglicherweise stammt der Name jedoch von einem thrakischen Volksstamm, den Absinthi. Die Thraker waren ein indogermanisches Volk, das im Altertum auf dem Balkan siedelte.

▼ Das Heilkraut gelangte im Mittelalter mit den Mönchen in die Klostergärten nördlich der Alpen.

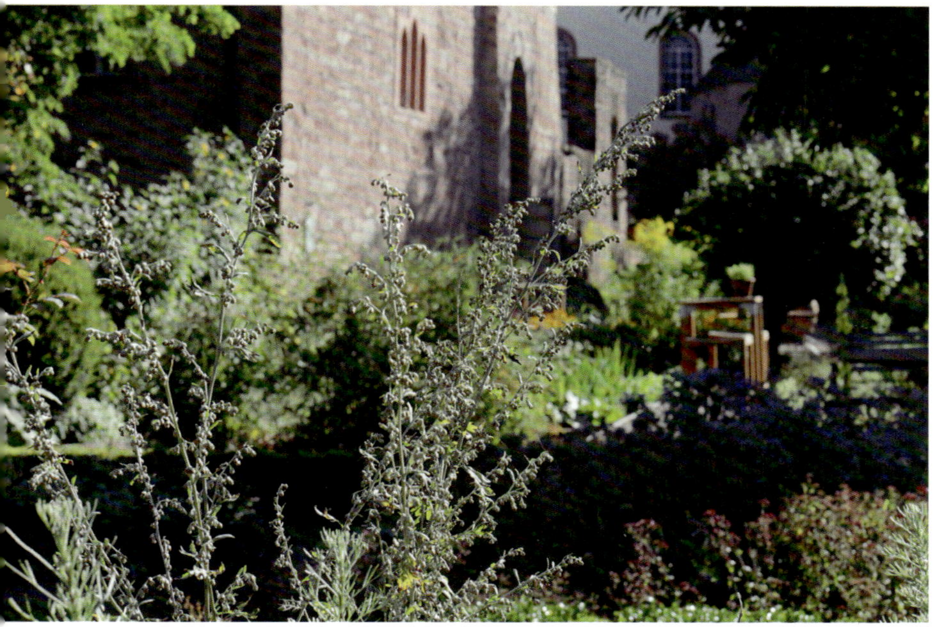

Der Wermut ist eine sehr alte Kulturpflanze. Er wurde schon vor vielen Tausend Jahren in Gärten angebaut und spielte in allen Hochkulturen eine Rolle als Heil- und als Kultpflanze. Allerdings lässt es sich nicht genau sagen, ob es sich in den alten Schriften wirklich um den Wermut oder eine nah verwandte *Artemisia*-Art handelt. Es kommen immer auch andere, sehr ähnliche Arten in Frage, die rund um das Mittelmeer gedeihen und allesamt in der Volksmedizin sehr bedeutsam sind: Römischer Wermut *(A. pontica)*, Jüdischer Wermut *(A. judacia)*, Silber-Wermut *(A. arborescens)*, Balsamraute *(A. santonica)* oder Weißer Wermut *(A. herba-alba)*.

Erstmals schriftlich erwähnt wird das Bitterkraut – oder eine ähnliche Art – im berühmten *Papyrus Ebers* aus dem 16. Jahrhundert vor Christi Geburt. Die 20 Meter lange Papyrusrolle mit Heilrezepten der altägyptischen Heilkunde erhielt ihren Namen nach Professor Georg Moritz Ebers. Er brachte den Papyrus 1873 von einer Reise nach Ägypten mit nach Leipzig. Außerdem finden sich Hinweise auf einem assyrischen Keilschrifttäfelchen aus dem 7. Jahrhundert vor Christus. Auch im jüdischen Altertum war der Wermut gebräuchlich. In der Bibel wird mehrfach eine bittere Pflanze erwähnt, die Martin Luther bei seiner Übersetzung mit dem Wermut gleichsetzte.

In Ägypten spielte die Pflanze im Isiskult eine Rolle. Der römische Schriftstelle Plinius beschreibt, dass Priester sie bei Festlichkeiten umhertrugen. Er berichtet auch, dass bei den Latinischen Festen in

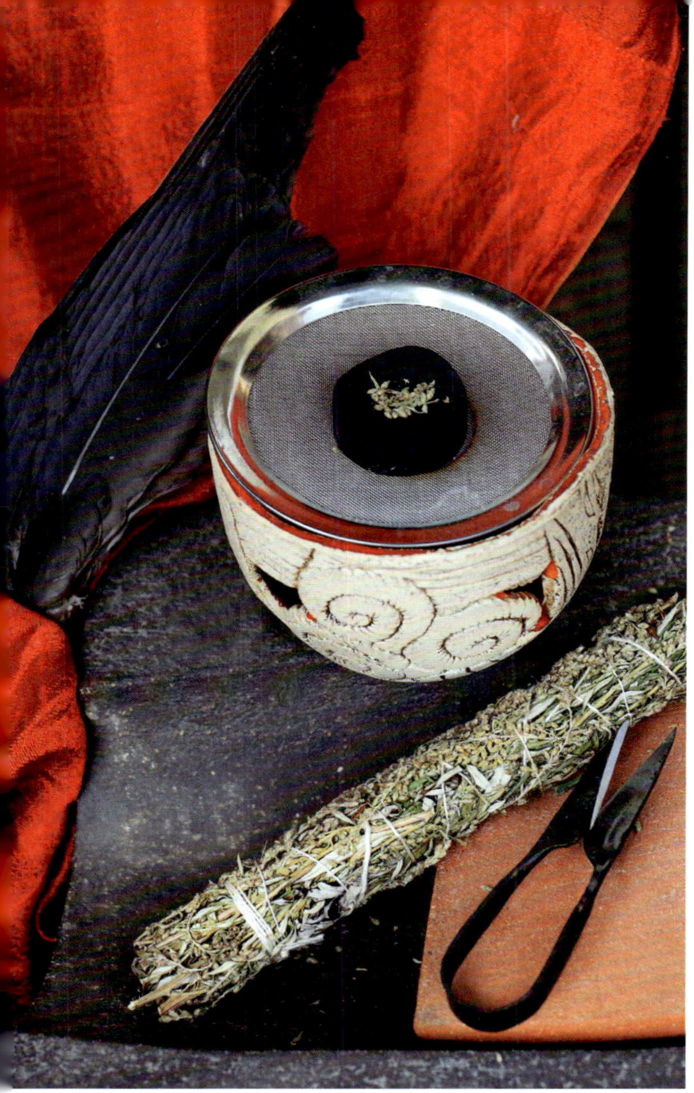

◄ *Viele Artemisia-Arten zählen zu den uralten Räucherkräutern. Die Pflanzengatttung verbindet Kulturen und Kontinente.*

Rom der Sieger des alljährlichen Wettrennens mit Stiergespannen einen Trank aus Wermut bekam. Bei diesen Frühjahrsfesten zu Ehren Jupiters wurden weiße Stiere geopfert.

Der griechische Naturforscher Theophrast berichtet, dass die Schafe am Pontus das *Apsinthion* fressen würden und dadurch ihre Gallenflüssigkeit versiegte. Dahinter stand wohl die Vermutung, dass der Genuss der bitteren Pflanze die bittere Galle ersetzte. Die für viele unangenehme Bitterkeit war schon in der Antike ein Thema. Der römische Dichter Lucretius berichtet, dass Kinder den Wermuttrank lieber einnehmen würden, wenn man den Rand des Bechers mit Honig einschmierte.

Der Schwerpunkt der medizinischen Anwendung lag damals bei der Behandlung von Wunden, Magenbeschwerden und Appetitlosigkeit. Bei Seekrankheit, zum Entwurmen sowie in der Frauenheilkunde war das heilsame Kraut ebenso im Einsatz – bereits damals auch in Form eines medizinischen Weines.

Heilwein für „alles"

In das Deutsche Reich kam der Wermut vermutlich mit den Benediktinermönchen. Zur Zeit Karls des Großen stand er bereits in den Klostergärten. Der Abt des Klosters auf der Reichenau, Walahfrid Strabo, beschrieb ihn in seinem Gartengedicht *Hortulus*. Für Hildegard von Bingen war der Wermut so etwas wie ein Allheilmittel. Sie bevorzugte die Zubereitung als Wein – und empfahl ihn bei Kopfweh, Gicht, Ohrschmerzen, Nierenbeschwerden, Lungenkrankheiten, Verdauungsbeschwerden, zur Stärkung des Herzens und bei Schwermut. Für sie war das Heilkraut schlichtweg der „wichtigste Meister gegen alle Erschöpfungen".

Im gesamten Mittelalter war der *Heilbitter* eine hochgeachtete Medizin. Heilkunde war damals noch eng verwoben mit magischen Anschauungen. Für die appetitanregende Wirkung, so beschrieb es der Mediziner Tabernaemontanus (1522–1590), würde es genügen, die Blätter in die Schuhe zu legen: „dass die Lust zur Speise komme." Kranke, die an Auszehrung litten, konnten mithilfe des Wermuts ihre Chancen, zu überleben, steigern. Auszehrende, zu starker Abmagerung führende Krankheiten waren beispielsweise Tuberkulose oder der damals seltene Krebs. Biss der Kranke nun jeden Morgen vor Sonnenaufgang ein Stück von einer Wermutpflanze ab und verdorrte diese daraufhin, dann war er gerettet. Der Grund: Die Pflanze hatte die Krankheit aufgenommen und starb daran. Derartige Übertragungen von Krankheiten gehörten zum magischen Krankheitsverständnis früherer Zeiten. Auch andere Pflanzen wurden dafür herangezogen.

In eine ähnliche Richtung geht eine weitere Heilanwendung: das Schlagen mit einem Wermutstängel auf die erkrankte Körperstelle. Meist wurden dazu Beschwörungssprüche aufgesagt. Hier ging es darum, mithilfe des Krautes den Krankheitsdämon auszutreiben und die Kräfte der Pflanze auf sich zu übertragen. Hieronymus Bock berichtet von einer Wirkung, die auch der Weinraute zugebilligt wird (Seite 177): „Die vollen Brüder helfen sich damit / wenn sie nachts überflüssig dem Baccho (Weingott Bacchus) gedient haben / gegen Morgen rufen sie den Wermutwein an / der soll die gestrige Fülle verdrücken." Die „bechernden Brüder" versuchten also, damit die Folgen des Rausches, den Kater, auszubügeln.

In einem dem berühmten deutschen Theologen Albertus Magnus angedichteten Magiebuch werden wahre Wunderdinge vom Wermut berichtet: „Einen Knaben zwölf Wochen lang an Händen und Füßen oder am ganzen Laib mit Wermutsaft geschmiert oder eingerieben, so wird ihm weder Hitze noch Frost sein Leben lang schaden können. Wenn man selbiges Kraut in seiner Hand zerreibt und einem anderen die Hand gibt, wird er ihm etliche Tage mit großer Liebe zugetan sein."

Motten-, Mäuse- und Hexenschreck

Über die Heilkunde hinaus kam der Wermut auch als Mittel gegen vielerlei Ungeziefer zu Ehren. In die Schränke gelegt, sollte der *Mottenstock* die Kleider vor Mottenfraß schützen. In Scheune und Speicher hielt er Mäuse und Kornwürmer (Mottenlarven) vom Getreide fern. Als Beimischung in Tinte hielt er Käfer, Motten und Mäuse davon ab, Schriftstücke zu benagen. Konrad von Megenberg (1309–1374) schrieb: „Welcher Schreiber seine Tinte damit siedet, was Bücher oder Brief er damit schreibt, die nagen die Mäuse nicht."

Nicht nur Mäuse mieden den Wermut. Auch „Läuse, Nissen, Flöhe und dergleichen Ungeziefer" flohen vor der Kraft der Pflanze. Das mag durchaus wahr sein: Der Wermut besitzt eine leicht insektizide Wirkung, weshalb er heute im biologischen Landbau auch als Spritzmittel gegen Läuse zum Einsatz kommt.

In einem Buch des Schriftstellers Johann Georg Schmidt finden wir einen Hinweis auf die Wirkung gegen bösen Zauber – auch wenn sich Schmidt darüber lustig macht: „Wer aber solche Posen hegt / und darum Wermut bei sich trägt / dass man ihn nicht beschreien soll / dem sag ich dass er zwar nicht toll / doch wenn er an den Punkt glaubt also / er sei ein Narr in Folio." Ein Narr in Folio bedeutete soviel wie ein Narr größten Formates. Das besagte Buch aus dem Jahre 1705, die *Rockenphilosophie*, ist eine Sammlung von Aberglauben, wie er von den Frauen in den Spinnstuben verbreitet wurde. Der Spinnrocken ist ein Arbeitsgerät der Spinnerinnen, daher der Name *Rockenphilosophie*.

Nach einem russischen Brauch trugen die Leute des Volkes in der Johanninacht zum Schutz vor bösen Geistern unter der Achselhöhle einen Wermutzweig bei sich. Auch hier heißt es, man könne dann nicht „beschrien" oder „verrufen" werden. Was hat es damit auf sich? Das sind alte Ausdrücke für „verhext werden" oder „verzaubert werden". Mithilfe von so genannten Berufs- oder Beschreikräutern – dazu zählt auch der Wermut – schützten sich die Menschen vor Schadzauber.

Beim Verräuchern der kräftigen Pflanze geht es ebenfalls um das Vertreiben böser Geister oder Hexen – vor allem in den weihnachtlichen Raunächten. In dieser dunklen Zeit des Jahres brauste ein wildes Geisterheer durch die Lüfte. Aber es gab auch andere Anlässe: Martin Luther wetterte gegen den Brauch, das Bett der Mutter und ihres Neugeborenen durch Räuchern mit Wermut vor dem Teufel zu schützen, damit dieser nicht heimlich das Kind auswechsle. Solche ausgewechselten Kinder hießen *Wechselbalg*, erkennbar an Missbildungen des Körpers. Das Räuchern gegen böse Mächte hatte ganz offenbar bereits im Mittelalter seinen ursprünglichen Sinn verloren. Bei den heidnischen Kulten war damit immer – ganz lichtvoll und ganz

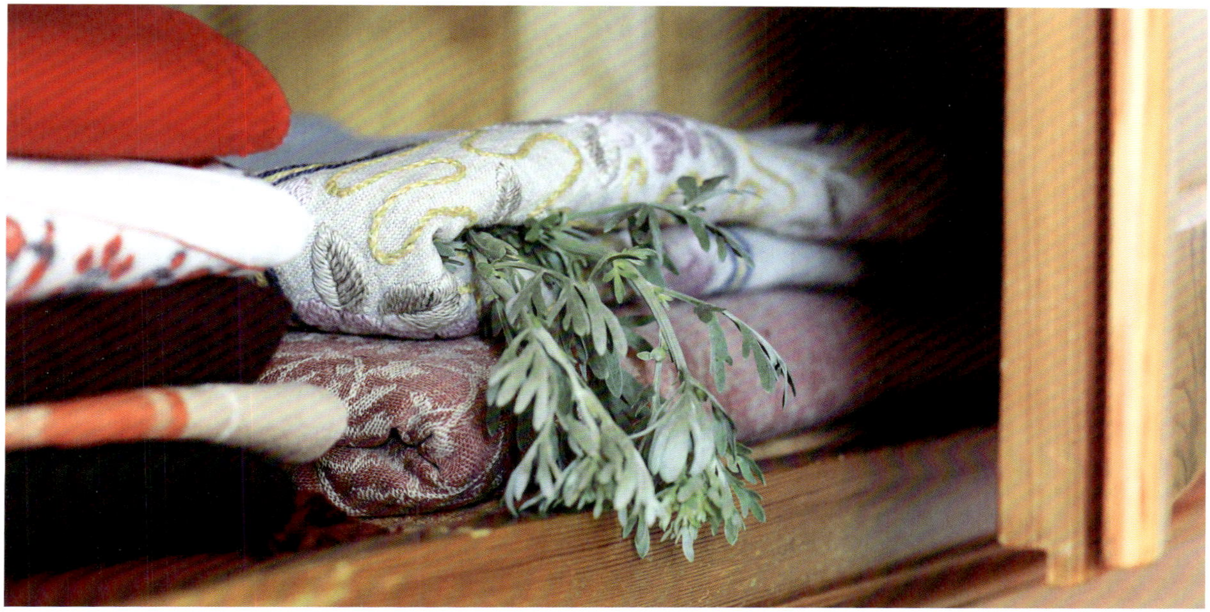

◄ *Ein klassisches Mottenmittel – auf ganz natürliche Art und Weise*

positiv – eine Ehrung von Gottheiten und Ahnengeistern gemeint. Erst mit der katholischen Kirche wurden diese zu bösen Geistern diffamiert.

Ein sehr alter Brauch beim Hausbau weist ebenfalls auf eine Opfergabe an die Ahnengeister hin. In die Grube für die Grundmauer des Hauses legte man Salz, Asche, Getreide – und Wermut. Auf diese rituelle Weise wurden die Geister um Schutz und Segen gebeten und gleich belohnt. In die gleiche Richtung weist das Verbohren von Wermut und Salz in der Türschwelle des Viehstalles. Eine Schwelle trennt das Innen vom Außen und hat damit einen wichtigen Symbolcharakter.

Auch dem Vieh half das magisch wirkende Kraut gegen Verhexung: befestigt an der Stalltüre, als Kranz um den Hals der wertvollen Tiere gehängt oder unter das Futter gemischt. Die beste Schutzwirkung garantierte die Ernte in der Nacht zum 1. Mai, also zu Walpurgis, in der Hexennacht. Aus dem Piemont ist überliefert, dass der Wermut dabei nicht geschnitten wurde, sondern dass ihn die Erntefrauen mit der linken Hand abrissen.

Gut über Schwellen gehen

Außergewöhnlich mächtige, Unheil abwehrende Pflanzen kamen bei den wichtigen Übergangsritualen zum Einsatz: vor allem bei Geburt, Hochzeit und Tod. Ein Büschelchen des *Wiegenkrautes* lag in der Wiege oder unter dem Kopfkissen des Kindes, um das Einschlafen zu erleichtern und Kobolde oder Geister fernzuhalten. Als Schutz vor einer Behexung während der Hochzeit steckten sich die Brautleute etwas Wermut in die Tasche. Auch in den Sarg kam er – genauso wie er auch auf Gräber gepflanzt wurde: deshalb der Name *Grabekraut*. In vorchristlicher Zeit waren die Verstorbenen darauf gebettet, ehe sie verbrannt wurden. Der starke Wermut geleitete die schutzlose Seele sicher zu den Ahnengeistern. Seit jeher ist er Symbol für Trauer wie für Leid und Tod. Bei Bittprozessionen war er ebenso dabei. In Erfurt fand 1483 eine solche Prozession gegen Dürre und Hungersnot statt. Mehrere Tausend Jungfrauen nahmen daran mit offenen Haaren teil – das Haupt mit dem schlichten Wermutkraut bekränzt.

Eine christliche Sage ist sehr bedeutungsvoll: Als Jesus am Kreuz von einem römischen Soldaten höhnisch ein Schwamm mit Essig gereicht wurde, fielen von seinen heiligen Lippen davon einige Tropfen zur Erde. Sogleich wuchs an diesen Stellen Wermut – der seitdem die ganze Bitterkeit des Leidens in sich trägt. Als der göttliche Erlöser die Pflanze erblickte, die da unter dem Kreuz stand, sprach er zu ihr: „Gesegnet seiest du kleines Kraut, und wer dich bricht, um sich zu heilen, der soll durch deine Bitterkeit meines Segens reichste Fülle spüren." Vermutlich ist deshalb der „bittere Wermutstropfen" sprichwörtlich geworden.

Wie andere zauberkräftige Heilpflanzen, so gehörte auch der Wermut in den Kräuterbüschel, der an Mariä Himmelfahrt (15. August) geweiht wurde. „Wenn Maria in den Himmel fährt, musst du Wermut aus dem Garten holen", heißt es in einem alten Spruch aus Westfalen. An Johanni (24. Juni) bekränzten sich unsere Vorfahren mit dem bitteren Kraut und warfen es nach dem Tanz um das Feuer in dasselbige hinein. Auf diese Weise wollten sie alle Krankheiten und Gebrechen loswerden. Wermut – Kraut für zahlreiche kultische Feierlichkeiten, für Geburt wie für den Tod: Er ist wahrhaft eine außergewöhnlich heilkräftige und schutzspendende Pflanze.

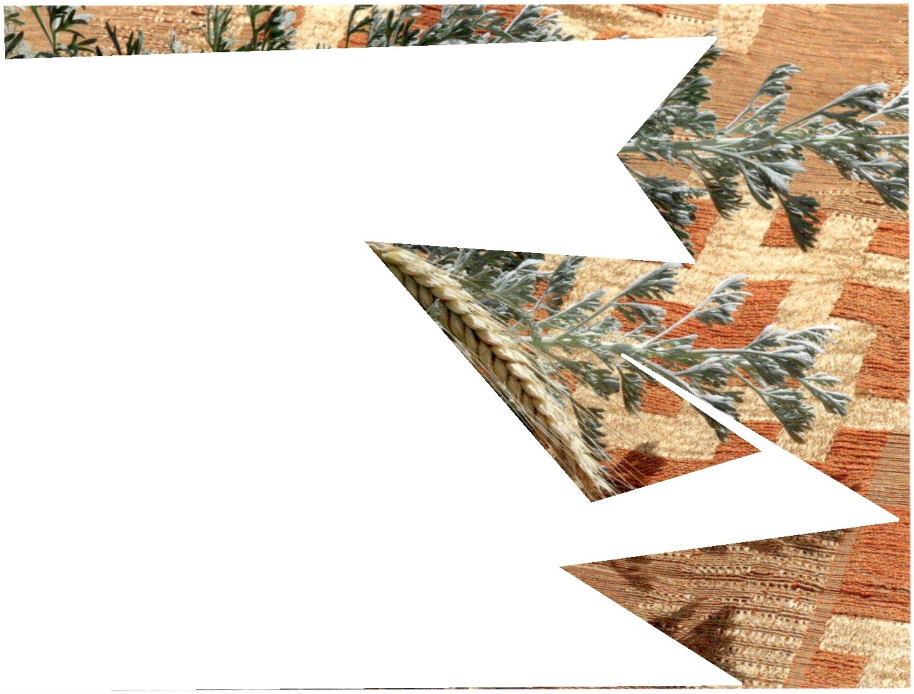

▼ *Wermut und Getreide vertragen sich gut; sowohl im Opferkult als auch im geweihten Kräuterbüschel.*

Absinth – die Grüne Fee

Berühmt und berüchtigt ist der Absinth. Das hochprozentige Getränk war ursprünglich als Arznei gedacht. Das älteste bekannte Rezept von 1769 enthielt Wermut, Anis und Zitronen-Melisse. Im Jahr 1797 erwarb Henrie-Louis Pernod das Originalrezept und stellte den Schnaps in großem Maßstab her. Den Durchbruch schaffte der Absinth gegen Ende des 19. Jahrhunderts, als er sich vom Arzneimittel zum Genussmittel und sogar zum Kultgetränk entwickelte. Aufgrund des extrem bitteren Geschmacks konnte die „Medizin" nicht pur getrunken werden, sondern wurde mit Wasser und Zucker verdünnt. Dabei entsteht ein milchig gelbgrünes Getränk, das den Namen *la fée verte,* also *die Grüne Fee* erhielt.

Die Grüne Fee inspirierte viele Künstler der Pariser Bohème, die sich dem exzessiven Genuss der Modedroge hingaben. Wie ein unversiegbarer Strom rann sie damals die Kehlen hinunter: 1912 waren es in Frankreich unglaubliche 220 Millionen Liter. Berühmte Trinker waren beispielsweise Charles Baudelaire, Henri de Toulouse-Lautrec, Edouard Manet, Vincent van Gogh, Victor Hugo, Paul Gauguin, Pablo Picasso oder Oscar Wilde. Die Kräuter im Alkohol wirkten sprichwörtlich „magisch": Neben veränderten Farbwahrnehmungen, die sich möglicherweise auch in den Bildern der Maler niederschlugen, war auch ein euphorisches Wohlgefühl gewollt. Doch Nebenwirkungen wie Krämpfe, Lähmungserscheinungen, Erblindung, Depression sowie letztendlich eine Abhängigkeit gab es auch. Der angenehmen Berauschung folgte nach längerer Verwendung ein körperlicher und psychischer Ver-

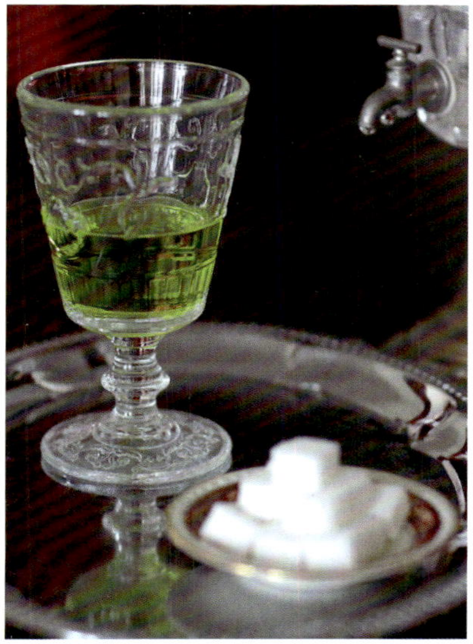
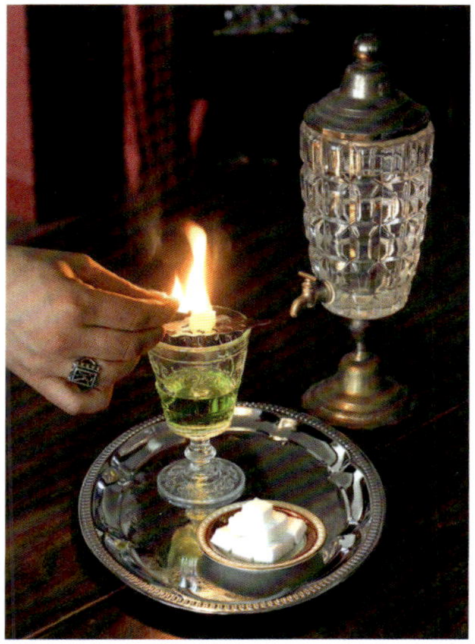
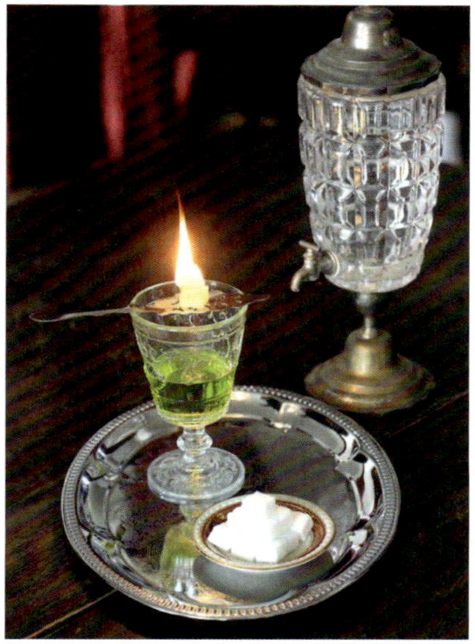

◄ *Die Grüne Fee war gegen Ende des 19ten Jahrhunderts eine große Verführerin – vor allem Künstler und Intellektuelle huldigten ihr. Es gab fest vorgeschriebene Trinkrituale. Die Feuervariante sorgte für eine besondere Stimmung.*

fall. Im Absinthrausch soll sich van Gogh das Ohrläppchen abgeschnitten haben – der Dichter Verlaine schoss mehrfach auf seinen Freund Rimbaud.

Vor Beginn des Ersten Weltkrieges, im Jahr 1910, wurde das Getränk in den meisten europäischen Ländern verboten. Bei uns hielt dieses Verbot bis ins Jahr 1998. Heutige Richtlinien erlauben einen Gehalt von 35 Milligramm pro Liter. In Spanien und Portugal war der Genuss immer erlaubt. Lange Zeit wurde das Nervengift Thujon für die negativen Wirkungen verantwortlich gemacht. Doch Thujon alleine war wohl nicht der Übeltäter: Der klassische Absinth ist ein außergewöhnlich hochprozentiges Getränk mit nicht selten 80 bis 85 Prozent Alkohol. Außerdem war es damals üblich, viele andere nicht gerade die Gesundheit fördernde Beimischungen hineinzupanschen – für die grüne Farbe beispielsweise Kupfer und Zink. Die Untersuchung einiger alter Absinthproben aus der damaligen Zeit führten so auch zur Entlastung des Thujons: Der Gehalt war wider Erwarten niedrig und lag auf dem Niveau der heutigen Absinthgetränke. Diese beinhalten vor allem den Römischen Wermut *(A. pontica)*.

Heilkunde: die Säfte glucksen

Wermut ist noch immer eine anerkannte Heilpflanze. Die Kommission E billigt den Einsatz bei Appetitlosigkeit, Verdauungsbeschwerden sowie Funktionsstörungen der Gallenwege. Die Hauptanwendungsgebiete liegen also im Bereich der Verdauungsorgane, vor allem bei einer Anregung der Gallenblase. Die Bitterstoffe der Pflanze lassen sozusagen die Säfte im Magen und aus der Gallenblase und der Bauchspeicheldrüse fließen. Wermut zählt zu den *Amara aromatica,* zu den *Bittermitteln,* die zusätzlich ätherisches Öl enthalten. Bitterstoffe und ätherisches Öl sind ganz maßgeblich für die Heilwirkung verantwortlich.

Vom Wermut existieren unterschiedlichste Chemotypen: Das so streng duftende ätherische Öl setzt sich also ganz unterschiedlich zusammen und ist ein Gemisch aus über 90 Komponenten. Meist ist Thujon mit bis zu 40 Prozent der Hauptbestandteil, doch wurden in Spanien Chemotypen sogar ganz ohne Thujon gefunden. Das Thujon steht immer wieder im Fokus der Forschung, da es eine giftige Wirkung hat.

Tee und Tinktur für die Verdauung

Tee: Dosieren Sie Wermut mit 1 TL auf ¼ l Wasser. Übergießen Sie das Kraut mit heißem Wasser und lassen Sie ihn 10 Min. ziehen. Kürzere Ziehzeiten erzeugen weniger bittere Aufgüsse. Süßen Sie den Tee nicht, denn dadurch wird die Wirksamkeit der Bitterstoffe beeinträchtigt. Trinken Sie nicht länger als 3 Wochen am Stück. Bei Schwangerschaft und Magen-Darmgeschwüren wird vorsichtshalber verzichtet.
Teemischung für die Verdauung: Mischen Sie Wermut, Tausendgüldenkraut und Pfeffer-Minze zu gleichen Teilen. 1 TL davon mit ¼ l heißem Wasser übergießen und 5–7 Min. ziehen lassen. Der bitter-gesunde Tee regt den Appetit an, fördert die Verdauung und bringt die Gallensäfte zum Fließen.
Tinktur für den Magen: Übergießen Sie 10 g Wermutkraut, 5 g Enzianwurzel und 5 g Blätter der Pfeffer-Minze mit 200 ml Schnaps (Korn, Wodka). Am besten verwenden Sie frische Kräuter und zerkleinern sie, damit sich möglichst viele Wirkstoffe im Alkohol lösen. Nach 1 Woche abfiltern und in Tropffläschchen füllen. Bei Magenbeschwerden 3 mal täglich 10 Tr. in Wasser oder in Tee verdünnt einnehmen.

PHARMAKOLOGIE

Inhaltsstoffe: 0,2–1,5 % ätherisches Öl mit dem Hauptbestandteil Thujon (bis zu 40 %) und über 90 anderen Bestandteilen; 0,2–0,4 % Sequiterpenlacton-Bitterstoffe (z. B. Absinthin); Flavonoide; Lignane; Gerbstoffe; Phenolcarbonsäure
Wirkungen: appetitanregend, verdauungsfördernd, gallenflussfördernd, krampflösend, menstruationsfördernd, blähungstreibend
Kommission E: Appetitlosigkeit, dyspeptische Beschwerden, Dyskinesien der Gallenwege

Es kann das Zentralnervensystem schädigen, zu Schwindel, Krämpfen und Epilepsie führen, sowie Halluzinationen auslösen. Außerdem gilt es als Abortivum. Der Glaube, dass bereits das Berühren einer Wermutpflanze einer Schwangeren das Kind rauben würde, ist sehr alt. In die gleiche Richtung weist die volksmedizinische Nutzung als wehentreibendes, manchmal auch als abtreibendes Mittel. Die alten Volksnamen *Jungfernkraut* und *Weiberkraut* weisen darauf hin. Schwangere und stillende Frauen sollen also unbedingt auf Wermut verzichten. Dabei gilt gleichzeitig: Thujon löst sich kaum in Wasser und ist deshalb in Tee viel weniger enthalten als in einem Alkoholauszug. Bei zwei Tassen Wermuttee am Tag sind also keine Nebenwirkungen zu erwarten.

Die Bitterstoffe dienen der Pflanze als Schutz gegen bestimmte Fressfeinde. Uns dagegen helfen sie: Sie fördern die Produktion der Verdauungssäfte und regen die Bewegung von Magen und Darm an. Außerdem wirken sie tonisierend, das heißt, sie stärken die Lebens- und Antriebskraft. Der Hauptbitterstoff Absinthin besitzt einen schier unglaublichen Bitterwert von 12.700.000. Der in vielen Büchern angegebene Bitterwert von 10.000 beruht wohl auf fehlerhaften Bestimmungen. Alle enthaltenen Bitterstoffe – auch die weniger bitteren – in natürlicher Mischung ergeben einen Wert von über 15.000. Die Blätter enthalten etwa doppelt so viele Bitterstoffe wie die Blüten. Zum Vergleich: Der Bitterwert von Löwenzahn beträgt 100.

„Wärmot is for alles got" heißt ein alter Spruch. Daran orientieren sich die Volksheilkundigen und setzen die bitter-aromatische Pflanze bei vielerlei Beschwerden ein. Im Vordergrund steht immer die verdauungsfördernde Wirkung. Der Kräuterpfarrer Kneipp schwärmte über das *Magenkraut:* „Man wird kaum ein besseres Magenmittel finden als den Wermut. Hat man also keinen Appetit und fehlt es an der Verdauung, so ist Wermut sehr am Platze." Beispiele sind Sodbrennen, Magenkrämpfe, Blähungen und Störungen der Tätigkeit der Gallenblase. Ansonsten unterscheiden sich die volksmedizinischen Anwendungen kaum von jenen des Mittelalters: Schwächezustände, Leberleiden, Kopfschmerz, funktionelle Herzbeschwerden, Wurmbefall und äußerlich der Tee bei schlecht heilenden Wunden und Geschwüren. Die durchwärmende Wirkung regt den Stoffwechsel an, einige Inhaltsstoffe senken Fieber und treiben den Schweiß. Die Bitterpflanze löst die Menstruation aus und fördert Wehen.

Ihre Intuition zählt …

Der Wermut lockt nicht mit einer üppigen Blütenpracht. Sein ganzes Wesen ist eher unauffällig. Doch wenn Sie ein Blatt zerreiben und den durchdringenden Duft tief einatmen, das Blatt dann noch in den Mund nehmen und seine Bitterkeit entfalten lassen, dann spüren Sie schnell, was die unscheinbare Kraftpflanze in Bewegung bringt. Düfte und Aromen wirken ganz unmittelbar und direkt auf unsere Gefühlswelt. Es ist selten, dass eine Pflanze so intensiv sowohl die Geruchs- als auch die Geschmacksebene anspricht.

Unsere Vorfahren waren sich der Wirkung des Wermuts vollkommen bewusst, die er auf die körperliche wie geistige Ebene hat. Er war ein starker Begleiter in schwierigen Lebenssituationen, er vermittelte Schutz. Zu Recht bezeichnete ihn Hildegard von Bingen als „Meister gegen alle Erschöpfungen". Der magische Wermut durchdringt uns mit Lebensenergie. Er weckt innere Bilder und verschafft eine klare Sicht. Die Blütenessenz kann deutliche Impulse für Seele und Körper setzen. Ideal ist das für Menschen, die aufgrund bitterer Erfahrungen niedergeschlagen sind und zu depressiver Verstimmung neigen. Der Wermutstropfen, so bitter er sein mag, öffnet die Tür zum Schönen und zur Süße des Lebens. „Wermut heilt Schwermut", dichtete der Mediziner Tabernaemontanus 1588. Dem lässt sich nichts hinzufügen.

▼ Spielerisch, die Luft ergreifend – Mut machend, Leben spendend

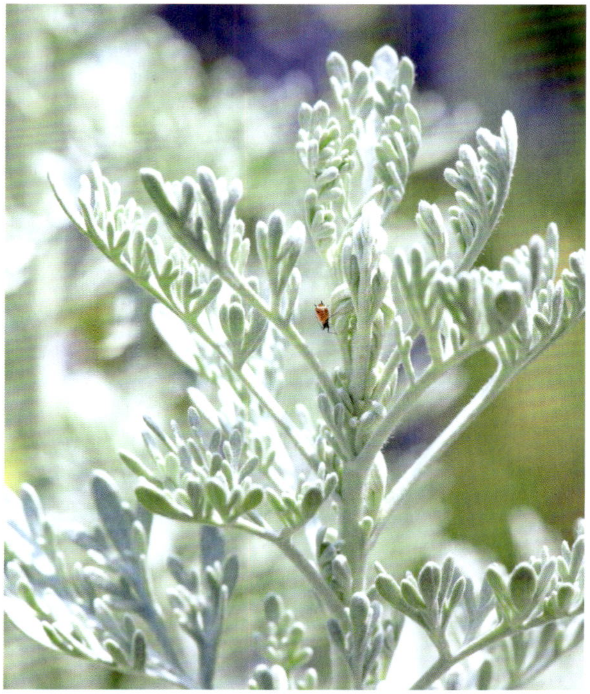

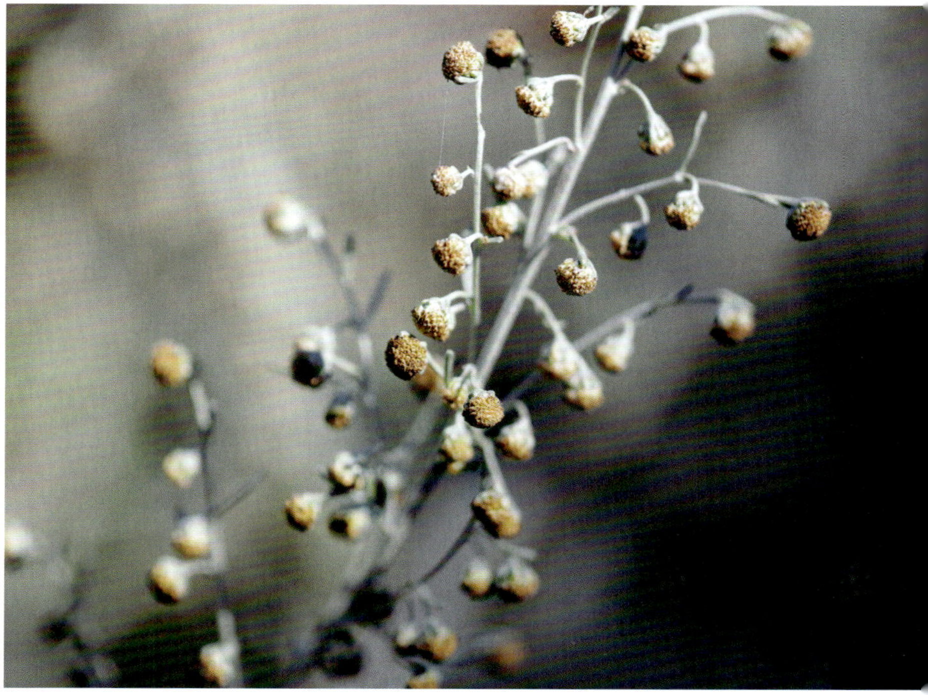

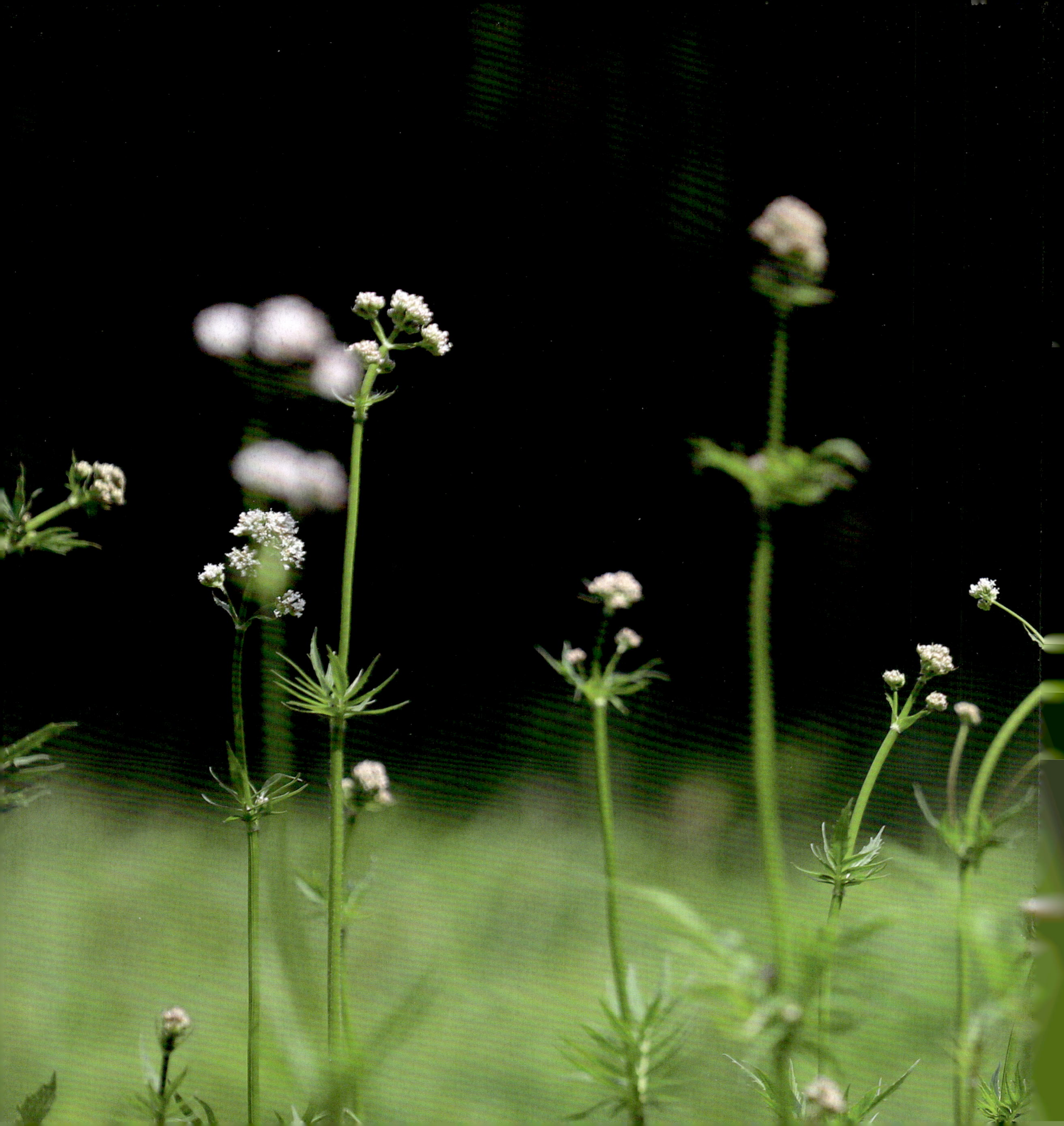

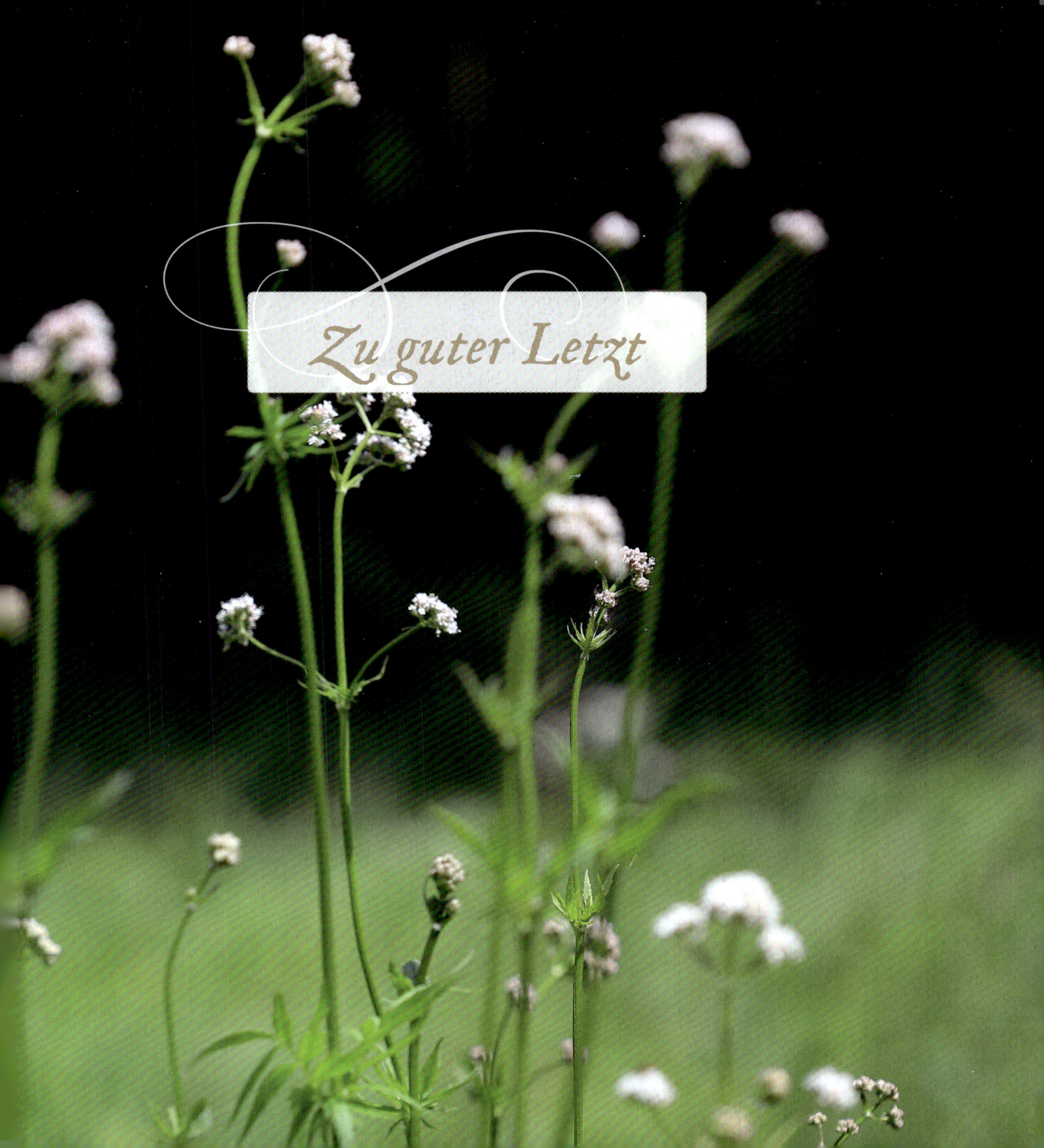

Zu guter Letzt

Register

Rezepte im Überblick

Kleines Glossar

Anthroposophie zu Beginn des 20. Jahrhunderts von Rudolf Steiner (1861–1925) begründete Geisteswissenschaft, auf der unter anderem die Waldorfpädagogik, die Eurythmie und der bio-dynamische Landbau beruhen

Chlorophyll grüner Farbstoff der Pflanzen; er ermöglicht es, mithilfe des Sonnenlichtes Energie zu gewinnen

hygroskopisch Fähigkeit bestimmter Stoffe, Luftfeuchtigkeit oder Wasser zu binden

Katarrh Entzündungen der Schleimhaut, besonders der Atmungsorgane; meist mit schleimigen und eitrigen Absonderungen

limbisches System Teil des Gehirns, der die Steuerung von Antrieb, Lernen, Gedächtnis und Gefühlsleben auf neurophysiologischer Ebene mitbedingt; außerdem beteiligt an der Steuerung von Nahrungsaufnahme, Verdauung sowie Fortpflanzung

lymphatisch betrifft das Lymphatische System, die Lymphknoten und -gefäße; sind Teil des menschlichen Immunsystems

Nematoden bodenlebende Fadenwürmer, die sich von tierischen und pflanzlichen Resten ernähren, aber auch an Tieren und Pflanzen parasitieren

Neuralgie Schmerzzustände, die durch krankhafte oder defekte Nervenzellen ausgelöst werden

Ploidiestufe Angabe, wie häufig ein genetischer Satz in einer Zelle vorkommt

psychotrop bezieht sich auf jene Stoffe, die auf die menschliche Psyche einwirken oder psychische Prozesse beeinflussen

Spagyrik uraltes, ganzheitliches Naturheilverfahren, das seine Wurzeln in der vorchristlichen Zeit hat; in der Spagyrik werden die Wirkstoffe aus Pflanzen zunächst getrennt, bearbeitet und dann wieder zusammengeführt

Abkürzungen

g = Gramm	**%** = Prozent
l = Liter	**sp.** = species, Art
EL = Esslöffel	**ssp.** = subspecies, Unterart
TL = Teelöffel	**var.** = Varietät einer Unterart
Min. = Minute	**pH** = potentia Hydrogenii

Zum Weiterlesen

Rudi Beiser: *Tee aus Kräutern und Früchten.* Kosmos 2015

Rudi Beiser: *Unsere essbaren Wildpflanzen.* Kosmos 2014

Rudi Beiser: *Mein Heilpflanzengarten.* Ulmer 2012

Susanne Fischer-Rizzi: *Mit der Wildnis verbunden.* Kosmos 2007

Susanne Fischer-Rizzi: *Medizin der Erde.* AT 2010

Roger Kalbermatten: *Wesen und Signatur der Heilpflanzen.* AT 2002

Adelheid Lingg: *Das Heilpflanzenjahr.* Kosmos 2010

Puhle, Trott-Tschepe, Möller: *Heilpflanzen für die Gesundheit. 333 Pflanzen – neues und überliefertes Heilwissen. Pflanzenheilkunde, Homöopathie und Aromakunde.* Kosmos 2013

Gertrud Scherf: *Zauberpflanzen, Hexenkräuter.* BLV 2014

Wolf-Dieter Storl: *Mit Pflanzen verbunden.* Kosmos 2005

Wolf-Dieter Storl: *Die Seele der Pflanzen.* Kosmos 2013

Ursula Stumpf: *Unsere Heilkräuter.* Kosmos 2012

Ursula Stumpf: *Heilpflanzen und ihre giftigen Doppelgänger.* Kosmos 2014

Myriam Veit: *Heilkosmetik aus der Natur.* Kosmos 2013

Bruno Vonarburg: *Energetisierte Heilpflanzen.* AT 2010

Empfehlenswerte Orte

Auf den folgenden Seiten im Netz finden Sie interessante Kurse und Seminare rund um unsere Heil- und Gartenpflanzen – und ihre helfenden Kräfte. Außerdem auch hochwertige Produkte, die garantiert naturrein sind.

www.alruna.de Heilpflanzenschule, Ausbildung, Seminare, Traditionelle Medizin

www.artemisia.de Kräutergärtnerei, Seminare, Exkursionen, Bücher

www.heilpflanzenschule.de Heilpflanzenschule, Ausbildung, Seminare

www.labdanum.de Räucherware, Kurse

www.rudi.beiser.de Seminare, Vorträge, Bücher

www.natura-naturans.de Ausbildung, Seminare

www.phytaro.de Heilpraktikerausbildung, Aromakunde

www.sonnetra.de Ausbildung, Reisen

www.susanne-fischer-rizzi.de Ausbildung, Seminare

www.wildwexl.de Naturaufstellungen, Windhornbau, Exkursionen

Herzlichen Dank!

... meiner *Frau,* die mich seit 25 Jahren begleitet und unterstützt; unseren *Kindern,* die zwischen Kräutern groß geworden sind; *Charlotte Fischer,* die mit Blick für das Wesentliche einzigartige Motive entstehen ließ; *Dr. Stefan Raps,* der – engagiert und feinfühlig – als Lektor die Fäden für die Entstehung des Buches in den Händen hielt. Nicht vergessen will ich die *Pflanzen,* die mir mit ihren Düften, Farben und mit ihrer Magie schon soviel Freude geschenkt haben.

Rudi Beiser

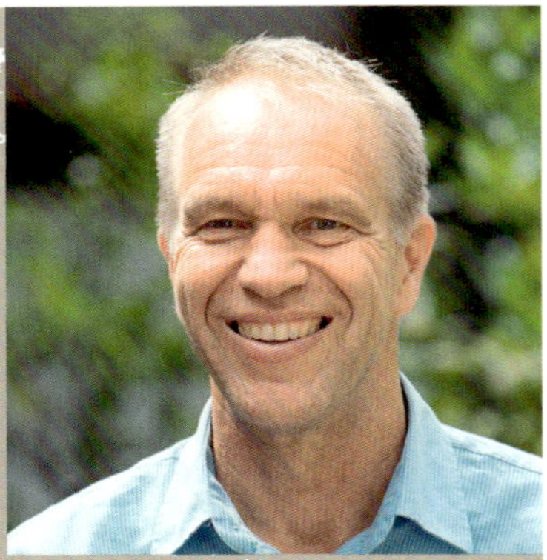

Die Welt der Pflanzen hat mich schon als kleines Kind irgendwie magisch angezogen. Mein Spielplatz waren unser Garten, die Wiesen und die Äcker. Pflanzen ersetzten mir oftmals Spielzeug und Spielkameraden. Für die kulinarische Seite der so genannten Unkräuter begann ich mich dann Mitte der 1970er-Jahre zu interessieren, als Jugendlicher. Durch kreatives Ausprobieren entdeckte ich Ungeahntes: die Knospen des Löwenzahns als knackiges Gemüse, würzig-erdigen Spinat aus den Blättern der Brennnessel oder feinen Salat aus Gänseblümchen – die wilde Kost überraschte mich mit bis dahin vollkommen unbekannten Geschmacksnuancen. Gleichzeitig begann ich, Kräuter gezielt ihrer Heilkraft wegen zu sammeln. Ich trocknete sie sorgfältig und versorgte krank gewordene Freunde und Bekannte mit heilsamen Tees.
Seitdem haben mich die Kräuter auf Schritt und Tritt begleitet: als noch immer staunender Naturmensch und Gärtner, sorgender Familienvater und Hausmann, ambitionierter Besitzer eines Bioladens, erfahrener Seminarleiter, mehrfacher Buchautor und natürlich auch als Gründer der Kräutermanufaktur *La Luna*, mit der ich über 20 Jahre hinweg Erfahrungen mit Anbau und Vermarktung sammeln durfte. Gerade durch meine vielfältigen beruflichen Blickwinkel erschlossen sich mir immer neue Facetten unserer einheimischen grünen Natur. Auch die Beschäftigung mit altem Kräuterwissen war sehr lehrreich. So wuchs mein Bewusstsein darüber, dass wir den geheimnisvollen Lebewesen, die wir Pflanzen nennen, schlichtweg unser Dasein verdanken. Sie beschenken uns tagtäglich: mit Luft zum Atmen, als Nahrung, Heilmittel, Baustoff, und mit unendlich vielen Düften, Farben und Geschichten. Pflanzen sind mein Leben.
www.rudi.beiser.de

Charlotte Fischer

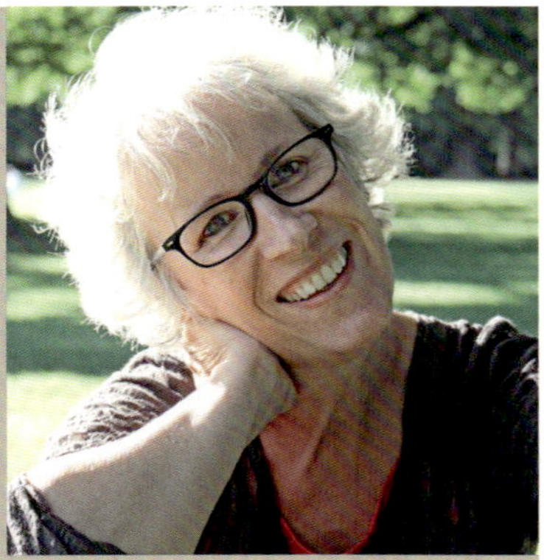

Ich lebe im Saarland und arbeite als freischaffende Fotografin in vielen Ländern Europas. Nach dem Studium *Kommunikationsdesign* mit dem Schwerpunkt *Fotografie* widmete ich mich vor allem künstlerischen, pädagogischen und sozialen Zusammenhängen: Bühnenfotografie, Buchillustration, Gestaltung von Prospekten und Webseiten.
Mein Hauptanliegen war immer, mit den Mitteln des natürlichen Lichtes (Available Light Photography) das Wesen meiner Motive und die Individualität und Einzigartigkeit von Menschen zum Ausdruck zu bringen. Zeit ist der Faktor, der – neben dem Licht – meine Arbeit am stärksten prägt. Was ich fotografiere, begleite ich mit der Kamera über Stunden, Tage, Wochen, manchmal Monate und Jahre hinweg. Was auf diese Weise entsteht, ist nicht gestellt, sondern immer ein Ausschnitt der Wirklichkeit.
Seitdem ich digital fotografiere, besteht ein Großteil meines Alltages aus der Arbeit am Bildschirm. Je mehr Zeit ich mit der Bildbearbeitung verbringe, desto größer wird mein Bedürfnis nach einem Ausgleich in der Natur. Die fotografische Beschäftigung mit den *Magischen Heilpflanzen* empfand ich als ungemein erholsam und fast schon als therapeutisch. Ich nahm die Eigen- und Feinheiten der Natur viel differenzierter wahr als zuvor. So haben sich Aufnahmen von Pflanzen heute zu meinen Lieblingsmotiven entwickelt.
www.lottefischer.de

Bildnachweis

190 Farbfotos wurden von Charlotte Fischer für dieses Buch aufgenommen.
Weitere Farbfotos von Gartenschatz (S. 133 rechts) sowie Rudi Beiser (S. 206 oben).

Impressum

Umschlaggestaltung: solutioncube Reutlingen unter Verwendung von 4 Farbfotos von Charlotte Fischer.
Die Fotos zeigen auf der Vorderseite den Frauenmantel *(Alchemilla vulgaris)* sowie auf der Rückseite die Blüte der Tollkirsche *(Atropa belladonna)*, einen Räucherkranz mit Quendel *(Thymus pulegioides)* sowie Blätter des Salbeis *(Salvia officinalis)*.

Mit 196 Farbfotos.

Gedruckt auf chlorfrei gebleichtem Papier

ISBN 978-3-440-14140-3
Projektleitung: Dr. Stefan Raps
Redaktion: Dr. Stefan Raps
Gestaltungskonzept: Andrea Burk, solutioncube Reutlingen
Gestaltung und Satz: Katrin Kleinschrot, Stuttgart
Produktion: Markus Schärtlein
Printed in Germany / Imprimé en Allemagne

FSC www.fsc.org MIX Papier aus verantwortungsvollen Quellen FSC® C004592